2024

합격 선배들의 맥 one pick!

퍼시픽 작업치료사 국시대비 문제집

OCCUPATIONAL THERAPY

작업치료 기초 이론

7
V·O·L·U·M·E

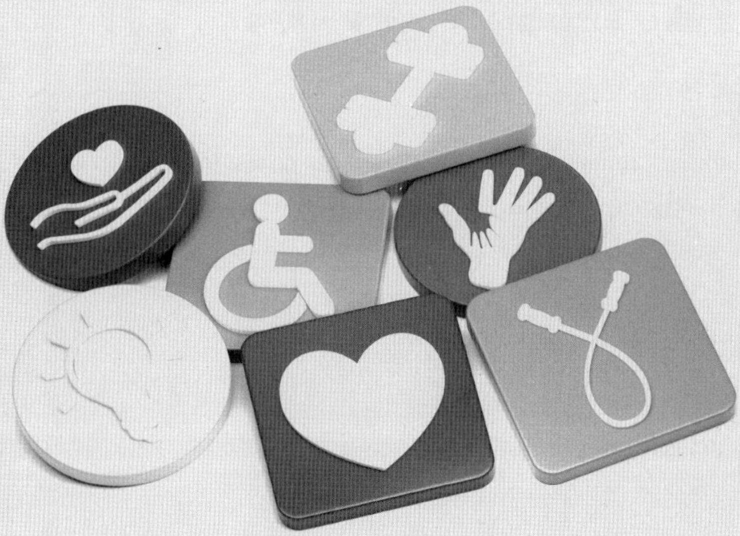

Pacific Books

작업치료사 국가시험

시험시간표 및 합격기준

시험과목

시험종별	시험 과목 수	문제수	배점	총점	문제형식
필기	3	190	1점/1문제	190점	객관식 5지선다형
실기	1	50	1점/1문제	50점	객관식 5지선다형

시험시간표

구분	시험과목(문제수)	교시별 문제수	시험형식	입장시간	시험시간
1교시	1. 작업치료학 기초 (70) 2. 의료관계법규 (20)	90	객관식	~08:30	09:00~10:10 (70분)
2교시	1. 작업치료학 (100)	100	객관식	~10:30	10:40~12:20 (100분)
3교시	1. 실기시험 (50)	50	객관식	~12:40	12:50~13:55 (65분)

* 의료관계법규 : 「의료법」, 「의료기사 등에 관한 법률」, 「장애인복지법」, 「정신건강증진 및 정신질환자 복지서비스 지원에 관한 법률」, 「노인복지법」과 그 시행령 및 시행규칙

합격기준

- 필기시험에 있어서는 매 과목 만점의 40퍼센트 이상, 전과목 총점의 60퍼센트 이상 득점한 자를 합격자로 하고, 실기 시험에 있어서는 만점의 60퍼센트 이상 득점한자를 합격자로 합니다.
- 응시자격이 없는 것으로 확인된 경우에는 합격자 발표 이후에도 합격을 취소합니다.

머·리·말

작업치료 분야는 그 어떤 영역보다 광범위하고 다차원적인 분야이다. 의학, 심리학, 사회학 등 인간 관련 다영역적 학문으로 매우 다양하고 복합적 성격을 지닌 학문이다. 국내 작업치료 역사는 한국전쟁을 시작으로 이미 반세기가 지났으며, 매우 다양한 분야로 진출하고 있다. 반면, 국내 작업치료의 교육 현실은 예전보다 많이 발전하였으나 전공 교육과정에 필요한 교재는 여전히 부족한 상태이며, 이로 인해 국가시험을 준비해야 하는 재학생들에게 큰 부담이 되고 있다. 이에 본 교재는 부족한 교육과정을 보충하고 중요한 내용들을 요약정리하므로 보다 쉽게 작업치료사 국가고시를 준비할 수 있도록 구성하였다.

최근 국가시험은 보다 전문적이고, 과학적이며, 다양한 문제들이 출제되는 경향을 보이고 있다. 과거 출간된 서적들 대부분이 암기형 문제 풀이식으로 구성되어 있어 국가시험을 준비하는 학생들에게 큰 도움을 주지 못했던 반면, 본 서적은 다양한 분야의 실기형·사례형 문제들을 탑재하는 동시에 풍부한 해설을 통해 체계적이고, 논리적 학습이 가능하도록 편집하였다.

본 교재는 학생들의 이해도를 높이기 위해 구체적이고, 보다 체계적인 해설과 매뉴얼을 제공하고 있으며, 실전 문제와 같은 문제들을 통해 국시 및 임상대비 능력을 극대화하고자 하였다. 국시에 필요한 전공과목의 체계적인 정리는 학생들 스스로 학습이 가능하도록 하였으며, 출제 비중이 높은 이론과 실기, 그에 따른 해설을 통해 학생들의 학습효과를 극대화하여 국가시험에 대한 자신감을 높여주고자 한다.

작업치료사 국가시험을 준비하는 모든 학생들에게 등대와 같은 교재가 되기를 희망하며…

2024년 4월

작업치료 국시연구회

2024 OCCUPATIONAL THERAPY

CONTENTS

1

C·H·A·P·T·E·R

정의 및 역사

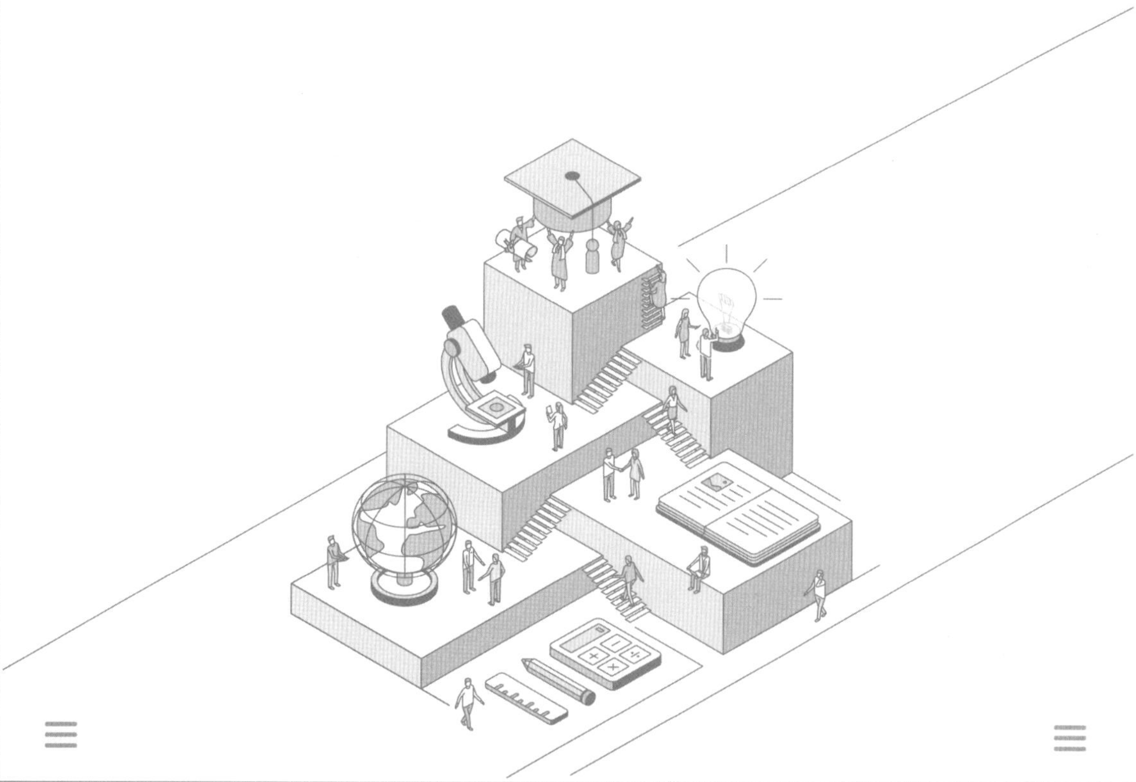

예·상·문·제·풀·이

01

다음 중 일상생활활동(ADL) 항목이 아닌 것은(OTPF-4 기준)?

1) 화장실 사용 및 위생(toilet & toilet hygiene)
2) 개인위생 및 몸단장(personal hygiene & grooming)
3) 기능적 이동(functional mobility)
4) 개인용품 관리(personal device care)
5) 성적 활동(sexual activity)

02

다음 사례의 기술들과 가장 관계 깊은 용어는?

- 머리카락을 보지 않고 뒤로 묶을 수 있다
- 컴퓨터 자판을 보지 않고 타이핑할 수 있다

1) 운동감각
2) 서화감각
3) 일상기억력
4) 선택적 집중력
5) 두점 분별감각

03

다음 사례에 해당하는 OTPF 작업치료 중재접근은?

노인 클라이언트를 위해 계단 끝에 밝은 색상의 논 슬립(non slip) 테이프를 부착했다

1) 창조
2) 촉진
3) 회복
4) 유지
5) 예방

문제해설

01 OTPF-3의 '개인용품 관리(personal device care)'는 삭제 되고 새롭게 추가된 '건강관리(health management)' 작업의 '개인돌봄용품관리(personal care device management)'로 서술됐다.

답 4)

02 머리카락을 보지 않고 뒤로 묶을 수 있는 것과 컴퓨터 자판을 보지 않고 타이핑 할 수 있는 것은 관절의 각도 변화, 근육의 장력과 신장을 감지하는 운동감각이다.

답 1)

03 문제 발생 위험을 감소시키기 위한 중재이므로 예방에 해당한다.

답 5)

04

다음 보기와 같은 속담을 이해하는 인지기능은?

- 말 한마디로 천냥 빚도 갚는다
- 사공이 많으면 배가 산으로 올라간다

1) 통찰력(insight) 2) 일반화(generalization)
3) 집행기능(executive function) 4) 추상적 사고(abstract thinking)
5) 인지유연성(cognitive flexibility)

05

다음은 OTPF-4의 사회참여에 대한 설명이다. 무엇인가?

애정을 주고받으며 원하는 역할로 상호작용하는 밀접한 관계를 시작하고 유지하는 활동에 참여하는 것; 친밀한 파트너는 성적 활동에 참여할 수도 있고 하지 않을 수도 있음

1) 지역사회(community)
2) 가족 참여(family participation)
3) 교우관계(friendship)
4) 친밀한 파트너와의 관계(intimate partner relationships)
5) 또래집단에 참여(peer group participation)

06

지남력에 대한 설명으로 옳은 것은?

1) 지각 영역이다
2) 감각으로부터 들어오는 정보를 획득한다
3) 환경에 일정한 수준을 유지하는 능력이다
4) 새로운 환경에 적응하는 능력에 포함된다
5) 일상생활환경에서 사람, 시간 장소를 이해하고 일을 결정하고 처리과정이다

문제해설

04 제시된 자료를 비교 또는 대조하거나 자료를 근거로 추론 또는 유추하거나(속담풀이) 추론된 내용간의 논리적 관계성을 설정하는 능력은 추상적 사고이다.

답 4)

05 **친밀한 파트너와의 관계 (intimate partner relationships)**

애정을 주고받으며 원하는 역할로 상호작용하는 밀접한 관계를 시작하고 유지하는 활동에 참여하는 것; 친밀한 파트너는 성적 활동에 참여할 수도 있고 하지 않을 수도 있다.

답 4)

06 지남력은 인지 영역으로 내부 및 외부 환경으로부터 들어오는 정보를 획득하여 일상생활환경에서 일어나는 일들을 이해하고 판단, 결정하는 처리과정으로 자신이 처한 환경에 적응하는 능력에 포함된다.

답 5)

07

다음에 제시된 중재요소는?

- 물건 사용하기
- 과제를 성취하기 위해 효율적으로 환경 내에서 움직이기

1) 습관
2) 일과
3) 역할
4) 운동기술
5) 상호작용

08

치료사는 환자에게 샌드위치 만들기 과제를 주고 특정시간 내에 각 단계와 순서에 맞게 수행할 것을 요구하였다. 이 환자에게 가장 필요한 요소는?

1) 공간적 요구(space demands)
2) 사회적 요구들(Social demands)
3) 순서와 타이밍(Sequence and timing)
4) 요구되는 신체 구조(Required body structures)
5) 물체와 물체의 특성(Objects and their properties)

09

다음 중 수행 기술(performance skills)의 내용 중 운동 기술(motor skills)과 거리가 먼 것은?

1) 자세(Posture)
2) 이동성(Mobility)
3) 협응력(Coordination)
4) 근력과 노력(Strength and effort)
5) 요구되는 신체 구조(Required body structures)

문제해설

07 정신과 작업치료의 일반적인 목표 중 운동수행기술의 중재에 해당한다.

답 4)

08 순서와 타이밍(Sequence and timing)은 활동 수행에 필요한 구체적인 시간적 요구이다.

답 3)

09 운동기술 항목

- 자세(Posture)
- 이동성(Mobility)
- 협응력(Coordination)
- 근력과 노력(Strength and effort)
- 에너지(Energy)

답 5)

10

감각은 수용기의 형태에 따라 성격을 구분할 수 있다. 그 성격이 다른 것은?

1) 전정감각
2) 압각
3) 온도감각
4) 고유수용성 감각
5) 촉각

11

치료사는 뇌손상이 있는 50대 여성에게 1에서 30까지의 숫자가 있는 동그라미를 순서대로 선을 그려 연결하라고 지시하였다. 치료사의 치료 목적으로 가장 타당한 것은?

1) 지남력 훈련
2) 공간지각 훈련
3) 지리적 지남력 훈련
4) 지속적 집중력 훈련
5) 계산능력 향상 훈련

12

작업치료실에 처음 들어온 김○○ 환자는 갑자기 치료사 옆에 바짝 다가와서 자기가 어떤 사고를 겪었는지 말하기 시작했다. 이 환자에게 문제가 있는 수행 기술은?

1) Heeds
2) Thanks
3) Touches
4) Regulates
5) Place self

13

대상자 요건(Client Factor)에 해당하는 것은?

1) attention
2) motor and praxis
3) emotional regulation
4) sensory-perceptual skill
5) cognitive and communication/social skill

문제해설

10 전정 감각은 특수감각에 포함되며 그 외에는 체성감각에 포함된다.

답 1)

11 1에서 30까지의 숫자가 있는 동그라미를 순서대로 선을 그려 연결하는 것은 지속적 집중력 평가의 사례이다. 종이를 접으며 1부터 30까지 세기도 지속적 집중력 훈련의 사례가 된다.

답 4)

12 Place self

상대방과의 친밀도에 맞게 사회적 상호작용 중에 적절한 거리에 위치한다.

답 5)

13 client factor는 Body structures와 Body functions(strength, range of motion, visual acuity, muscle tone, and attention 등)으로 구성된다.

답 1)

14

다음 평가는 어떤 기능을 평가하기 위한 것인가?

> 산만하지 않은 환경에서 개인적으로 시행하며, 환자의 손을 손등이 보이도록 책상 위에 놓고 환자의 시야를 가린 다음, 물체를 무작위로 놓고 물체를 조작하도록 한다

1) 서화감각(graphesthesia)
2) 입체인지지각(stereognosis)
3) 질병인식불능증(anosognosia)
4) 손가락 실인증(finger agnosia)
5) 신체인식불능증(somotognosia)

15

다음은 OTPF-4의 건강관리에 대한 설명이다. 무엇인가?

> 처방전에 관해 의사와 의사소통하고, 약국에 처방전을 제출하며, 복약 지침을 해석하고, 일과 중 약을 복용하고, 적절한 시기에 처방전을 다시 받아오는 것

1) 보건의료시스템과의 의사소통(communication with the health care system)
2) 개인돌봄용품 관리(personal care device management)
3) 영양 관리(nutrition management)
4) 의약품 관리(medication management)
5) 신체 활동(physical activity)

16

작업치료의 뿌리가 되었던 철학적 바탕은?

1) 인본주의
2) 축소주의
3) 실존주의
4) 행동주의
5) 합리주의

문제해설

14
- 다음은 시각적 도움 없이 촉각으로 물건의 정체를 알아내는 입체인지지각 검사 방법이다.
  - 입체인지는 여러 가지 감각의 통합을 통해 인식하는 능력
  - 손상시 'asterognosis'라고 한다.
  - 평가의 목적은 촉각방어를 통한 물건의 정체를 아는 능력 평가이다.

답 2)

15 의약품 관리(medication management)

처방전에 관해 의사와 의사소통하고, 약국에 처방전을 제출하며, 복약 지침을 해석하고, 일과 중 약을 복용하고, 적절한 시기에 처방전을 다시 받아오는 것

답 4)

16 작업치료는 정신과 환자들에 대한 억압과 결박 대신 능동적인 작업참여를 통해 사회적 적응을 이끌고자 한 인본주의에서 시작된 치료이다.

답 1)

17

다음은 OTPF-4의 건강관리에 대한 설명이다. 무엇인가?

> 하루 일과에 산책을 포함 시키는 것과 같이 건강 개선 또는 유지와, 건강 증상의 위험을 감소시키기 위한 유산소 운동, 근력훈련, 균형훈련을 완수하는 것

1) 증상과 건강상태 관리(symptom & condition management)
2) 개인돌봄용품 관리(personal care device management)
3) 영양 관리(nutrition management)
4) 의약품 관리(medication management)
5) 신체 활동(physical activity)

18

과거 한국작업치료는 정규교육과정 없이도 작업치료사 면허를 취득할 수 있었다. 이러한 수습제도가 폐지된 해는?

1) 1993년
2) 1995년
3) 1997년
4) 1998년
5) 1999년

19

18세기말 정신과 환자들에게 쇠사슬을 제거하므로 윤리적 치료를 실천한 인물은?

1) Barton
2) Dunton
3) Adolf Meyer
4) Phillipe Pinel
5) Benjamin Rush

문제해설

17 신체 활동(physical activity)

하루 일과에 산책을 포함 시키는 것과 같이 건강 개선 또는 유지와, 건강 증상의 위험을 감소시키기 위한 유산소운동, 근력훈련, 균형훈련을 완수하는 것

답 5)

18 한국 작업치료의 역사(1990년대)

- 1991년 연세대학교 보건과학대학 재활학과는 작업치료 전공과 물리치료 전공으로 분리하여 교육을 실시
- 1993년 보건복지부로부터 사단법인 대한작업치료사협회 승인(초대회장 : 김순자)
  - 영문 표기는 'Korean Occupational Therapists Association(KOTA)'
- 1995년 아시아 태평양 작업치료사협회에 가입
- 1997년 협회보인 '작업치료'창간
- 1998년 의료기사 수습제도 폐지
- 1998년 세계작업치료사연맹(WFOT)에 49번째 정식회원국으로 가입
  - 영문표기는 'Korean Association of Occupational Therapists(KAOT)'

답 4)

19 Phillipe Pinel

- 프랑스 정신과 의사
- 정신과 환자들에게 일(work)을 제공하여 치료함
- 정신과 환자들에게 쇠사슬 제거와 여러 물리적 구속들을 제거함

답 4)

20

다음 설명과 관련된 장애는?

- 은색 식사도구가 섞여있는 서랍에서 티스푼을 찾아내기 어렵다
- 식사 시 식탁에서 스푼을 더듬어 찾거나 나이프 사용 시 자주 손을 베인다

1) 시각 완성 장애
2) 전경 배경 장애
3) 깊이 지각 장애
4) 형태 항상성 장애
5) 공간에서의 위치 장애

21

다음 중 OTPF-4의 배경의 설명으로 옳지 않은 것은?

1) 대상자의 환경요인과 개인요인으로 구성된다
2) 환경요인은 물리적, 사회적, 태도적 측면에서 촉진하거나 저해하는 요인으로 작용한다
3) 환경요인에는 자연환경과 인공물, 제품과 기술, 지원과 관계, 태도 등이 해당된다
4) 개인요인은 건강상태에 속하지 않는 개인의 독특한 특성으로 그 사람의 생애와 생활을 배경을 이루는 부분이다
5) 문화적 배경은 사회의 구성원으로서의 관례, 신념, 활동패턴, 행동규범, 기대이다

22

작업행동적 관점을 지닌 이론에 틀(FOR)은?

1) 재활 이론
2) 작업적응 이론
3) 생체역학 이론
4) 감각통합 이론
5) 운동학습 이론

문제해설

20 전경 배경 지각

목표가 되는 사물과 다른 사물을 구분하는 능력

답 2)

21 OTPF-4의 배경은 환경요인과 개인요인으로 구성되어 있다. 문화적 배경은 OTPF-3의 배경요소이다.

답 5)

22
- 작업행동적 관점 : 인간작업모델, 작업적응 이론, 인간구행의 생태이론
- 재활적 관점 : 재활 이론의 틀, 생체역학적 이론
- 발달–신경학적 관점 : 신경발달 이론의 틀, 감각통합 이론의 틀
- 학습적 관점 : 행동주의, 인지치료, 인지장애 이론의 틀, 다배경 치료접근, 운동학습 이론

답 2)

23

OTPF-4의 중재유형 중 무엇을 설명하는 것인가?

> 작업치료, 교육, 상담을 계획, 적용, 평가하기 위해 화상회의, 원격회의 또는 모바일 전화응용기술 등을 사용하는 중재

1) 작업과 활동
2) 준비법과 준비과제
3) 교육과 훈련
4) 옹호
5) 가상중재(텔레헬스)

24

다음 설명에 부합하는 작업치료 실행체계의 단계는?

> 클라이언트의 장점과 문제점을 명확하게 밝혀가는 단계로 원하는 작업과 관련된 활동 동안 클라이언트 수행을 관찰하는 것이다

1) 성과
2) 중재계획
3) 중재시행
4) 작업프로필
5) 작업수행분석

25

다음 사례에 해당하는 수행 패턴은?

> 아침에 일어나면 화장실에 가고, 씻은 후 아침밥을 먹고 등굣길에 오른다

1) 역할(roles)
2) 습관(habits)
3) 관습(rituals)
4) 일과(routines)
5) 배경(environment)

문제해설

23 가상중재(텔레헬스)

작업치료, 교육, 상담을 계획, 적용, 평가하기 위해 화상회의, 원격회의 또는 모바일 전화응용기술 등을 사용하는 중재

답 5)

24 작업수행분석이란 작업프로필의 정보를 종합하여 구체적인 작업과 배경에 초점을 맞추어 원하는 작업과 관련된 활동 동안 클라이언트수행을 관찰하며 특정 평가를 선택하고 이용하여 목표를 수립하는 단계이다.

답 5)

25 일과는 일상적인 삶의 구조를 형성하는 관찰가능하며 규칙적이고 반복적인 행동 패턴을 말한다.

답 4)

26

다음 설명에 해당하는 작업치료의 역사적 사건은?

> 18세기 프랑스 정신과 의사인 Phillipe Pinel 정신과 환자들에게 일(work)을 제공하여 치료를 실시하였으며, 정신과 환자들을 구속하였던 쇠사슬의 제거 및 여러 물리적 구속들을 제거하였다

1) 축소주의의 발달
2) 윤리적 치료의 시작
3) 세계 1차 대전의 결과
4) 작업치료의 공식 출범
5) 예술과 수공예 운동 촉발

문제해설

26 해설내용 참조

답 2)

윤리적 치료

Explanation

18세기 : 윤리적 치료의 시작	• 심리학, 해부학, 생리학분야의 급속한 발전이 이루어짐 • 작업치료의 전문화된 형태를 갖추는 계기를 마련함 • 대략적인 작업치료의 형태가 나타나기 시작 • 프랑스 정신과 의사 Phillipe Pinel – 정신과 환자들에게 일(work)을 제공하여 치료함 – 정신과 환자들에게 쇠사슬 제거와 여러 물리적 구속들을 제거함 • 윤리적 치료(moral treatment)의 정의 – 18세기말부터 시작된 정신과 환자에 대한 치료개념 – 작업치료의 출발점이기도 함 – 윤리적 치료가 성행하기 전 정신과 환자들은 이성이 없는 존재로 인식
19세기 초 : 윤리적 치료와 인본주의 성행	• 작업치료 철학의 뿌리인 윤리적 치료(moral Tx) 성행 – 윤리적 치료의 바탕은 인본주의 철학 – 이 시대의 종교적, 정치적, 문화적 믿음 – 사회가 인도주의적 원칙과 치료에 가치를 두었고 이것은 정신질환자들을 치료에 영향을 미침 • 인본주의 철학 성행 – 인간 개개인을 존중 – 몸과 정신을 하나로 수용
19세기 중반 : 윤리적 치료의 소멸	• 수년간 성공적으로 실시되었으나 미국 시민전쟁 이후로 쇠퇴하기 시작 • 쇠퇴의 원인 – 과다 수용된 정신병원, 경제적 어려움, 정신과 질환에 대한 견해의 변화

27

다음에서 설명하는 클라이언트 요소(client factors)는?

> • 무엇이 옳은 일인지, 무언지 선인지, 무엇이 가치 있는 일인지에 대한 문화 기반의 획득된 믿음과 약속(commitment)을 의미한다
> • 사례
> – 개인 : 자신 및 타인에 대한 정직성, 가족에 대한 책임감
> – 그룹(단체) : 서비스 제공에 대한 의무(obligation), 공정성(fairness)
> – 대중 : 발언의 자유, 동등한 기회제공, 타인에 대한 인내

1) 관습(rituals)
2) 습관(habits)
3) 가치(values)
4) 신념(beliefs)
5) 영성(spirituality)

문제해설

27 해설내용 참조

답 3)

가치/신념/영성

Explanation

<table>
<tr><td rowspan="3">가치
(values)</td><td colspan="2">• 무엇이 옳은 일인지, 무언지 선인지, 무엇이 가치 있는 일인지에 대한 문화 기반의 획득된 믿음과 약속(commitment)을 의미함
• 예)</td></tr>
<tr><td>개인</td><td>• 자신 및 타인에 대한 정직성, 가족에 대한 책임감 등</td></tr>
<tr><td>단체</td><td>• 서비스 제공에 대한 의무(obligation), 공정성(fairness)</td></tr>
<tr><td></td><td>대중</td><td>• 발언의 자유 • 동등한 기회 제공 • 타인에 대한 인내</td></tr>
<tr><td rowspan="3">신념
(beliefs)</td><td colspan="2">• 클라이언트가 지니고 있는 진리에 대한 인지적 내용들(cognitive contents)
• 예)</td></tr>
<tr><td>개인</td><td>• 한 사람이 타인들에게 영향을 미치기는 매우 어려움
• 고된 노력은(hard work)에 의해 결과가 만들어짐(pays off)</td></tr>
<tr><td>단체</td><td>• 특정 소수의 권리를 위해 투쟁할 가치가 있음
• 아직 발효되지 않은 보건정책은 사회에 긍정적인 영향을 미침</td></tr>
<tr><td rowspan="3">영성
(spirituality)</td><td colspan="2">• 각 개인들이 목적과 의미를 찾고 표현하는 방법을 의미하는 인간성(aspect of humanity)
• 개인의 시대적 관점, 자신, 타인, 본질, 중요한 것 및 가치 있는 것에 대한 표현 방법을 의미하는 인간성
• 예)</td></tr>
<tr><td>개인</td><td>• 자신의 삶에 대한 의미와 목적을 찾기 위한 일상의 탐색
• 부와 명예 이상의 가치를 지닌 활동들에 대한 개념(guidance)</td></tr>
<tr><td>단체</td><td>• 삶에 대한 의미와 목적을 찾기 위한 일반적 탐색
• 그 단체에 의해 공감된 가치에 대한 활동의 개념(guidance)</td></tr>
</table>

28

다음 중 OTPF-4에 새롭게 추가된 작업영역은?

1) 일상생활활동
2) 건강관리
3) 휴식과 수면
4) 여가
5) 사회참여

29

실행과정에서 관찰 가능한 소견이다. 다음 환자의 문제 영역은?

> 매주 수요일 10시에 외래로 내원하는 최◯◯씨는 화요일에 내원하기도 하고, 오후에 오기도 해서 치료를 못 받고 귀가하는 일이 자주 발생한다

1) 시작(Initiation)
2) 억제(Inhibition)
3) 구성(Organization)
4) 과제지속(Task Persistence)
5) 생산적인 사고(Generative Thinking)

30

다음에서 관찰되는 운동기술 및 처리기술은?

> • 사람들이 많은 공간에서 사람들과 부딪히지 않고 휠체어를 운전한다
> • 화단 나무 사이에 들어간 공을 다치지 않으며 꺼낸다

1) 유념(heeds)
2) 집중(attends)
3) 조종(navigates)
4) 다루기(handles)
5) 지속하기(continues)

문제해설

28 OTPF-4 작업에서 도구적 일상생활 중 하나였던 '건강관리(health management)'가 작업 분류로 추가되었다.

답 2)

29 실행능력은 일, 학업과 같은 복잡한 일상과에 의도적이고 독립적으로 참여하고 스스로 결정한 목표를 성취하기 위한 고차원적인 사고과정이다. 제시된 사례는 시간적 구성의 문제이다.

답 3)

30 물체를 다루거나 사람들과 부딪히지 않고 휠체어를 움직이는 동안 장애물과 부딪히지 않고 팔, 몸 또는 휠체어를 움직이는 것은 조종하기(navigates)이다.

페이스/속도 조절(paces)	전체의 업무수행에 있어 속도(rate)와 템포(tempo)를 효율적으로 유지하기
집중(attends)	자신의 업무에서 시선이 이탈(look away)하지 않으므로 지속적인 업무수행이 방해받지 않음
유념/귀기울이기(heeds)	타인이 지시한 업무를 수행하고 완수하기
다루기(handles)	물건의 파손, 이동, 미끄러짐, 떨어짐 등을 방지하기 위해 적절한 방식으로 물건을 지지하고 안정시키기

답 3)

작업치료 기초 이론

31

다음 사례에 해당하는 OTPF의 배경/환경은?

> 이 사람은 25세 남성이며 학력은 고졸이고, 현재 미취업 상태이다

1) 가상적(virtual)
2) 문화적(cultural)
3) 개인적(personal)
4) 시간적(temporal)
5) 물리적(physical)

문제해설

31 해설내용 참조

답 3)

배경/환경

Explanation

<table>
<tr><td>문화적
(cultural)</td><td>• 클라이언트가 속한 사회가 수용하는 관습, 믿음, 활동 패턴, 행동규범, 기대치 등을 의미함
• 문화적 배경은 클라이언트의 정체성 형성 및 활동의 선택에도 영향을 미침
• 예)
<table>
<tr><td>개인</td><td>집에 있는 사람들에게 추수감사절 식사를 배달하는 사람</td></tr>
<tr><td>단체</td><td>금요일에 캐주얼 복장을 입어 한 주의 마무리를 알리는 피고용자들</td></tr>
<tr><td>대중</td><td>오후 낮잠 또는 오후 간식을 즐기는 대중들</td></tr>
</table></td></tr>
<tr><td>개인적
(personal)</td><td>• 건강의 상태 및 건강 수준을 의미하는 것이 아닌 개인의 상태를 의미함
• 개인적 배경은 나이, 성, 사회경제적 위치, 교육 수준 등을 포함하며, 또한 그룹 멤버십과 대중 멤버십도 포함함
• 예)
<table>
<tr><td>개인</td><td>미취업 상태의 25세 고졸 남성</td></tr>
<tr><td>단체</td><td>노숙자 시설에서 일하고 있는 자원봉사자들</td></tr>
<tr><td>대중</td><td>지역사회 이동 수단을 학습 중인 노인 운전자들</td></tr>
</table></td></tr>
<tr><td>시간적
(temporal)</td><td>• 작업 참여를 통해 획득한 시간에 대한 경험을 의미함
• 일상의 활동 양상에 기여하는 작업의 순간적 면을 말함
– 리듬, 템포, 동시발생, 기간, 순서 등이 포함됨
• 예)
<table>
<tr><td>개인</td><td>10년 동안 일하고 퇴직한 사람</td></tr>
<tr><td>단체</td><td>매년 개최되는 지역사회 단체의 모금운동</td></tr>
<tr><td>대중</td><td>독립기념일(7월 4일) 행사에 참여하는 사람들</td></tr>
</table></td></tr>
</table>

<table>
<tr><td rowspan="1">가상적
(virtual)</td><td>• 컴퓨터나 공중파에 의해 형성된 커뮤니케이션 환경을 말함
– 물리적 접촉이 없는 환경
• 가상적 배경은 모의환경, 실시간 환경, 근실시간(near time) 환경을 포함함
– 채팅방, 이메일, 화상회의, 라디오 전송, 원격감시시스템, 컴퓨터를 이용한 정보수집 등
• 예)
<table><tr><td>개인</td><td>서로 문자를 주고받는 친구</td></tr><tr><td>단체</td><td>화상회의, 전화회의, 채팅방 등에 참석 중인 사람들</td></tr><tr><td>대중</td><td>가상 커뮤니티의 게이머들(gamers)</td></tr></table></td></tr>
</table>

32

다음 사례의 활동 중 문제가 되는 수행기술은?

- 진단 : TBI
- 활동 : 샌드위치 만들기
- 수행 : 빵을 꺼낸 후 비닐을 봉하지 않았으며, 빵 위에 야채를 올리다가 떨어뜨린 야채를 치우지 않았다

1) 유념(Heeds)
2) 위치(Locate)
3) 시작(Initiates)
4) 복구(Restores)
5) 순서(Sequences)

33

다음에서 설명하는 OTPF 전개과정 중 어떤 중재에 해당하는가?

- 진단 : 치매
- 중재내용 : 가족들에게 병의 이해를 돕기 위해 치매의 시기적 증상들을 설명하였다

1) 교육
2) 훈련
3) 옹호
4) 자기옹호
5) 준비방법

문제해설

32 과제 수행 후 사용했던 도구와 재료를 적절한 위치로 치우고 원상태로 정리하는 기술은 Restores이다.

답 4)

33 교육은 도움이 되는 관련 정보를 제공하는 것이다. 그 정보에는 클라이언트와 관련된 작업, 웰빙, 사회참여 등에 대한 지식과 정보들도 포함된다.

답 1)

34

OTPF의 작업영역 중 IADL에 해당하는 것은(OTPF Ⅲ 기준)?

1) 성적 활동(sexual activity)
2) 기능적 이동(functional mobility)
3) 개인용품 관리하기(personal device care)
4) 의사소통 관리(communication management)
5) 개인위생 및 몸치장(personal hygiene and grooming)

35

SOAP 노트의 'A'에 해당하는 사례는?

1) MBI 점수는 87점이다
2) 20019년 3월 17일에 입원하였다
3) 왼쪽 공간에 대한 인식이 손상되었다
4) 환자는 침대에 누워 있을 때 가장 불편하다고 한다
5) ADL 전 영역에서 독립성을 확보하는 것이 목표이다

36

OTPF-4에서 추가된 작업 '건강관리'의 항목이 아닌 것은?

1) 사회적·정서적 건강 증진과 유지(social & emotional health promotion & maintenance)
2) 증상과 건강상태 관리(symptom & condition management)
3) 보건의료시스템과의 의사소통(communication with the health care system)
4) 의약품 관리(medication management)
5) 안전과 응급상황 대처(safety & emergency maintenance)

문제해설

34 성적 활동(sexual activity), 기능적 이동(functional mobility), 개인용품 관리하기(personal device care) 개인위생 및 몸치장(personal hygiene and grooming)은 ADL 항목에 해당된다.

답 4)

35 A는 평가(Objective)를 기반으로 전반적인 문제 항목(problem list)이 도출된다.
1) MBI 점수는 87점이다. : O
2) 20019년 3월 17일에 발병하였다. : S
3) 왼쪽 공간에 대한 인식이 손상되었다. : A
4) 환자는 침대에 누워 있을 때 가장 불편하다고 한다. : S
5) ADL 전 영역에서 독립성을 확보하는 것이 목표이다. : P

답 3)

36 OTPF-4 작업 '건강관리(health management)'의 항목으로는 사회적·정서적 건강 증진과 유지, 증상과 건강상태 관리, 보건의료시스템과의 의사소통, 의약품 관리, 신체 활동, 영양 관리, 개인돌봄용품 관리가 있다.

답 5)

37

다음 사례에 해당하는 운동(movement) 기술은?

- 빠른 눈동자 움직임(saccades)
- 느린 눈추적(pursuits)
- 눈동자 순응(accommodation)

1) 운동 반사
2) 자세 반응
3) 정위 반응
4) 자세 조절 반응
5) 수의적 운동 조절

38

다음 중 도구적 일상생활활동(IADL) 항목이 아닌 것은(OTPF-4 기준)?

1) 타인 돌보기(care of others)
2) 의사소통 관리(communication management)
3) 재정관리(financial management)
4) 건강관리와 유지(health management & maintenance)
5) 종교와 영성 활동·표현(religious & spiritual activities & expression)

39

눈을 감고 걸으면서도 균형을 유지할 수 있고, 머리를 기울이면 그 기울임 정도를 알 수 있는 감각은?

1) 촉각
2) 청각
3) 시각
4) 전정감각
5) 체성감각

문제해설

37 운동(movement) 기술 : OTPF 3rd ed. 2014

운동반사 (motor reflexes)	• 근육의 불수의적 수축 – 특정 자극에 의해 자동적으로 유발되는 근수축 예) stretch, ATNR, STNR
불수의적 운동반응 (involuntary movement reaction)	• 자세 반응, 자세 조절 반응, 지지 반응, 정위 반응 등
수의적 운동 조절 (control of voluntary movement)	• 눈-손 협응, 양측 통합, 정중선 지나기, 소운동/대운동 조절 • 시운동 기능 – 빠른 눈동자 움직임 (saccades) – 느린 눈추적(pursuits) – 눈동자 순응(accommodation) – 두 눈의 사용(양안성, binocularity)
보행 패턴 (gait patterns)	• 일상의 작업에 영향을 미치는 보행 및 이동 예) 보행 패턴과 장애, 비대칭성 보행, 경직성 보행(stiff gait)

답 5)

38 OTPF-3 IADL의 '건강관리와 유지(health management & maintenance)'는 OTPF-4에서 IADL의 한 활동이 아니라 주요 작업인 '건강관리(health management)'로 확장됨

답 4)

39
- 전정감각이란 움직이는 동안 중력과 움직임을 알아차리는 감각으로 균형과 속도에 대한 감각을 조정한다.
- 감각기관의 내이에 존재한다.

답 4)

40

다음은 ICF 구성요소에 대한 정의이다. 무엇인가?

> 개인이 생활의 상황에 관여하는 동안 경험할 수 있는 문제이다

1) 손상
2) 활동 제한
3) 참여 제약
4) 신체 기능
5) 환경 요인

41

다음 사례에 해당하는 OTPF 영역은?

> • 가치(values) • 믿음(beliefs)
> • 영성(spirituality)

1) 작업
2) 수행기술
3) 수행패턴
4) 배경 및 환경
5) 클라이언트 요소

문제해설

40 ICF 구성요소의 정의

- 신체 기능 : 신체 계통의 생리적 기능(심리적 기능 포함)
- 신체 구조 : 기관, 팔다리 및 그 구성요소들과 같은 신체의 해부학적 부위
- 손상 : 현저한 변형이나 손실에 의한 신체 기능 또는 구조에서의 문제
- 활동 : 개인이 과제나 행위를 실행하는 것
- 참여 : 생활의 상황에 관여하는 것
- 활동 제한 : 개인이 활동을 실행하는 동안 겪을 수 있는 어려움
- 환경요인 : 사람들이 생활하고 삶을 수행하는 데 있어 물리적, 사회적 및 태도적 환경을 구성하는 것

답 3)

41 해설내용 참조

답 5)

작업치료 도메인(OTPF Ⅲ 기준)

Explanation

작업	클라이언트 요소	수행기술	수행패턴	배경 및 환경
• ADL • IADLs • 휴식 및 수면(rest and sleep) • 교육(education) • 일(work) • 놀이(play) • 레저(여가, leisure) • 사회참여(social participation)	• 가치, 믿음, 영성(values, beliefs, sprituality) • 신체기능(body function categories) • 신체구조(body structure)	• 운동기술(motor skills) • 처리기술(processer skills) • 사회상호기술(social interaction skills)	• 습관(habits) • 일상(routines) • 의례적인 일(관습, rituals) • 역할(role)	• 문화적(cultural) • 개인적(personal) • 물리적(physical) • 사회적(social) • 시대적(temporal) • 가상적(virtual)

42

다음 사례에 해당하는 작업치료 중재 접근법은?

> 약물의 도움 없이 스스로 일과를 시작하는 행동 전략을 소개하였다

1) 유지
2) 보상
3) 장애 예방
4) 건강 증진
5) 확립 및 회복

43

다음 사례에 해당하는 처리기술은?

> 10세 남아는 깔끔한 글씨를 위해 크레용이 아닌 가는 샤프 사용하여 글씨를 썼다

1) 유익(benefits)
2) 선택(chooses)
3) 다루기(handles)
4) 사용하기(uses)
5) 순응(accommodates)

문제해설

42 장애 예방
장애여부에 관계없이 작업적 수행문제의 위험성이 있는 대상자의 요구를 충족하기 위한 중재접근법이다.
답 3)

43 해설내용 참조
답 4)

처리기술

Explanation

선택(chooses)	• 업무에 필요한 적절한 도구 및 재료 선택하기 – 자신이 사용하고 싶은 도구/재료(또는 타인이 요구한 도구/재료)
사용하기(uses)	• 자신이 원하는 도구 및 재료 적용하기 예) 깔끔한 글씨를 위해 뾰족한 크레용이 아닌 가는 샤프 사용하기
다루기(handles)	• 물건의 파손, 이동, 미끄러짐, 떨어짐 등을 방지하기 위해 적절한 방식으로 물건을 지지하고 안정시키기
순응(accommodates)	• 비효율적 업무수행 예방하기
유익(benefits)	• 지속적이고 반복적인 업무수행의 문제 예방하기

44

다음의 역사적 사건이 순서대로 나열된 것은?

가. 감소주의 성행	나. 재건도우미 등장
다. 윤리적 치료 성행	라. 수공예 운동 성행
마. 감각운동접근법 성행	

1) 가－나－다－라－마
2) 나－가－다－라－마
3) 다－라－나－가－마
4) 라－다－가－나－다
5) 마－가－나－다－라

45

OTPF-4에서 추가된 작업 '건강관리'의 항목이 아닌 것은?

1) 신체 활동(physical activity)
2) 영양 관리(nutrition management)
3) 개인돌봄용품 관리(personal care device management)
4) 의사소통 관리(communication management)
5) 보건의료시스템과의 의사소통(communication with the health care system)

46

다음 사례의 환자가 어려워하는 운동기술은?

> 40대 박○○씨는 효율적으로 팔을 뻗고 손이 닿는 범위 밖의 물체를 잡기 위해 몸통을 구부리지만, 물체를 다루는 동안 자신의 팔과 손을 자유자제로 사용하는 것이 어렵다

1) 들기(lift)
2) 잡기(grips)
3) 조작하기(calibrates)
4) 운반하기(transports)
5) 유연하게 사용하기(flows)

문제해설

44 윤리적 치료 성행(18세기) → 수공예 운동 성행(20세기) → 재건도우미 등장(1차대전 중) → 감소주의 성행(2차대전 후) → 감각운동접근법 성행(70년대)

답 3)

45 OTPF-4 작업 '건강관리(health management)'의 항목으로는 사회적·정서적 건강 증진과 유지, 증상과 건강상태 관리, 보건의료시스템과의 의사소통, 의약품 관리, 신체 활동, 영양 관리, 개인돌봄용품 관리가 있다.

답 4)

46 위 환자는 몸을 자유자제로 유연하게 팔과 손을 사용하는데 어려움이 있으므로 운동기술 중 유연하게 사용하기(flows)에 제한이 있다.

답 5)

47

다음의 역사적 사건이 일어났던 시기는?

- 작업치료의 뿌리인 윤리적 치료의 성행
- 인본주의적 치료를 바탕으로 하는 정신과 치료의 성행

1) 19세기초
2) 1910년대
3) 1920년대
4) 1930년대
5) 1950년대

문제해설

47 해설내용 참조

답 1)

19C 서양의 역사

Explanation

19세기 초 : 윤리적 치료와 인본주의 성행	① 대표적 인물 • 유럽 : Dr. Phillippe pinel(프랑스), Samuel Tuke(영) • 미국 : Dr. Benjamin Rush, Dr. Brighm, Dr. Thomas Stroy Kirbride ② 인본주의 철학 성행 • 인간 개개인을 존중 • 몸과 정신을 하나로 수용 • 정신과 질환자들이 활동을 통해 환경에 적응하는 것과 기능할 것을 믿음 ③ Rush의 주장 • 작업은 마음(정신)을 참여시키며 신체(몸)를 움직이게 만든다. • 바느질, 승마, 걷기, 톱질, 자수, 볼링, 원예 등 추천 • 읽기, 쓰기, 대화를 순서와 규칙에 따라 실시할 것 주장
19세기 중반 : 윤리적 치료의 소멸	① 윤리적 치료에 대한 시각 • 정신과 환자에 대한 부정적 시각을 긍정적 시각으로 변화시킴 – 부정적 시각 : 정신과적 질환을 '미침과 치료 불가능'으로 정의 – 긍정적 시각 : 정신과적 질환을 '치료 가능'으로 정의 ② 윤리적 치료의 소멸 • 수년간 성공적으로 실시되었으나 미국 시민전쟁 이후로 쇠퇴하기 시작 • 쇠퇴의 원인 – 과다 수용된 정신병원, 경제적 어려움, 정신과 질환에 대한 견해의 변화

48

컴퓨터 뒤에 엉켜져있는 여러 선 중에서 프린터기의 선을 찾을 수 있는 지각 능력은?

1) 깊이지각
2) 시각완성
3) 형태항상성
4) 전경배경구분
5) 지리적 지남력

49

작업치료의 실행범위에서 배경과 환경의 분류 항목에 포함되지 않는 것은(OTPF Ⅲ 기준)?

1) 문화적
2) 역할적
3) 사회적
4) 시간적
5) 개인적

50

국내 작업치료 역사 중 의료기사법 제도에 의해 면허 제도가 도입된 해와 대한작업치료사협회가 창단된 해가 바르게 나열된 것은?

1) 1950, 1998
2) 1964, 1998
3) 1969, 1993
4) 1965, 1993
5) 1970, 1995

51

구조화된 치료실 내에서는 전자레인지를 사용할 수 있는 행동이 학습이 되었지만 다른 환경에서는 사용하기 어렵다면 어떤 능력의 문제인가?

1) 학습(learning)
2) 일반화(generalization)
3) 분류화(categorization)
4) 문제해결(problem solving)
5) 개념 구성(concept formation)

문제해설

48 엉켜있는 여러 선 중에서 특정 선을 찾기 위해서 특정 선을 '전경' 처리하고 나머지 선들을 '배경'으로 지각 처리하여 구별하는 능력이 필요하다.

답 4)

49 배경과 환경의 분류항목에는 문화적, 개인적, 물리적, 사회적, 시간적, 가상적으로 총 6가지이고 역할은 수행패턴에 포함된다.

답 2)

50 면허제도가 도입된 해는 1965년에 의료기사법 시행령 제도에 의해 도입되었으며 1993년에 대한작업치료협회가 창단되었다.

답 4)

51 특정한 과제를 배우고 유사한 활동에 필요한 기술을 이전하는 능력을 의미한다.

답 2)

52

다음 사례에 공통적으로 사용되는 주요 감각은?

- 용기의 뚜껑을 돌려 닫음
- 주머니에서 무엇을 꺼냄
- 자동차에서 타고 내림
- 신체 움직임에 대한 감각

1) 촉각
2) 청각
3) 시각
4) 전정감각
5) 고유수용성 감각

문제해설

52 해설내용 참조

답 5)

주요감각

Explanation

시각 기능(visual functions)	• 다양한 환경에 놓인 다양한 거리의 기능적 시각(질적 시각) – 비전(vision), 시력, 시야, 시각안정 등
청각 기능(hearing functions)	• 소리의 방향 및 종류 분별 • 소리의 위치 및 거리 인식
전정기능감각(vestibular function)	• 자세잡기, 균형유지, 중력에 대한 움직임 등에 대한 감각
미각 기능(taste function)	• 단맛, 쓴맛, 신맛, 짠맛과 관련된 질적 지각
후각 기능(smell function)	• 향 구별 및 냄새 지각
고유수용성 기능(proprioceptive function)	• 신체의 자세 및 공간에 대한 지각 • 움직임의 속도, 무게감, 거리 등을 지각
촉각 기능(touch functions)	• 타인에 의한 접촉 및 질감이 있는 물체에 의한 접촉 지각 – 음식의 질감, 과감각/이상감각/무감각 등
통증(pain) : 확산(diffuse), 무딤(dull), 날카로움(sharp), 환상(phantom)	• 특정 신체 부위에 해가 되거나 해가될 수 있는 불쾌한 느낌 • 전반적인 통증 또는 특정 부위 통증 예, 확산(diffuse), 무딤(dull), 날카로움(sharp), 환상(phantom)
온도 및 압박에 대한 민감도 (sensitivity to temperature and pressure)	• 온도 지각(뜨거움/차가움) • 피부에 가해진 힘에 대한 지각

53

다음 내용에 해당하는 서양 작업치료의 역사적 사건은?

> 산업혁명 시기에 단순반복적인 노동에서 벗어나 창작 활동을 통해 신체적, 정신적 건강을 회복하고자 했던 중재이다

1) 세계 1차 대전
2) 작업치료의 태동
3) 윤리적 치료의 성행
4) 예술과 수공예 운동
5) 작업치료 공식 출범

54

OTPF-4의 작업치료 과정 중 평가에 해당하는 것은?

1) 성과
2) 작업프로파일
3) 중단
4) 중재계획 개발
5) 전환

55

다음은 발달장애 아동의 ADL 사례이다. 문제가 되는 처리기술(process skills)은?

> 5세 발달장애 아동 김군이 장난감을 가지고 놀게 되면 장난감이 쉽게 부서지고 망가지게 된다. 그 이유는 장난감을 잘 잡고 있지 못해 자주 바닥에 떨어뜨리기 때문이다

1) 유념(heeds)
2) 선택(chooses)
3) 사용하기(uses)
4) 다루기(handles)
5) 속도 조절(paces)

문제해설

53 산업혁명으로 교통사고, 산업재해 등의 환자들이 많아지면서 손으로 무언가를 만드는 활동과 작업을 통해 신체적, 정신적 건강을 회복하고자 하는 수공예운동이 일어났다.

답 4)

54 작업치료 과정 중 평가에는 상담과 선별, 작업프로파일, 작업수행분석, 평가 과정 종합이 해당된다.

답 2)

55

페이스/속도조절(paces)	전체의 업무수행에 있어 속도(rate)와 템포(tempo)를 효율적으로 유지하기
유념/귀기울이기(heeds)	타인이 지시한 업무를 수행하고 완수하기
선택(chooses)	업무에 필요한 적절한 도구 및 재료 선택하기 예) 자신이 사용하고 싶은 도구/재료(또는 타인이 요구한 도구/재료)
사용하기(uses)	자신이 원하는 도구 및 재료 적용하기 예) 깔끔한 글씨를 위해 뾰족한 크레용이 아닌 가는 샤프 사용하기
다루기(handles)	물건의 파손, 이동, 미끄러짐, 떨어짐 등을 방지하기 위해 적절한 방식으로 물건을 지지하고 안정시키기

답 4)

56

다음의 일상생활에서 관찰된 운동기술의 문제는?

- 문을 닫을 때 '쾅' 소리가 날만큼 세게 닫는다
- 양치질을 할 때 너무 많은 양의 치약을 묻힌다

1) 유동성(flows)
2) 조정(calibrates)
3) 속도 조절(paces)
4) 조작하기(manipulate)
5) 협력하기(coordinates)

57

다음 중 OTPF 3(3rd edition)의 작업영역 중 IADL의 사례는?

1) 좌약 사용하기
2) 애완동물 돌보기
3) 몸에 향수 뿌리기
4) 콘택트렌즈 세척하기
5) 휠체어로 화장실까지 이동하기

58

다음 설명에 해당하는 접근방법은?

조현병 환자의 집중력을 향상하기 위해 컴퓨터 소프트웨어를 체계적으로 적용한다

1) 정신분석
2) 행동기법
3) 통합적 접근
4) 보상적 접근
5) 일반적 자극

문제해설

56

조작하기 (manipulate)	• 업무 관련 도구를 조작할 때 민첩한 손가락 움직임 사용하기(예, 손가락으로 버튼 조작하기)
협력하기 (coordinates)	• 물체를 조작하고, 유지하고, 안정화시키기 위해 신체의 여러 부위(두 부위 이상)가 함께 협력하기 – 서툰 조작이나, 물건의 떨어트림 없음
조정 (calibrates)	• 대상 물체에 맞는 적절한 힘/속도/범위를 이용해 움직임 만들기 – 물체를 부수지 않음 – 적절한 힘으로 문 닫기
유동성 (flows)	• 대상 물체와 부합하는 부드럽고 유연한 팔과 손목의 움직임
페이스/속도 조절 (paces)	• 전체의 업무수행에 있어 속도(rate)와 템포(tempo)를 효율적으로 유지하기

답 2)

57 1) 좌약 사용하기 : ADL 중 화장실 위생의 사례
2) 애완동물 돌보기 : IADL 중 타인돌보기의 사례
3) 몸에 향수 뿌리기 : ADL 중 몸치장의 사례
4) 콘택트렌즈 세척하기 : ADL 중 개인용품 관리의 사례
5) 휠체어로 화장실까지 이동하기 : ADL 중 기능적 이동의 사례

답 2)

58 **일반적 자극**

대상자에게 선정된 특정 인지 기술을 엄격하게 훈련시키는 인지 재활 접근법

답 5)

59

1차 세계대전 이후에 나타나게 된 작업치료의 패러다임은?

1) 인본주의
2) 윤리적 치료
3) 과학적 패러다임
4) 예술과 수공예 운동
5) 작업 중심 패러다임

60

다음 사례의 수행 패턴은?

> 집을 나갈 때는 항상 가스레인지의 밸브를 잠그고 나간다

1) 역할(roles)
2) 습관(habits)
3) 관습(rituals)
4) 일과(routines)
5) 흥미(interests)

문제해설

59 1차 세계대전 이후에는 작업 중심의 패러다임으로 상이군인의 신체적·정신적 회복을 위한 활동이 활발했다.

답 5)

60 해설내용 참조

답 2)

습관/일과/관례

Explanation

습관 (habits)	• 익숙한 환경이나 상황에서 일정한 방법을 통해 반응하고, 행동하는 획득된 경향(tendency)을 의미함 • 예) - 같은 장소에 자동적으로 차키 놓기 - 도로를 건널 때 좌우 살피기 - 요리 냄비를 들 때 항상 가스레인지의 불을 끄기 - 집을 나갈 때 경보장치 작동시키기
일과 (routines)	• 관찰 가능하며, 반복되는 행동 패턴 • 일상생활의 틀이 되는 행동 패턴 • 예) - 아침에 '화장실 → 샤워 → 치장 → 옷입기' 순서로 수행하기 - 식사준비 시 순서에 따라 진행하기 - '아이를 학교까지 태워주기 → 출근하기 → 아이를 학교에서 픽업하기 → 집안일 하기 → 저녁준비'와 같은 일상적 일들
관례/관습 (rituals)	• 클라이언트의 정체성/가치/믿음에 기여하며, 문화적/영적/사회적 의미를 내포하는 상징적(symbolic) 활동들을 의미함 • 강한 정서적 요소와 많은 사건들로 구성됨 • 예) - 물려받은 오래된 머리빗으로 자신의 어머니가 과거에 했던 것처럼 밤마다 100번 머리 빗기 - 전통 의복을 입고 지정된 용기들을 이용해 명절 음식 준비하기

61

다음 사례의 K씨가 사용한 처리기술(process skill)은 무엇인가?

> 건설현장의 K씨는 작업 반장이 지시한 내용들을 잘 듣고 정확히 수행하였다

1) 유념(heed)
2) 집중(attend)
3) 선택(choose)
4) 페이스조절(pace)
5) 지속하기(continue)

62

OTPF-4의 작업치료 과정에 대한 설명으로 옳지 않은 것은?

1) 상담과 선별 : 대상자의 병력 검토, 전문가간 협의, 표준화된 선별도구 적용
2) 작업프로파일 : 대상자와 보호자 면담
3) 작업수행분석 : 작업 수행을 평가하고 작업, 활동분석 실시
4) 평가과정 종합 : 대상자의 목표와 중재성과를 확인, 성과측정 방법을 선택, 이론적 틀을 포함한 치료 제공방법을 선택
5) 성과 : 성과를 향한 진행 상황을 평가하는 측정, 작업참여의 변화를 확인

63

OTPF－3에서 감각－지각 기술에 해당하는 것은?

1) 방을 청소하기 위해 움직임의 속도를 조절한다
2) 문을 열기 위해 열쇠와 자물쇠를 손으로 조작한다
3) 편평하지 않은 지표면 위를 걷거나 샤워를 하는 동안 균형을 유지한다
4) 장애물이 있는 환경에서 몸의 자세와 위치를 미리 예측하거나 조절한다
5) 길을 안전하게 건너기 위해 신호의 길이, 자신의 위치, 걷는 속도를 생각해 건너는 시간을 적절히 조절한다

문제해설

61 2) 집중(attend) : 지속적으로 업무를 수행하는 능력
3) 선택(choose) : 필요한 도구와 재료를 선택하는 능력
4) 페이스조절(pace) : 업무의 속도와 템포를 조절하는 능력
5) 지속하기(continue) : 업무를 넘춤 없이 한 번에 완수할 수 있는 능력

답 1)

62 **평가과정 종합**

정보를 검토, 종합하여 작업성과를 선정, 수행패턴과 대상자특성이 작업에 미치는 영향을 파악

답 4)

63 1), 2), 3), 4)는 운동기술이다.

답 5)

작업치료 기초 이론

64

1940년대 작업치료의 철학적 충돌의 배경은?

1) 전쟁과 인본주의(humanism)의 충돌
2) 대공황과 인본주의(humanism)의 충돌
3) 윤리적 치료와 예술과 수공예의 충돌
4) 전인주의(holism)와 감소주의(reductionism)의 충돌
5) 작업과학과 재활도우미(reconstruction aid)의 충돌

65

다음과 같은 인지손상 유형에 가장 적합한 것은?

> 냉장이 필요한 식료품을 구분하지 못한다

1) 혼돈
2) 학습
3) 일반화
4) 범주화
5) 문제해결

66

다음은 OTPF-4의 건강관리에 대한 설명이다. 무엇인가?

> 자신 또는 타인에 대한 이해와 옹호를 포함하여 의료기관과 보험사와 구두, 서면, 디지털 의사소통을 주고받을 수 있는 것

1) 사회적·정서적 건강 증진과 유지(social & emotional health promotion & maintenance)
2) 증상과 건강상태 관리(symptom & condition management)
3) 보건의료시스템과의 의사소통(communication with the health care system)
4) 의약품 관리(medication management)
5) 신체 활동(physical activity)

문제해설

64 1940년대의 두 가지 철학

- 전인주의(holism)
  - 인간을 인격체로 보는 시각
  - 몸과 마음을 하나로 보는 시각
- 감소주의(reductionism)
  - 인간을 생물학적 존재로 보는 시각
  - 인간을 부분적으로 바라보는 시각
  - 보다 정교하고, 집중적인 신체질환 치료 접근법

답 4)

65

- 혼돈 : 간단한 질문에 관련없는 내용으로 반응
- 일반화 : 지식을 유사한 상황에서 적용

답 4)

66 보건의료시스템과의 의사소통(communication with the health care system)

자신 또는 타인에 대한 이해와 옹호를 포함하여 의료기관과 보험사와 구두, 서면, 디지털 의사소통을 주고받을 수 있는 것

답 3)

67

다음과 같은 기능이 속한 OTPF 3의 분류는?

기억, 집중

1) 운동 기술(motor skill)
2) 처리 기술(processer skill)
3) 수행 패턴(performance pattern)
4) 특정 정신 기능(specific mental function)
5) 전반적인 정신 기능(global mental function)

문제해설

67 해설내용 참조

답 4)

OTPF 3의 특정 정신 기능(specific mental function)

Explanation

카테고리	해설
고차원적 인지 (higher-level cognitive)	• 판단, 개념 형성, 초인지(metacognition), 수행능력(executive function), 실행(praxia), 인지적 융통성(cognitive flexibility), 내적시각(insight)
집중(attention)	• 지속적 집중(sustained attention), 분리된 집중(divide attention), 집중력(concentration), 전환능력(distractibility)
기억(memory)	• 단기기억, 장기기억, 순간기억(working memory)
지각(perception)	• 감각분별 – 촉각, 시각, 청각, 후각, 미각, 전정감각, 고유수용성감각
사고(thought)	• 생각의 내용 조절, 현실적 지각(현실감)과 망상, 논리적 사고와 일관적 사고
연속적이며 복합적인 정신적 기능 (mental function of sequencing complex movement)	• 운동 생산에 적절한 속도/반응/질/시간에 대한 정신적 기능 예) 내적 긴장으로 인한 분주함(restlessness), 발 떨기(toe tapping), 낙서하기(hand writing)
감정(emotional)	• 감정의 범위 조절하기, 적절한 감정 표현하기 – 분노, 사랑, 긴장, 짜증, 감정불안(lability) 등
자신과 시간에 경험 (experience of self and time)	• 자신이 속한 시간과 환경에서 현실적 나에 대한 정체성, 신체, 위치 등을 지각하기

68

다음 설명에 해당하는 신경행동문제는?

손상측보다 정상측의 옷을 먼저 입음

1) 조직화(Organization)
2) 개념운동실행증(Ideomotor apraxia)
3) 운동앞 보속증(Premotor perseveration)
4) 편측신체무시(Unilateral body neglect)
5) 공간관계장애(Spatial-relation difficulties)

69

작업치료 역사에 관련된 내용이다. 다음에 설명된 인물은?

정신과 의사로 1910년 초에 본인이 치료하는 정신과 환자들을 위해 수공예 요법을 적용하였고, NSPOT(Started National Society for Promotion of Occupational Therapy)의 회계담당과 회장을 역임하였다

1) Gail Fidler
2) Phillipe Pinel
3) William Morris
4) William Rush Dunton
5) Susan Elizabeth Tracy

70

다음 상황의 문제는 어떤 운동기술(motor skills) 때문인가?

이○○씨는 선반에서 너무 멀리 떨어져 접시를 잡으려다 놓쳐 접시를 깨트렸다

1) Aligns
2) Stabilizes
3) Positions
4) Reaches
5) Bends

문제해설

68
- Premotor perseveration : 반복적으로 소매를 잡아당김
- Spatial-relation difficulties : 옷의 앞뒤를 구분하기 못함
- Unilateral spatial neglect : 무시하는 측의 옷을 보지 못함
- Unilateral body neglect : 무시하는 측의 옷을 입지 않거나 한쪽만 옷을 입음
- Ideomotor apraxia : 옷을 입기 위해 손가락 움직임을 어떻게 할지 모름
- Organization and sequencing : 손상측보다 정상측의 옷을 먼저 입음

답 1)

69
- NSPOT의 회장을 역임한 정신과 의사는 William Rush Dunton이다.
- Gail Fidler : 고등학교의 역사교사
- Susan Elizabeth Tracy : 간호사이다.

답 4)

70 문제의 상황을 선반과 적절한 거리에 몸을 위치시키지 못해 발생하였다. 따라서 positions의 문제로 발생한 사고이다.
1) Aligns : 지속적인 기댐 없이 업무를 수행하는 능력
2) Stabilizes : 과제를 수행하는 대상(물체)와 상호작용 중 몸통을 조절하고 균형을 유지하는 능력
3) Positions : 효과적인 과제수행을 위해 물체로부터 몸통을 적절히 위치시키는 능력
4) Reaches : 물체를 효과적으로 잡거나 위치시키기 위해 팔을 뻗는 능력
5) Bends : 효과적인 과제수행을 위해 능동적으로 몸통을 굽히거나 돌리고 비트는 능력

답 3)

71

다음은 OTPF-4의 건강관리에 대한 설명이다. 무엇인가?

> 질병, 외상 이력 또는 사회적 낙인에 대해 대처하는 등 신체적·정신적 건강 욕구를 관리하는 것

1) 사회적·정서적 건강 증진과 유지(social & emotional health promotion & maintenance)
2) 증상과 건강상태 관리(symptom & condition management)
3) 신체 활동(physical activity)
4) 의약품 관리(medication management)
5) 영양 관리(nutrition management)

72

다음 중 OTPF-Ⅲ의 준비방법(preparatory method)에 해당되는 것은?

1) 치료용 찰흙을 이용한 손 근력 운동하기
2) 다양한 감각 자극을 위해 촉각판 만지기
3) 병실에서 할 수 있는 관절 운동 교육하기
4) 어깨 관절 운동을 위해 큰 수건 접고 펴기
5) 환자의 올바른 자세 정렬을 위해 휠체어 처방하기

73

다음 설명에 해당하는 중재유형은?

> 구글 지도 사용을 연습한다

1) 작업기반 중재
2) 목적있는 활동
3) 준비법
4) 상담
5) 교육

문제해설

71 증상과 건강상태 관리(symptom & condition management)

질병, 외상 이력 또는 사회적 낙인에 대해 대처하는 등 신체적·정신적 건강 욕구를 관리하는 것; 통증을 관리하고; 만성 질환을 관리하며; 증상의 변화와 변동을 인지하고; 감정조절과 관리를 위한 전략을 개발 및 사용하며; (명상과 같은) 원기회복 활동을 위한 시간을 계획하고 행동 패턴을 설정하며; 지역사회와 사회적 지원을 이용하는 것; 보건의료제도를 탐색하고 접근하는 것

답 2)

72 준비방법(Preparatory methods)

작업 수행을 위해 서비스 대상자를 준비하는 방법과 기술. 목적 있고 작업 바탕 활동을 준비하기 위하여 또는 그것과 동시에 사용됨

답 5)

73 Purposeful activity의 예

옷 선택과 의복 잠금 장치 조작 방법 연습, 안전하게 욕조 안과 밖으로 이동하는 방법 연습, 음식 목록 준비하는 방법 연습과 요리기구 사용하는 방법 연습, 지도와 대중교통 시간표 사용하는 방법 연습

답 2)

74

TBI 환자인 K씨는 무작위로 배열된 과제들을 논리적으로 순서에 맞게 각 단계(steps)를 잘 수행하였다면 K씨가 사용한 처리기술(OTPF Ⅲ 기준)은?

1) 유념(heeds)
2) 집중(attends)
3) 다루기(handles)
4) 연속(sequences)
5) 지속하기(continues)

문제해설

74 해설내용 참조

답 4)

처리 기술(processor skills)

Explanation

페이스/속도 조절(paces)	• 전체의 업무수행에 있어 속도(rate)와 템포(tempo)를 효율적으로 유지하기
집중(attends)	• 자신의 업무에서 시선이 이탈(look away)하지 않으므로 지속적인 업무수행이 방해받지 않음
유념/귀 기울이기(heeds)	• 타인이 지시한 업무를 수행하고 완수하기
선택(chooses)	• 업무에 필요한 적절한 도구 및 재료 선택하기 – 자신이 사용하고 싶은 도구/재료(또는 타인이 요구한 도구/재료)
사용하기(uses)	• 자신이 원하는 도구 및 재료 적용하기 예) 깔끔한 글씨를 위해 뾰족한 크레용이 아닌 가는 샤프 사용하기
다루기(handles)	• 물건의 파손, 이동, 미끄러짐, 떨어짐 등을 방지하기 위해 적절한 방식으로 물건을 지지하고 안정시키기
질문하기(inquires)	• 질문 또는 지시사항 읽기 등을 통해 필요한 정보 찾기 • 업무나 환경에 대해 완전히 알고 있는 경우, 또는 바로 답을 인지하고 있는 경우에는 질문하지 않기
시작하기(initiates)	• 망설임 없이 시작하기 또는 다음 단계로 넘어가기
지속하기(continues)	• 업무 또는 동작이 시작되면 지체나 멈춤 없이 한 번에 지속적으로 수행하여 완수하기
연속(sequences)	• 부적절한 반복이나 무작위로 순서정하기 없이 효율적이고, 논리적으로 순서에 맞게 각 단계(steps)를 수행하기
종료하기(terminates)	• 부적절한 지속이나 미성숙한 멈춤(cessation) 없이 한 동작이나 과제 완수하기
탐색/가져오기(searches/locates)	• 현재의 환경 안(또는 밖)에서 도구 및 재료를 적절한 방식을 이용해 탐색하기 및 가져오기(위치시키기)
모으기(gathers)	• 업무 관련 도구 및 재료를 같은 장소에 모으기 • 쏟아지거나, 떨어진(또는 다른 장소에 있는) 도구 및 재료 모으기
복구(restores)	• 작업 공간이 원래의 상태로 되돌아가도록 재료 및 도구들을 적절한 공간으로 치우기

정리하기(organizes)	• 한 종류의 작업 공간 및 여러 작업 공간에 적절한 재료 및 도구를 합리적이고 올바른 배열로 정리하기(도구들이 흐트러져있거나 작업장이 혼잡하지 않음)
조종(navigates)	• 팔, 몸통, 휠체어 등이 업무 환경 내에서 주변 사물과 충돌하지 않고 움직이기
주의/반응 (notices/responds)	• 비언어적 업무와 관련된 단서(cue)에 대해 적절히 반응하기(예, 열(heat), 움직임(movement) 등) • 업무에 사용되는 도구의 공간적 배치 및 정렬하기 • 수행 중 열려 있는 서랍이나 뚜껑에 대해 적절히 반응하기
수정(adjusts)	• 새로운 공간으로 효율적으로 이동하기 • 현재 작업 공간으로 재료 및 도구 이동시키기 • 지속적 업무수행을 위해 손잡이(knobs), 다이얼(dial), 수도꼭지(water tap) 등을 변형시키기
순응(accommodates)	• 비효율적 업무수행 예방하기
유익(benefits)	• 지속적이고 반복적인 업무수행의 문제 예방하기

75

세계 1차 대전 당시 부상자 치료를 위해 민간 여성들이 재활을 위해 단기 과정을 통해 배출되었다. 이 사건에 가장 부합하는 용어는?

1) 재건 도우미
2) 윤리적 치료의 시작
3) 작업치료의 공식 출범
4) 예술과 수공예 운동의 시작
5) 최초의 정규작업치료사(OTR)

문제해설

75 세계 1차 대전의 재건 도우미
- 부상병 치료를 위해 1918년 보스톤에 전시 응급치료 단기 과정이 설립
- 민간인 여성들이 부상자 치료를 위해 훈련을 받고 신체질환자 재활에 참여하게 됨
  - 이 여성들은 이후 작업치료 발전에 중요한 역할을 하게 됨
- 민간 여성들은 훈련 뒤 군 병원, 집, 외국 등으로 보내져 장애를 입은 군인들의 재활 프로그램에 참여함
  - 치료적 활동(activity)을 사용한 도움

답 1)

전쟁의 결과

Explanation

1. 신체 질환 작업치료의 급격한 발달이 이루어짐
2. 장애를 가진 군인들의 재활을 통해 재건도우미의 가치가 대중 및 의료분야 전문인들에게까지 알려짐
3. 작업치료 전공 학교가 설립됨
4. 전쟁이 끝날 무렵 워싱턴의 Walter Reed 종합병원에 작업치료실이 개설됨(1918년)
5. 재건 도우미는 과학적이고 전 인격적인 재활치료 프로그램을 발달시킴
6. 활동(activity)의 사용
   운동분석, 관절 및 근육의 작용, 근력 등을 기초로 함
7. 보조 도구의 제안
   회복기 동안 스플린트(splint)를 제작하여 사용함

76

다음 중 OTPF Ⅲ의 기준에 부합하는 IADL의 사례로 가장 타당한 것은?

1) 콘택트렌즈 세척하기
2) 옷장에서 옷 꺼내오기
3) 자신의 손을 씻고 말리기
4) 자신의 몸에 향수 뿌리기
5) 식사 후 식사 도구 세척하기

문제해설

76 해설내용 참조

답 5)

수단적 일상생활동작(I-ADL)

Explanation

타인돌보기	• 타인 보살피기, 감독하기, 정리하기(arranging)
애완동물 관리하기	• 애완동물 돌보기, 감독하기, 정리하기(arranging)
자녀 양육	• 아동 발달에 필요한 요구를 지지하는 감독(supervision) 및 보호(care) 제공하기
의사소통 관리	• 다양한 시스템 및 도구를 이용해 보내기/받기/해석하기
운전 및 지역사회 이동	• 지역사회 이동을 계획하고 실행하기 및 대중 또는 개인 교통수단 이용하기
재정 관리	• 재원 관리하기 – 다양한 지불 방법(transaction)에 대한 대처법이 포함됨 • 단기 및 장기 재정 목표를 세우고, 돈 사용하기
건강관리와 유지	• 건강과 웰빙 전략을 개발하고, 관리하고, 유지하기
가사 관리	• 개인 및 가정에 속한 소유물 및 환경을 유지하고 관리하기 • 개인 소유물을 수리하고 유지하기 • 어떻게 도움을 청할 수 있는지, 누구를 만나야 하는지를 인지하기(knowing)
식사 준비 및 뒤처리	• 균형 잡힌 영양 식단을 계획하고, 준비하고, 제공하기 • 식후 남은 음식물 처리하기 및 식사 도구 세척하기(cleaning up)
종교적(영적) 활동 및 표현	• 종교 활동에 참여하기 • 자신보다 더 큰 어떤 존재와 연결되어 있다는 신념과 관련된 활동에 참여하기 • 아이와 놀며 시간보내기, 자연 속 활동에 참여하기, 필요시 타인 돕기 등과 같은 특별한 의미를 지닌 활동에 참여하기
안전처리 및 긴급 상황 대응	• 안전한 환경을 만들기 위해 예방적 조치에 대해 이해하고 수행하기 • 예상치 못한 갑작스런 위기상황을 인식하기 • 건강 및 안전을 위협하는 요소들을 감소시키기 위해 응급상황 대처활동을 수행하기
쇼핑	• 쇼핑 목록 작성하기 • 품목 선택하고, 구매하기 • 물건 배송하기 • 지불 방법 선택하기 • 계산 완료하기 • 인터넷 쇼핑, 컴퓨터, 휴대폰, 태블릿 등을 이용한 구매도 포함됨

77

뇌졸중 환자인 홍○○씨는 대상 물건에 대해 자연스럽고, 부드러우며, 유연한 팔과 손목의 움직임을 보이고 있다. K씨의 운동기술을 정의하는 용어(OTPF Ⅲ 기준)로 가장 타당한 것은?

1) 유동성(flows)
2) 조절(calibrates)
3) 속도 조절(paces)
4) 조작하기(manipulate)
5) 협력하기(coordinates)

문제해설

77 해설내용 참조

답 1)

운동 기술(motor skills)

Explanation

정렬(aligns)	• 지속적 지지(propping) 또는 기댐(leaning) 없이 업무 대상과 상호 작용하기(interact)
안정화(stabilizes)	• 지속적 지지(propping) 없이(또는 균형을 잃지 않고) 업무 대상과 상호작용하기 및 이동하기
위치하기(positions)	• 업무 대상과 적절한 거리에 위치하기 • 어색한(awkward) 신체 자세는 없음
뻗기(reach)	• 효율적인 팔 뻗기(리치(reach) 밖의 물건을 옮기거나 가져오기 위해 허리 굽히기)
구부리기(bend)	• 몸통을 구부리거나 돌리기(리치 밖의 물건을 옮기거나 가져오기 위해, 또는 앉기 위해)
쥐기(grips)	• 효과적으로 업무 물품을 집거나(pinch) 잡기(grasp) – 물건이 미끄러지지 않게 함(예, 손가락, 치아 등을 이용)
조작하기(manipulate)	• 업무 관련 도구를 조작할 때 민첩한 손가락 움직임 사용하기(예, 손가락으로 버튼 조작하기)
협력하기(coordinates)	• 물체를 조작하고, 유지하고, 안정화시키기 위해 신체의 여러 부위(두 부위 이상)가 함께 협력하기 – 서툰 조작이나, 물건의 떨어트림 없음
이동(moves)	• 대상 물체를 효율적으로 밀기 또는 당기기 – 지지면(supporting surface)을 따라가며 수행 – 문(또는 서랍)을 열기를 위해 밀기 또는 당기기 – 휠체어를 밀고나아가기 위해 바퀴 돌리기(propel)
들어올리기(lifts)	• 추가적인 노력 없이 대상 물체를 들기(또는 들어올리기)
걷기(walks)	• 업무 수행 중 평지에서 보행하기 – 발끌기, 흔들림, 불안정성, 보조도구 등이 없는 보행을 의미
나르기(transport)	• 보행 또는 휠체어를 통해 물건을 한 장소에서 다른 장소로 들고 나르기
조절(calibrates)	• 대상 물체에 맞는 적절한 힘/속도/범위를 이용해 움직임 만들기 – 물체를 부수지 않음 – 적절한 힘으로 문 닫기
유동성(flows)	• 대상 물체와 부합하는 부드럽고 유연한 팔과 손목의 움직임
인내(endures)	• 피로, 휴식, 숨 고르기 등을 위한 쉼(멈춤) 없이 특정 업무를 지속적으로 진행하여 완수하기
페이스/속도 조절(paces)	• 전체의 업무수행에 있어 속도(rate)와 템포(tempo)를 효율적으로 유지하기

78

대한작업치료사협회 발족 연도와 세계작업치료사연맹에 가입한 연도는?

1) 1992 / 1994
2) 1993 / 1998
3) 1992 / 1993
4) 1995 / 1998
5) 1993 / 1995

79

18세기말 정신과에서 시작된 작업치료의 기초 철학은?

1) 감소주의
2) 작업 과학
3) 윤리적 치료
4) 예술과 수공예
5) 환자 중심의 치료

80

뇌졸중 환자인 홍○○씨는 시지각의 문제로 사람의 얼굴을 인식하지 못한다. 홍○○씨가 가진 문제를 가장 잘 정의한 용어는?

1) stereognosis
2) body scheme
3) visual neglect
4) prosopagnosia
5) conceptual apraxia

81

다음 설명과 관련된 개념은?

> 우울증 환자는 빠른 속도로 끝내야 하는 활동을 어려워 한다

1) 배경
2) 활동요건
3) 수행패턴
4) 신체구조
5) 신체기능

문제해설

78 작업치료사협회는 93년에 발족하였고, 98년에 WFOT에 가입하였다.

답 2)

79 윤리적 치료(moral treatment)

- 18세기말부터 시작된 정신과 환자에 대한 치료개념
- 작업치료의 출발점이기도 함
- 윤리적 치료가 성행하기 전 정신과 환자들은 이성이 없는 존재로 인식
  - 정신과 환자들을 짐승처럼 취급함
  - 정신과 환자들을 범죄자나 죄인처럼 생각함
  - 악마 또는 귀신이 들렸다고 생각함
  - 사회로부터 격리하여 수용하였으며 채찍으로 때리거나 사슬에 묶어 둠

답 3)

80 시각 실인증의 종류

- visual object agnosia : 사물을 시각적으로 인식하지 못하는 증상
- prosopagnosia : 아는 사람의 얼굴을 인식하지 못하는 증상
- stimultagnosia : 시각적 자극을 전체적으로 통합하지 못하는 증상(예, 한 글자는 읽을 수 있지만 문장 전체를 인식(통합)하지 못함)
- visual spatial agnosia : 물체와 공간 또는 물체와 물체 상이의 공간을 인식하지 못하는 증상

답 4)

81 활동요건에서 "순서와 타이밍"에 대한 설명이다.

답 2)

82

작업치료사는 감각기능의 향상을 목적으로 눈을 감고 치료사의 지시에 따라 벽에 붙어 있는 스티커 떼기 활동을 환자와 함께 하고 있다. 향상시키고자 하는 감각은?

1) kinesthesia
2) right-left discrimination
3) two-point discrimination
4) stereognosis
5) touch

83

작업치료사 K씨는 자신의 클라이언트가 외성적(extroversion)인지, 내성적(introversion)인지, 수용적(agreeableness)인지, 그리고 감정적 상태가 안정적인지를 살피고 있다. 작업치료사 K씨는 어떤 요소(OTPF Ⅲ 기준)를 평가하고 있는가?

1) 수면(sleep)
2) 지남력(orientation)
3) 의식(consciousness)
4) 에너지 및 욕구(energy and drive)
5) 기질 및 인격(temperament and personality)

문제해설

82 시야를 차단하고 물건을 상지의 위치와 움직임 방향 감각에 의존하여 스티커를 찾는 활동으로 kinesthesia와 proprioception이 요구된다.

답 1)

83 해설내용 참조

답 5)

전반적인 정신기능(global mental function)

Explanation

의식(consciousness)	• 지각과 각성이 있는 상태 – 명료한 상태가 분명하고 지속적인 상태
지남력(orientation)	• 사람, 장소, 시간, 자신 및 타인에 대한 지남력
기질 및 인격 (temperament and personality)	• 외성적(extroversion), 내성적(introversion), 수용성(agreeableness), 비양심성(conscien-celessness), 감정적 안정 상태(stability), 표현 개방성(openness), 자기 조절, 자기 표현, 확신, 동기유발, 충동 조절, 욕구(appetite)
에너지 및 욕구 (energy and drive)	• 감정상태, 동기유발, 욕구, 충동 조절, 갈망
수면(sleep)	• 생리적 과정 • 수면의 질

84

다음 중 OTPF 3 기준의 IADL 항목에 해당하는 것은?

1) 성적 활동(sexual activity)
2) 기능적 이동(functional mobility)
3) 애완동물 관리하기(care of pets)
4) 개인 용품 관리하기(personal device care)
5) 개인위생 및 몸치장(personal hygiene and grooming)

85

다음은 OTPF-4의 사회참여에 대한 설명이다. 무엇인가?

"필요할 때 서로를 지원해주는 파트너로서 상호간의 좋은 감정을 기반하는 두 사람간의 관계"를 지지해주는 활동에 참여하는 것

1) 지역사회(community)
2) 가족 참여(family participation)
3) 교우관계(friendship)
4) 친밀한 파트너와의 관계(intimate partner relationships)
5) 또래집단에 참여(peer group participation)

86

다음에서 설명하는 임상적 추론의 목적은?

서비스를 제공하기 위해 환자를 다른 곳으로 의뢰해야 하는가?

1) 근거 고려하기
2) 능력을 반영하기
3) 중재가설 세우기
4) 중재접근과 모델을 선택하기
5) 치료사의 내용, 빈도, 기간을 고려하기

문제해설

84 OTPF 3 기준의 ADL 항목

- 목욕/샤워(bathing, showering)
- 화장실 및 화장실 위생(toileting and toilet hygiene)
- 옷 입고 벗기(dressing)
- 삼키기/섭식(swallowing/eating)
- 피딩/먹이기(feeding)
- 기능적 이동(functional mobility)
- 개인 용품 관리하기(personal device care)
- 개인위생 및 몸치장(personal hygiene and grooming)
- 성적 활동(sexual activity)

답 3)

85 교우관계(friendship)

"필요할 때 서로를 지원해주는 파트너로서 상호간의 좋은 감정을 기반하는 두 사람간의 관계"를 지지해주는 활동에 참여하는 것

답 3)

86 능력을 반영하기

- 환자에게 작업치료 서비스를 제공하기에 적절한 경험, 교육, 훈련을 받았는가?
- 그렇지 않다면 누군가에게 지도나 도움을 받을 수 있는가?
- 서비스를 제공하기 위해 환자를 다른 곳으로 의뢰해야 하는가?

답 2)

87

작업기능모델(Occupational Functional Model)에서 능력과 기술에 해당하는 것은?

1) 유기적 기질
2) 사회적 참여
3) 심폐호흡 기능
4) 자기 유지의 역할
5) 의사소통 및 사회기술

88

작업장에서 일하고 있는 K씨는 도구를 조작하고, 유지하고, 안정화시키기 위해 신체의 여러 부위를 함께 사용하였다. K씨가 사용한 수행기술(performance skills)은?

1) 쥐기(grips)
2) 이동(moves)
3) 들어올리기(lifts)
4) 조작하기(manipulate)
5) 협력하기(coordinates)

문제해설

87
- 작업기능모델에서 능력과 기술
- 운동, 감각, 심폐호흡, 시지각, 인지, 사회정서적

답 3)

88 해설내용 참조

답 5)

운동기술

Explanation

쥐기(grips)	• 효과적으로 업무 물품을 집거나(pinch) 잡기(grasp) – 물건이 미끄러지지 않게 함(예, 손가락, 치아 등을 이용)
조작하기(manipulate)	• 업무 관련 도구를 조작할 때 민첩한 손가락 움직임 사용하기(예, 손가락으로 버튼 조작하기)
협력하기(coordinates)	• 물체를 조작하고, 유지하고, 안정화시키기 위해 신체의 여러 부위(두 부위 이상)가 함께 협력하기 – 서툰 조작이나, 물건의 떨어트림 없음
이동(moves)	• 대상 물체를 효율적으로 밀기 또는 당기기 – 지지면(supporting surface)을 따라가며 수행 – 문(또는 서랍)을 열기를 위해 밀기 또는 당기기 – 휠체어를 밀고나아가기 위해 바퀴 돌리기(propel)
들어올리기(lifts)	• 추가적인 노력 없이 대상 물체를 들기(또는 들어올리기)

89

클라이언트 요소 중 가치(values)를 설명하는 사례로 가장 타당한 것은?

1) 가족에 대한 책임감
2) 자신의 삶에 대한 의미 탐색
3) 단체의 공감된 가치에 대한 개념 형성
4) 특정 소수의 권리를 위해 투쟁할 가치가 있다는 믿음
5) 부와 명예 이상의 가치를 지닌 활동에 대한 개념 형성

문제해설

89 해설내용 참조

답 1)

가치, 신념, 영성(values, beliefs, spirituality)

Explanation

	정의	예
가치 (values)	• 무엇이 옳은 일인지, 무언지 선인지, 무엇이 가치 있는 일인지에 대한 문화 기반의 획득된 믿음과 약속(commitment)을 의미함	• 개인 – 자신 및 타인에 대한 정직성, 가족에 대한 책임감 등 • 단체 – 서비스 제공에 대한 의무(obligation), 공정성(fairness) • 대중 – 발언의 자유 – 동등한 기회제공 – 타인에 대한 인내
신념 (beliefs)	• 클라이언트가 지니고 있는 진리에 대한 인지적 내용들(cognitive contents)	• 개인 – 한 사람이 타인들에게 영향을 미치기는 것은 매우 어렵다. – 고된 노력은(hard work)에 의해 결과가 만들어진다(pays off). • 단체 – 특정 소수의 권리를 위해 투쟁할 가치가 있다. – 아직 발효되지 않은 보건정책은 사회에 긍정적인 영향을 미칠 것이다.
영성 (spirituality)	• 각 개인들이 목적과 의미를 찾고 표현하는 방법을 의미하는 인간성(aspect of humanity) • 개인의 시대적 관점, 자신, 타인, 본질, 중요한 것 및 가치 있는 것에 대한 표현 방법을 의미하는 인간성	• 개인 – 자신의 삶에 대한 의미와 목적을 찾기 위한 일상의 탐색 – 부와 명예 이상의 가치를 지닌 활동들에 대한 개념(guidance) • 단체 – 삶에 대한 의미와 목적을 찾기 위한 일반적 탐색 – 그 단체에 의해 공감된 가치에 대한 활동의 개념(guidance)

90

1890년대 산업혁명의 결과로 인한 작업치료의 역사적 사건은?

1) 작업치료실 개설
2) 윤리적 치료의 시작
3) 작업치료의 공식 출범
4) 작업치료 전공 학교의 개설
5) 예술과 수공예 운동의 발달

문제해설

90 해설내용 참조

답 5)

예술과 수공예 운동의 발달

Explanation

1. 1890년대의 산업혁명

1) 산업혁명으로 인해 발생된 사회적 질환을 다루기 위한 움직임이 일어남
2) 경제의 변화
   (1) 농업이 산업화(공업화)로 축소됨
   (2) 농부들은 도시의 삶을 살기 위해 이주하려고 함
3) 미국인의 삶
   (1) 노동을 하는 장소에서 단순 반복적인 일을 함
   (2) 많은 노동자들이 산업재해를 당하므로 장애가 증가됨
   (3) 폴리오(poliomyelitis), 결핵의 유행
4) 결핵치료, 자동차 사고, 산업재해 등으로 의학의 발달이 초래됨
   - 시대적 상황에 반응하여 '예술과 수공예(art and craft) 운동'이 시작됨

2. John Ruskin(영, 철학가)과 William Morris(영, 건축가)

1) 예술과 수공예(art and craft) 운동의 개념을 대중화시킴
2) 수공예 작업이 신체적, 정신적 건강에 유익하다는 믿음을 가짐
   - 자신의 손으로 만든 유용한 작품 또는 장식 가능한 작품들을 창조해 내는 것을 통해 신체적 운동과 심리적 만족감을 성취하게 됨

91

다음 중 나머지와 다른 영역으로 분류되는 활동은(OTPF Ⅲ 기준)?

1) 현금 사용
2) 보청기 관리
3) 지하철 이용
4) 컴퓨터 사용 및 관리
5) 의사소통용 어플 사용

92

대기업 임원인 50대 K씨는 컴퓨터 모니터를 이용해 지방에 있는 직원들과 화상회의를 진행하고 있다. 가장 관계 깊은 OTPF의 용어는(OTPF Ⅲ 기준)?

1) 사회적 배경
2) 개인적 배경
3) 가상적 배경
4) 유용한 습관
5) 불완전한 습관

문제해설

91 일상생활동은 일상생활활동(ADL)과 수단적 일상생활활동(IADL)의 두 영역으로 분류할 수 있음. 보청기는 개인 보조기구 관리로써 일상생활활동(ADL)에 포함되며 이외는 수단적 일상생활활동으로 분류됨

답 2)

92 해설내용 참조

답 3)

Explanation 배경(context) – 수행에 영향을 주는 환자 주변의 여러 가지 상황

문화적(cultural)	• 관습, 신념, 활동 패턴, 행동 기준, 기대 등 • 개인의 권리를 위한 법과 같은 정치적 측면 • 교육, 고용, 경제적 지원에 대한 기회(예, 인종, 가족, 태도, 신념, 가치)
물리적(physical)	• 인간 외적 측면 • 자연환경, 식물, 동물, 건축물, 가구, 물체, 도구, 장비 등
사회적(social)	• 배우자, 친구, 보호자와 같은 중요한 사람들과의 접근성 • 규준, 역할 기대, 사회적 일상들(routines)에 영향을 주는 그룹(예, 개인, 그룹, 기관, 정치적/경제적/제도적 관계)
개인적(personal)	• 건강과 관계없는 개인적 양상 • 나이, 성별, 사회/경제적 지위, 교육 수준(예, 고졸의 25세 무직 청년)
영적(spiritual)	• 한 개인의 근본이 되는 삶의 방향 • 개인에게 영감을 주고 동기를 부여함(예, 사람의 본질, 더 크고 높은 목적, 의미, 대의)
시간적(temporal)	• 시간의 흐름상에 놓인 작업 수행의 위치(예, 삶의 단계, 하루의 시간대, 한 해의 시기, 기간)
가상적(virtual)	• 신체적 접촉의 부재로 통신이나 컴퓨터를 통해 의사소통하는 환경(예, 가상현실 환경, 채팅방, 라디오 중계)

93

대상자의 시각을 폐쇄한 후 손바닥에 무딘 연필로 숫자를 써주며 무엇인지 질문하였다. 평가 목적은?

1) 촉각(tactile) 평가
2) 입체 지각(stereognosis) 평가
3) 서화 감각(graphesthesia) 평가
4) 전정감각(vestibular sense) 평가
5) 날카로움과 무딤(S&D) 분별 평가

문제해설

93 서화 감각(graphesthesia) 평가

- 피부에 글씨 숫자도형 등을 그리면서 환자가 그것에 반응함
- 손상 시라고 함 'agraphesthesia'라고 함
- 시각을 폐쇄 후 손바닥에 무딘연필이나 도구로 문자, 숫자, 도형 등을 그림

답 3)

94

OTPF의 문화적 배경(context)의 사례는?

1) 국가관 및 애국심을 표현하는 대중
2) 서로 만나면 손을 들어 인사하는 대중
3) 같은 장소에 자동차 키를 놓고 다니는 주부
4) 어머니에게 물려받은 빗으로 매일 머리 빗는 딸
5) 점심 식사 후 1시간 정도의 낮잠을 즐기는 국민들

94
- 국가관 및 애국심을 표현하는 대중 : 관례
- 서로 만나면 손을 들어 인사하는 대중 : 관례
- 같은 장소에 자동차 키를 놓고 다니기 : 습관
- 어머니에게 물려받은 빗으로 매일 머리 빗기 : 관례

답 5)

95

50대 여성은 안락함을 추구하기 위해 음악청취를 하였고, 적절한 실내 온도를 설정하였다. 안전을 위해 문을 잠그고, 전열기구 및 전등의 전원을 차단하였다. 이 여성의 행동과 가장 관계 깊은 OTPF 항목은(OTPF Ⅲ 기준)?

1) 휴식
2) 안전
3) 가사관리
4) 수면준비
5) 건강관리

95 수면 준비(sleep preparation)

- 자신의 안락한 휴식을 위한 준비 활동들
  - 잠들기 위한 탈의 및 착용(grooming)
  - 독서나 음악청취
  - 타인에게 취침 전 인사하기(saying good night)
  - 기도하기
  - 약물 복용하기
  - 수면시간 및 기상시간 정하기
  - 건강 및 성장을 고려한 수면 패턴(sleep pattern) 확립하기
- 잠자는 시간(무의식 상태)을 위한 물리적 환경 준비하기
  - 침대 및 취침 공간 준비하기
  - 적절한 온도(냉/온) 및 안전 확인하기
  - 알람시계 맞춰놓기
  - 문 잠금, 창문 닫기, 커튼 치기, 전열기구 끄기, 전등 끄기 등

답 4)

96

우리나라 작업치료협회(KAOT)가 세계작업치료연맹(WAOT)에 가입된 연도는?

1) 1994년
2) 1996년
3) 1998년
4) 2000년
5) 2002년

97

다음은 OTPF-4의 건강관리에 대한 설명이다. 무엇인가?

> 의료진의 영양과 수분 섭취 권고를 준수하고, 건강 목표 지원을 위한 식사를 준비하며, 건강을 증진시키는 규칙적인 식습관에 참여하는 것

1) 증상과 건강상태 관리(symptom & condition management)
2) 보건의료시스템과의 의사소통(communication with the health care system)
3) 영양 관리(nutrition management)
4) 의약품 관리(medication management)
5) 신체 활동(physical activity)

98

OTPF-4의 중재유형에 새롭게 추가 된 내용은?

1) 옹호
2) 준비방법
3) 집단중재
4) 가상중재
5) 훈련

문제해설

96 한국 작업치료의 역사(1990년대)

- 1991년 연세대학교 보건과학대학 재활학과는 작업치료 전공과 물리치료 전공으로 분리하여 교육을 실시
- 1993년 보건복지부로부터 사단법인 대한작업치료사협회 승인(초대회장 : 김순자)
  - 영문 표기는 'Korean Occupational Therapists Association(KOTA)'
- 1995년 아시아 태평양 작업치료사협회에 가입
- 1997년 협회보인 '작업치료'창간
- 1998년 의료기사 수습제도 폐지
- 1998년 세계작업치료사연맹(WFOT)에 49번째 정식회원국으로 가입
  - 영문표기는 'Korean Association of Occupational Therapists(KAOT)'

답 3)

97 영양 관리(nutrition management)

의료진의 영양과 수분 섭취 권고를 준수하고, 건강 목표 지원을 위한 식사를 준비하며, 건강을 증진시키는 규칙적인 식습관에 참여하는 것

답 3)

98 가상중재(텔레헬스)는 OTPF-4 중재 유형에 새롭게 추가된 내용이다.

답 4)

99

다음 예시와 가장 관련성 있는 개념은?

> 과제를 수행하는 동안 들어오는 시각, 청각, 촉각적 단서에 대한 반응이 줄어든다

1) 각성
2) 선택적 집중
3) 지속적 집중
4) 교대적 집중
5) 분리적 집중

100

세계 작업치료 역사 중 '예술과 수공예 운동'이 나타나게 된 배경은?

1) 인권운동
2) 세계 1차 대전
3) 정신과 환자 해방
4) 작업 과학의 발달
5) 산업혁명과 폴리오

101

1998년 세계작업치료사연맹(WFOT)에 49번째 정식회원국으로 가입한 한국작업치료협회의 공식 명칭은?

1) Korean Occupational Therapists Association
2) Therapists Association of Korean Occupation
3) Korean Occupational Therapists of Association
4) Korean Association of Occupational Therapists
5) Association of Korean Occupational Therapists

문제해설

99 각성 : 감각자극에 반응하는 상태

답 1)

100 예술과 수공예 운동(1890년대의 산업혁명)

- 산업혁명으로 인해 발생된 사회적 질환을 다루기 위한 움직임이 일어남
- 경제의 변화
  - 농업이 산업화(공업화)로 축소됨
  - 농부들은 도시의 삶을 살기 위해 이주하려고 함
- 미국인의 삶
  - 노동을 하는 장소에서 단순 반복적인 일을 함
  - 많은 노동자들이 산업재해를 당하므로 장애가 증가됨
  - 폴리오(poliomyelitis), 결핵의 유행
- 결핵치료, 자동차 사고, 산업재해 등으로 의학의 발달이 초래됨
  - 시대적 상황에 반응하여 '예술과 수공예(art and craft) 운동'이 시작됨

답 5)

101 1998년 세계작업치료사연맹(WFOT)에 49번째 정식회원국으로 가입하였으며, 영문 표기는 'Korean Association of Occupational Therapists(KAOT)'이다.

답 4)

102

회사원 K씨는 매일 같은 장소에 자동차 키를 놓아두며, 옷장에 옷을 걸어둘 때 일정한 간격으로 걸어 둔다. K씨의 행동을 정의하는 단어로 가장 적합한 용어는?

1) 배경
2) 습관
3) 일과
4) 관례
5) 역할

문제해설

102 해설내용 참조

답 2)

수행 패턴(performance patterns) 또는 수행양상

Explanation

1. 습관(habits)

1) 매일 기본적 기능을 위해 복잡한 양식으로 통합시킨 자동적인 행동들
2) 작업영역 수행을 돕기도 하며 방해하기도 함
   (1) 유용한 습관들(useful habits)
      ① 일상생활의 수행을 도우며 삶의 만족을 지지하는 습관들(예, 자동차 키를 항상 같은 자리에 둠) → 쉽게 찾을 수 있음
      ② 일상적인 삶에 리듬을 지지하게 하는 습관들(예, 구강 위생을 위해 아침마다 양치질하기)
   (2) 불완전한 습관들(impoverished habits)
      ① 확립되지 못한 습관들(예, 길을 건너기 전에 좌우를 잘 살펴보기를 기억 못함)
      ② 발전을 위해 연습이 필요한 습관들(예, 일상(routine)의 자기관리를 완수하지 못함)
   (3) 우세적인 습관들(dominating habits)
      ① 지나친 요구로 일상생활을 방해하는 습관들(예, 반복적인 자기자극 행위, 약물 등)
      ② 지시를 위한 강박적인 습관들(예, 서랍장 안에 포크를 깨끗이 배열함)

2. 일상(routines)

• 순서가 확립된 작업들

3. 역할(roles)

1) 기능과 관련된 사회적으로 수용되는 일련의 행동
2) 역할에 따른 규범이 있음
3) 부모, 자식 사이의 역할이 사례가 됨

103

다음 보기와 같은 내용을 포함하고 있는 OTPF의 범주는?

- 순서
- 행동요건
- 도구의 특성

1) 배경
2) 수행기술
3) 활동요건
4) 수행양상
5) 대상자 특성

104

다음은 어떤 인지기능을 필요로 하는 활동인가?

- 공 던지면서 숫자 세기
- 질문에 답하면서 물건 개수 세기
- 책 읽으면서 지정단어 나오면 동그라미 치기

1) 이동적 집중력(shift attention)
2) 선택적 집중력(select attention)
3) 지속적 집중력(sustain attention)
4) 분리된 집중력(divided attention)
5) 탐색/반응적 집중력(detect/react attention)

105

다음 역사적 사건 중 발생시기가 가장 늦은 것은?

1) 작업과학의 발전
2) 2차 세계대전
3) 재활운동 강조
4) 인본주의 복귀
5) 신경생리학적 접근법 개발

문제해설

103 활동의 요건
- 도구 및 도구의 특성
- 공간 요건
- 사회적 요건
- 순서 및 시기의 적절성
- 행동요건
- 신체적 기능 요건
- 신체적 구조 요건

답 3)

104 다음 활동들은 동시에 두 가지 이상의 자극을 유지하는 분리된 집중력을 요구하는 활동들이다.
- 집중력 : 정해진 시간 내 특정 업무에 집중할 수 있는 능력
  - 이동적 집중력(shift attention) : 다른 자극과 서로 교대로 집중할 수 있는 집중력
    예) 색이 다른 두 가지 구슬을 교대로 끼우기, 'AABBAAB BAABB' 따라 쓰기
  - 선택적 집중력(select attention) : 다양한 환경적 자극 중 특정 자극에만 집중할 수 있는 능력
    예) 여러 색의 적목 중 밝은색 적목만 골라내기, 문장 속에서 '가' 글자만 골라내기
  - 지속적 집중력(sustain attention) : 특정 활동을 지속할 수 있는 능력
    예) 그림 속에 배열된 숫자 따라가기, 특정 작업과 함께 50부터 2씩 더해가기
  - 탐색/반응적 집중력(detect/react attention) : 주위 환경에 반응하는 능력
    예) 다양한 소리들 소게 특정 소리 찾기. 여러 색 중 특정 색 찾기

답 4)

105
- 경향의 반전 : 1980년대
- 2차 세계대전 : 1939
- 재활운동 강조 : 1950년대
- 인본주의 복귀 : 1960년대
- 신경생리학적 접근법 개발 : 1970년대

답 1)

작업치료 기초 이론

106

중재계획 수립단계가 바르게 나열된 것은?

가. 장기목표를 수립한다
나. 검사와 평가결과를 검토한다
다. 실행모델에 알맞은 방법을 선택한다
라. 문제점에 대한 원인을 파악한다

1) 가-다-라-나
2) 나-다-라-가
3) 나-라-가-다
4) 라-가-나-다
5) 다-가-나-라

107

다음에 설명된 인지/지각 손상 유형은?

좁은 출입구를 통과할 때, 쇼핑카트 접는 것을 몰라서 옆 길로 돌아간다

1) 지남력 장애
2) 단기기억 장애
3) 문제해결의 어려움
4) 활동시작의 어려움
5) 활동종결의 어려움

108

형태항상성(Form constancy) 손상 시 기능적 결과는?

1) 운전하면서 보행자를 인식할 수 없다
2) 시계를 보지 않고 몇 시인지 알 수 없다
3) 치료사의 손가락 동작을 따라 할 수 없다
4) 조리대에서 재료와 주방용기를 구별할 수 없다
5) 자동차 사진과 자동차 그림이 같은 자동차라는 것을 인식하지 못한다

문제해설

106 검사와 평가결과를 검토한다. → 문제점에 대한 원인을 파악한다. → 장기목표를 수립한다. → 실행모델에 알맞은 방법을 선택한다.

답 3)

107 문제해결능력 손상에 대한 설명이다.

답 3)

108 1) 주의력장애
2) 지남력장애
3) 실행증
4) 전경과 배경장애

답 5)

109

다음은 OTPF-4의 사회참여에 대한 설명이다. 무엇인가?

> 유사한 흥미, 나이, 배경, 또는 사회적 상황에 있는 타인들과 활동에 참여하는 것

1) 지역사회(community)
2) 가족 참여(family participation)
3) 교우관계(friendship)
4) 친밀한 파트너와의 관계(intimate partner relationships)
5) 또래집단에 참여(peer group participation)

110

세수를 하다 눈을 뜨지 않고 세면대 위에 비누를 찾거나, 눈으로 보지 않고 가방 속에서 필통을 찾을 때 사용하는 지각능력은?

1) 입체지각(stereognosis)
2) 시각완성(visual closure)
3) 깊이지각(depth perception)
4) 형태항상성(form constancy)
5) 공간내위치(position in space)

111

다음 보기의 내용에 해당하는 배경/환경(context and environment)의 종류는(OTPF Ⅲ 기준)?

> • 나이 : 45세 • 성 : 남성
> • 직업 : 무직 • 교육 : 대졸
> • 건강상태 : 왼쪽 편마비

1) 문화적 배경
2) 시간적 배경
3) 가상적 배경
4) 개인적 배경
5) 사회적 환경

문제해설

109 또래집단에 참여 (peer group participation)
유사한 흥미, 나이, 배경, 또는 사회적 상황에 있는 타인들과 활동에 참여하는 것
답 5)

110 보지 않고 비누를 찾거나 필통을 찾는 능력은 물체를 만져서 모양을 인식하는 능력 즉 입체지각력이다.
답 1)

111 OTPF 3는 개인의 건강, 나이, 성, 직업, 건강상태 등을 개인적(personal) 배경이라고 정의하였다.
답 4)

112

대한민국 최초로 국내 작업치료사 면허를 취득한 사람은?

1) 정양원
2) 오정희
3) 최귀자
4) 김순자
5) 에스더 박

113

우리나라 최초로 작업치료 정규교육과정이 시작된 곳은?

1) 국립재활원 정양원
2) 고려대학교 부속병원
3) 연세대학교 보건학과
4) 연세대학교 재활학과
5) 사단법인 대한작업치료사협회

114

국내 작업치료의 역사에 대한 서술로 가장 타당한 것은?

1) 대한작업치료사협회 초대회장은 김순자이다
2) 1970년대에 의료기사수습제도가 폐지되었다
3) 1980년대에 정규교육과정이 최초로 개설되었다
4) 우리나라 최초의 미국 작업치료사는 최귀자이다
5) 국내 작업치료의 출범은 조선 후기 미국 선교사들에 의해 시작되었다

문제해설

112 해설내용 참조

답 3)

113 해설내용 참조

답 3)

114 해설내용 참조

답 1)

한국 작업치료의 역사

Explanation

1. 1950년대

1) 한국 전쟁 시 부상당한 군인들의 치료를 위해 미군에 의해 작업치료 연수과정이 시작됨
2) 1952년 부산 동래에 '상이군인 정양원'이 설립되어 전상자를 치료함
3) 1953년 정양원이 국립재활원으로 명칭을 변경
4) 1953년 한미재단의 단장 Rusk는 한국 재활사업을 지원해 국내 재활분야 크게 기여함
5) 1954년 미국인 선교사 Louis Grubb는 대구 동산병원에서 작업치료를 실시함

2. 1960년대

1) 1960년대 초 한국인 최초의 미국 작업치료사 Esther Park이 국립재활원에서 오정희씨와 함께 작업치료사 양성교육을 실시함
2) 1965년 작업치료사 국가시험이 실시됨
3) 1969년 일반인으로는 최초로 '최귀자'가 작업치료사 면허를 취득함

3. 1970년대

1) 1970년대 고대부속병원 재활의학과 작업치료실 개설
2) 1971년 Pamela Woolcott가 연세대학교 부속 세브란스병원에 소아작업치료실을 개설
3) 1972년 이후 국내 여러 곳에서 작업치료사 양성교육 실시
4) 1979년 국내 최초의 작업치료 정규 교육과정 시작
   • 연세대학교 원주의과대학 보건학과

4. 1990년대

1) 1991년 연세대학교 보건과학대학 재활학과는 작업치료 전공과 물리치료 전공으로 분리하여 교육을 실시
2) 1993년 보건복지부로부터 사단법인 대한작업치료사협회 승인(초대회장 : 김순자)
   • 영문 표기는 'Korean Occupational Therapists Association(KOTA)'
3) 1995년 아시아 태평양 작업치료사협회에 가입
4) 1997년 협회보인 '작업치료' 창간
5) 1998년 의료기사 수습제도 폐지
6) 1998년 세계작업치료사연맹(WFOT)에 49번째 정식회원국으로 가입

115

움직임 동안 평형반응과 정위반응을 이용하여 균형을 유지하는 것은?

1) 자세배열　　2) 자세조절
3) 근긴장도　　4) 양측통합
5) 정중선지나기

문제해설

115 Postral control **자세조절**
균형을 유지하여 기능적인 움직임을 가능하도록 한다.
답 2)

116

다음은 OTPF-4의 건강관리에 대한 설명이다. 무엇인가?

> 개인적인 강점과 자산을 파악하고, 감정을 관리하며, 효과적으로 욕구를 표현하고, 건강과 웰니스를 지원하는 작업과 사회적 참여를 모색하며, 자아정체성을 개발하고, 참여에 있어 삶의 질을 향상시키기 위한 선택을 하는 것

1) 사회적·정서적 건강 증진과 유지(social & emotional health promotion & maintenance)
2) 증상과 건강상태 관리(symptom & condition management)
3) 보건의료시스템과의 의사소통(communication with the health care system)
4) 의약품 관리(medication management)
5) 신체 활동(physical activity)

117

다음 중 인지에 해당하는 것은?

1) 공간조작
2) 전경배경
3) 좌우구별
4) 시각 종결성
5) 공간에서 위치

118

일상생활활동에서 개인도구 관리에 해당하는 것은(OTPF Ⅲ 기준)?

1) 휴대폰 관리
2) 의사소통 판 관리
3) 의수족 관리
4) 응급 호출기 관리
5) 필기 도구 관리

문제해설

116 사회적·정서적 건강 증진과 유지(social & emotional health promotion & maintenance)

개인적인 강점과 자산을 파악하고, 감정을 관리하며, 효과적으로 욕구를 표현하고, 건강과 웰니스를 지원하는 작업과 사회적 참여를 모색하며, 자아정체성을 개발하고, 참여에 있어 삶의 질을 향상시키기 위한 선택을 하는 것

답 1)

117
- 전경배경, 좌우구별, 시각 종결성, 공간에서 위치는 지각처리에 해당한다.
- 시각종결성–불완전하게 보이는 대상을 아는 능력

답 1)

118 1), 2), 5)는 수단적 일상생활활동의 의사소통 관리, 5)는 안전과 응급상황 관리에 해당한다.

답 3)

119

하나의 시각 상을 볼 때 양쪽 눈을 통해 들어오는 시각 상은 각각 차이가 있다. 두 눈이 제공하는 시각 상의 오차정보가 제공하는 시각 구별 능력은?

1) 형태 항상성
2) 시각 폐쇄
3) 전경 — 배경
4) 양안 융성
5) 깊이 지각

120

40대 남성은 한 달 전 오른쪽 뇌출혈로 쓰러졌다. 이 남성은 옷 입기 훈련을 통해 한 손으로 스스로 입기가 가능해 졌다. 그러나 침대 왼쪽에 옷을 두면, 환자에게 음성으로 지시하기 전에는 옷 입기 시작이 어려웠다. 이 환자의 문제점은?

1) asomatognosia
2) unilateral neglect
3) ideomotor aparaxia
4) visual closure deficit
5) figure ground deficit

121

다음 중 작업치료의 역사적 사건을 순서대로 나열한 것은?

가. 윤리적 치료	나. 작업치료 공식출범
다. 예술과 수공예 운동	라. 인본주의

1) 가－나－다－라
2) 가－라－다－나
3) 가－다－라－다
4) 라－가－나－다
5) 라－다－가－나

문제해설

119 • 깊이지각 : 양쪽 눈을 통해 들어오는 시각 상의 오차를 활용하여 거리를 지각하는 능력으로 사물간의 거리, 3차원 정보를 지각한다.
• 양안 융성 : 하나의 지각 표상에 대해 두 개의 눈을 통해 들어오는 이미지를 융합하는 정신적 능력

답 5)

120 unilateral neglect는 마비된 신체로부터 오는 정보를 해석하지 못하는 perceptual motor impairment다. 이 증상은 손상된 신체 또는 공간을 무시하기 때문이다.

답 2)

121 가. 18세기 말
나. 20세기 초
다. 19세기 후
라. 19세기 초

답 2)

작업치료 기초 이론

122

환자들이 모여서 일상생활에서 일어나는 난처한 상황에 대해 이야기 하고 있다. 택시를 타서 한참을 간 후 돈이 모자란다는 것을 알았을 때 어떻게 대처 할지에 대해 각자의 의견을 말하고 있다. 이를 통해 향상시킬 수 있는 것은?

1) 자기관리 능력
2) 문제해결 능력
3) 자기 주장 능력
4) 감정 표현 능력
5) 타협 및 협상 능력

123

다음 예시와 관련된 중재의 초점은?

> 손잡이 부분을 변형한 도구를 사용하여 관절염 환자의 독립적인 요리활동을 가능하게 한다

1) 수행기술
2) 수행패턴
3) 활동요건
4) 대상자 특성
5) 개인적 배경과 환경

124

작업치료와 관련된 역사적 사건이 순서대로 나열된 것은?

> 가. 정신과 환자들에게 도덕적 치료의 사용과 작업의 사용을 강조
> 나. 기능회복과 근력증진에 초점을 둔 작업치료 강조
> 다. National Society for the Promotion of Occupational Therapy 창단
> 라. 산업혁명과 함께 예술과 수공예 운동이 발생

1) 가－나－라－다
2) 가－다－나－라
3) 가－다－라－나
4) 가－라－다－나
5) 가－라－나－다

문제해설

122 제시되는 상황의 문제에 대한 해결방법에 대한 연습방법이다.

답 2)

123
- 사물과 사물의 특성 변화는 활동요건에 초점을 둔 중재방법이다.
- 활동요건의 종류 : 사물과 사물의 특성, 공간적 요건, 사회적 요건, 순서와 시기 적절성

답 3)

124 가. 18세기~19세기 중반
라. 1890년대
다. 1917년
나. 1930년대

답 4)

125

계단을 오르내릴 때 가장 필요로 하는 감각은?

1) 시각폐쇄
2) 공간관계
3) 깊이지각
4) 전경배경
5) 형태 항상성

126

다음 중 Occupational Therapy Practice Framework Ⅲ : Domain and Process(2014)의 분류에 따른 수행기술(performance skills)에 해당하는 요소는?

1) Sensory perceptual, motor & praxis, cognitive, communication skills
2) Habits, routines, rituals, roles
3) Values, beliefs, spirituality, body functions, body structures
4) Motor, process, social interaction skills
5) Cultural, personal, physical, social, temporal, virtual

문제해설

125 깊이지각
계단의 높낮이에 대한 시지각 필요
답 3)

126 4) Motor, process, social interaction skills가 정답이며, 보기 1)의 기술은 이전 버전에서 분류된 수행 기술이다.
답 4)

Explanation: Occupational Therapy Practice Framework : Domain and Process(2014)

OCCUPATIONS	CLIENT FACTORS	PERFORMANCE SKILLS	PERFORMANCE PATTERNS	CONTEXTS AND ENVIRONMENTS
Activities of daily living(ADLS)*	Values, beliefs and spirituality	Motor skills	Habits	Cultural
Instrumental activities of daily living(IADLs)	Body functions	Process skills	Routines	Personal
Rest and sleep	Body structures	Social interaction skills	Rituals	Physical
Education			Roles	Social
Work				Temporal
Play				Virtual
Leisure				
Social participation				

* Also referred to as *basic activities of daily living(BADLs) or personal activities of daily living(PADLs).*

127

다음 설명하는 내용의 작업치료 접근법은 무엇인가?

- 치료 목표는 좌절된 욕구를 만족시키는 방법을 찾도록 돕는 것이다
- 기능적인 인간은 자아(id)와 초자아(superego) 사이의 균형을 잘 맞춰 살아가는 것이다

1) MOHO FOR
2) 인간발달 FOR
3) 정신역동 FOR
4) 작업행동 FOR
5) 작업 수행 FOR

문제해설

127 해설내용 참조

답 3)

Explanation 정신역동 FOR(Psychodynamic frame of reference)

1. 인간에 대한 기본 가정(basic assumption about people)

1) freudian theory
   (1) 사람은 의식과 무의식 모두를 가진 존재
   (2) 무의식에 의해 행동이 많은 영향을 받음

2. 기초 지식(knowledge base)

1) psychiatry
2) psychoanalytic theory
3) psychopathology
4) group dynamics
5) symbolic potential of activity
6) object relationship theory

3. function and dysfunction

1) **기능장애 발생 분별**
   (1) 이드(id)와 초자아(superego)의 갈등을 자아가 적절히 균형 맞추어 조절하는지
   (2) 자아방어기제가 효과적으로 작동하는지
   (3) 무의식적 개념이 기능을 방해하는지

2) 'object relationship theory'
   (1) 정신병리 또는 퇴행으로 인한 대상개념(object-concept)의 문제
      • 대상관계(object-relationship)의 미성숙 시 dysfunction으로 봄

4. 목표(goal)

1) 좌절된 욕구를 만족시키는 방법을 찾도록 도움
2) 정신병리를 교정함
3) 정상적인 정신사회 및 정신성적 발달이 일어나도록 도움
4) 자신에 대한 현실적인 이해를 촉진시킴
5) 건강하고 통합된 자아가 될 수 있도록 도움

128

작업치료 의뢰 시 가장 먼저 실시해야하는 것은?

1) 면접
2) 분석
3) 계획수립
4) 표준평가
5) 포괄적 평가

129

쥐는 힘, ROM, 지구력을 가장 많이 고려해야 하는 접근법(app-roach)은?

1) psychosocial
2) sensorimotor
3) rehabilitation
4) biomechanical
5) developmental

130

25세 남성은 바닥에 쏟아진 우유를 닦고 있다. 이 남성은 닦는 행동을 멈추지 못하고 계속하고 있다. 어떤 능력의 문제인가?

1) 일반화
2) 운동조절
3) 공간 조작
4) 활동의 시작
5) 수행의 종료

문제해설

128 면접의 내용
- 작업치료사는 환자가 자신의 역할, 장애, 요구, 목표 등에 대한 정보교환
- 재활프로그램에서의 작업치료사의 역할을 소개
- 초기 면접 시 치료사와 환자 사이의 라뽀(rapport) 형성과 신뢰 구축이 중요

답 1)

129 'biomechanical approach'의 목적
- 특정 신체 장애를 평가(ROM, 근력, 지구력 등)
- ROM, 근력, 지구력 등을 회복시키기 위해
- 변형을 감소시키고 예방하기 위해

답 4)

130 수행을 마치지 못하고 지속하는 것은 수행의 종료 기능이 손상된 것이다.

답 5)

131

작업치료의 역사에 대한 설명으로 옳은 것은?

1) 고대 중국에서는 건강증진을 목적으로 물리치료를 사용했다
2) 1960년대에는 시대적 배경을 통해 휴머니즘으로 복귀하였다
3) 1940년대 대공황시기에는 신체장애 치료가 기능회복 및 근력 증진에 초점을 두었다
4) 20세기에는 Phillipe pinel이 정신과 환자들의 쇠사슬을 제거하면서 '윤리적 치료'가 시작되었다
5) 산업혁명으로 인해 발생된 사회적 질환을 다루기 위해 재건도우미(reconstruction aid)가 나타났다

문제해설

131 작업치료의 역사

- 재건도우미(reconstruction aid)는 세계 1차 대전 때 나타났다.
- 고대 중국에서 건강목적으로 쿵푸를 사용했다.
- 18세기말~19세기 중반까지 윤리적 치료가 성행하였다.
- 1940년대에는 재활운동이 성행하였다.

답 2)

작업치료 과정

Explanation

1. 의무기록(medical record)

1) 진단(diagnosis), 예후(prognosis), 병력(medical history), 주의사항(precautions), 최근 치료 내용(current treatment regime), 사회적 정보(social data) 등 정보 획득
2) 치료사는 의무 기록의 정보 없이도 인터뷰와 몇 가지 간단한 스크리닝 테스트로 평가를 시작할 수도 있음

2. 인터뷰(면접)

1) **내용**
   (1) 작업치료사는 환자가 자신의 역할, 장애, 요구, 목표 등에 대한 정보교환
   (2) 재활프로그램에서의 작업치료사의 역할을 소개
   (3) 초기 면접 시 치료사와 환자사이의 라뽀(rapport) 형성과 신뢰 구축이 중요
   (4) 초기 면접 시 필기 또는 녹취가 필요
   (5) 면접 시작 시 치료사의 역할, 인터뷰의 목적, 어떻게 얻어진 정보가 사용되는지 여부에 대한 설명이 필요
   (6) 환자의 정보를 구하기 위해 면접 도구들을 사용할 수도 있음
   예 daily schedule
   (7) 클라이언트(환자)가 장애에 대해 어떤 태도를 가지고 있는지, 자신의 가장 큰 문제가 무엇인지, 목표는 무엇인지에 대해 표현할 수 있는 기회를 제공해주어야 함

2) **성공적인 면접의 두 가지 기본 요소**

(1) 초기 면접 환경

① 조용한 곳 및 프라이버시가 보장되는 곳에서 실시함

② 첫 몇 분 동안 작업치료의 역할과 목표에 대해 소개함

(2) 확고한 지식을 바탕으로 한 능동적 청취 기술이 필요함

① 확고한 지식 및 능동적 청취 기술을 위한 학습, 연습, 준비가 필요함

② 치료사의 지식 정도가 면접에 영향을 미치게 됨

③ 적절한 질문의 선택 및 주제의 선택이 필요함

④ 청취 기술이 필요함

- 클라이언트(환자)가 말하는 단어의 의미, 감정 등을 이해하고 적절한 피드백을 제공해 주어야 함

3. 관찰(observation)

1) **치료사의 관찰**

(1) 면접과 평가를 실시하는 동안 환자 평가의 한 부분임

(2) 라뽀와 신뢰가 바탕이 되어야 함

① 서로의 의사소통에 기초가 됨

② 효과적 치료에 매우 중요함

(3) 치료사는 관찰 기술 및 관련 지식을 갖추어야 함

(4) 구조화된 관찰 형식을 이용할 수도 있음

(5) 치료 과정 중의 관찰

① 환자 재평가의 기초로 사용됨

② 환자가 치료에 임할 때 보다 많은 정보를 관찰을 통해 얻을 수 있음

- 자세, 보행상태, 보행패턴, ADL 정도, 운동기능, 목소리 등

③ 자기관리(self care), 가사, 이동, 동작 등에 대한 수행 정도를 평가

4. 공식적 평가(formal evaluation) 과정

1) 수행(performance) 평가

(1) 작업치료의 주요 업무

(2) 명확하고, 정확한 평가

- 치료의 계획, 학교 및 지역 사회 수준 결정, 입원 및 퇴원의 결정 등에 영향

2) 표준화된 평가(standardized tests)와 비표준화된 평가(nonstandardized tests)

(1) 양쪽 모두를 사용하지만 표준화된 검사가 우선적임

- 다수의 비표준화된 평가 도구들이 작업치료 현장에서 개발되고 사용됨

3) 타 분야에서 개발된 표준화된 도구들이 작업치료 분야에서도 많이 사용되어지고 있음

(1) 표준화된 검사(standardized tests)

① 사용방법, 점수, 타당도와 신뢰도에 대한 통계적 근거를 가짐

② 환자로부터 얻은 정보를 기록함에 있어 표준화된 테스트의 사용이 바람직함
- 표준화된 테스트는 작업치료 평가를 형식화하는 능력을 향상시킴

③ 초기평가와 Follow-up 시 일관되고, 객관적이며, 신뢰할 수 있는 정보를 제공함

④ 많은 표준화된 검사들이 작업치료사들에 의해 사용되고 있음

(2) 비표준화된 검사(nonstandardized tests)

① 평가 도구들은 주관적이며 특정 사용법을 가지고 있지 않음

② 점수의 기준이 없으며 평가 결과를 해석해 보여주는 정보를 제공하지 않음

③ 결과와 해석이 임상적 기술, 경험, 판단, 그리고 검사자의 편견에 의해 결정됨
- 몇몇 검사들은 폭넓은 점수와 해석을 제공함

예 MMT 등

132

사물이나 개념 등을 비슷한 그룹으로 구성하는 능력으로 색, 모양, 크기 등을 관련성 유무에 따라 나누어 배열하는 능력을 무엇이라 하는가?

1) memory
2) orientation
3) sequencing
4) categorization
5) perseveration

문제해설

132 **연속성(sequencing)**
정보, 개념, 활동들을 순서에 맞춰 배치하는 것

분류(categorization)
정보의 종류들을 비슷한 것들과 다른 것들로 분별하는 것

개념형성(concept formation)
특정 생각과 사고를 구성하기 위해 다양한 정보를 조직화하는 것

답 4)

인지와 인지통합(Cognitive and cognitive integration) 요소

Explanation

1. 각성수준(level of arousal)

- 환경적 자극에 대해 반응과 경계를 보이는 것

2. 지남력(orientation)

- 사람, 장소, 시간, 상황을 분별하는 것

3. 재인식(recognition)

- 낯익은 얼굴, 사물, 그리고 이전에 보았던 물건들을 분별해내는 것

4. 집중력(attention)

- 정해진 시간 내 특정 업무에 집중할 수 있는 것

5. 활동의 시작(initiation of activity)

- 육체적 정신적 활동을 시작하는 것

6. 종결(termination)

- 적절한 시간에 맞춰 활동을 마치는 것

7. 기억력(memory)

- 잠시 후 또는 장시간 후 정보를 다시 불러내는 것

8. 연속성(sequencing)

- 정보, 개념, 활동들을 순서에 맞춰 배치하는 것

9. 분류(categorization)

- 정보의 종류들을 비슷한 것들과 다른 것들로 분별하는 것

10. 개념형성(concept formation)

- 특정 생각과 사고를 구성하기 위해 다양한 정보를 조직화하는 것

11. 문제해결(problem solving)

- 문제 인식, 문제 정의, 대체적 방법 선택, 계획(selecting a plan), 단계별로 조직화하기, 계획한 것 실시하기, 결과 평가 등의 과정을 말함

12. 학습(learning)

- 새로운 행동과 개념을 획득하는 것

13. 일반화(generalization)

- 다양한 새로운 환경에, 이전에 학습된 개념들과 행동들을 적용시키는 것

14. 공간 조작(spatial operation)

- 정신으로(mentally) 사물의 위치를 다양한 관계로 조작하는 것

133

우리나라 작업치료의 역사에 대한 설명으로 옳은 것은?

1) 1995년 대한작업치료사협회가 발족되었다
2) 1999년 세계작업치료사연맹에 정식회원국으로 가입하였다
3) 현재 우리나라의 작업치료협회의 공식 영문명칭은 'KAOT'이다
4) 작업치료 최초 교육은 1953년에 부산 정양원에서 시작되었다
5) 1965년 교육기관 병원에서 교육받은 최초 작업치료사가 배출되었다

문제해설

133 1950년대

- 한국 전쟁 시 부상당한 군인들의 치료를 위해 미군에 의해 작업치료 연수과정이 시작됨
- 1952년 부산 동래에 '상이군인 정양원' 설립되어 전상자를 치료함
- 1953년 정양원이 국립재활원으로 명칭을 변경
- 1953년 한미재단의 단장 Rusk는 한국 재활사업을 지원해 국내 재활분야 크게 기여함
- 1954년 미국인 선교사 Louis Grubb는 대구 동산병원에서 작업치료를 실시함

답 3)

한국의 작업치료 역사

Explanation

1. 1950년대

1) 한국 전쟁 시 부상당한 군인들의 치료를 위해 미군에 의해 작업치료 연수과정이 시작됨
2) 1952년 부산 동래에 '상이군인 정양원' 설립되어 전상자를 치료함
3) 1953년 정양원이 국립재활원으로 명칭을 변경
4) 1953년 한미재단의 단장 Rusk는 한국 재활사업을 지원해 국내 재활분야에 크게 기여함
5) 1954년 미국인 선교사 Louis Grubb는 대구 동산병원에서 작업치료를 실시함

2. 1960년대

1) 1960년대 초 한국인 최초의 미국 작업치료사 Esther Park이 국립재활원에서 오정희씨와 함께 작업치료사 양성교육을 실시함
2) 1965년 작업치료사 국가시험이 실시됨
3) 1969년 일반인으로는 최초로 '최귀자'가 작업치료사 면허를 취득함

3. 1970년대

1) 1970년대 고대부속병원 재활의학과 작업치료실 개설
2) 1971년 Pamela Woolcott가 연세대학교 부속 세브란스병원에 소아작업치료실을 개설
3) 1972년 이후 국내 여러 곳에서 작업치료사 양성교육 실시
4) 1979년 국내 최초의 작업치료 정규 교육과정 시작
   - 연세대학교 원주의과대학 보건학과 개설

4. 1990년대

1) 1991년 연세대학교 보건과학대학 재활학과는 작업치료 전공과 물리치료 전공으로 분리하여 교육을 실시
2) 1993년 보건복지부로부터 사단법인 대한작업치료사협회 승인(초대회장 : 김순자)
   - 영문 표기는 'Korean Occupational Therapists Association(KOTA)'
3) 1995년 아시아 태평양 작업치료사협회에 가입
4) 1997년 협회보인 '작업치료' 창간
5) 1998년 의료기사 수습제도 폐지
6) 1998년 세계작업치료사연맹(WFOT)에 49번째 정식회원국으로 가입
   - 영문표기는 'Korean Association of Occupational Therapists(KAOT)'

134

'로마는 하루아침에 이루어지지 않는다.'라는 말의 의미를 알 수 있는 능력은?

1) 기억력　　2) 실행계획
3) 추상적 사고　　4) 주의력
5) 개념 형성

135

다음은 OTPF-4의 건강관리에 대한 설명이다. 무엇인가?

> 보청기, 콘택트렌즈, 안경, 보조기, 의지, 보조도구, 질 좌약, 혈당측정계, 피임기구와 성생활 도구를 구입, 사용, 세척, 관리 하는 것

1) 개인돌봄용품 관리(personal care device management)
2) 증상과 건강상태 관리(symptom & condition management)
3) 영양 관리(nutrition management)
4) 의약품 관리(medication management)
5) 신체 활동(physical activity)

문제해설

134 추상적 개념을 이해하는 능력이 필요하므로 추상적 사고의 손상을 의미한다.
답 3)

135 **개인돌봄용품 관리(personal care device management)**
보청기, 콘택트렌즈, 안경, 보조기, 의지, 보조도구, 질 좌약, 혈당측정계, 피임기구와 성생활 도구를 구입, 사용, 세척, 관리 하는 것
답 1)

136

무엇에 대한 설명인가?

- 자신과 과거, 현재 환경에 대한 자신의 관계를 이해하는 능력
- 집중력, 기억력, 지각능력의 통합
- 상황, 환경, 시간의 흐름을 아는 개인의 진행적 지각능력

1) 통찰력
2) 지남력
3) 분류 능력
4) 회상 능력
5) 순서화 능력

137

박○○ 환자는 현재 오른쪽 손등의 감각이 무디고 손목을 펴는 것이 어렵다고 말하였다. 이를 SOAP 형식으로 정확히 기록한 것은?

1) S — Dx. : 오른 손등 무감각, 손목 폄근 약화
2) S — C.C : 오른 손등 무감각, 손목 폄근 약화
3) S — Pt. history : 오른 손등 무감각, 손목 폄근 약화
4) O — Tx. : 오른 손등 무감각, 손목 폄근 약화
5) O — PHx : 오른 손등 무감각, 손목 폄근 약화

138

성○○씨는 편집성 정신분열증으로 진단을 받았다. 그의 증상은 군대에서 발병하여 35년간 지속되고 있으며 몇 번의 입원과 퇴원을 반복하였다. 그는 그가 사는 곳이 안전하지 않다고 말한다. 테러를 당할 것이 두려워 자신의 방에서 나오지 않는다. 이러한 내용을 기록해야 하는 부분은?

1) Plan
2) LTG
3) Subject
4) Object
5) Assessment

문제해설

136 지남력

사람, 장소, 시간에 대해 인지하는 능력

답 2)

137 Subject – C.C : Chief Complaint, 주된 호소(불평)

답 2)

138 Subject

환자에 대한 진단, 병력, 주호소 등을 기록함

답 3)

139

다음 중 인지 관련 용어와 정의의 연결이 바르지 못한 것은?

1) 수렴적 사고(convergent thinking) — 개인에게 집중된 생각
2) 실독증(alexia) — 계산을 할 수 없는 문제
3) 확신적 사고(divergent thinking) — 다양한 변수에 초점을 둔 생각
4) 외현기억(explicit memory) — 개인사와 인생경험을 회상할 수 있는 능력
5) 의미기억(semantic memory) — 집단에 의해 함께 공유되는 일반적인 지적 능력

문제해설

139 계산의 문제는 계산곤란증(dyscalculia)이다.

답 2)

기억 및 문제해결

Explanation

1. 기억(memory)

1) 외현기억(explicit memory)
   - 개인사와 인생경험을 회상할 수 있는 능력
2) 의미기억(semantic memory)
   (1) 집단에 의해 함께 공유되는 일반적인 지적 재산
   (2) 언어, 사회적 행동, 규칙 등을 포함
   (3) 사고 이후의 일화적 회상보다 적게 영향을 받음

2. 추리와 문제와 문제해결(Reasoning and problem－solving)

1) 추상적 사고
   (1) 사물, 사건, 사고들 사이의 연관성에 대해 인지
   (2) 불필요한 것에서 필요한 것을 구별(불합리한 것을 인지)
2) 문제해결
   (1) 수렴적 사고(convergent thinking) : 개인에게 중심 생각에 이르게 함
   (2) 확신적 사고(divergent thinking) : 여러 변수에 초점을 맞춤
   (3) 실독증(alexia) : 숫자나 문자를 읽지 못함
   (4) 실서증(agraphia) : 숫자나 문자를 쓰지 못함

140

다음은 작업치료의 시대적 철학에 관한 설명이다. 옳은 것은?

1) 전인주의적(holistic) 작업치료 접근은 신체장애에 관심을 두고 있다
2) 축소주의는 인도주의적(humanism) 접근에 철학적 배경을 두고 있다
3) 작업치료 접근 철학은 전인주의에서 축소주의로, 다시 전체주의로 변화하였다
4) 전인주의적 작업치료 접근에는 신경근 촉진기술, 일상생활 동작, 의지훈련 등이 있다
5) 축소주의(reductionism)는 작업치료초기인 18세기 중엽에 가장 많이 사용되었던 치료접근이다

문제해설

140 전인주의(holism)와 감소주의(reductionism) 비교

전인주의(holism)	• 인간을 인격체로 보는 시각 • 인간을 전체로 봄 – 몸과 마음을 하나로 보는 시각
감소주의(reductionism)	• 인간을 생물학적 인간으로 보는 시각 • 인간을 부분적으로 봄

답 3)

전인주의와 축소주의

Explanation

1. 전인주의와 축소주의

1) 1940년대까지의 2가지 철학
2) 전인주의(holism) : 폭 넓은 인본주의적 접근
3) 감소주의(reductionism) : 넓은 신체 질환들의 범위를 치료하기 위해 보다 정교하고 집중적인 접근

※ 전인주의(holism)와 감소주의(reductionism) 비교

전인주의(holism)	감소주의(reductionism)
• 인간을 인격체로 보는 시각 • 인간을 전체로 봄 – 몸과 마음을 하나로 보는 시각	• 인간을 생물학적 인간으로 보는 시각 • 인간을 부분적으로 봄

2. 축소주의의 배경인 1930년대(대공황)

1) 경제적 어려움에 봉착
   (1) 극심한 경제 불황은 작업치료 영역을 포함해 의료계 전반에 경제적 영향을 미침
   (2) 예산 감축, 직원해고, 물품과 장비의 제한이 불가피
   (3) 많은 작업치료 클리닉과 학교들이 문을 닫음

2) 신체장애의 치료는 기능 회복과 근력 증진에 초점을 둠
   (1) 골절, 절단된 손, 결핵, 폴리오 등의 질환자들의 직장 복귀를 위한 치료
   (2) 매우 드물게 편마비, 사지마비, 하반신 마비가 치료 대상이 됨
   (3) 대부분 염증성 질환은 사망했기 때문임
3) 1930년대 중반
   (1) 대부분의 작업치료사들은 작업치료가 독립된 직업으로 유지 될 것이라는 생각에 부정적임
   (2) 미국의학협회(AMA)에 의존
      • 미국의학협회(AMA)는 구원자 역할이 되어줌
   (3) 작업치료 분야는 의료계 전문인들로부터, 사회로부터 압력을 받게 됨
      • 전인적인 철학에서 감소주의(reductionism)로 철학 변경의 요구 받음
   (4) 감소주의(reductionism) 발달
      • 작고 세밀한 분리된 부분을 분석하고, 그 기능을 이해하는 과학주의가 발달됨

141

클라이언트의 치료에 있어 최신 문헌, 임상연구결과, 패러다임 등을 찾아 이를 치료에 적용하고자 노력하는 것과 관련된 개념은?

1) Frame of reference
2) Evidence based practice
3) Clinical reasoning
4) Therapeutic self use
5) Environmental adaptation

142

다음 중 한국 작업치료의 역사에 대한 설명으로 옳은 것은?

1) 1950년대 국내 최초 작업치료 정규교육과정이 시작되었다
2) 1960년대에 국내 여러 곳에 작업치료사 양성교육이 활발히 이루어졌다
3) 1960년대 일반인으로는 최초로 '최귀자'가 작업치료사 면허를 취득하였다
4) 1980년대에 세계 작업치료사 연맹(WFOT)에 49번째 정식 회원국으로 가입했다
5) 1940년대 한국전쟁 시 부상당한 군인들의 치료를 위해 작업치료 연수과정이 시작되었다

문제해설

141 Evidence based practice

클라이언트 개인의 치료나 관리와 관련된 최신의/최고의 근거를 탐색하고 이를 바탕으로 치료적 의사결정을 하고 적용하는 과정이다. 이 과정은 5단계(정보수집/임상적 질문/근거의 타당성 확인/수행의 적절성과 유용성 확인/적용 및 과정의 평가)로 구성된다.

답 2)

142 한국 작업치료의 역사

- 1960년대
  - 1960년대 초 한국인 최초의 미국 작업치료사 Esther Park이 국립재활원에서 오정희씨와 함께 작업치료사 양성교육을 실시함
  - 1965년 작업치료사 국가시험이 실시됨
  - 1969년 일반인으로는 최초로 '최귀자'가 작업치료사 면허를 취득함
- 1970년대
  - 1970년대 고대부속병원 재활의학과 작업치료실 개설
  - 1971년 Pamela Woolcott가 연세대학교 부속 세브란스병원에 소아작업치료실을 개설
  - 1972년 이후 국내 여러 곳에서 작업치료사 양성교육 실시
  - 1979년 국내 최초의 작업치료 정규교육과정 시작
    - 연세대학교 원주의과대학 보건학과

답 3)

143

인지 및 인지통합 요소에 속하지 않는 것은?

1) 각성(arousal)
2) 기억력(memory)
3) 극복기술(coping skill)
4) 일반화(generalization)
5) 활동의 종료(termination of activity)

문제해설

143 coping skill
정신사회의 요소가 됨

답 3)

인지와 인지통합(Cognitive and cognitive integration) 요소

Explanation

1. 각성수준(level of arousal)

• 환경적 자극에 대해 반응과 경계를 보이는 것

2. 지남력(orientation)

• 사람, 장소, 시간, 상황을 분별하는 것

3. 재인식(recognition)

• 낯익은 얼굴, 사물, 그리고 이전에 보았던 물건들을 분별해 내는 것

4. 집중력(attention)

• 정해진 시간 내 특정 업무에 집중할 수 있는 것

5. 활동의 시작(initiation of activity)

• 육체적·정신적 활동을 시작하는 것

6. 종결(termination)

• 적절한 시간에 맞춰 활동을 마치는 것

7. 기억력(memory)

• 잠시 후 또는 장시간 후 정보를 다시 불러내는 것

8. 연속성(sequencing)

• 정보, 개념, 활동들을 순서에 맞춰 배치하는 것

9. 분류(categorization)

- 정보의 종류들을 비슷한 것들과 다른 것들로 분별하는 것

10. 개념형성(concept formation)

- 특정 생각과 사고를 구성하기 위해 다양한 정보를 조직화하는 것

11. 문제해결(problem solving)

- 문제 인식, 문제 정의, 대체적 방법 선택, 계획(selecting a plan), 단계별로 조직화하기, 계획한 것 실시하기, 결과 평가 등의 과정을 말함

12. 학습(learning)

- 새로운 행동과 개념을 획득하는 것

13. 일반화(generalization)

- 다양한 새로운 환경에, 이전에 학습된 개념들과 행동들을 적용시키는 것

14. 공간 조작(spatial operation)

- 정신으로(mentally) 사물의 위치를 다양한 관계로 조작하는 것

144

다음 내용과 가장 관계 깊은 이론의 틀(FOR)은?

- 뇌손상으로 인해 움직임에 문제가 발생된다
- 중추신경계로 인해 발생된 문제들을 다루며, 운동조절의 발달은 운동발달의 필수조건이 된다

1) 감각운동접근
2) 인지학습 이론
3) 인간작업 모델
4) 생체 역학적 이론
5) 사람－환경－작업이론

문제해설

144 sensorimotor 접근법

- CNS 문제를 지닌 사람들이 대상이 됨
- NDT, Rood, PNF, SI 등이 사례가 됨

답 1)

145

각성(arousal), 지남력(orientation) 등은 수행요소(performance component) 중 어느 영역인가?

1) ADL
2) 운동기술(motor skill)
3) 인지기술(cognitive skill)
3) 감각자각(sensory awareness)
5) 심리사회 기술(psychosocial skill)

문제해설

145 인지와 인지통합(cognitive and cognitive integration) 요소
- 상위의 뇌 기능을 사용하는 능력을 말함
- 각성수준(level of arousal)
  - 환경적 자극에 대해 반응과 경계를 보이는 것
- 지남력(orientation)
  - 사람, 장소, 시간, 상황을 분별하는 것
- 재인식(recognition)
  - 낯익은 얼굴, 사물, 그리고 이전에 보았던 물건들을 분별해 내는 것

답 3)

Explanation

인지와 인지통합(Cognitive and cognitive integration) 요소

1. 상위의 뇌 기능을 사용하는 능력을 말함

1) 각성수준(level of arousal)
   - 환경적 자극에 대해 반응과 경계를 보이는 것
2) 지남력(orientation)
   - 사람, 장소, 시간, 상황을 분별하는 것
3) 재인식(recognition)
   - 낯익은 얼굴, 사물, 그리고 이전에 보았던 물건들을 분별해내는 것
4) 집중력(attention)
   - 정해진 시간 내 특정 업무에 집중할 수 있는 것
5) 활동의 시작(initiation of activity)
   - 육체적 정신적 활동을 시작하는 것
6) 종결(termination)
   - 적절한 시간에 맞춰 활동을 마치는 것
7) 기억력(memory)
   - 잠시 후 또는 장시간 후 정보를 다시 불러내는 것
8) 연속성(sequencing)
   - 정보, 개념, 활동들을 순서에 맞춰 배치하는 것
9) 분류(categorization)
   - 정보의 종류들을 비슷한 것들과 다른 것들로 분별하는 것
10) 개념형성(concept formation)
   - 특정 생각과 사고를 구성하기 위해 다양한 정보를 조직화하는 것
11) 문제해결(problem solving)
   - 문제 인식, 문제 정의, 대체적 방법 선택, 계획(selecting a plan), 단계별로 조직화하기, 계획한 것 실시하기, 결과 평가 등의 과정을 말하는 것

12) 학습(learning)
  • 새로운 행동과 개념을 획득하는 것
13) 일반화(generalization)
  • 다양한 새로운 환경에 이전에 학습된 개념들과 행동들을 적용시키는 것
14) 공간 조작(spatial operation)
  • 정신으로(mentally) 사물의 위치를 다양한 관계로 조작하는 것

146

다음 중 치료사와 환자 사이의 라뽀(rapport) 형성에 있어 가장 비중이 큰 활동은?

1) 초기면담
2) 치료계획개발
3) 치료모델선정
4) 의무기록검토
5) 평가자료의 사정

문제해설

146 해설내용 참조

답 1)

인터뷰(면접)

Explanation

1. 작업치료사는 환자가 자신의 역할, 장애, 요구, 목표 등에 대한 정보교환
2. 재활프로그램에서의 작업치료사의 역할을 소개
3. 초기 면접 시 치료사와 환자사이의 라뽀(rapport) 형성과 신뢰 구축이 중요
4. 시작 시 치료사의 역할, 인터뷰의 목적, 어떻게 얻어진 정보가 사용되는지 등을 설명
5. 환자의 정보를 구하기 위해 면접 도구들을 사용할 수도 있음
6. 클라이언트(환자)가 장애에 대해 어떤 태도를 가지고 있는지, 자신의 가장 큰 문제가 무엇인지, 목표는 무엇인지에 대해 표현할 수 있는 기회를 제공해 주어야 함
7. 성공적인 면접의 두 가지 기본 요소
  1) 초기 면접 환경
    (1) 조용한 곳 및 프라이버시가 보장되는 곳에서 실시함
    (2) 첫 몇 분 동안 작업치료의 역할과 목표에 대해 소개함
  2) 확고한 지식을 바탕으로 한 능동적 청취 기술
    (1) 확고한 지식 및 능동적 청취 기술을 위한 학습, 연습, 준비가 필요함
    (2) 치료사의 지식 정도가 면접에 영향을 미치게 됨
    (3) 적절한 질문의 선택 및 주제의 선택이 필요함
    (4) 청취 기술의 필요 : 클라이언트(환자)가 말하는 단어의 의미, 감정 등을 이해하고 적절한 피드백을 제공해 주어야 함

147

재활적 접근법(rehabilitation approach)에 대한 치료적 사례는?

1) 요리연습
2) 놀이제공
3) 전정자극 제공
4) 신변처리 훈련
5) 보조도구 사용

문제해설

147 rehabilitation approach(재활적 접근)
- 목표
  - 환자가 신체적 한계를 가지고 삶을 살아갈 수 있도록 도움
  - 한계를 보상할 수 있도록 도움
- 치료
  - 장애보다 능력(가능성)에 초점
  - 그 사람의 내적 가치와 개인의 존엄성, 그리고 만족스럽고 목적있는 삶의 회복에 관심을 가짐
  - 환자의 장애가 독립적인 삶을 유지할 수 있는가를 측정
  - 수행요소(PC) 보다는 수행영역(PA)에 보다 많은 관심을 가짐

답 5)

치료적 접근법

Explanation

1. Biomechanical Approach(생체역학적 접근)

1) 신체적 문제를 치료하기 위해 사용됨
2) 관절 측정, 근력 측정, 운동치료, 보조기 등
3) 목적
   (1) 특정 신체장애를 평가(ROM, 근력, 지구력 등)
   (2) ROM, 근력, 지구력 등을 회복시키기 위해
   (3) 변형을 감소시키고 예방하기 위해
4) 대상
   (1) 운동 단위나 정형 외과적 문제를 가진 환자에게 적용(CNS는 정상)
   예) rheumatoid arthritis, osteoarthritis, fractures, amputations, hand trauma－평가와 치료
   (2) sensorimotor 요소들을 평가·치료
   예) 여러 adjunctive method, enabling 테크닉, modality 등

2. Sensorimotor Approach(감각운동적 접근)

1) 중추신경계(CNS) 문제를 지닌 환자들에게 적용
2) motor recovery 이론에 근거함
3) 모든 sensorimotor approach는 신경 생리학적 메커니즘을 이용함
   (1) 근육의 긴장(tone)을 정상화시키는 치료
   (2) 보다 정상적인 운동반응을 이끌어 내기 위한 치료
   (3) 몇몇 approach는 reflex 메커니즘을 사용하기도 함
   예) rood, brunnstrom(movement therapy), knott and voss, bobath(NDT) 등

3. Rehabilitation Approach(재활적 접근)

1) **목표**

(1) 환자가 신체적 한계를 가지고 삶을 살아갈 수 있도록 도움

(2) 한계를 보상할 수 있도록 도움

2) **치료**

(1) 장애보다 능력(가능성)에 초점

(2) 그 사람의 내적 가치와 개인의 존엄성, 그리고 만족스럽고 목적 있는 삶의 회복에 관심을 가짐

(3) 환자의 장애가 독립적인 삶을 유지할 수 있는가를 측정

(4) 수행요소(PC) 보다는 수행영역(PA)에 보다 많은 관심을 가짐

148

식사를 스스로 할 수 없는 환자는 '보조도구를 사용해 독립적으로 식사를 할 수 있다'라는 목표를 정했다면 어디에 기록하는가?

1) plan
2) objective
3) subjective
4) assessment
5) problem list

149

아래 사례를 읽고 우선적인 단기 목표를 정할 경우 가장 타당한 것은?

> 작업치료사가 A씨를 만났을 때, A씨의 옷은 사이즈가 잘 맞지 않았고, 바지는 단추를 채웠지만, 지퍼를 올리지 않았으며, 턱수염은 며칠째 깍지 않은 상태였고 머리는 빗지 않은 상태였다

1) 매일 기분을 기록한다
2) 매일 20분 이상 운동한다
3) 몸단장 활동을 매일 연습한다
4) 화가 나는 특정 상황에서 역할훈련을 한다
5) 가족들과 함께 할 수 있는 다양한 레저를 발견한다

문제해설

148 plan

- 치료계획이 만들어짐
- goal을 만듦
  - 단기 목표의 성취 후 새로운 단기 목표를 결정함
- 추가적인 치료 방법에 대한 언급

답 1)

149 A씨의 주요 문제는 일상적인 위생관리와 몸단장을 하는 일상적 활동의 수행이다.

답 3)

150

생역학적 이론의 틀(biomechanical FOR)이 적용되는 질환으로 가장 타당한 것은?

1) MS(multiple sclerosis)
2) RA(rheumatoid arthritis)
3) TBI(traumatic brain injury)
4) CVA(cerebrovascular accident)
5) ALS(amyotrophic lateral sclerosis)

151

환자에 대한 평가와 사정(assessment)의 내용으로 거리가 먼 것은?

1) 면접
2) 관찰
3) 과제수행
4) 퇴원계획
5) 평가결과 해석

문제해설

150 생체역학적 접근 (biomechanical approach)

- 신체적 문제를 치료하기 위해 사용됨
- 대상
  - 운동 단위나 정형 외과적 문제를 가진 환자에게 적용(CNS는 정상)
    예) rheumatoid arthritis, fractures, osteoarthritis, hand trauma, amputations
  - Sensorimotor 요소들을 평가/치료

답 2)

151 해설내용 참조

답 4)

평가와 사정(Evaluation & Assessment)

Explanation

1. 개요

1) **사정**(assessment)
   (1) 정보 수집, 문제 정의, 가설설정, 의사 결정의 과정을 말함
   (2) 형식적 스크리닝(screening)과 비형식적인 스크리닝 모두를 사용
   (3) 의무기록, 관찰(observation), 표준화·비표준화된 검사를 사용

2) **작업치료의 작업수행 영역과 요소를 평가**
   - 치료는 평가과정을 통해 얻어진 문제점들을 치료하거나 또는 보상하는 것

3) **평가와 사정**(evaluation & assessment) **비교**
   (1) 종종 서로 혼용되어 사용됨
   (2) 평가(evaluation)는 문제점들을 측정하는 특정 검사들의 조합(battery)을 말함
      ① 평가 과정은 하나의 특정 방법을 말함
      ② 예) 근력검사, 구조화된 관찰도구 등
   (3) 사정(assessment)은 평가(evaluation)를 통해 얻어진 결과를 기초로 그 사람의 기능을 평가하는 것

2. 내용

1) **초기평가**(initial evaluation)

- 치료 시작 전 수행영역(PA), 수행요소(PC), 작업역할(occupational role) 수행 영역의 문제를 사정하기 위해 실시

2) **재평가**(reevaluation)

(1) 정기적으로 실시함

(2) 재평가의 목적

① 치료의 효과를 결정하기 위해

② 환자의 요구에 적합한 치료의 수정을 위해

③ 사정의 내용을 수정하기 위해

(3) 재평가의 내용

① 성취하기 어려운 목표들을 제거

② 성취되었거나 부분적으로 성취된 목표의 수정

③ 새롭게 발생된 문제들 또는 발생될 문제들을 위한 새로운 목표 설정

3) **평가 및 사정의 중요성**

(1) 치료사에게 치료 행위자로서와 계획자로서 환자의 효과 정도를 결정해주는 특정 방법을 제공해 줌

(2) 치료 계획 시 과학적 기초가 됨

(3) 팀 멤버들과 의사소통할 수 있도록 특정 정보를 제공

(4) 세심한 평가와 사정

① 작업치료 개발을 증진시킬 수 있음

② 평가 데이터가 체계적으로 수집되면 표준화된 평가 도구의 개발로 연결

③ 작업치료 수행 시 효과적이고 적절한 치료 테크닉 제공

④ 평가 내용을 보다 쉽게 이해하도록 도움

4) **효율적인 평가자의 조건**

(1) 치료사는 그 질환에 대한 지식을 갖추어야 함

- 질환의 원인, 과정(코스), 진행

(2) 다양한 평가도구와 그 사용 방법에 익숙해야 함

(3) 그 환자와 질환에 알맞은 평가 도구를 선택할 수 있어야 함

(4) 환자에 대해 열린 마음을 가져야 하며 환자의 한계나 성격에 대한 편견을 버려야 함

(5) 숙련된 평가기술이 필요하며 짧은 시간 내 환자의 신뢰를 얻어야 함

152

SOAP 노트의 내용 중 'O'에 해당하는 것은?

1) 진단명
2) MMT 평가 결과
3) 클라이언트의 감정 상태
4) 가장 타당한 치료적 접근법의 개발
5) 가장 문제가 되는 인지 요소의 발견

문제해설

152 해설내용 참조

답 2)

SOAP 노트

Explanation

1. Subjective

1) 환자에 의해 보고된 정보
2) 가족 및 보호자에 의해 보고된 정보
3) 현재의 상태, 기능적 수행, 제한점들, 일반적 건강상태, 사회적 습관, 의학적 병력, 클라이언트의 목표 등이 포함됨
4) 치료에 대한 주관적 반응

2. Objective

1) 치료사가 수행된 평가 및 객관적 관찰의 결과를 기록하는 곳
   (1) 표준화된 검사 또는 비표준화된 검사의 사용
   (2) 예 BADL, IADL, ROM 측정, 근력 측정 등

3. Assessment

1) 결과해석을 통한 적절한 치료 프로그램의 개발
2) 장애 및 기능손상이 분석됨
3) 환자의 작업수행에 영향을 미치는 요소를 결정
4) 임상적 추론이 일어남
5) 치료계획 수립 및 정보의 분석
6) 날카로운 임상적 추론과 판단 기술이 필요함

4. Plan

1) 치료계획이 만들어짐
2) goal을 만듦
   • 단기 목표의 성취 후 새로운 단기 목표를 결정함
3) 추가적인 치료 방법에 대한 언급

153

인터뷰(면접)의 내용으로 거리가 먼 것은?

1) 평가자의 나이와 취미를 소개한다
2) 재활프로그램에서의 작업치료사의 역할을 소개한다
3) 환자의 정보를 구하기 위해 면접도구들을 사용할 수도 있다
4) 초기면접 시 치료사와 환자 사이의 라뽀(rapport) 형성과 신뢰 구축이 중요하다
5) 작업치료사는 환자가 자신의 역할, 장애, 요구, 목표 등에 대한 정보를 교환한다

문제해설

153 인터뷰(면접)

- 작업치료사는 환자가 자신의 역할, 장애, 요구, 목표 등에 대한 정보교환
- 재활프로그램에서의 작업치료사의 역할을 소개
- 초기 면접 시 치료사와 환자사이의 라뽀(rapport) 형성과 신뢰 구축이 중요
- 초기 면접 시 필기 또는 녹취가 필요
- 면접 시작 시 치료사의 역할, 인터뷰의 목적, 어떻게 얻어진 정보가 사용되는지 여부에 대한 설명이 필요

답 1)

인터뷰(면접)

Explanation

1. 작업치료사는 환자가 자신의 역할, 장애, 요구, 목표 등에 대한 정보교환
2. 재활프로그램에서의 작업치료사의 역할을 소개
3. 초기 면접 시 치료사와 환자사이의 라뽀(rapport) 형성과 신뢰 구축이 중요
4. 초기 면접 시 필기 또는 녹취가 필요
5. 면접 시작 시 치료사의 역할, 인터뷰의 목적, 어떻게 얻어진 정보가 사용되는지 여부에 대한 설명이 필요
6. 환자의 정보를 구하기 위해 면접 도구들을 사용할 수도 있음
   예 daily schedule
7. 클라이언트(환자)가 장애에 대해 어떤 태도를 가지고 있는지, 자신의 가장 큰 문제가 무엇인지, 목표는 무엇인지에 대해 표현할 수 있는 기회를 제공해 주어야 함

154

직무분석(job analysis)에 대한 내용과 거리가 먼 것은?

1) 직업강화의 기초가 된다
2) 진동은 고위험 작업요소이다
3) 클라이언트의 심리적인 부분도 고려한다
4) 작업치료사가 작업장을 직접 방문하는 것이 효과적이다
5) 신체적 요구를 최우선으로 분석하며 사회적 요소는 배제한다

문제해설

154 직무분석(Job Analysis)
- 손상환자를 위한 프로그램 계획
  - 손상환자에게 의미 있고 적절하며 평가 가능한 프로그램을 기획하기 위해
- 직업이 요구하는 세세한 정보포함
  - 신체적으로 요구되는 조건, 감각요소, 정신 사회적 요소

답 5)

Work Hardening Process

Explanation

1. STEP 1 : Job Analysis(직무분석)

1) 손상환자를 위한 프로그램 계획
   - 손상환자에게 의미 있고 적절하며 평가 가능한 프로그램을 기획하기 위해
2) 직업이 요구하는 세세한 정보를 포함함
   - 신체적으로 요구되는 조건, 감각요소, 정신 사회적 요소

2. STEP 2 : Establishing work Tolerance Baseline

1) **CRF(Commission on Accrediation of Rehabilitation Facilites)에 의한 요소**
   (1) 근육골 상태, 심혈관 상태, 인지 상태, 행동이나 태도, 기능적 작업능력, 작업태도－AOTA의 확장된 요소들
   (2) 손상 대상자의 나이, 흥미, 가치관, 문화, 그리고 동기들
2) **능력평가**
   (1) 과거 병력
   (2) 대상자 면접
   (3) 필요한 기술
   (4) 신체적 평가
   (5) 들어올리기/운반 능력
   (6) 밀기/당기기
   (7) 구부리기/무릎서기/기기
   (8) 앉기/서기
   (9) 작업 모형

3. STEP 3 : Individual work Hardening Plan

1) 작업강화 계획의 마지막 단계
2) 일반적인 작업 강화의 목표
   (1) 매일 참여 시간을 증진 시킨다.
   (2) 작업 현장에서 요구되는 수준으로 지구력을 향상 시킨다.
   (3) body mechanics와 postures를 향상시킨다.
   (4) 통증관리 전략을 개발한다.
   (5) 작업 현장에서 자기 관리를 위한 문제해결 능력을 향상시킨다.
   (6) 적절한 작업 태도를 향상시킨다.

155

대한작업치료사협회의 발족 연도와 WFOT 가입 연도는?

1) 1992년 / 1995년
2) 1993년 / 1998년
3) 1991년 / 1993년
4) 1995년 / 1998년
5) 1987년 / 1993년

문제해설

155
- 1993년 보건복지부로부터 사단법인 대한작업치료사협회 승인(초대회장 : 김순자)
  - 영문 표기는 'Korean Occupational Therapists Association(KOTA)'
- 1995년 아시아 태평양 작업치료사협회에 가입
- 1997년 협회보인 '작업치료' 창간
- 1998년 의료기사 수습제도 폐지
- 1998년 세계작업치료사연맹(WFOT)에 49번째 정식회원국으로 가입
  - 영문 표기는 'Korean Association of Occupational Therapists(KAOT)'

답 2)

한국 작업치료의 역사

Explanation

1. 한국 전쟁 시 부상당한 군인들의 치료를 위해 미군에 의해 작업치료 연수과정이 시작됨
2. 1965년 작업치료사 국가시험이 실시됨
3. 1969년 일반인으로는 최초로 '최귀자'가 작업치료사 면허를 취득함
4. 1979년 국내 최초의 작업치료 정규 교육과정 시작
5. 연세대학교 원주의과대학 보건학과
6. 1993년 보건복지부로부터 사단법인 대한작업치료사협회 승인(초대회장 : 김순자)
   - 영문 표기는 'Korean Occupational Therapists Association(KOTA)'
7. 1995년 아시아 태평양 작업치료사협회에 가입
8. 1997년 협회보인 '작업치료' 창간
9. 1998년 의료기사 수습제도 폐지
10. 1998년 세계작업치료사연맹(WFOT)에 49번째 정식회원국으로 가입
    - 영문 표기는 'Korean Association of Occupational Therapists(KAOT)'

156

다음 설명하는 작업수행 모델의 지각처리 능력은?

> 다양한 크기, 자세, 환경 내에서 그 사물을 재인식하는 것이다

1) 입체지각(stereognosis)
2) 신체도식(body scheme)
3) 형태항상성(form constancy)
4) 공간 내 위치(position in space)
5) 좌우 구별 능력(left-right discrimination)

문제해설

156
- stereognosis
  - 촉각으로 사물을 구별하는 것
- body scheme
  - 각 신체 사이의 관계와 신체 지각하는 것
- form constancy
  - 다양한 크기, 자세, 환경 내에서 그 사물을 재인식하는 것
- position in space
  - 물체들 사이의 공간적 관계를 지각하는 것
- right left discrimination
  - 신체의 양쪽을 분별하는 것

답 3)

지각처리(Perception processing)

Explanation

1. Stereognosis

- 촉각으로 사물을 구별하는 것

2. Kinesthesia

- 관절 움직임의 방향과 움직임 정도를 구별하는 것

3. Pain response

- 해로운 자극을 해석해 내는 것

4. Body scheme

- 각 신체 사이의 관계와 신체를 지각하는 것

5. Right left discrimination

- 신체의 양쪽을 분별하는 것

6. Form constancy

- 다양한 크기, 자세, 환경 내에서 그 사물을 재인식 하는 것

7. Position in space

- 물체들 사이의 공간적 관계를 지각하는 것

8. Visual closure

- 물체나 형태가 완전히 보이지 않아도 구별해 내는 것

9. Figure ground

- 앞뒤에 다른 물체들이나 모양들이 있어도 구별해 내는 것

10. Depth perception

- 다양한 공간이나 면에서 사물들 사이, 그림들 사이의 상대적 거리를 구별하는 것

11. Spatial relations

- 물체들의 자세를 상대적 관계로 구별해 내는 것

12. Topographical orientation

- 특정 대상의 위치와 장소를 찾아내는 것

157

여러 개의 모양을 섞어 놓고 특정 모양을 찾도록 하는 것은 어떤 능력을 평가하기 위한 것인가?

1) 전경배경(figure ground)
2) 시각차단(visual closure)
3) 공간관계(spatial relation)
4) 시기억(visual memory)
5) 형태항상성(form constancy)

158

효율적인 평가자의 조건으로 옳은 것은?

1) 숙련된 평가기술은 필요 없다
2) 환자에 대해 경계하는 마음을 가져야 한다
3) 치료사는 그 질환에 대한 지식을 갖추어야 한다
4) 다양한 평가도구와 그 사용방법에 미숙해야 한다
5) 질환에 맞는 평가도구의 선택은 환자가 직접 해야 한다

문제해설

157
- form constancy
  - 다양한 크기, 자세, 환경 내에서 그 사물을 재인식하는 것
- position in space
  - 물체들 사이의 공간적 관계를 지각하는 것
- visual closure
  - 물체나 형태가 완전히 보이지 않아도 구별해 내는 것
- figure ground
  - 앞뒤에 다른 물체들이나 모양들이 있어도 구별해 내는 것

답 1)

158 효율적인 평가자의 조건
- 치료사는 그 질환에 대한 지식을 갖추어야 함
  - 질환의 원인, 과정(코스), 진행
- 다양한 평가도구와 그 사용 방법에 익숙해야 함
- 그 환자와 질환에 알맞은 평가 도구를 선택할 수 있어야 함
- 환자에 대해 열린 마음을 가져야 하며 환자의 한계나 성격에 대한 편견을 버려야 함
- 숙련된 평가기술이 필요하며 짧은 시간 내 환자의 신뢰를 얻어야 함

답 3)

159

관절, 근육, 힘줄, 인대를 통해 수용되는 감각정보는?

1) 통증(pain)
2) 촉각(tactile)
3) 미각(gustatory)
4) 후각(olfactory)
5) 고유수용성감각(proprioception)

문제해설

159 감각처리(sensory processing)
: 감각자극을 해석하는 것을 말함
- 촉각(tactile)
  - 피부의 온도, 통증, 떨림 등의 자극
- 고유수용성감각(proprioceptive)
  - 근육, 관절, 내장기관의 감각자극
- 전정감각(vestibular)
  - 머리의 위치와 움직임에 대한 해석
  - 눈으로 들어오는 감각자극을 해석하는 것이며, 예로는 시력, 시야, 색 및 패턴의 지각 등

답 5)

감각(Sensory) 요소

Explanation

1. 감각지각(sensory awareness)

- 자극을 수용해서 분류하는 것을 말함

2. 감각처리(sensory processing)

- 감각자극을 해석하는 것을 말함

1) **촉각**(tactile)
- 피부의 온도, 통증, 떨림 등의 자극

2) **고유수용성감각**(proprioceptive)
- 근육, 관절, 내장기관의 감각자극

3) **전정감각**(vestibular)
(1) 머리의 위치와 움직임에 대한 해석
(2) 눈으로 들어오는 감각자극을 해석하는 것이며, 예로는 시력, 시야, 색 및 패턴의 지각 등

4) **청각**(auditory)
- 소리를 해석하고 분별하는 것

5) **미각**(gustatory)
- 맛을 해석하는 것

6) **후각**(olfactory)
- 냄새를 해석하는 것

160

의무기록의 내용과 거리가 먼 것은?

1) 예후
2) 월수입
3) 진단명
4) 주의사항
5) 최근 약물복용

161

일상생활능력을 배우기 위한 잠재력을 결정하는 요소는 어떤 영역인가?

1) 근력
2) 인지
3) ROM
4) 이동성
5) 협응력

문제해설

160 의무기록(medical record)의 내용

진단(diagnosis), 예후(prognosis), 병력(medical history), 주의사항(precautions), 최근 치료 내용(current treatment regime), 사회적 정보(social data), 심리적 정보(psychologic data), 기타 재활치료 등의 정보 획득

답 2)

161 학습(learning)

새로운 행동과 개념을 획득하는 것

답 2)

Explanation

인지 요소

1. 학습(Learning)

- 새로운 행동과 개념을 획득하는 것

2. 그 외의 인지요소

1) 각성수준(level of arousal)
2) 지남력(orientation)
3) 재인식(recognition)
4) 집중력(attention)
5) 활동의 시작(initiation of activity)
6) 종결(termination)
7) 기억력(memory)
8) 연속성(sequencing)
9) 분류(categorization)
10) 개념형성(concept formation)
11) 문제해결(problem solving)
12) 일반화(generalization)
13) 공간 조작(spatial operation)

162

작업수행 요소 중 생역학적 접근(biomechanical approach)의 평가내용이 속하는 곳은?

1) 인지 요소
2) 감각운동 요소
3) 인지통합 요소
4) 심리사회 요소
5) 아동발달 요소

문제해설

162 'biomechanical approach'의 목적
- 특정 신체장애를 평가(ROM, 근력, 지구력 등)
- ROM, 근력, 지구력 등을 회복시키기 위해
- 변형을 감소시키고 예방하기 위해

답 2)

생역학적 FOR

Explanation

1. 이론의 틀(FOR) 또는 치료 접근법의 선택

1) 나 또는 그 이상의 작업치료 FOR의 선택이 이루어짐
2) 환자에게 적합한 특정 치료접근법을 선택
3) 문제해결 과정은 사용되는 FOR 또는 치료 접근법에 의해 영향을 받음
   - 치료 선택은 치료 계획 시 임상적 추론 과정을 위해 결정됨

     예1 상지골절로 인한 LOM 및 근력의 약화(weakness)가 발생
     - 생역학적 접근(biomechanical approach)이 선택되어짐
     - 평가는 ROM 측정과 근력 검사에 초점이 맞춰짐

     예2 뇌졸중으로 인한 운동장애
     - NDT 등 감각운동(sensorimotor) 접근법이 선택됨
     - 평가는 근긴장이나 자세(posture mechanism)에 집중됨

2. Biomechanical Approach(생체역학적 접근)

1) 신체적 문제를 치료하기 위해 사용됨
2) 관절 측정, 근력 측정, 운동치료, 보조기 등
3) 목적
   (1) 특정 신체장애를 평가(ROM, 근력, 지구력 등)
   (2) ROM, 근력, 지구력 등을 회복시키기 위해
   (3) 변형을 감소시키고 예방하기 위해
4) 대상
   - 운동 단위나 정형 외과적 문제를 가진 환자에게 적용(CNS는 정상)

     예 rheumatoid arthritis, osteoarthritis, fractures, amputations 등
5) 평가와 치료
   - Sensorimotor 요소들을 평가·치료

     예 여러 adjunctive method, enabling 테크닉, modality 등

163

작업치료의 역사에 관한 설명으로 옳은 것은?

1) 작업치료의 뿌리는 물리치료이다
2) 1890년대 산업혁명을 계기로 수예공작이 작업치료를 주도하였다
3) 1940년대 과학주의적 경향은 전인주의(holism)를 바탕으로 하였다
4) 작업치료의 축소주의(redutionism)는 보다 폭넓은 작업치료적 접근을 가능하게 하였다
5) 1990년대 후반 이후 작업치료에 전인주의(holism)와 인본주의를 바탕으로 한 변화가 시도되었다

문제해설

163 1910년대

과학주의적 경향은 감소주의를 발달시킴

답 2)

1940년대의 재활운동

Explanation

1. 1940년대까지의 2가지 철학

1) 전인주의(holism) : 폭 넓은 인본주의적 접근
2) 감소주의(reductionism) : 넓은 신체 질환들의 범위를 치료하기 위해 보다 정교하고 집중적인 접근

※ 전인주의(holism)와 감소주의(reductionism) 비교

전인주의(holism)	감소주의(reductionism)
• 인간을 인격체로 보는 시각 • 인간을 전체로 봄 – 몸과 마음을 하나로 보는 시각	• 인간을 생물학적 인간으로 보는 시각 • 인간을 부분적으로 봄

2. 습득된 치료기술의 강조

1) 근골격계 촉진, ADL, 의수 훈련, 보조기 제작 등
   • 치료의 다양성이 증가되고 작업치료사는 숙련되어짐
2) 작업치료사들의 가치와 생각의 변화가 일어났으며 이러한 새로운 흐름은 치료적 활동(activity)에도 영향을 미치게 됨
3) 초기 작업치료의 바탕이었던 전인적 철학의 점차적 침식으로 이어짐

3. Shanon

1) '작업치료의 탈선'이라고 주장함(새로운 철학이 발달하였는데 그것이 '테크닉을 통한 조작되고 조절하는 기계적 존재로의 인간'임을 지적함)
2) 양립적 문제에 봉착했음을 지적
   (1) 처음의 전인적 철학과 이 시대의 테크닉 중심의 철학 사이의 위기
   (2) 작업치료 초기의 가치와 믿음이 탈선되고 이 과정을 중지시켜야 함을 주장

164

생체역학적 FOR(frame of referance)에 대한 설명으로 옳은 것은?

1) 신경학적인 기전을 주로 활용한다
2) 신체적, 사회적, 통계적 방법론이다
3) 지식을 조직화하는 과정을 이용한다
4) 힘, 지렛대, 물리적 작용을 이용한다
5) 인간발달단계, 발달이정표를 사용한다

문제해설

164 biomechanical approach (생체역학적 접근)

- 신체적 문제를 치료하기 위해 사용됨
- 관절 측정, 근력 측정, 운동치료, 보조기 등
- 목적
  - 특정 신체장애를 평가(ROM, 근력, 지구력 등)
  - ROM, 근력, 지구력 등을 회복시키기 위해
  - 변형을 감소시키고 예방하기 위해

답 4)

Biomechanical Approach(생체역학적 접근)

Explanation

1. 신체적 문제를 치료하기 위해 사용됨

2. 관절 측정, 근력 측정, 운동치료, 보조기 등

3. 목적

1) 특정 신체장애를 평가(ROM, 근력, 지구력 등)
2) ROM, 근력, 지구력 등을 회복시키기 위해
3) 변형을 감소시키고 예방하기 위해

4. 대상

- 운동 단위나 정형 외과적 문제를 가진 환자에게 적용(CNS는 정상)

  예 rheumatoid arthritis, osteoarthritis, fractures, amputations 등

5. 평가와 치료

- sensorimotor 요소들을 평가·치료

  예 여러 adjunctive method, enabling 테크닉, modality 등

165

다음 내용은 MOHO의 하부구조 중 하나를 설명하는 단어들이다. 가장 관계 깊은 용어는?

지식, 사회적 기준, 흥미

1) 의지(volition)
2) 되먹임(feedback)
3) 습관(habituation)
4) 수행(performance)
5) 전체 결과(through output)

문제해설

165 의지, 습관화, 수행의 하부구조를 포함함
- 의지(volition)
  - 개인적인 사유, 흥미, 가치의 하부구조를 가짐
- 습관화(habituation)
  - 습관과 내재적 역할이라는 하부구조를 가짐
- 수행(performance)
  - 지각 운동 기술들, 의사소통, 처리과정 기술의 하부구조를 가짐

답 1)

인간 작업 모델(Model of human occupation, MOHO)

Explanation

1. 개요

1) 작업 선택과 작업행동에 영향을 주는 요소
   - 개인의 성향뿐 아니라 환경도 매우 중요함
2) 인간의 작업
   (1) 인간을 작업적인 존재로 봄
   (2) 인간에게 작업이 얼마나 중요한 지를 강조하는 모델

2. 모델

1) 인간을 입력, 처리과정, 출력, feedback으로 구성된 열린 체계로 봄
2) 시간에 따라 끊임없이 변화하는 개념
3) 입력에 따라 치료가 가능하고 더 나은 존재가 될 수 있다는 것을 의미함
4) 입력 : 정보가 들어오는 것
5) 의지, 습관화, 수행의 하부구조를 포함함
   (1) 의지(volition)
      - 개인적인 사유, 흥미, 가치의 하부구조를 가짐
   (2) 습관화(habituation)
      - 습관과 내재적 역할이라는 하부구조를 가짐
   (3) 수행(performance)
      - 지각 운동 기술들, 의사소통, 처리과정 기술의 하부구조를 가짐

166

세계 2차 대전의 결과로 가장 타당한 것은?

1) 보조도구가 제안되기 시작하였다
2) 작업치료 전공 학교가 최초로 설립되었다
3) 치료의 개념을 구체화시키는 계기가 되었다
4) 신체질환 작업치료의 급격한 발달이 이루어졌다
5) 재건 도우미는 과학적이고 전인적인 재활치료 프로그램을 발달시켰다

문제해설

166 세계 1차 대전 전쟁의 결과

- 신체 질환 작업치료의 급격한 발달이 이루어짐
- 장애를 가진 군인들의 재활을 통해 재건 도우미의 가치가 대중 및 의료 분야 전문인들에게까지 알려짐
- 작업치료 전공 학교가 설립됨
- 전쟁이 끝날 무렵 워싱턴의 Walter Reed 종합병원에 작업치료실이 개설됨(1918년)
- 재건 도우미는 과학적이고 전 인격적인 재활치료 프로그램을 발달시킴
- 활동(activity)의 사용
  - 운동분석, 관절 및 근육의 작용, 근력 등을 기초로 함
- 보조 도구의 제안
  - 회복기 동안 스플린트(splint)를 제작하여 사용함

답 3)

세계 1, 2차 대전의 결과

Explanation

1. 세계 1차 대전

1) 전쟁의 결과

(1) 신체 질환 작업치료의 급격한 발달이 이루어짐
(2) 장애를 가진 군인들의 재활을 통해 재건 도우미의 가치가 대중 및 의료분야 전문인들에게까지 알려짐
(3) 작업치료 전공 학교가 설립됨
(4) 전쟁이 끝날 무렵 워싱턴의 Walter Reed 종합병원에 작업치료실이 개설됨(1918년)
(5) 재건 도우미는 과학적이고 전 인격적인 재활치료 프로그램을 발달시킴
(6) 활동(activity)의 사용
- 운동분석, 관절 및 근육의 작용, 근력 등을 기초로 함

(7) 보조 도구의 제안
- 회복기 동안 스플린트(splint)를 제작하여 사용함

2. 세계 2차 대전

1) 전쟁의 결과

(1) 치료의 개념을 구체화시키게 됨
(2) 작업치료사에 의해 사용되어지는 이론적 지식과 임상적 지식을 확장하게 됨
(3) 1947년 처음으로 작업치료 서적인 'Willard and Spackman's Principles Occupational Therapy'가 출판됨
(4) 작업치료 서비스에 대한 요구의 증대와 가치를 재인식하게 됨

167

비표준화된 평가도구에 대한 설명으로 옳은 것은?

1) 결과와 해석은 검사자의 경험, 판단 등에 의해 결정된다
2) 많은 표준화된 검사들이 작업치료사들에 의해 사용되고 있다
3) 사용방법, 점수, 타당도와 신뢰도에 대한 통계적 근거를 가진다
4) 환자로부터 얻은 정보를 기록함에 있어 표준화된 테스트의 사용이 바람직하다
5) 초기평가와 Follow-up 시 일관되고, 객관적이며, 신뢰할 수 있는 정보를 제공한다

문제해설

167 표준화된 검사(standardized tests)
- 사용방법, 점수, 타당도와 신뢰도에 대한 통계적 근거를 가짐
- 환자로부터 얻은 정보를 기록함에 있어 표준화된 테스트의 사용이 바람직함
  - 표준화된 테스트는 작업치료 평가를 형식화하는 능력을 향상시킴
- 초기평가와 Follow-up 시 일관되고, 객관적이며, 신뢰할 수 있는 정보를 제공
- 많은 표준화된 검사들이 작업치료사들에 의해 사용되고 있음

답 1)

Explanation 표준화된 평가(Standardized tests)와 비표준화된 평가(Nonstandardized tests)

1. 표준화된 검사(standardized tests)

1) 사용방법, 점수, 타당도와 신뢰도에 대한 통계적 근거를 가짐
2) 환자로부터 얻은 정보를 기록함에 있어 표준화된 테스트의 사용이 바람직함
   - 표준화된 테스트는 작업치료 평가를 형식화하는 능력을 향상시킴
3) 초기평가와 Follow-up 시 일관되고 객관적이며, 신뢰할 수 있는 정보를 제공
4) 많은 표준화된 검사들이 작업치료사들에 의해 사용되고 있음

2. 비표준화된 검사(nonstandardized tests)

1) 평가 도구들은 주관적이며 특정 사용법을 가지고 있지 않음
2) 점수의 기준이 없으며 평가 결과를 해석해 보여주는 정보를 제공하지 않음
3) 결과와 해석이 임상적 기술, 경험, 판단, 그리고 검사자의 편견에 의해 결정됨
   (1) 몇몇 검사들은 폭넓은 점수와 해석을 제공
   (2) 예 MMT 등

168

치료 선택 시 고려해야 할 사항으로 거리가 먼 것은?

1) 치료사의 경제수준
2) 주의점 및 금기사항
3) 현재 받고 있는 치료
4) 특정 보조공학적 접근 및 적응
5) 환자의 흥미, 직업기술, 사회심리적 요구

문제해설

168 경제적 수준

- 클라이언트의 경제적 수준은 퇴원시기 AT 선택에 있어 중요한 요소가 됨
- 치료사의 경제적 수준은 치료과정 중 고려하지 않음

답 1)

치료 선택 시 고려해야 할 사항

Explanation

1. 환자의 치료목표
2. 주의점 및 금기사항(precautions or contraindication)
3. 회복의 예후(prognosis for recovery)
4. 평가 결과(results for evaluations)
5. 현재 받고 있는 치료(other treatment receiving)
6. 작업치료의 목표와 진행되는 타 치료프로그램의 목표
7. 치료 시 기대되는 환자의 에너지 정도
8. 일반적 건강상태(patient's general health)
9. 환자의 흥미, 직업기술, 사회심리적 요구(patient's interests, vocational skills, and psychologic needs)
10. 환자의 물리적 환경 및 사회문화적 환경(patient's physical and sociocultural environment)
11. 지역사회 복귀 후 환자의 역할
12. 환자에게 유용하며 의미 있는 운동 또는 활동
13. 환자의 회복을 만드는 치료 수준의 차등화(graded treatment)
14. 특정 보조공학적 접근 및 적응(adaptations)

169

'보고(documentation)'의 목적으로 거리가 먼 것은?

1) 의료수가 신청의 근거를 위해
2) 치료의 효과를 결정하기 위해
3) 환자에 대한 분명하고 명확한 정보를 제공하기 위해
4) 스태프(staff) 변경 시 치료의 연속성을 촉진하기 위해
5) 환자의 치료진행에 대한 전문의 및 타 전문가들과의 의사소통을 위해

170

경과기록(progress note)의 내용으로 옳은 것은?

1) 'SOAP' 노트 형식은 뇌졸중 환자에게만 적용한다
2) 이 기록은 매주 한 번 이상 기록해야 한다
3) 횟수, 환자의 반응, 목표를 향한 진행 등이 요약된다
4) 기록은 최대한 간략해야 하며 제공된 치료들은 기록하지 않는다
5) 일반적으로 매일하는 기록은 매우 세밀하게 치료에 대한 환자의 반응을 기록한다

문제해설

169 보고(documentation)의 목적

- 환자의 치료 진행에 대한 전문의 및 타 전문가들과의 의사소통
- 스태프(staff) 변경 시 치료의 연속성 촉진
- 환자에 대한 분명하고 명확한 정보 제공
- 치료 지속의 정당성 제공
- 의료수가 신청의 근거
- 소송, 기소 등 법적 문제에 대한 대응
- 기타
  - 환자 및 가족들에게 치료 프로그램 정보 제공
  - 연구의 자료 및 작업치료 분야 전문성 발전에 기여

답 2)

170 경과 기록(progress note)

- 이 기록은 매 치료마다, 매일 또는 매주 기록되어야 함
- 일반적으로 매일하는 기록은 매우 간략하며 치료에 대한 환자의 반응을 반영하게 됨
- 매주(주간) 기록은 보다 철저해야 하며, 제공된 치료들을 요약해야 함
- 횟수, 환자의 반응, 목표를 향한 진행 등이 요약됨

답 3)

Explanation 경과 기록(Progress note)

1. 이 기록은 매 치료마다, 매일 또는 매주 기록되어야 함
2. 일반적으로 매일하는 기록은 매우 간략하며 치료에 대한 환자의 반응을 반영하게 됨
3. 매주(주간) 기록은 보다 철저해야 하며, 제공된 치료들을 요약해야 함
4. 횟수, 환자의 반응, 목표를 향한 진행 등이 요약됨
5. 새로운 목표와 치료 계획은 보통 단기 목표(STG)에 반영되며, 기대되는 결과는 그 주에 실시된 치료에 근거함
6. 기록은 다양한 스타일과 형식을 사용할 수 있지만, SOAP 노트 형식이 가장 일반적 임
   1) Subjective : 문제에 대한 환자의 시각(the patient's view of the problem)
   2) Objective : 문제에 대한 임상학적 결과들(the clinical findings about the problem)
   3) Assessment : 평가에 의한 만들어진 중요한 정보들(important data from reevaluations)
   4) Plan : 치료 목표 및 사용될 치료법(treatment goals and modalities to be used)

171

다음 내용의 이론의 틀(FOR)은?

- 1단계 : 상호적 억제
- 2단계 : 동시수축으로 안정성 제공
- 3단계 : 안정성을 바탕으로 한 유동성
- 4단계 : 원위부(먼쪽)의 자유로운 움직임 발달

1) SI
2) PNF
3) Rood
4) NDT
5) COPM

문제해설

171 해설내용 참조

답 3)

172

다음 내용은 누구의 이론인가?

운동조절의 4요소
- 상호 억제 : 신경지배(Reciprocal inhibition : innervation)
- 협력수축 : 동시적 신경지배(Cocontraction : coinnervation)
- 무거운 일(Heavy work)
- 기술(Skill)

1) Voss
2) Rood
3) Ayers
4) Bobath
5) Brunnstrom

172 해설내용 참조

답 2)

Rood의 운동조절 4요소(Four components of motor control)

Explanation

1. 상호 억제 : 신경지배(reciprocal inhibition : innervation)

1) 방어적 기능(protective function)을 위한 초기 움직임(mobility) 패턴을 말함
2) 길항근(antagonist)의 이완 시 주동근(agonist)의 수축이 일어남
3) 척수 순주의 원시적 반사패턴

2. 협력수축 : 동시적 신경지배(cocontraction : coinnervation)

1) 안전성(stability)을 제공(긴장성 및 정적 근육 패턴)
2) 장시간 물체 또는 자세를 유지는 능력
3) 길항근(antagonist)과 주동근(agonist)의 동시 수축을 말함

3. 무거운 일(heavy work)

1) 안정성(stability)에 기초를 둔 유동성(mobility)
2) 근위부(몸쪽)(proximal) 근육들이 움직이고 원위부(먼쪽) 요소(distal segment)들은 고정
   예) 네발서기자세 : 손목과 손은 고정되고 어깨 및 엉덩관절은 유동
3) 들기(lifting), 옮기기(moving), 당기기(pulling)와 같은 작업들과 많은 연관

4. 기술(skill)

1) 운동조절의 가장 상위 수준
2) 유동성(mobility)과 안정성(stability)의 연합된 작용
3) 원위부(먼쪽)가 자유롭게 움직이는 동안 근위부(몸쪽)는 안정되어 있음
4) 붓으로 그림 그리기
   • 팔을 펴고 그대로 유지한 뒤 손을 자유롭게 움직여 붓을 조작
5) 컴퓨터 작업
   • 눈과 손의 협응력(eye hand coordination)을 이용한 타이핑

173

다음의 역사적 사건은 작업치료의 출발점이 된 동시에 작업치료의 기초 철학이 되었다. 무엇인가?

> 18세기말부터 시작된 정신과 환자에 대한 치료 개념이다. 짐승처럼 취급하던 정신과 환자들에게 다양한 활동들을 제공하였으며, 인본주의적 관점의 시각을 가지기 시작하였다

1) 감소주의
2) 작업과학
3) 수공예 운동
4) 윤리적 치료
5) 감각운동 접근법

문제해설

173 윤리적 치료(moral treatment)

- 18세기말부터 시작된 정신과 환자에 대한 치료개념
- 작업치료의 출발점이기도 함
- 윤리적 치료가 성행하기 전 정신과 환자들은 이성이 없는 존재로 인식
  - 정신과 환자들을 짐승처럼 취급함
  - 정신과 환자들을 범죄자나 죄인처럼 생각함
  - 악마 또는 귀신이 들렸다고 생각함
  - 사회로부터 격리하여 수용하였으며 채찍으로 때리거나 사슬에 묶어 둠

답 4)

174

다음 설명하는 내용의 이론으로 가장 타당한 것은?

- 인간은 열린 시스템이다
- 의지, 습관, 수행의 세 가지 하부구조를 통해 결과가 나타난다
- 인간은 환경에 반응하여 스스로 조직화하는 역동적 존재이다

1) SI
2) NDT
3) OTPF
4) COPM
5) MOHO

문제해설

174 해설내용 참조

답 5)

인간작업모델(Model Of Human Occupation, MOHO)

Explanation

1. 개요

1) 작업 선택과 작업행동에 영향을 주는 요소
   - 개인의 성향뿐 아니라 환경도 매우 중요함
2) 인간의 작업
   (1) 인간을 작업적인 존재로 봄
   (2) 인간에게 작업이 얼마나 중요한 지를 강조하는 모델

2. 모델

1) 인간을 입력, 처리과정, 출력, feedback으로 구성된 열린 체계로 봄
2) 시간에 따라 끊임없이 변화하는 개념
3) 입력에 따라 치료가 가능하고 더 나은 존재가 될 수 있다는 것을 의미함
4) 입력 : 정보가 들어오는 것
5) 의지, 습관화, 수행의 하부구조를 포함함
   (1) 의지(volition)
      - 개인적인 사유, 흥미, 가치의 하부구조를 가짐
   (2) 습관화(habituation)
      - 습관과 내재적 역할이라는 하부구조를 가짐
   (3) 수행(performance)
      - 지각 운동 기술들, 의사소통, 처리과정 기술의 하부구조를 가짐

175

MOHO 이론에 관한 내용이다. 옳은 것은?

1) 역동적 시스템이다
2) 인간을 생물적 존재로 본다
3) 개인의 행동은 환경에 의해 변화한다
4) 환경에 의한 영향은 어린 시절에만 받는다
5) 의지, 습관, 물리적 환경의 세 가지 하부구조로 구성된다

문제해설

175 MOHO 이론

답 3)

인간 작업 모델(Model Of Human Occupation, MOHO)

Explanation

1. 개요

1) 작업 선택과 작업행동에 영향을 주는 요소
   • 개인의 성향 뿐 아니라 환경도 매우 중요함
2) 인간의 작업
   (1) 인간을 작업적인 존재로 봄
   (2) 인간에게 작업이 얼마나 중요한지를 강조하는 모델

2. 모델

1) 인간을 입력, 처리과정, 출력, feedback으로 구성된 열린 체계로 봄
2) 시간에 따라 끊임없이 변화하는 개념
3) 입력에 따라 치료가 가능하고 더 나은 존재가 될 수 있다는 것을 의미함
4) 입력 : 정보가 들어오는 것
5) 의지, 습관화, 수행의 하부구조를 포함함
   (1) 의지(volition)
      • 개인적인 사유, 흥미, 가치의 하부구조를 가짐
   (2) 습관화(habituation)
      • 습관과 내재적 역할이라는 하부구조를 가짐
   (3) 수행(performance)
      • 지각 운동 기술들, 의사소통, 처리과정 기술의 하부구조를 가짐

176

세탁기 내부의 크기를 시각적 관찰을 통해 예측할 수 있다. 무엇인가?

1) 공간관계
2) 깊이지각
3) 운동감각
4) 좌우구별
5) 전경배경

177

다음 설명하는 작업치료의 형태는?

> • 작업치료사는 가정을 방문하여 척수손상 환자에게 운동 프로그램을 제공하였다
> • 자신의 집에 거주하는 6세 뇌성마비 아동은 자원봉사자로부터 재활 서비스를 받고 있다

1) 환자 중심 작업치료
2) 이론 중심 작업치료
3) 발달적 중심 작업 치료
4) 지역사회 중심 작업치료
5) 과학적 접근 중심 작업치료

문제해설

176 세탁기 내부의 깊이와 너비를 시지각을 통해 가늠해야 하므로 깊이지각 능력이 우선적으로 필요하다.

답 2)

177 해설내용 참조

답 4)

CBR

Explanation

1. 지역사회중심재활

1) 개념

(1) CBR(Community Based Rehabilitation)이라고 함
- 1960년대 말 아일랜드에서 개최된 세미나에서 처음 사용된 용어

(2) 장애인의 재활과 사회통합을 달성하기 위하여 장애인 자신과 그 가족 및 지역사회의 인적 물적
- 자원을 가동, 활용하고 지역사회를 기초로 하여 채택되어진 모든 방법을 포함하는 것

(3) 1981년 이후 세계보건기구(WHO)의 중요한 재활정책으로 권장되어 옴

(4) 지역사회중심 재활은 지역 내 살고 있는 장애인들의 재활
① 모든 계획을 세울 때에 거주하는 장애인들의 필요에 기초를 둠
② 지역사회 내에 이미 존재하고 있는 인적, 물적 자원을 충분히 조사함
- 이용 가능한 것들을 최대한 활용하여 장애인의 재활을 도움

- 지역의 협동과 참여로 장애인들의 진정한 사회적 통합을 성취하도록 도움
- 장애인 본인과 가족 그리고 이웃과 지역사회 주민들이 서로 이해하고 협력함

(5) 장애인 자신과 그 가족 및 전 지역사회가 지역사회자원을 활용함
- 지역사회 수준에서 채택되어진 모든 방법을 포함하게 됨

2) 특징

(1) 1차보건사업과 밀접하게 관련됨

(2) 장애인의 지역사회 참여에 목적을 두는 사회통합과 깊은 관련이 있음

(3) 세 가지의 기본적인 특성

① 지역사회의 참여
- 지역사회와 사람들은 그들 스스로 보건에 대해 책임이 있다는 것을 받아들여야함

② 재활기술
- 간소화된 재활기술

③ 서비스 전달체계
- 장애인의 서비스 전달자를 주로 장애인 가족 내의 자원에 의존하는 것을 기본으로 함

3) 원칙

(1) 재활의 주체는 장애인 자신과 가족이다.

(2) 지역사회가 그 지역사회 내의 장애발생예방 및 이미 발생된 장애인에 대한 재활서비스 제공에 일차적 책임을 진다.

(3) 기존의 재활서비스 전달체계에 통합되어 수행되는 것이다.

(4) 지역사회 내의 기존 자원을 활용한다.

(5) 지역사회의 경제적·사회적 발전 수준에 적합하며, 저렴한 비용으로 구할 수 있고, 효과도 기대할 수 있는 익히기 쉬운 기술을 활용한다.

(6) 지역사회 내에서 보건, 사회복지, 교육, 직업훈련 및 취업의 서비스가 함께 주어질 수 있도록 관계 부서 및 관련 기관이 협력한다.

(7) 지역사회에서 해결하기 어려운 문제는 2차, 3차 기관으로 의뢰할 수 있는 후송의뢰체계가 필요하다.

4) 필요성

(1) 장애인 재활 두 형태

① 시설을 중심으로 한 재활

② 지역사회에 기반을 둔 재활

(2) CBR의 필요성

① 급속한 산업화, 도시화 추세에 따른 산업재해, 교통사고 증가로 인한 중도 장애의 발생
- 의료서비스의 발달에 따른 치명적 환자의 생존과 노인인구의 급속한 증가

② 수용보호 중심의 재활서비스의 한계
- 전체 장애인의 2~3% 이상을 수용할 수 없음
- 시설보호의 비용이 너무 비쌈

- 재활의 궁극적인 목표는 장애인이 지역사회에서 어울리는 것
- 수용보호를 통해서는 장애인의 사회적 격리를 초래함

5) 한국의 CBR 현황

(1) CBR 도입

① 1985년 보건사회부의 재정지원

- "한국장애자재활협회"에서 관악구 신림동과 충북 청원군에서 4년간 실시한 정부 개입의 시범사업이 처음으로 실시됨
- 지역사회 자원의 조직화와 재활환경 조성을 위한 사회교육 프로그램 등이 시범사업으로 실시됨

(2) CBR의 확대

- 지역사회 장애인복지관, 국립재활원, 지역보건소가 개입하면서 확대됨

① 장애인종합복지관

- 보건복지부에서 전국에 장애인 종합복지관을 설립하여 관련기관 및 주민들과 함께 장애인의 재활을 종합적으로 지원하는 역할을 하고 있음

② 보건복지부, 국립재활원, 보건소

- 보건소는 일차보건의료의 중심기관
  - 1995년 개정된 지역보건법이 보건소에서 지역사회의 재활업무를 수행하도록 명시함
  - 2000년부터 16개 지역사회중심재활거점보건소를 지정함
  - 시범사업 추진 중
- 국립재활원
  - 1993년부터 CBR 사업을 실시함

6) 자원동원

(1) 물적 자원

- 대상자에게 도움이 되는 금품, 각종복지시설, 의료 보건 위생시설, 사회복지관, 단체 등

(2) 사회제도적 자원

- 사회복지에 관한 법률, 제도, 조례, 정관 등

(3) 인적자원

① 공식적 자원

- 사회복지사, 의사, 변호사, 목사, 심리학자, 간호사 등의 전문직업인

② 비공식적인 자원

- 가족, 친구, 직장의 동료, 이웃, 자원봉사자, 자조 그룹 회원, 후원자 등

(4) 기타 사회자원

- 교육시설, 문화체육시설(도서관, 공원, 체육관), 오락시설, 교통기관, 경찰서, 병원 등

(5) 각종 정보

① 법률의 제정 및 개정내용, 지역사회의 움직임 등

② 뉴스레터나 기타 소식지 등

178

프랑스 정신과 의사인 Phillipe Pinel은 정신과 환자들의 쇠사슬을 제거하였다. 작업치료의 출발점이기도 한 '윤리적 치료'가 가장 성행한 시기는?

1) 18세기 초
2) 19세기 초
3) 1차 세계대전 후
4) 2차 세계 대전 후
5) 1960년대 인본주의 후

문제해설

178 해설내용 참조

답 2)

윤리적 치료

Explanation

1. 18세기 : 윤리적 치료의 시작

1) 심리학, 해부학, 생리학분야의 급속한 발전이 이루어짐
2) 새로운 지식의 개발과 보다 정교하고 특성화된 치료방법들이 개발됨
3) 작업치료의 전문화된 형태를 갖추는 계기를 마련함
4) 대략적인 작업치료의 형태가 나타나기 시작
5) 목적이 있는 활동(purposeful activity)을 사용하는 운동치료와 물리요법이 발달
6) Tissot(1780)는 작업운동(occupational exercise)을 능동적, 수동적, 혼합적 운동으로 분류
7) 프랑스 정신과 의사 Phillipe Pinel
   (1) 정신과 환자들에게 일(work)을 제공하여 치료함
   (2) 정신과 환자들에게 쇠사슬 제거와 여러 물리적 구속들을 제거함
   (3) 윤리적 치료(moral treatment)
      ① 18세기말부터 시작된 정신과 환자에 대한 치료개념
      ② 작업치료의 출발점이기도 함
      ③ 윤리적 치료가 성행하기 전 정신과 환자들은 이성이 없는 존재로 인식

2. 19세기 초 : 윤리적 치료와 인본주의 성행

1) 작업치료 철학의 뿌리인 윤리적 치료(moral Tx) 성행
   (1) 윤리적 치료의 바탕은 인본주의 철학
   (2) 이 시대의 종교적, 정치적, 문화적 믿음
2) 사회가 인도주의적 원칙과 치료에 가치를 두었고 이것은 정신질환자들을 치료에 영향을 미침
3) 인본주의 철학 성행
   (1) 인간 개개인을 존중
   (2) 몸과 정신을 하나로 수용
   (3) 정신과 질환자들이 활동을 통해 환경에 적응하는 것과 기능할 것을 믿음

179

Rood의 개체 발생적 발달 패턴(ontogenetic development patterns) 과제 중 'All four(Quadruped position)'의 사례로 옳은 것은?

1) 걷기
2) 뛰기
3) 구르기
4) 기어 다니기
5) 하지에 체중지지하기

문제해설

179 해설내용 참조

답 4)

개체 발생적 발달 패턴(Ontogenetic development patterns)

Explanation

1. On elbow(prone on elbow)

1) 이 패턴은 목의 협력수축 및 prone extension 후에 나타나는 패턴
   - 팔꿈치에 체중지지(prone on elbow)
2) 견갑골과 견관절(glenohumeral) 부위를 신장시킴
3) 환경에 대한 더 많은 시각적 자극 제공
4) 측면에서 측면으로의 체중이동을 허용
5) STNR을 억제함

2. All four(Quadruped position)

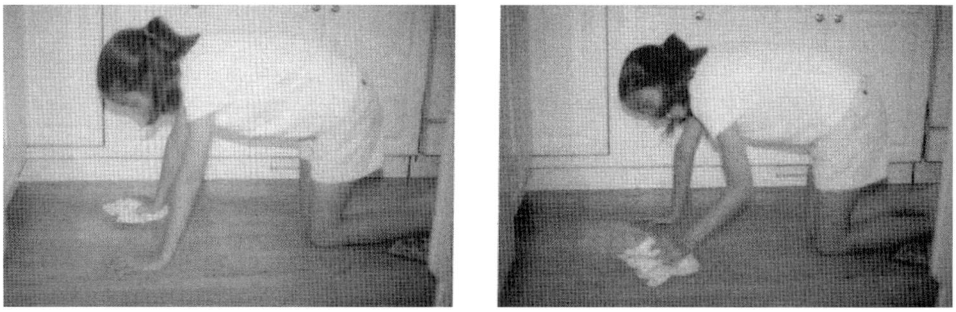

그림 1-3 All four(Quadruped position)

1) 목과 어깨의 안정성(stability) 이후에 나타나는 패턴
2) 하지와 상지의 협력 수축이 일어남
3) 초기에는 정적인 형태
4) 기에는 체중의 전후좌우 이동이 가능해짐
   (1) 안정성을 바탕으로 한 대각선 움직임(diagonal mobility)이 나타남

(2) 체중이동은 이후 평형반응의 준비과정

3. Static standing

1) 두발을 이용한 직립의 시작
2) 상부 체간의 기술(skill)
   • 상지의 조작 및 잡기가 자유로움
3) 초기
   • 양발에 균등한 체중이 실림
4) 후기
   • 양발에 체중이동이 일어남
5) 보다 상위의 신경학적 통합의 결과
   • 정위반응(righting reaction)과 평형반응(equilibrium reaction)

4. Walking

• '이동성/안정성/기술(mobility/stability/skill)'이 통합된 보행
• 정상적 보행이 내포하고 있는 내용

1) **체중지지**
   (1) 균형유지
   (2) 걷기(stepping) 동작의 실행

180

치료적 접근 방법(remedial approaches)에 대한 설명으로 틀린 것은?

1) 편측무시 환자에게 무시하는 측에 자극을 제공했다
2) 치매 환자에게 화투 등 게임을 하면서 기억력을 유지하도록 했다
3) 집중력 장애가 있는 아동에게 집중할 수 있는 시간을 증가시켰다
4) 저시력 환자에게 컴퓨터 화면을 조절하여 글자 크기를 크게 확대시켰다
5) 경직성 뇌성마비 아동이 옷입기 수행하기 전에 아동의 근 긴장도를 낮추었다

문제해설

180 치료적 접근법은 클라이언트의 감각운동, 인지, 정신사회적 요소의 손상에 집중해서 접근하는 것이다. 반면 보상적 접근방법은 과제수행의 완성도를 높이기 위해 적응기술이나 움직임의 형태를 변형시켜주는 접근법이다. 주로 과제수행방법을 변형시키거나 보조도구를 사용하거나 환경을 변형시켜주는 것이다. 저시력 환자에게 글자크기를 조절하는 것은 보상적 접근법이다.

답 4)

181

뇌졸중 환자인 65세 여성은 이전에 학습한 개념들을 다양한 환경에 적용하지 못한다. 어떤 능력의 손상인가?

1) 학습(learning)
2) 지남력(orientation)
3) 재인식(recognition)
4) 일반화(generalization)
5) 개념형성(concept formation)

182

1917년 3월 미국 스프링에서 작업치료가 공식적으로 출범한다. 작업치료의 공식 출범 이후 발생된 역사적 사건 중 가장 가까운 시기에 발생한 사건은?

1) 경제 대공황
2) 세계 1차 대전
3) 윤리적 치료의 출범
4) 작업치료 학교의 설립
5) 감각운동치료들의 개발

문제해설

181
- 재인식(recognition)
  - 낯익은 얼굴, 사물, 그리고 이전에 보았던 물건들을 분별해 내는 것
- 개념 형성(concept formation)
  - 특정 생각 및 사고를 구성하기 위해 다양한 정보를 조직화하는 것
- 학습(learning)
  - 새로운 행동과 개념을 획득하는 것
- 일반화(generalization)
  - 다양한 새로운 환경에서 이전에 학습된 개념과 행동을 새롭게 적용시키는 것
- 공간 조작(spatial operation)
  - 정신적으로(mentally) 사물의 위치를 다양한 관계로 조작하는 것

답 4)

182 해설내용 참조

답 2)

역사
Explanation

1. 작업치료의 공식 출범

1) Barton
   (1) 결핵으로 진단 받은 건축가
   (2) 자신의 병을 회복시키는 데 있어 수작업을 사용하므로 자신의 히스테릭성 마비로부터 벗어나는 경험을 하게 됨
   (3) 자신의 경험을 통해 일생을 장애인들을 위한 재활과 작업(occupation)을 배우는 것에 헌신하게 됨
2) Dunton
   (1) Barton의 연구들이 Dunton에게 알려지게 됨
   (2) Barton은 Dunton에게 작업(occupation)에 관심이 있는 사람들의 모임을 구성할 목적으로 서신을 보내게 됨

(3) Barton과 Dunton의 서신교환으로 작업(occupation)에 관심이 있는 사람들이 추천됨
- 추천된 사람들은 협회와 같은 형식의 모임을 원했고, 1917년 3월 공식적으로 작업치료의 출범이 이루어짐

3) **작업치료 공식 출범**
- 1917년 3월 미국 클리프톤 스프링에서 작업치료 발전을 위한 첫 국제 사회 모임을 통해 공식적으로 작업치료가 시작됨

2. 세계 1차 대전

1) **미국의 작업치료**

(1) 미국이 전쟁에 돌입하며 부상병 치료를 위한 의사협회가 구성(1917년)
- 가능한 빠른 군인 재활을 위한 병원 건립이 제의됨

2) Reconstruction aid(**재건 도우미**)

(1) 부상병 치료를 위해 1918년 보스톤에 전시 응급치료 단기 과정이 설립

(2) 민간인 여성들이 부상자 치료를 위해 훈련을 받고 신체질환자 재활에 참여하게 됨
- 이 여성들은 이후 작업치료 발전에 중요한 역할을 하게 됨

(3) 민간 여성들은 훈련 뒤 군 병원, 집, 외국 등으로 보내져 장애를 입은 군인들의 재활 프로그램에 참여함
- 치료적 활동(activity)을 사용한 도움

3) **전쟁의 결과**

(1) 신체 질환 작업치료의 급격한 발달이 이루어짐

(2) 장애를 가진 군인들의 재활을 통해 재건도우미의 가치가 대중 및 의료분야 전문인들에게까지 알려짐

(3) 작업치료 전공 학교가 설립됨

(4) 전쟁이 끝날 무렵 워싱턴의 Walter Reed 종합병원에 작업치료실이 개설됨(1918년)

(5) 재건 도우미는 과학적이고 전 인격적인 재활치료 프로그램을 발달시킴

(6) 활동(activity)의 사용
- 운동분석, 관절 및 근육의 작용, 근력 등을 기초로 함

(7) 보조 도구의 제안
- 회복기 동안 스플린트(splint)를 제작하여 사용함

183

다음 보기의 내용이 설명하고 있는 임상적 추론은 어떤 종류의 추론인가?

> 치료사는 가족과의 인터뷰에서 '환자에게 무슨 사연이 있는지, 가족의 우선순위는 무엇인지, 가족의 관심사는 무엇인지' 등에 대해 질문하였다

1) 과학적 추론
2) 서술적 추론
3) 윤리적 추론
4) 상황적 추론
5) 상호적 추론

문제해설

183 해설내용 참조

답 2)

임상적 추론

Explanation

과학적 (scientific)	• 장애가 수행에 어떤 영향을 미치는지? • 주어진 상황에 어떤 평가도구가 사용되어야 하는지? • 치료 향상을 위해 어떤 작업모델(practice model)이 사용되는지? • 어떤 중재전략이 수행을 향상시킬 것인지? • 더 높은 단계의 기능을 촉진하기 위해 어떤 활동을 수행할 것인지? • 무엇이 발달적으로 적절한지, 그리고 무엇이 환자들에게 기능적인지?
서술적 (narrative)	• 환자에게 무슨 사연이 있는지? • 가족의 우선순위는 무엇인지? • 어떤 가족 구성원(자원)을 활용할 수 있는지? • 가족의 관심은 무엇인지? • 문화적 고려사항은 무엇인지? • 일상과 환경에서 어떤 치료에 중심을 두어야하는지?
프라그마틱 (pragmatic)	• 치료적 이슈가 작업치료에 어떤 영향을 주는지? • 자원의 활용이 가능한지? • 어디에서 작업치료에 관한 서비스를 받을 수 있는지와 같은 실제적 관심은 무엇인지? • 치료를 위한 시간 사용에 어떤 제한이 있는지? • 치료 서비스를 위한 공간은 이용 가능한지?
상호적 (interactive)	• 아동과 가족이 어떻게 상호작용하는지? • 아동과 가족에게 무엇이 중요한지? • 아동이 무엇에 관심이 있으며 무엇에 즐거워하는지? • 아동이 좋아하는 활동은 무엇인지? • 어떤 감각 시스템이 상호작용에 주로 사용되어지는지? • 어떻게 하면 아동과 관계가 형성되는지?

윤리적 (ethical)	• 흥미로운 경쟁을 제공하는 상황에서 무엇이 윤리적 행동인지? • 무엇이 아이에게 이익이 되며 해가 될 수 있는지? • 이익을 위해 위험을 감수할 수 있는지? • 자원이 제한될 때 어떻게 그 서비스를 해결할 수 있는지? • 불공정하고 바람직하지 못한 상황(situation)을 관찰하게 되었을 때 어떤 행동을 취할 것인지?
상황적 (conditional)	• 무엇이 장기간의 비전인지? • 기대할 수 있는 결과는 무엇인가? • 가족들에 의해 기대되는 결과는 무엇인지? • 주어진 자원이나 환경이 아이에게 가용한지? • 어떤 것들이 성취될 수 있는지? • 어떤 치료가 가족과 아이의 꿈을 이루는데 도움이 될 수 있는지?

184

작업치료 관련 평가에는 표준화된 평가(standardized tests)와 비표준화된 평가(nonstandardized tests)가 있다. 바르게 설명한 것은?

1) 양쪽 모두 타당도와 신뢰도를 가진다
2) 비표준화된 평가 도구에는 점수나 기준이 없다
3) 양쪽 모두를 사용하지만 표준화된 검사가 우선적이다
4) 비표준화된 평가 도구들을 작업치료 현장에서는 사용하지 않는다
5) 정보를 기록할 때는 가능한 비표준화된 테스트를 사용하는 것이 좋다

문제해설

184 해설내용 참조

답 3)

평가도구의 표준화

Explanation

표준화된 검사 (standardized tests)	• 사용방법, 점수, 타당도와 신뢰도에 대한 통계적 근거를 가짐 • 환자로부터 얻은 정보를 기록함에 있어 표준화된 테스트의 사용이 바람직함 - 표준화된 테스트는 작업치료 평가를 형식화하는 능력을 향상시킴 • 초기평가와 Follow-up 시 일관되고, 객관적이며, 신뢰할 수 있는 정보를 제공 • 많은 표준화된 검사들이 작업치료사들에 의해 사용되고 있음
비표준화된 검사 (nonstandardized tests)	• 평가 도구들은 주관적이며 특정 사용법을 가지고 있지 않음 • 점수의 기준이 없으며 평가 결과를 해석해 보여주는 정보를 제공하지 않음 • 결과와 해석이 임상적 기술, 경험, 판단, 그리고 검사자의 편견에 의해 결정됨 - 몇몇 검사들은 폭넓은 점수와 해석을 제공함(예, MMT 등)

185

35세 뇌손상 환자의 가정관리 능력을 평가해야 한다. 다음 중 돈 관리 능력을 평가할 수 있는 것은?

1) 쇼핑장소 선택
2) 청구서 지불하기
3) 쇼핑 리스트 준비
4) 가사장비 유지보수
5) 물건선택하고 담기

문제해설

185 금전 관리(money management)
예산 세우기, 고지서 수납하기, 은행시스템 이용하기 등을 말함

답 2)

일/생산적 활동(Work/Productive activity)

Explanation

- 자신의 업무와 관련된 부분으로 가사일, 타인 간호, 교육 활동, 직업 활동 등을 말함

1. 가사 관리(home management)

- 의복관리(clothing care) : 의류분류(sorting), 세탁, 의복수선, 다림질 등을 말함

2. 청소(cleaning)

- 쓰레기 버리기, 진공청소기 사용, 쓸기, 닦기, 먼지 털기, 광내기 등을 말함

3. 식사 준비(meal preparation)

- 영양을 고려한 식단 짜기, 음식준비 및 제공, 주방용품 사용하기, 안전한 음식저장, 주방의 청결유지 등을 말함

4. 쇼핑(shopping)

- 살 물건의 목록준비, 물건 고르기와 구입하기, 지불방법 선택하기, 계산하기 등

5. 금전 관리(money management)

- 예산 세우기, 고지서 수납하기, 은행시스템 이용하기 등을 말함

6. 주택 유지(household maintenance)

- 집, 정원, 마당, 자동차 등을 관리하는 것을 말함

7. 안전 처리(safety procedure)

- 안전한 환경을 유지하고 상해를 방지하기 위한 예방활동 및 응급조치활동을 말함

8. 타인 간호(care of others)

- 자녀, 배우자, 부모, 애완동물 등에게 물리적 간호, 영양, 의사소통 등을 적절히 제공하는 것을 말함

9. 직업 활동(vocational activities)

- 직업 탐구(vocational exploration), 취업(job aquisition), 직업수행(job performance), 퇴직계획, 자원봉사 등의 활동을 말한다.

186

40대 뇌졸중 환자에게 다음과 같은 질문을 하여 평가를 실시하였다. 어떤 능력을 알아보기 위한 평가인가?

자신의 집 설계도면을 그려보세요

1) 기억력
2) 재인식
3) 물체조작
4) 문제해결능력
5) 지형적 지남력

187

세계 작업치료의 역사에서 작업치료가 공식적으로 출범한 연도는?

1) 1912년
2) 1915년
3) 1917년
4) 1920년
5) 1922년

188

마크라메(매듭공예)를 수행하는 동안 척수손상환자의 상지 근력 강화를 위해 손목에 모래주머니를 착용시켰다. 이 때 사용된 이론의 틀은?

1) 인지장애 모델
2) 감각통합 모델
3) 신경생리적 모델
4) 생체역학적 모델
5) 발달/시공간적 적응 모델

문제해설

186 지남력은 시간, 공간, 장소 지남력은 상황, 환경, 시간의 경과에 대한 자신과의 관계성을 이해하는 능력이다. 이것의 평가방법은 사람과 시간과 장소를 묻는다. 지형적 지남력은 자신의 위치와 환경과의 관계를 이해하는 능력을 말한다.
답 5)

187 작업치료의 공식 출범
1917년 3월 미국 클리프톤 스프링에서 작업치료 발전을 위한 첫 국제 사회 모임을 통해 공식적으로 작업치료가 시작됨
답 3)

188 생체역학적 모델은 관절가동범위, 근력, 지구력 등 근골격계의 기본적인 생리학적, 해부학적, 역학적 특성에 중점을 둔다.
답 4)

189

환자는 자신의 병실 안에 있는 화장실을 찾지 못한다. 이 환자는 문제는?

1) 기억력
2) 전경배경
3) 시각폐쇄
4) 형태항상성
5) 지형적 지남력

190

치료 목표와 등급화에 대한 사례가 바르지 못한 것은?

1) 근력 증진 : 활동 시 중력 이용하기
2) ROM 증진 : 손잡이를 보다 굵게 만들기
3) 지구력 증진 : 걷는 거리를 보다 멀리하기
4) 사회성 증진 : 활동에 참여하는 인원을 줄여나가기
5) 협응력 증진 : 보다 큰 페그(peg)를 이용해 보드 활동하기

문제해설

189 지형적 지남력은 특정 장소를 기억하고 다시 찾아갈 수 있는 능력을 의미한다. 길을 잃고 헤매는 환자의 경우 지형적 지남력 손상의 대표적 사례이다.

답 5)

190 해설내용 참조

답 4)

등급화

Explanation

근력	• 저항 증감에 따라 등급화시킴 – 중력의 감소 또는 제공 – 저항의 변화 예) 손목에 부착된 모래주머니
운동범위	• 관절 가동범위의 활동을 증가시킴 예) 도구 손잡이 굵기의 변화
지구력과 인내력	• 작업 시간을 늘림 • 횟수를 늘림 • 견디기 쉬운 작업에서 어려운 작업으로 점진적으로 진행함 예) 서기 및 걷기의 시간을 늘림
협응력	• 큰 것으로부터 작은 것으로 진행 – 보다 섬세하고 조절이 요구되는 활동으로 등급화시켜 나감
인지 및 사회 기술	• 보다 많은 판단과 결정이 필요한 활동으로 등급화시켜 나감 – 문제 해결과정이 보다 많은 작업이 요구됨 • 작업 수행 시 도움의 양을 줄이므로 등급화시켜 나감 • 참여 그룹을 이용한 등급화 – 점차 참여 인원을 증가시켜 나감

191

치료사는 TBI 환자에게 '지금이 어떤 계절이며, 집이 어디인지, 이곳이 어디인지' 등을 질문했다. 치료사가 평가하고자 하는 항목은?

1) 계산력
2) 기억력
3) 지남력
4) 각성수준
5) 재인식 능력

192

의료기록 중 경과 기록(progress note)에 대한 설명으로 바르지 못한 것은?

1) 매일 또는 매주 기록되어야 한다
2) SOAP 노트 형식이 가장 일반적이다
3) 치료에 대한 환자의 반응을 기록해야 한다
4) 매일하는 기록은 주간 기록보다 더 세밀해야 한다
5) 주간 기록은 수행된 치료, 목표 등을 철저하게 기록해야 한다

문제해설

191 지남력(orientation)
- 자신, 사람, 장소, 시간, 상황을 분별하는 능력임
- 자신 및 사람
  - 생일, 직업, 나이, 주소, 타인의 이름 및 관계 등을 질문함
- 장소
  - 장소의 형태, 위치, 이름, 거리, 방향 등을 질문함
- 시간
  - 계절, 월/일/요일, 명절, 국경일, 현재 시점 등을 질문함

답 3)

192 해설내용 참조

답 4)

경과 기록

Explanation

1. 경과 기록

1) 이 기록은 매 치료마다, 매일 또는 매주 기록되어야 함
2) 일반적으로 매일하는 기록은 매우 간략하며 치료에 대한 환자의 반응을 반영하게 됨
3) 매주(주간) 기록은 보다 철저해야 하며, 제공된 치료들을 요약해야 함
4) 횟수, 환자의 반응, 목표를 향한 진행 등이 요약됨
5) 새로운 목표와 치료 계획은 보통 단기 목표(STG)에 반영되며, 기대되는 결과는 그 주에 실시된 치료에 근거함
6) 기록은 다양한 스타일과 형식을 사용할 수 있지만, SOAP 노트 형식이 가장 일반적임
   (1) Subjective : 문제에 대한 환자의 시각(the patient's view of the problem)
   (2) Objective : 문제에 대한 임상학적 결과들(the clinical findings about the problem)
   (3) Assessment : 평가에 의한 만들어진 중요한 정보들(important data from reevaluations)
   (4) Plan : 치료 목표 및 사용될 치료법(treatment goals and modalities to be used)

193

TBI 환자에게 사진을 보여주며 옷 입기를 수행하도록 하였다. 어떤 능력을 돕기 위한 방법인가?

1) 계획
2) 실행
3) 기술
4) 집중
5) 능력

194

지적장애를 지닌 엄마는 아기에게 우유를 먹이기 전 우유를 자신의 팔에 몇 방울 떨어드렸다. 그 이유로 타당한 것은?

1) 수행시작
2) 문제예상
3) 좌우구별
4) 긴장완화
5) 반사억제

195

여름철인데도 겨울옷을 입고 나가는 환자의 문제점은 무엇인가?

1) 실인증
2) 지남력
3) 착의 실인증
4) 계절 실인증
5) 신체도식장애

문제해설

193 운동(motor) 능력들

- 대운동 협응력(gross coordination)
  - 큰 근육의 그룹을 이용하는 조절되고 목표 지향적인 움직임
- 정중선 교차(crossing the midline)
  - 사지(limbs)나 눈이 신체의 정중선을 지나는 것
- 편측성(laterality)
  - 상위 수준의 기술을 요구하는 활동에 선호하는 편측의 신체를 이용하는 것
- 양측 통합(bilateral integration)
  - 특정 활동에 양쪽의 신체가 협동하는 것
- 운동조절(motor control)
  - 기능적이고 다양한 움직임의 패턴 시 신체를 적절히 사용하는 것
- 실행(praxis)
  - 환경에 반응하여 새로운 운동 활동을 계획하는 것
- 소운동 협응력/민첩성(fine coordination/dexterity)
  - 조절된 움직임을 만들기 위해 작은 근육 군을 사용하는 것
    예) 작은 물체를 조작하기
- 시운동 통합(visual motor integration)
  - 눈과 신체로부터의 정보의 상호작용이 함께 이루어지는 것
- 구강운동 통합(oral motor integration)
  - 조절된 움직임을 위해 구강 및 인두 근육의 협동

답 2)

194 우유가 뜨거울 경우 아이에게 상해를 입힐 수 있으므로 미리 문제를 예측해 문제를 피해가는 상황이다.

답 2)

195 지남력(orientation)

사람, 장소, 시간, 상황을 분별하는 것

답 2)

196

다음 중 1970년대에 일어난 한국 작업치료 분야의 역사적 사실은?

1) 최초로 작업치료사 양성교육을 실시했다
2) 부산 동래에 '상이군인 정양원'이 설립되었다
3) 최초로 '최귀자'가 작업치료사 면허를 취득했다
4) 보건복지부로부터 사단법인 대한작업치료사협회를 승인받았다
5) 작업치료 정규 교육과정이 연세대학교 원주의과대학에서 시작되었다

문제해설

196 해설내용 참조

답 5)

한국작업치료 역사

Explanation

1950년대	• 한국 전쟁 시 부상당한 군인들의 치료를 위해 미군에 의해 작업치료 연수과정이 시작됨 • 1952년 부산 동래에 '상이군인 정양원'이 설립되어 전상자를 치료함 • 1953년 정양원이 국립재활원으로 명칭을 변경 • 1953년 한미재단의 단장 Rusk는 한국 재활사업을 지원해 국내 재활분야 크게 기여함 • 1954년 미국인 선교사 Louis Grubb는 대구 동산병원에서 작업치료를 실시함
1960년대	• 1960년대 초 한국인 최초의 미국 작업치료사 Esther Park이 국립재활원에서 오정희씨와 함께 작업치료사 양성교육을 실시함 • 1965년 작업치료사 국가시험이 실시됨 • 1969년 일반인으로는 최초로 '최귀자'가 작업치료사 면허를 취득함
1970년대	• 1970년대 고대부속병원 재활의학과 작업치료실 개설 • 1971년 Pamela Woolcott가 연세대학교 부속 세브란스병원에 소아작업치료실을 개설 • 1972년 이후 국내 여러 곳에서 작업치료사 양성교육 실시 • 1979년 국내 최초의 작업치료 정규 교육과정 시작 - 연세대학교 원주의과대학 보건학과
1990년대	• 1991년 연세대학교 보건과학대학 재활학과는 작업치료 전공과 물리치료 전공으로 분리하여 교육을 실시 • 1993년 보건복지부로부터 사단법인 대한작업치료사협회 승인(초대회장 : 김순자) - 영문 표기는 'Korean Occupational Therapists Association(KOTA)' • 1995년 아시아 태평양 작업치료사협회에 가입 • 1997년 협회보인 '작업치료' 창간 • 1998년 의료기사 수습제도 폐지 • 1998년 세계작업치료사연맹(WFOT)에 49번째 정식회원국으로 가입 - 영문표기는 'Korean Association of Occupational Therapists(KAOT)'

197

등급화(grading) 시 객관적 기준의 내용으로 거리가 먼 것은?

1) 시간(time)
2) 저항(resistance)
3) 성격(personality)
4) 인지(cognitive skill)
5) 지각(perception skill)

문제해설

197 활동의 등급화

- 지금 당장 할 수 있는 수준의 도전("Just Right" challenge)
- 가능한 단계의 수를 점차 늘려가는 것
- 환자가 받고 있는 큐 또는 도움의 양을 줄여가는 것
- 활동 수행 시간을 줄여 감
- 무게를 늘려감(근력)
- 시간과 횟수를 늘려감(지구력)
- 조작하는 물체의 크기를 작게 함
- 인지·지각을 위해 보다 복잡하게 진행함

답 3)

등급화(Grading)

Explanation

1. 단순한 것에서 복잡한 것으로 진행

2. 등급화 방법

1) 활동의 난이도를 점차 증가시킴
2) 활동을 각 요소(component part)로 나눔
3) 구성원의 역할 형태 및 양의 증가

3. 활동의 등급화

1) 지금 당장 할 수 있는 수준의 도전("Just Right" challenge)
2) 가능한 단계의 수를 점차 늘려감
3) 환자가 받고 있는 큐 또는 도움의 양을 줄여감
4) 활동 수행 시간을 줄여 감
5) 무게를 늘려감(근력)
6) 시간과 횟수를 늘려감(지구력)
7) 조작하는 물체의 크기를 작게 함
8) 인지·지각을 위해 보다 복잡하게 진행함

198

근력이 정상인 40대 남성은 물건을 잡을 때마다 물건을 자주 떨어뜨린다. 이 환자의 주된 문제는?

1) ROM
2) 협응력
3) 지구력
4) 전정감각
5) 고유수용성

199

작업분석 영역과 거리가 먼 것은?

1) 운동
2) 감각
3) 외모
4) 역할
5) 지구력

문제해설

198 무게, 압박감 등을 인식하기 위해 고유수용성 감각이 필요하다.

답 5)

199 과제 분석 내용

- 신체적(physical) 요소
- 인지적(cognitive) 요소
- 심리사회(psychological) 요소
- 대인상호관계(interpersonal) 요소

답 3)

작업분석

Explanation

1. 과제 분석 내용

1) 신체적(physical) 요소
2) 인지적(cognitive) 요소
3) 심리사회(psychological) 요소
4) 대인상호관계(interpersonal) 요소

2. 환자(Client) 분석 내용

1) 능력, 장점, 흥미(abilities, strengths, interests)
2) 장애 영역(areas of dysfunction)
3) 일상의 활동의 균형(balance of activities in daily life)
4) 작업 및 역할(roles & occupation)
5) 변화의 가능성(potential for change)
6) 병력 등

200

환자가 천 위에 있는 천으로 만든 가위를 찾지 못하였다. 어떤 요소의 문제인가?

1) 분류력
2) 전경배경
3) 입체지각
4) 시운동 협응
5) 시각차단

문제해설

200 해설내용 참조

답 2)

지각처리(Perception processing)

Explanation

- 감각입력을 의미 있는 패턴으로 조직화하는 것

1. 입체지각(stereognosis)

- 촉각으로 사물을 구별하는 것

2. 운동지각(kinesthesia)

- 관절의 움직임의 방향과 움직임 정도를 구별하는 것

3. 통증반응(pain response)

- 해로운 자극을 해석해내는 것

4. 신체인식(body scheme)

- 각 신체 사이의 관계와 신체 지각하는 것

5. 좌우구별(right left discrimination)

- 신체의 양쪽을 분별하는 것

6. 형태지속(form constancy)

- 다양한 크기, 자세, 환경 내에서 그 사물을 재인식하는 것

7. 공간내 위치(position in space)

- 물체들 사이의 공간적 관계를 지각하는 것

8. 시각차단(visual closure)

- 물체나 형태가 완전히 보이지 않아도 구별해내는 것

9. 전경배경(figure ground)

- 앞뒤에 다른 물체들이나 모양들이 있어도 구별해 내는 것

10. 깊이지각(depth perception)

- 다양한 공간이나 면에서 사물들 사이, 그림들 사이의 상대적 거리를 구별하는 것

11. 공간관계(spatial relations)

- 물체들의 자세를 상대적 관계로 구별해 내는 것

12. 지리적 지남력(topographical orientation)

- 특정 대상의 위치와 장소를 찾아내는 것

201

인형 만들기 마무리 시 서랍 안에 있는 많은 단추들 중 인형 얼굴의 크기에 맞는 단추를 고르려고 한다. 가장 필요한 능력은?

1) 시각차단(visual closure)
2) 전경배경(figure ground)
3) 깊이지각(depth perception)
4) 형태 항상성(form constancy)
5) 공간내 위치(position in space)

202

빨래하기 과제와 감각처리 유형이 바르게 연결된 것은?

1) 일화적 기억 — 세탁방법을 안다
2) 전정감각 — 세탁기 세팅 시 오른손을 사용한다
3) 전경과 배경 — 집안에서 세탁기와 건조대의 위치를 안다
4) 형태항상성 — 세탁중인 셔츠는 건조중인 셔츠와 같은 모양이다
5) 깊이지각 — 몸을 구부리고 펴고, 걷고 이동할 때 균형을 유지한다

문제해설

201
- visual closure
  - 물체나 형태가 완전히 보이지 않아도 구별해 내는 것
- figure ground
  - 앞뒤에 다른 물체들이나 모양들이 있어도 구별해 내는 것
- depth perception
  - 다양한 공간이나 면에서 사물들 사이, 그림들 사이의 상대적 거리를 구별

답 2)

202
1) 절차적 기억
2) 우성측
3) 공간에서의 위치
5) 전정감각

답 4)

203

1960년대 작업치료의 역사를 바르게 설명한 것은?

1) 재활 도우미가 성행하였다
2) 수공예 운동이 다시 성행한다
3) 감각운동법 이론의 전성기이다
4) 작업치료의 공식적 출범이 있다
5) 휴머니즘으로의 복귀가 일어난다

204

예술과 수공예 운동이 일어나게 된 역사적 배경에 대한 설명으로 옳은 것은?

1) 윤리적 치료 이전에 성행했다
2) 인본주의 철학이 부흥하며 시작되었다
3) 주로 가사일을 하는 여성을 중심으로 시작되었다
4) 산업혁명 이후 발생된 사회적 질환을 다루기 위해 시작되었다
5) 세계 1차 대전 후 재활 도우미들이 실시한 작업치료의 한 종류로부터 시작되었다

문제해설

203 1960년대 : 휴머니즘(인본주의) 복귀
- 사회가 다시 한 번 휴머니즘 사상을 선택하게 됨
- 시민 인권운동, 빈곤과의 전쟁과 같은 사회 운동이 일어남
- 작업치료 역시 변화에 따른 요구를 모색하게 됨
- 작업치료를 지탱하고 있는 철학적 바탕이 부적절 하다는 생각이 자라나기 시작함
- 결과적으로 휴머니즘 원칙의 철학이 받아들여짐

답 5)

204 해설내용 참조

답 4)

1890년대의 산업혁명

Explanation

1. 1890년대의 산업혁명

1) 산업혁명으로 인해 발생된 사회적 질환을 다루기 위한 움직임이 일어남
2) 경제의 변화
   (1) 농업이 산업화(공업화)로 축소됨
   (2) 농부들은 도시의 삶을 살기 위해 이주하려고 함
3) 미국인의 삶
   (1) 노동을 하는 장소에서 단순 반복적인 일을 함
   (2) 많은 노동자들이 산업재해를 당하므로 장애가 증가됨
   (3) 폴리오(poliomyelitis), 결핵의 유행
4) 결핵치료, 자동차 사고, 산업재해 등으로 의학의 발달이 초래됨
   - 시대적 상황에 반응하여 '예술과 수공예(art and craft) 운동'이 시작됨

205

다음 중 인간작업모델(MOHO)에 대한 설명으로 옳은 것은?

1) 위계 시스템이다
2) 인간은 정적인 존재이다
3) 인간은 세 영역으로 구성된다
4) 정보가 들어오면 하부구조를 통해 행동이 나오게 된다
5) 의지(volition), 습관화(habituation), 작업(occupation)이 하부구조이다

206

한국 작업치료 역사 중 보건복지부로부터 '대한작업치료사 협회'가 승인을 얻었을 때 사용한 영문 표기와 WFOT 가입 시 사용한 영문표기는 각각 무엇인가?

1) 모두 KOTA이다
2) 모두 KAOT이다
3) KAOT와 KOTA를 혼용해서 사용했다
4) 전자는 KOTA이며, 후자는 KAOT이다
5) 전자는 KAOT이며, 후자는 KOTA이다

문제해설

205 MOHO

- 열린 체계
- 인간은 역동적이고 스스로를 조직화하는 존재
- 인간체계로 정보가 들어오는 것을 입력(input)이라고 하며 하부구조를 통해 그 결과로 행동이 나타남

답 4)

206 해설내용 참조

답 4)

작업치료 기초 이론

1990년대 한국 작업치료의 역사

Explanation

1. 1990년대 한국 작업치료의 역사

1) 1991년 연세대학교 보건과학대학 재활학과는 작업치료 전공과 물리치료 전공으로 분리하여 교육을 실시
2) 1993년 보건복지부로부터 사단법인 대한작업치료사협회 승인(초대회장 : 김순자)
   영문 표기는 'Korean Occupational Therapists Association(KOTA)'
3) 1995년 아시아 태평양 작업치료사협회에 가입
4) 1997년 협회보인 '작업치료'창간
5) 1998년 의료기사 수습제도 폐지
6) 1998년 세계작업치료사연맹(WFOT)에 49번째 정식회원국으로 가입
   영문표기는 'Korean Association of Occupational Therapists(KAOT)'

207

각성, 지남력, 분류 등을 평가하였다. 어느 영역에 대한 평가인가?

1) 지각
2) 운동
3) 인지
4) 심리
5) 지능

문제해설

207 해설내용 참조

답 3)

인지와 인지통합(Cognitive and cognitive integration)

Explanation

1. 인지와 인지통합 요소

- 상위의 뇌 기능을 사용하는 능력을 말함

1) 각성수준(level of arousal)
   - 환경적 자극에 대해 반응과 경계를 보이는 것
2) 지남력(orientation)
   - 사람, 장소, 시간, 상황을 분별하는 것
3) 재인식(recognition)
   - 낯익은 얼굴, 사물, 그리고 이전에 보았던 물건들을 분별해 내는 것
4) 집중력(attention)
   - 정해진 시간 내 특정 업무에 집중할 수 있는 것
5) 활동의 시작(initiation of activity)
   - 육체적·정신적 활동을 시작하는 것
6) 종결(termination)
   - 적절한 시간에 맞춰 활동을 마치는 것
7) 기억력(memory)
   - 잠시 후 또는 장시간 후 정보를 다시 불러내는 것
8) 연속성(sequencing)
   - 정보, 개념, 활동들을 순서에 맞춰 배치하는 것
9) 분류(categorization)
   - 정보의 종류들을 비슷한 것들과 다른 것들로 분별하는 것
10) 개념형성(concept formation)
   - 특정 생각과 사고를 구성하기 위해 다양한 정보를 조직화하는 것
11) 문제해결(problem solving)
   - 문제 인식, 문제 정의, 대체적 방법 선택, 계획(selecting a plan), 단계별로 조직화하기, 계획한 것 실시하기, 결과 평가 등의 과정을 말함

12) 학습(learning)
   - 새로운 행동과 개념을 획득하는 것

13) 일반화(generalization)
   - 다양한 새로운 환경에 이전에 학습된 개념들과 행동들을 적용시키는 것

14) 공간 조작(spatial operation)
   - 정신으로(mentally) 사물의 위치를 다양한 관계로 조작하는 것

208

보건복지부로부터 사단법인 '대한작업치료사협회'가 승인된 년도와 초대회장의 연결이 옳은 것은?

1) 1988년, 초대회장 김순자
2) 1988년, 초대회장 최귀자
3) 1993년, 초대회장 김순자
4) 1993년, 초대회장 최귀자
5) 1998년, 초대회장 최귀자

문제해설

208 해설내용 참조

답 3)

한국 작업치료의 역사

Explanation

1990년대	• 1991년 연세대학교 보건과학대학 재활학과는 작업치료 전공과 물리치료 전공으로 분리하여 교육을 실시 • 1993년 보건복지부로부터 사단법인 대한작업치료사협회 승인(초대회장 : 김순자) - 영문 표기는 'Korean Occupational Therapists Association(KOTA)' • 1995년 아시아 태평양 작업치료사협회에 가입 • 1997년 협회보인 '작업치료' 창간 • 1998년 의료기사 수습제도 폐지 • 1998년 세계작업치료사연맹(WFOT)에 49번째 정식회원국으로 가입 - 영문표기는 'Korean Association of Occupational Therapists(KAOT)'

209

전경배경(figure ground)의 사례는?

1) 주머니 속의 동전을 인식했다
2) 점자로 된 책을 어두운 곳에서 읽을 수 있었다
3) 다양한 물건들 사이에서 열쇠를 찾을 수 있었다
4) 어두운 방에서 서랍 속의 시계를 찾을 수 있었다
5) 두 개의 동전 중 큰 동전을 보지 않고 고를 수 있었다

문제해설

209 전경배경

- 다양한 배경속에서 그 물건을 찾을 수 있는 능력

답 3)

210

캄캄한 곳에서 전화번호를 누를 수 있는 것은 어떤 기능이 있기 때문인가?

1) kinesthesia
2) stereognosis
3) figure ground
4) visual closure
5) vestibular perception

210 해설내용 참조

답 2)

감각운동(Sensorimotor) 요소

Explanation

- 감각정보를 받아들이고, 처리하고, 그 결과(output)를 내보내는 능력을 말함

1. 감각(sensory)

1) **감각지각**(sensory awareness)
   - 자극을 수용해서 분류하는 것을 말함
2) **감각처리**(sensory processing)
   - 감각자극을 해석하는 것을 말함

(1) 촉각(tactile)
- 피부의 온도, 통증, 떨림 등의 자극

(2) 고유수용성감각(proprioceptive)
- 근육, 관절, 내장기관의 감각자극

(3) 전정감각(vestibular)

- 머리의 위치와 움직임에 대한 해석

(4) 시각(visual)

- 눈으로 들어오는 감각자극을 해석하는 것이며, 예로는 시력, 시야, 색 및 패턴의 지각 등

(5) 청각(auditory)

- 소리를 해석하고 분별하는 것

(6) 미각(gustatory)

- 맛을 해석하는 것

(7) 후각(olfactory)

- 냄새를 해석하는 것

3) **지각처리**(perception processing)

- 감각입력을 의미 있는 패턴으로 조직화하는 것

(1) stereognosis

- 촉각으로 사물을 구별하는 것

(2) kinesthesia

- 관절의 움직임의 방향과 움직임 정도를 구별하는 것

(3) pain response

- 해로운 자극을 해석해 내는 것

(4) body scheme

- 각 신체 사이의 관계와 신체 지각하는 것

(5) right left discrimination

- 신체의 양쪽을 분별하는 것

(6) form constancy

- 다양한 크기, 자세, 환경 내에서 그 사물을 재인식하는 것

(7) position in space

- 물체들 사이의 공간적 관계를 지각하는 것

(8) visual closure

- 물체나 형태가 완전히 보이지 않아도 구별해 내는 것

(9) figure ground

- 앞뒤에 다른 물체들이나 모양들이 있어도 구별해 내는 것

(10) depth perception

- 다양한 공간이나 면에서 사물들 사이, 그림들 사이의 상대적 거리를 구별

(11) spatial relations

- 물체들의 자세를 상대적 관계로 구별해 내는 것

(12) topographical orientation

- 특정 대상의 위치와 장소를 찾아내는 것

211

인간 작업 하위체계의 발달적 측면 중 습관화(habituation) 하위체계에 대한 설명은?

1) 직업선택
2) 에너지 보존
3) 부모의 역할 참여
4) 의사소통 기술의 발달
5) 친구의 가치와 비교하기

212

활동(activity) 선정 시 고려해야할 점과 가장 거리가 먼 것은?

1) 경제력
2) 흥미도
3) 출신지역
4) 문화적 배경
5) 사회적 역할

문제해설

211 1) 의지
2) 정신－뇌－신체 수행
3) 습관화
4) 정신－뇌－신체 수행
5) 의지

답 3)

212 **활동의 선택 시 고려사항**
- 경제적 요소 고려
- 사회적 요소 고려
- 기관의 시설 장비 여건
- 치료사의 능력
- 흥미
- 문화적·사회적 배경
- 사회적 역할 등

답 3)

활동 시 고려사항

Explanation

1. 신체 활동 선택 시 고려 사항

1) 개인의 욕구 및 능력과 잘 맞는 신체적 활동
   - 치료 목표로 적절한 활동
2) 활동의 선택 시 고려사항
   (1) 경제적 요소 고려
   (2) 사회적 요소 고려
   (3) 기관의 시설 장비 여건
   (4) 치료사의 능력
   (5) 흥미
   (6) 문화적/사회적 배경
   (7) 사회적 역할 등

2. 그룹의 활동 선택 시 고려 사항

1) 사람들이 관심을 가지는 의미 있는 활동
2) 흥미와 믿음(interest and beliefs)이 반영된 활동
3) 그 그룹 구성원들의 기능 수준(level of functioning)을 고려한 활동

213

사람을 의식과 무의식을 가진 존재로 보며, 무의식적 개념이 기능을 방해한다는 이론은 어떤 FOR(frame of reference)인가?

1) 재활 FOR
2) MOHO FOR
3) 윤리발달 FOR
4) 정신역동 FOR
5) 생역학적 FOR

문제해설

213 해설내용 참조

답 4)

정신역동 FOR(Psychodynamic Frame Of Reference)

Explanation

인간에 대한 기본 가정 (basic assumption about people)	• freudian theory – 사람은 의식과 무의식 모두를 가진 존재 – 무의식에 의해 행동이 영향을 받음
기초 지식 (knowledge base)	• psychiatry • psychoanalytic theory • psychopathology • group dynamics • symbolic potential of activity • object relationship theory
기능과 장애 (function and dysfunction)	• 기능장애 발생 요인 – 이드(id)와 초자아(superego)의 갈등을 자아가 적절히 균형 맞추어 조절하는지 – 자아방어기제가 효과적으로 작동하는지 – 무의식적 개념이 기능을 방해하는지 • 'object relationship theory' • 정신병리 또는 퇴행으로 인한 대상개념(object-concept)의 문제 – 대상관계(object-relationship)의 미성숙 시 'dysfunction'으로 봄
목표(goal)	• 좌절된 욕구를 만족시키는 방법을 찾도록 도움 • 정신병리를 교정함 • 정상적인 정신사회 및 정신성적 발달이 일어나도록 도움 • 자신에 대한 현실적인 이해를 촉진시킴 • 건강하고 통합된 자아가 될 수 있도록 도움

214

사회적으로 적절한 방법으로 자신의 의견 및 감정을 보여주며, 자신과 타인에 대한 정보를 적절히 다루는 심리사회적 요소는?

1) 이견(disagrees)
2) 답하기(replies)
3) 전환(transitions)
4) 노출하기(discloses)
5) 감정 표현(expresses emotion)

215

모형집을 보여주고 설명서 없이 만들려고 한다. 가장 필요한 능력은?

1) orientation
2) recognition
3) perseveration
4) figure-ground
5) problem solving

문제해설

214 사회 상호작용 기술(social interaction skills)

- 질문하기(questions) : 관련 사실과 정보 요청하기, 사회적 상호작용을 돕는 질문 요청하기
- 답하기(replies) : 질문 및 코멘트에 대해 적절히 답을 해가며 대화 지속하기
- 노출하기(discloses) : 사회적으로 적절한 방법으로 자신의 의견 및 감정, 자신과 타인에 대한 정보 노출하기
- 감정 표현(expresses emotion) : 사회적으로 적절한 방법으로 감정 및 정동 보여주기
- 이견(disagrees) : 사회적으로 적절한 방법으로 이견에 대해 표현하기
- 감사(thanks) : 선물, 순응(compliance), 각종 서비스 등에 대해 적절한 언어 또는 제스처 사용하기
- 전환(transitions) : 대화를 방해하지 않으면서 자연스럽게 대화의 주제를 전환시키기
- 시간 반응(time response) : 사회적 상대(파트너)에게 지체(또는 망설임) 없이, 그리고 불편 없이 답하기

답 4)

215 문제해결(problem solving)

문제 인식, 문제 정의, 대체적 방법 선택, 계획(selecting a plan), 단계별로 조직화하기, 계획한 것 실시하기, 결과 평가 등의 과정을 말함

학습(learning)

새로운 행동과 개념을 획득하는 것

답 5)

인지 및 인지통합(Cognitive and cognitive integration) 요소

Explanation

1. 각성수준(level of arousal)

- 환경적 자극에 대해 반응과 경계를 보이는 것

2. 지남력(orientation)

- 사람, 장소, 시간, 상황을 분별하는 것

3. 재인식(recognition)

- 낯익은 얼굴, 사물, 그리고 이전에 보았던 물건들을 분별해내는 것

4. 집중력(attention)

- 정해진 시간 내 특정 업무에 집중할 수 있는 것

5. 활동의 시작(initiation of activity)

- 육체적 정신적 활동을 시작하는 것

6. 종결(termination)

- 적절한 시간에 맞춰 활동을 마치는 것

7. 기억력(memory)

- 잠시 후 또는 장시간 후 정보를 다시 불러내는 것

8. 연속성(sequencing)

- 정보, 개념, 활동들을 순서에 맞춰 배치하는 것

9. 분류(categorization)

- 정보의 종류들을 비슷한 것들과 다른 것들로 분별하는 것

10. 개념형성(concept formation)

- 특정 생각과 사고를 구성하기 위해 다양한 정보를 조직화하는 것

11. 문제해결(problem solving)

- 문제 인식, 문제 정의, 대체적 방법 선택, 계획(selecting a plan), 단계별로 조직화하기, 계획한 것 실시하기, 결과 평가 등의 과정을 말함

12. 학습(learning)

- 새로운 행동과 개념을 획득하는 것

13. 일반화(generalization)

- 다양한 새로운 환경에 이전에 학습된 개념들과 행동들을 적용시키는 것

14. 공간 조작(spatial operation)

- 정신으로(mentally) 사물의 위치를 다양한 관계로 조작하는 것

216

친숙한 얼굴, 사물, 그리고 전에 보았던 물건을 정의하는 능력은?

1) 학습
2) 일반화
3) 범주화
4) 재인식
5) 개념형성

217

팔, 몸통, 휠체어 등이 업무 환경 내에서 주변 사물과 충돌하지 않고 움직일 수 있다면 처리기술은?

1) 수정(adjusts)
2) 유익(benefits)
3) 조종(navigates)
4) 순응(accommodates)
5) 주의/반응(notices/responds)

218

다음 사례에 해당하는 중재 접근법(OTPF 3rd)은?

> 작업치료사 K씨는 낙상 위험이 있는 노인들을 대상으로 낙상 예방교육을 실시하여 집에서 안전하게 이동할 수 있도록 한다

1) 계발(create)
2) 회복(restore)
3) 예방(prevent)
4) 증진(promote)
5) 보상(compensation)

문제해설

216
- 일반화 : 과거에 배운 개념과 행동을 다양한 새로운 상황에 적용하는 능력
- 범주화 : 여러 환경적 정보 사이에 유사성과 차이점을 규명하는 능력
- 학습 : 새로운 개념과 행위를 습득하는 능력
- 개념형성 : 다양한 정보를 조직화하여 생각과 사상을 형성하는 능력
- 재인 : 친숙한 얼굴, 사물, 그리고 전에 표상한 재료를 확인하는 능력

답 4)

217
- 조종(navigates) : 팔, 몸통, 휠체어 등이 업무 환경 내에서 주변 사물과 충돌하지 않고 움직이기
- 주의/반응(notices/responds)
  - 비언어적 업무와 관련된 단서(cue)에 대해 적절히 반응하기
    예) 열(heat), 움직임(movement) 등
  - 업무에 사용되는 도구의 공간적 배치 및 정렬하기
  - 수행 중 열려 있는 서랍이나 뚜껑에 대해 적절히 반응하기
- 수정(adjusts)
  - 새로운 공간으로 효율적으로 이동하기
  - 현재 작업 공간으로 재료 및 도구 이동시키기
  - 지속적 업무수행을 위해 손잡이(knobs), 다이얼(dial), 수도꼭지(water tap) 등을 변형시키기
- 순응(accommodates) : 비효율적 업무수행 예방하기
- 유익(benefits) : 지속적이고 반복적인 업무수행의 문제 예방하기

답 3)

218 해설내용 참조

답 1)

219

다음 사례에 해당하는 중재 접근법(OTPF 3rd)은?

> ALS 환자인 50대 남성에게 작업치료사는 커뮤니케이션 보드를 이용하여 기본적 의사소통이 가능하도록 하였다.

1) 계발
2) 회복
3) 확립
4) 증진
5) 유지

문제해설

219 해설내용 참조

답 3)

중재 접근법

Explanation

• 작업치료 실행체계 3rd. 박지혁 외. 2017

접근법	설명	예시
계발, 증진 (건강증진)	모든 요소가 수행을 방해할 가능성이 있다고 보고 장애가 항상 존재한다고 가정하지는 않는 중재접근. 이 접근은 풍부한 배경과 활동 경험을 제공해 줌으로써 사람들이 실제 자연적인 삶의 배경에서 수행을 잘 할 수 있게 해준다(Dunn McClain, Brown, & Youngstrom, 1998, p.534에서 인용).	• 초보 부모들을 위해 부모교육을 만들어서 아이들과 적절한 발달 놀이에 개입할 수 있게 해준다. • 지역 경로당 노인들을 대상으로 낙상 예방 교육을 열어 집에서 안전하게 거동할 수 있게 해준다.
확립, 회복 (교정, 회복)	대상자를 변화시키는 접근으로, 아직 발달하지 않은 기술이나 능력을 확립시키고, 손상된 기술이나 능력을 회복시켜주기 위한 중재접근법이다(Dunn 외, 1998, p.533에서 인용).	• 대상자의 상지 동작을 회복시켜 식기세척기에서 부엌 위에 있는 찬장으로 접시를 옮기는 것을 가능하게 한다. • 일정을 구조화하고 나눠서 일상생활 역할에 대한 책임감과 중압감을 낮춰준다. • 대상자와 함께 아침 일과를 만들어서 학교 또는 직장에 늦지 않도록 한다.
유지	대상자가 재 획득한 수행 역량을 보존하고 작업 요건을 지속적으로 충족시키기 위한 중재접근법. 본 접근에서의 가정은, 지속적인 유지 중재가 없으면 수행은 악화되고, 작업 요건을 충족시키지 못해 건강, 안녕, 삶의 질에 영향을 받는다는 것이다.	• 근위축가쪽경화증이 있는 대상자에서 보조공학을 제공하여 원하는 작업 참여를 할 수 있게 한다. • 개조된 손잡이, 긴 손잡이 도구, 다른 방식으로 앉기, 화분을 사용해 높이를 높여서 관절염 환자들이 독립적으로 정원 관리를 유지한다. • 집의 복도 조명을 늘려서 저시력이 있는 사람들의 안정성과 독립적인 접근성을 유지한다.

220

한국작업치료의 역사적 사건들이 순서대로 나열된 것은?

가. 국내 작업치료사 국가시험이 처음 실시되었다.
나. 세계작업치료사연맹(WFOT)에 49번째 정식회원국으로 가입했다.
다. 국내 최초의 작업치료 정규 교육과정이 연세대학교 원주의과대학에서 시작되었다.
라. 한국인 최초의 미국 작업치료사 Esther Park이 국립재활원에서 오정희씨와 함께 작업치료사 양성교육을 실시하였다.

1) 가 → 나 → 다 → 라
2) 가 → 다 → 나 → 라
3) 다 → 가 → 라 → 나
4) 다 → 나 → 가 → 라
5) 라 → 가 → 다 → 나

문제해설

220 해설내용 참조

답 5)

한국의 역사

Explanation

1. 1950년대

1) 한국 전쟁 시 부상당한 군인들의 치료를 위해 미군에 의해 작업치료 연수과정이 시작됨
2) 1952년 부산 동래에 '상이군인 정양원' 설립되어 전상자를 치료함
3) 1953년 정양원이 국립재활원으로 명칭을 변경
4) 1953년 한미재단의 단장 Rusk는 한국 재활사업을 지원해 국내 재활분야에 크게 기여함
5) 1954년 미국인 선교사 Louis Grubb는 대구 동산병원에서 작업치료를 실시함

2. 1960년대

1) 1960년대 초 한국인 최초의 미국 작업치료사 Esther Park이 국립재활원에서 오정희씨와 함께 작업치료사 양성교육을 실시함
2) 1965년 작업치료사 국가시험이 실시됨
3) 1969년 일반인으로는 최초로 '최귀자'가 작업치료사 면허를 취득함

3. 1970년대

1) 1970년대 고대부속병원 재활의학과 작업치료실 개설

2) 1971년 Pamela Woolcott가 연세대학교 부속 세브란스병원에 소아작업치료실을 개설
3) 1972년 이후 국내 여러 곳에서 작업치료사 양성교육 실시
4) 1979년 국내 최초의 작업치료 정규 교육과정 시작
   • 연세대학교 원주의과대학 보건학과 개설

4. 1990년대

1) 1991년 연세대학교 보건과학대학 재활학과는 작업치료 전공과 물리치료 전공으로 분리하여 교육을 실시
2) 1993년 보건복지부로부터 사단법인 대한작업치료사협회 승인(초대회장 : 김순자) : 영문 표기는 'Korean Occupational Therapists Association(KOTA)'
3) 1995년 아시아 태평양 작업치료사협회에 가입
4) 1997년 협회보인 '작업치료' 창간
5) 1998년 의료기사 수습제도 폐지
6) 1998년 세계작업치료사연맹(WFOT)에 49번째 정식회원국으로 가입 : 영문표기는 'Korean Association of Occupational Therapists(KAOT)'

221

작업치료 실행 체계(OTPF-Ⅲ)의 내용 중 구성범주가 다른 하나는?

1) 역할　　2) 일과
3) 관습　　4) 습관
5) 사회참여

222

다음 보기의 내용에 해당하는 처리기술은?

> 환경적 단서에 이끌리는 행동 없이 특정 과제의 완수에 초점을 둔 목표지향적인 행동

1) 다루기(handle)　　2) 유념하기(heed)
3) 요구하기(inquire)　　4) 조절하기(adjust)
5) 지속하기(endures)

문제해설

221 수행패턴은 관습, 습관, 역할, 일과이고 작업수행의 영역으로 사회참여, 예방, 향상, 건강과 안녕, 강화, 역량, 삶의질 웰빙, 작업적 정당성이 있다.

답 5)

222
• 다루기－도구나 재료가 손상, 쓰러짐, 떨어지지 않게 적절한 방법으로 지지, 고정시키고 잡는 것
• 요구하기－필요한 구두 or 세면 정보를 얻기위해 질문을 하거나, 설명서나 라벨을 읽음
• 조절하기－문제가 발생할 것을 예측하고 그에 대한 반응으로 작업환경을 바꾸는 것
• 지속하기－운동기술이며, 신체적 피로, 휴식을 위한 중단, 숨을 고르기 위해 일을 멈추는 것 없이 과제를 지속하고 완수하는 것

답 2)

223

다음 중 1930년대 경제 대공황이 작업치료에 미친 영향으로 가장 거리가 먼 것은?

1) 신체장애 치료가 성행하였다
2) 감각운동 접근법들이 성행하였다
3) 많은 작업치료 시설들이 폐쇄되었다
4) 작업치료 분야 전반에 걸쳐 영역 축소가 이루어졌다
5) 작고 세밀한 부분을 분석하는 과학주의가 성행하였다

문제해설

223 해설내용 참조

답 2)

대공황(1930년대)

Explanation

- 감각운동 접근법들은 1970년대 성행하였다.

1. 경제적 어려움에 봉착함
   1) 극심한 경제 불황은 작업치료 영역을 포함해 의료계 전반에 경제적 영향을 미침
   2) 예산 감축, 직원해고, 물품과 장비의 제한이 불가피
   3) 많은 작업치료 클리닉과 학교들이 문을 닫음
2. 신체장애의 치료는 기능 회복과 근력을 증진에 초점을 둠
   1) 골절, 절단된 손, 결핵, 폴리오 등의 질환자들의 직장 복귀를 위한 치료
   2) 매우 드물게 편마비, 사지마비, 하반신 마비가 치료 대상이 됨
      - 대부분 염증성의 질환은 사망했기 때문
3. 1930년대 중반
   1) 대부분의 작업치료사들은 작업치료가 독립된 직업으로 유지될 것이라는 생각에 부정적임
   2) 미국의학협회(AMA)에 의존
      - 미국의학협회(AMA)는 구원자 역할이 되어줌
4. 작업치료 분야는 의료계 전문인들로부터 사회로부터 압력을 받게 됨
   - 전인적인 철학에서 감소주의(reductionism)로 철학 변경의 요구 받음
5. 감소주의(reductionism) 발달
   - 작고 세밀한 분리된 부분을 분석하고, 그 기능을 이해하는 과학주의

224

다른 필기도구들 사이에서 볼펜을 찾아내는 것이 어렵다면 어떤 문제인가?

1) 공간관계 문제
2) 공간 내 위치 문제
3) 입체인식 불능증 문제
4) 형태 항상성 장애 문제
5) 전경배경구별 장애 문제

225

다음 사례에 해당하는 사회상호작용 기술(social interaction skills)은?

- 메시지 수용을 인식하게 한다.
- 대상과 지속적 상호교류를 지속할 수 있다.
- 대상자와의 교류에 대한 용기를 제공한다.

1) 유념하기(heeds)
2) 공감하기(empathies)
3) 순응(accommodates)
4) 적합한 언어사용(matches language)
5) 인정 및 격려하기(acknowledges and encourages)

226

다음 사례에 해당하는 클라이언트 요소(client factors)는?

"노인장기요양보험이 초고령화 사회에 대한 좋은 대책이 될거야!"라고 생각하는 것

1) 가치(values)
2) 신념(beliefs)
3) 영성(spirituality)
4) 신체기능(body function)
5) 신체구조(body structure)

문제해설

224 전경배경구별은 시각적 배열에서 후경(다른 필기도구들)에서 전경(빨간색 볼펜)을 시각 하도록 해준다.

답 5)

225 사회상호작용 기술(social interaction skills)

- 적합한 언어사용(matches language)
  - 목소리 톤, 사투리, 언어 레벨 등을 사회적으로 적절히 사용하기
  - 대상자의 이해 수준 및 능력에 맞게 사용하기
- 인정 및 격려하기(acknowledges and encourages)
  - 메시지 수용(receipt)을 인식하기(acknowledges)
  - 사회적 대상과 지속적 상호교류를 지속하는 것 촉진하기
  - 모든 사회적 대상자와의 교류에 대해 용기 북돋아주기
- 공감하기(empathies) : 동의, 동감, 상대방 감정에 대한 이해 등을 통해 사회적 대상에게 지지적 태도(supportive attitude) 표출하기
- 유념/귀 기울이기(heeds) : 사회상호작용의 의도된 목적(intended purpose)을 완수하기 위해 집중하므로 '목표 지향적(goal-directed) 사회적 교류' 사용하기
- 순응(accommodates) : 비효율적인 업무수행 예방하기

답 5)

226 위에서 예를 든 내용은 클라이언트가 진실이라고 믿는 인지적 내용으로 즉 신념이다.

답 2)

227

다음 설명에 해당하는 작업치료 실행체계의 영역 및 요소는?

- 정의 : 기능적 목적을 가진 활동에서 관찰 가능한 요소들이며, 요구되는 작업 및 활동에 필요한 하부 능력들
- 사례 : 집중(attends), 유념(heeds), 선택(chooses), 사용하기(uses) 등

1) 운동기술
2) 처리기술
3) 수행 패턴
4) 클라이언트 요소
5) 사회 상호작용 기술

문제해설

227 해설내용 참조

답 2)

처리기술

Explanation

1. 페이스/속도 조절(paces) : 전체의 업무수행에 있어 속도(rate)와 템포(tempo)를 효율적으로 유지하기
2. 집중(attends) : 자신의 업무에서 시선이 이탈(look away)하지 않으므로 지속적인 업무수행이 방해받지 않기
3. 유념/귀 기울이기(heeds) : 타인이 지시한 업무를 수행하고 완수하기
4. 선택(chooses) : 업무에 필요한 적절한 도구 및 재료 선택하기
   - 자신이 사용하고 싶은 도구/재료(또는 타인이 요구한 도구/재료)
5. 사용하기(uses) : 자신이 원하는 도구 및 재료 적용하기(예 깔끔한 글씨를 위해 크레용이 아닌 가는 샤프 사용하기
6. 다루기(handles) : 물건의 파손, 이동, 미끄러짐, 떨어짐 등을 방지하기 위해 적절한 방식으로 물건을 지지하고 안정시키기
7. 질문하기(inquires)
   - 질문 또는 지시사항 읽기 등을 통해 필요한 정보 찾기
   - 업무나 환경에 대해 완전히 알고 있는 경우 또는 바로 답을 인지하고 있는 경우에는 질문하지 않기
8. 시작하기(initiates) : 망설임 없이 시작하기 또는 다음 단계로 넘어가기
9. 지속하기(continues) : 업무 또는 동작이 시작되면 지체나 멈춤 없이 한 번에 지속적으로 수행하여 완수하기
10. 연속(sequences) : 부적절한 반복이나 무작위로 순서정하기 없이 효율적이고, 논리적으로 순서에 맞게 각 단계(steps)를 수행하기
11. 종료하기(terminates) : 부적절한 지속이나 미성숙한 멈춤(cessation) 없이 한 동작이나 과제 완수하기

12. 탐색/가져오기(searches/locates) : 현재의 환경 안(또는 밖)에서 도구 및 재료를 적절한 방식을 이용하여 탐색하기 및 가져오기(위치시키기)
13. 모으기(gathers)
    - 업무 관련 도구 및 재료를 같은 장소에 모으기
    - 쏟아지거나, 떨어진(또는 다른 장소에 있는) 도구 및 재료 모으기
14. 정리하기(organizes)
    - 한 종류의 작업 공간 및 여러 작업 공간에 적절한 재료 및 도구를 합리적이고 올바른 배열로 정리하기 : 도구들이 흐트러져있거나 작업장이 혼잡하지 않음
15. 복구(restores) : 작업 공간이 원래의 상태로 되돌아가도록 재료 및 도구들을 적절한 공간으로 치우기
16. 조종(navigates) : 팔, 몸통, 휠체어 등이 업무 환경 내에서 주변 사물과 충돌하지 않고 움직이기
17. 주의/반응(notices/responds)
    - 비언어적 업무와 관련된 단서(cue)에 대해 적절히 반응하기(예 열(heat), 움직임(movement) 등
    - 업무에 사용되는 도구의 공간적 배치 및 정렬하기
    - 수행 중 열려 있는 서랍이나 뚜껑에 대해 적절히 반응하기
18. 수정(adjusts)
    - 새로운 공간으로 효율적으로 이동하기
    - 현재 작업 공간으로 재료 및 도구 이동시키기
    - 지속적 업무수행을 위해 손잡이(knobs), 다이얼(dial), 수도꼭지(water tap) 등을 변형시키기
19. 순응(accommodates) : 비효율적 업무수행 예방하기
20. 유익(benefits) : 지속적이고 반복적인 업무수행의 문제 예방하기

228

작업치료 실행 체계(OTPF-Ⅲ)의 수행 패턴 중 일과의 사례는?

1) 30대 주부는 매일 아이를 태워주고 출근한다.
2) 40대 남성은 같은 장소에 자동적으로 차키를 놓는다
3) 60대 여성은 추석이 되면 한복을 입고 음식을 만든다
4) 40대 주부는 요리 냄비를 들 때 항상 가스레인지의 불을 끈다
5) 50대 여성은 아침마다 돌아가신 어머니처럼 100번씩 머리 빗질을 한다

문제해설

228 수행패턴

- 습관(habits) : 익숙한 환경이나 상황에서 일정한 방법을 통해 반응하고, 행동하는 획득된 경향(tendency)을 의미함(예 : 도로를 건널 때 좌우 살피기, 요리 냄비를 들 때 항상 가스레인지의 불을 끄기, 집을 나갈 때 경보장치 작동시키기)
- 일과(routines) : 관찰 가능하며, 반복되는 행동 패턴, 일상생활의 틀이 되는 행동 패턴(예 : 아침에 '화장실 → 샤워 → 치장 → 옷입기' 순서로 수행하기, 식사준비 시 순서에 따라 진행하기, '아이를 학교까지 태워주기 → 출근하기 → 아이를 학교에서 픽업하기 → 집안일 하기 → 저녁준비'와 같은 일상적)

답 1)

작업치료 기초 이론

229

뇌졸중에서 회복된 김씨는 마비된 손으로 대상 물체에 부합하는 손동작과 부드럽고 유연한 팔 움직임을 보이고 있다. 김씨의 운동기술은?

1) 유연성(flows)
2) 조절(calibrates)
3) 지구력(endures)
4) 이동시키기(moves)
5) 페이스 조절(paces)

230

국제기능장애건강분류(ICF)의 구성요소 중 다음 사례에 해당하는 개념은?

> 뇌졸중 환자인 김씨는 편마비로 인해 스스로 화장실까지 걸어 갈 수 없다.

1) 질병(disease)
2) 장애(disorder)
3) 손상(impairment)
4) 활동제한(activity limitation)
5) 참여제약(participation restriction)

문제해설

229
- 이동시키기(moves) : 대상 물체를 효율적으로 밀기 또는 당기기
  - 지지면(supporting surface)을 따라 가며 수행
  - 문(또는 서랍)을 열기를 위해 밀기 또는 당기기
  - 휠체어를 밀고나아가기 위해 바퀴 돌리기(propel)
- 조절(calibrates) : 대상 물체에 맞는 적절한 힘/속도/범위를 이용해 움직임 만들기
  - 물체를 부수지 않음, 적절한 힘으로 문 닫기
- 유연성(flows) : 대상 물체와 부합하는 부드럽고 유연한 팔과 손목의 움직임
- 지구력(endures) : 피로, 휴식, 숨 고르기 등을 위한 쉼(멈춤) 없이 특정 업무를 지속적으로 진행하여 완수하기
- 페이스/속도 조절(paces) : 전체의 업무수행에 있어 속도(rate)와 템포(tempo)를 효율적으로 유지하기

답 1)

230
- 건강상태 사례
  - '아킬레스 힘줄의 완전파열'은 의학적 진단
  - '교통사고에 의한 C8 척수손상'은 의학적 진단
- 손상 사례
  - '협응능력이 저하'는 신체계통의 기능
  - '비정상적인 보행이나 균형능력'은 신체계통의 기능
- 활동제한 사례
  - '단거리를 스스로 걷지 못하는것'은 수행력
  - '장애물을 건너지 못하는 것'은 수행력
- 참여제약 사례
  - '가족 구성원으로써의 역할을 하지 못하는 것'은 참여정도와 삶의 질에 대한 것
  - '스포츠, 여가활동에 참여하지 못하는 것'은 참여정도와 삶의 질에 대한 것

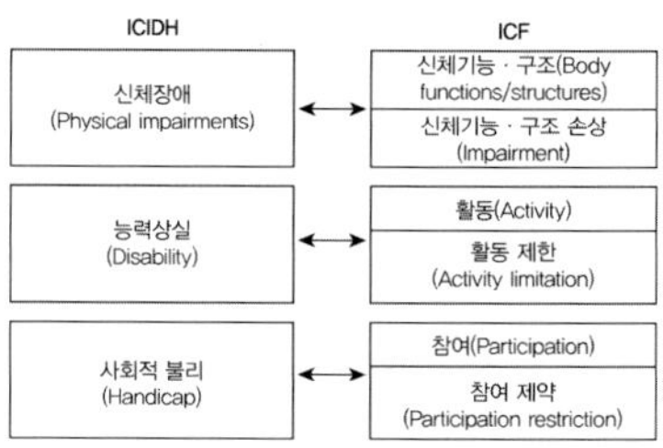

답 4)

231

다음 사례에 해당하는 OTPF 처리기술은?

> 전체의 업무수행에 있어 속도(rate)와 템포(tempo)를 효율적으로 유지할 수 있다.

1) 유념(heeds)
2) 페이스(paces)
3) 연속(sequences)
4) 다루기(handles)
5) 지속하기(continues)

232

'클라이언트는 실외에서는 보행할 수 없고 방지턱을 넘지 못하며, 안전을 위하여 보호감독이 필요하다'는 내용은 SOAP Note 중 어디에 속하는가?

1) S
2) O
3) A
4) P
5) N

233

뇌졸중으로부터 회복된 김씨는 마비된 손으로 대상 물체에 부합하는 손동작과 부드럽고 유연한 팔 움직임을 보이고 있다. 김씨가 사용한 운동기술은?

1) 유연성(flows)
2) 조절(calibrates)
3) 지구력(endures)
4) 이동시키기(moves)
5) 페이스 조절(paces)

문제해설

231 처리기술

- 페이스/속도 조절(paces) : 전체의 업무수행에 있어 속도(rate)와 템포(tempo)를 효율적으로 유지하기
- 유념/귀 기울이기(heeds) : 타인이 지시한 업무를 수행하고 완수하기
- 다루기(handles) : 물건의 파손, 이동, 미끄러짐, 떨어짐 등을 방지하기 위해 적절한 방식으로 물건을 지지하고 안정시키기
- 지속하기(continues) : 업무 또는 동작이 시작되면 지체나 멈춤 없이 한 번에 지속적으로 수행하여 완수하기
- 연속(sequences) : 부적절한 반복이나 무작위로 순서정하기 없이 효율적이고, 논리적으로 순서에 맞게 각 단계(steps)를 수행하기

답 2)

232 O(object)에 들어가는 내용으로 치료사에 의해 객관적으로 관찰하여 얻은 정보나 평가방법을 통해서 얻은 정보들을 기술한다.

답 2)

233
- 이동시키기(moves) : 대상 물체를 효율적으로 밀기 또는 당기기
  - 지지면(supporting surface)을 따라가며 수행, 문(또는 서랍)을 열기를 위해 밀기 또는 당기기, 휠체어를 밀고나아가기 위해 바퀴 돌리기(propel)
- 조절(calibrates) : 대상 물체에 맞는 적절한 힘/속도/범위를 이용해 움직임 만들기－물체를 부수지 않음, 적절한 힘으로 문 닫기
- 유연성(flows) : 대상 물체와 부합하는 부드럽고 유연한 팔과 손목의 움직임
- 지구력(endures) : 피로, 휴식, 숨 고르기 등을 위한 쉼(멈춤) 없이 특정 업무를 지속적으로 진행하여 완수하기
- 페이스/속도 조절(paces) : 전체의 업무수행에 있어 속도(rate)와 템포(tempo)를 효율적으로 유지하기

답 1)

작업치료 기초 이론

234

분류(categorization)의 예로 적절한 것은?

1) 아침, 점심, 저녁 시간을 분별하기
2) 주머니 속 동전을 보지 않고 분류하기
3) 사람 모형의 퍼즐을 올바르게 정렬하기
4) 과거에 학습한 내용을 다른 일에 적용하기
5) 환경적 요소들의 유사점과 차이점 인식하기

문제해설

234 해설내용 참조

답 5)

235

분류(categorization) 활동의 예로 거리가 먼 것은?

1) 작은 단추와 큰 단추를 나눠 놓았다
2) 모양이 다른 퍼즐을 따로 분리하였다
3) 냉장고 내의 물건들을 용도에 맞게 정리하였다
4) 요리를 하면서 야채와 육류를 적절히 사용할 수 있었다
5) 어제 처음 만난 의료진을 오늘 다시 만나서 반가운 인사를 하였다

235 해설내용 참조

답 5)

236

3박 4일 동안 친구의 집을 방문하려 한다. 이때 가장 필요한 능력은?

1) 학습
2) 지남력
3) 일반화
4) 공간조작
5) 문제해결

236 해설내용 참조

답 5)

인지와 인지통합(Cognitive and cognitive integration) 요소

Explanation

1. 각성수준(level of arousal)

- 환경적 자극에 대해 반응과 경계를 보이는 것

2. 지남력(orientation)

- 사람, 장소, 시간, 상황을 분별하는 것

3. 재인식(recognition)

- 낯익은 얼굴, 사물, 그리고 이전에 보았던 물건들을 분별해 내는 것

4. 집중력(attention)

- 정해진 시간 내 특정 업무에 집중할 수 있는 것

5. 활동의 시작(initiation of activity)

- 육체적 정신적 활동을 시작하는 것

6. 종결(termination)

- 적절한 시간에 맞춰 활동을 마치는 것

7. 기억력(memory)

- 잠시 후 또는 장시간 후 정보를 다시 불러내는 것

8. 연속성(sequencing)

- 정보, 개념, 활동들을 순서에 맞춰 배치하는 것

9. 분류(categorization)

- 정보의 종류들을 비슷한 것들과 다른 것들로 분별하는 것

10. 개념형성(concept formation)

- 특정 생각과 사고를 구성하기 위해 다양한 정보를 조직화하는 것

11. 문제해결(problem solving)

- 문제 인식, 문제 정의, 대체적 방법 선택, 계획(selecting a plan), 단계별로 조직화하기, 계획한 것 실시하기, 결과 평가 등의 과정을 말함

12. 학습(learning)

- 새로운 행동과 개념을 획득하는 것

13. 일반화(generalization)

- 다양한 새로운 환경에 이전에 학습된 개념들과 행동들을 적용시키는 것

14. 공간 조작(spatial operation)

- 정신으로(mentally) 사물의 위치를 다양한 관계로 조작하는 것

237

필통 속의 다양한 크기와 여러 위치에 있는 모든 연필을 지각할 수 없다면 어떤 문제인가?

1) 공간 내 위치
2) 입체인식 불능증
3) 형태항상성 장애
4) 전경-배경 구별 장애
5) 오른쪽-왼쪽 구별 장애

238

뇌손상이 있는 사람이 15분 동안 칫솔로 이를 닦는 경우의 인지 손상 유형은?

1) 새로운 정보나 기술을 학습하는 데 어려움
2) 기술이나 지식을 다른 유사한 상황으로 일반화하고 전이하는데 어려움
3) 논리적인 순서화에 어려움
4) 감소한 집중력과 부주의
5) 활동 종결의 어려움

239

TBI 환자인 홍씨는 손으로 물건을 잡으면 힘 조절의 실패로 약한 물건들을 쉽게 부숴버린다. 홍씨에게 가장 필요한 운동기술은?

1) 유연성(flows)
2) 조절(calibrates)
3) 지구력(endures)
4) 이동시키기(moves)
5) 페이스 조절(paces)

문제해설

237 형태항상성은 장소, 위치, 크기에 구별 없이 여러 형식, 모양, 사물을 인식하는 것이다.

답 3)

238 1) 가까운 약국에 가는데도 단서와 감독이 필요하다.
2) 특정 정해진 버스와 길만 이용하고 다른 버스나 길을 사용하는데 일반화하지 못한다.
3) 양말을 신기 전에 신발을 신는다.
4) 치료시간 동안 5분 정도만 집중한다.

답 5)

239
- 이동시키기(moves) : 대상 물체를 효율적으로 밀기 또는 당기기
  - 지지면(supporting surface)을 따라가며 수행, 문(또는 서랍)을 열기를 위해 밀기 또는 당기기, 휠체어를 밀고나아가기 위해 바퀴 돌리기(propel)
- 조절(calibrates) : 대상 물체에 맞는 적절한 힘/속도/범위를 이용해 움직임 만들기-물체를 부수지 않음, 적절한 힘으로 문 닫기
- 유연성(flows) : 대상 물체와 부합하는 부드럽고 유연한 팔과 손목의 움직임
- 지구력(endures) : 피로, 휴식, 숨 고르기 등을 위한 쉼(멈춤) 없이 특정 업무를 지속적으로 진행하여 완수하기
- 페이스/속도 조절(paces) : 전체의 업무수행에 있어 속도(rate)와 템포(tempo)를 효율적으로 유지하기

답 2)

240

작업치료 역사 중 감소주의(reductionism) 발달의 원인이 된 사건은?

1) 세계 1차 대전
2) 세계 2차 대전
3) 미국 경제 대공항
4) 윤리적 치료의 발달
5) 감각운동접근법의 발달

241

목적으로서의 작업(occupation as end)에 해당하는 것은?

1) 뇌졸중환자가 침대정리 재학습하기
2) 동적인 균형감각을 개선하기 위한 가상현실 게임하기
3) 뇌졸중환자가 팔의 운동조절능력을 증진하기 위해 차 광택내기
4) 척수손상환자가 앉은 자세에서 균형을 개선하는 수단으로 타월개기
5) 초기 치매환자가 기억력 향상을 위해 컴퓨터를 통한 인지향상 프로그램 수행하기

문제해설

240 대공황(1930년대)

- 경제적 어려움에 봉착
  - 극심한 경제 불황은 작업치료 영역을 포함해 의료계 전반에 경제적 영향을 미침
  - 예산 감축, 직원해고, 물품과 장비의 제한이 불가피하게 됨
  - 많은 작업치료 클리닉과 학교들이 문을 닫음
- 치료의 초점
  - 신체장애의 치료는 기능 회복과 근력을 증진에 초점을 둠
  - 골절, 절단된 손, 결핵, 폴리오 등의 질환자들의 직장 복귀를 위한 치료가 성행함
  - 매우 드물게 편마비, 사지마비, 하반신 마비가 치료 대상이 됨 : 대부분 염증성의 질환은 사망했기 때문
- 1930년대 중반
  - 대부분의 작업치료사들은 작업치료가 독립된 직업으로 유지될 것이라는 생각에 부정적임
  - 미국의학협회(AMA)에 의존 : 미국의학협회(AMA)는 구원자 역할이 되어줌
  - 작업치료 분야는 의료계 전문인들로부터 사회로부터 압력을 받게 됨 : 전인적인 철학에서 감소주의(reductionism)로 철학 변경의 요구 받음
  - 감소주의(reductionism) 발달 : 작고 세밀한 분리된 부분을 분석하고, 그 기능을 이해하는 과학주의가 발달함

답 3)

241 목적으로서의 작업이란 습관적인 환경 내에서 작업을 학습하는 것이다. 뇌졸중 환자가 침대정리를 재학습하는 것은 수행영역 중 IADL 향상을 위한 치료계획이다. 2), 3), 4), 5)는 수행기술 향상을 위한 치료계획이다.

답 1)

242

고유수용성 감각에 손상이 있는 환자에게 발생할 수 있는 문제로 타당한 사례는?

1) 냄새를 잘 구별하지 못한다
2) 옷의 앞뒤를 구별하지 못한다
3) 종이접기 활동 시 종이가 찢어진다
4) 학습 활동 시 주위 환경에 쉽게 이끌린다
5) 높은 곳에서 낮은 곳으로의 이동을 거부한다

문제해설

242 해설내용 참조

답 3)

고유수용성 감각(Proprioceptive sense)

Explanation

1. 개념

- 근육, 관절, 내부기관의 감각

2. 고유수용성감각의 전형적 문제(proprioception problems)

1) 서툼(clumsy)
2) 산만함(distracted)
3) 어설픔(awkward)

3. 치료적 접근

- 고유수용성감각의 되먹임을 제공하는 무게 있는 도구의 사용(예: 무거운 칫솔과 컵의 사용)

4. rood의 고유수용성감각 촉진 테크닉

1) 관절 중압박(heavy joint compression)
2) 저항(resistance)
3) 전정감각 자극(vestibular stimulation)
4) inversion
5) 신장 압박(stretch pressure)
6) 신장(stretch)
7) 내적 신장(intrinsic stretch)
8) secondary ending stretch
9) 태핑(tapping)
10) 치료적 진동(therapeutic vibration)
11) 골압박(osteopressure)

243

외상성뇌손상(TBI) 환자인 25세 여성은 크기가 다른 사각형과 색이 다르며 약간 회전된 사각형을 같은 사각형으로 인식하지 못한다. 어떤 지각처리 능력의 손상인가?

1) 입체지각(stereognosis)
2) 신체도식(body scheme)
3) 시각차단(visual closure)
4) 형태항상성(form constancy)
5) 깊이지각(depth perception)

244

정신건강과 작업치료 실행체계(Occupational Therapy Practice Framework)에 대한 설명으로 옳은 것은?

1) 수행패턴(performance pattern)영역에서 모든 습관은 유용하다고 할 수 있다
2) 수행기술(performance skills)은 정신질환 환자들이 어려움을 호소하는 영역이 아니다
3) 활동요건(activity demands)은 보통 정신건강에 문제가 있는 사람들의 능력을 초과하여 요구하는 것이 좋다
4) 심각한 정신질환이 있는 사람의 일반적인 문제는 배경 요구에 맞춰 수행을 조정하여 다른 배경에서 활동을 수행하는 것이 어려운 것이다
5) 불안장애가 있을 때 보통 어깨에 긴장으로 인해 어깨가 많이 올라가는 증상들은 수행 배경(context) 중 물리적 측면에서 고려되어야 할 사항이다

문제해설

243 • 지각처리(perception processing) : 감각입력을 의미 있는 패턴으로 조직화하는 것
- stereognosis : 촉각으로 사물을 구별하는 것
- kinesthesia : 관절의 움직임의 방향과 움직임 정도를 구별하는 것
- pain response : 해로운 자극을 해석해 내는 것
- body scheme : 각 신체 사이의 관계와 신체를 지각하는 것
- right left discrimination : 신체의 양쪽을 분별하는 것
- form constancy : 다양한 크기, 자세, 환경 내에서 그 사물을 재인식하는 것
- position in space : 물체들 사이의 공간적 관계를 지각하는 것
- visual closure : 물체나 형태가 완전히 보이지 않아도 구별해 내는 것
- figure ground : 앞뒤에 다른 물체들이나 모양들이 있어도 구별해 내는 것
- depth perception : 다양한 공간이나 면에서 사물들 사이, 그림들 사이의 상대적 거리를 구별
- spatial relations : 물체들의 자세를 상대적 관계로 구별해 내는 것
- topographical orientation : 특정 대상의 위치와 장소를 찾아내는 것

답 4)

244 정신질환 환자들은 배경에 대한 적응이 매우 부족한 경향이 강하다. 어깨가 올라가는 증상은 클라이언트 요소의 신체 구조에서 고려되어야 한다.

답 4)

작업치료 기초 이론

245

지각처리 기술과 정의의 연결이 바르지 못한 것은?

1) 시각차단(visual closure) — 형태를 완전히 보지 않아도 알 수 있는 능력
2) 입체지각(stereognosis) — 시각정보 없이 청각만으로 사물을 구별하는 능력
3) 형태항상성(form constancy) — 크기와 위치가 변해도 그 사물인 것을 아는 능력
4) 지리적 지남력(topographical orientation) — 특정 대상의 위치와 장소를 찾아내는 능력
5) 전경배경(figure ground) — 앞뒤에 다른 물체나 모양이 있어도 무엇인지 구별할 수 있는 능력

문제해설

245 해설내용 참조

답 2)

지각처리

Explanation

1. 지각처리 기술

1) stereognosis : 촉각으로 사물을 구별하는 것
2) kinesthesia : 관절의 움직임의 방향과 움직임 정도를 구별하는 것
3) pain response : 해로운 자극을 해석해 내는 것
4) body scheme : 각 신체 사이의 관계와 신체를 지각하는 것
5) right left discrimination : 신체의 양쪽을 분별하는 것
6) form constancy : 다양한 크기, 자세, 환경 내에서 그 사물을 재인식하는 것
7) position in space : 물체들 사이의 공간적 관계를 지각하는 것
8) visual closure : 물체나 형태가 완전히 보이지 않아도 구별해 내는 것
9) figure ground : 앞뒤에 다른 물체들이나 모양들이 있어도 구별해 내는 것
10) depth perception : 다양한 공간이나 면에서 사물들 사이, 그림들 사이의 상대적 거리를 구별
11) spatial relations : 물체들의 자세를 상대적 관계로 구별해 내는 것
12) topographical orientation : 특정 대상의 위치와 장소를 찾아내는 것

246

수저통에서 숟가락과 포크의 선택적 구별이 어렵다면 어떤 문제인가?

1) 공간 내 위치 2) 입체인식 불능증
3) 형태항상성 장애 4) 전경-배경 구별 장애
5) 오른쪽-왼쪽 구별 장애

247

작업치료의 패러다임 변화 중 1, 2차 세계대전 이전의 철학은?

1) 환원주의 2) 윤리적 치료
3) 재활적 패러다임 4) 작업 중심의 패러다임
5) 축소주의 중심의 패러다임

248

전화걸기를 수행할 때 수행 패턴에 해당하는 것은?

1) 나는 학생이다
2) MET 1.8~2 수준이다
3) 이 활동은 다른 사람과의 신체적 접촉이 불필요하다
4) 전화번호부는 약 300페이지의 겉표지와 속지로 구성된다
5) 전화기의 크기와 모양은 효과적으로 전화를 걸기에 적절하다

249

샌드위치 만들기 활동을 하고 있다. 잼을 바르다가 빵이 찢어졌을 때 어떤 수행기술의 문제인가?

1) 들기(lift) 2) 잡기(grip)
3) 구부리기(bend) 4) 조정하기(calibrate)
5) 운반하기(transport)

문제해설

246 형태항상성은 장소, 위치, 크기에 구별 없이 여러 형식, 모양, 사물을 인식하는 것이다.
답 4)

247 도덕적 치료 → 작업 중심 패러다임 → (1, 2차 세계대전) → 환원주의, 축소주의중심의 기계적 패러다임 → 감각운동 접근법 성행 → 작업과학
답 4)

248 수행패턴 : 습관, 일과, 역할이 포함되는데, 학생은 역할에 해당한다.
2), 3), 4), 5)는 활동요건에 해당한다.
답 1)

249 조정하기-물체를 다루는 동안 힘, 속도, 움직임의 강도를 조절하고 변화시키는 것
답 4)

250

환자는 밤이 되면 주기적으로 좌측 요추부위에 통증이 발생된다고 한다. 그 통증은 찌르는 듯 아프다고 보고하였다. SOAP 노트 중 어느 부분에 해당하는가?

1) S
2) O
3) A
4) P
5) SO

문제해설

250 해설내용 참조

답 1)

SOAP 노트

Explanation

1. Subjective

1) 환자에 의해 보고된 정보
2) 가족 및 보호자에 의해 보고된 정보
3) 현재의 상태, 기능적 수행, 제한점들, 일반적 건강상태, 사회적 습관, 의학적 병력, 클라이언트의 목표 등이 포함됨
4) 치료에 대한 주관적 반응

2. Objective

1) 치료사가 수행된 평가 및 객관적 관찰의 결과를 기록하는 곳
   (1) 표준화된 검사 또는 비표준화된 검사의 사용
   예 BADL, IADL, ROM 측정, 근력 측정 등

3. Assessment

1) 결과해석을 통한 적절한 치료 프로그램의 개발
2) 장애 및 기능손상이 분석됨
3) 환자의 작업수행에 영향을 미치는 요소를 결정
4) 임상적 추론이 일어남
   • 치료계획 수립 및 정보의 분석
5) 날카로운 임상적 추론과 판단 기술이 필요함

4. Plan

1) 치료계획이 만들어짐
2) goal을 만듦 : 단기 목표의 성취 후 새로운 단기 목표를 결정함
3) 추가적인 치료 방법에 대한 언급

251

다음은 SOAP 노트에 대한 설명이다. 그 내용이 옳은 것은?

1) O는 'object'를 의미한다
2) S에는 환자가 호소하는 증상들을 기록한다
3) A에는 ROM과 MMT의 측정 결과를 기록한다
4) O에는 환자의 가족력과 객관적인 자료들을 기록한다
5) P에는 평가를 통해 얻어진 결과를 바탕으로 'problem list'를 기록한다

252

다음 보기의 설명에 해당하는 OTPF-3 기준의 배경은?

- 개인 : 첫인사에 명함을 건넴
- 집단 : 직장에서 배지를 착용하게 하여 소속감을 가지게 함
- 주민 : 새해에 친척 어른들께 세배 드리기

1) 문화적 배경　　2) 개인적 배경
3) 시간적 배경　　4) 가상적 배경
5) 도덕적 배경

253

다음 보기의 내용과 가장 관계 깊은 OTPF 용어는?

- 적성 사정　　• 흥미와 능력 개발
- 적절한 부업, 취미를 선택하기

1) 직업탐색　　2) 구직활동
3) 자원봉사 참여　　4) 퇴직 계획하기
5) 일 또는 직무수행

문제해설

251
- O는 'objective'를 의미한다.
- OM과 MMT의 측정 결과를 기록하는 것은 O이다.
- 환자의 가족력은 S이며, 객관적인 자료들은 O이다.
- 평가를 통해 얻어진 결과를 바탕으로 'problem list'를 기록하는 곳은 A이다.

답 2)

252 문화적 배경
- 사회의 구성원으로서의 관습, 신념, 활동패턴, 기대
- 개인의 정체성과 활동 선택에 영향을 미침

답 1)

253
1) 직업탐색 : 적성을 사정, 흥미와 능력을 개발, 적절한 직업을 선택하는 활동
2) 구직활동 : 취업 기회를 확인하고 선택하며 지원과 면접 과정을 완수
3) 일 또는 직무수행 : 시기적절하고 효과적인 방식으로 직무과제를 수행하며 적절한 직업적 행동을 통합시킴
5) 자원봉사 참여 : 선택된 개인이나 그룹의 이익 또는 대의명분을 위해 무보수의 활동을 수행하는 것

답 4)

254

작업치료의 태동이며, 작업치료 철학의 뿌리가 되었던 역사적 사건은?

1) 산업혁명
2) 윤리적 치료
3) 재구성 도우미
4) 미국의 경제 대공황
5) 예술과 수공예 운동

255

매주 교회에 가거나 절에 가는 종교 활동은 작업영역 중 어디에 포함되는가?

1) 여가(leisure)
2) 교육(education)
3) 일상생활활동(ADL)
4) 수단적 일상생활활동(IADL)
5) 사회참여(social participation)

256

다음 중 이해, 판단, 의사 결정이 가장 많이 필요한 기능?

1) 지남력(Orientation)
2) 입체지각(Stereognosis)
3) 신체도식(Body scheme)
4) 얼굴지각(Facial Perception)
5) 피부그림감각(Graphesthesia)

문제해설

254 19C 윤리적 치료

- 작업치료 철학의 뿌리인 윤리적 치료(moral Tx) 성행
  - 윤리적 치료의 바탕은 인본주의 철학
  - 이 시대의 종교적, 정치적, 문화적 믿음
  - 사회가 인도주의적 원칙과 치료에 가치를 두었고 이것은 정신질환자들을 치료에 영향을 미침
- 대표적 인물
  - 유럽 : Dr. Phillippe pinel(프랑스), Samuel Tuke(영)
  - 미국 : Dr. Benjamin Rush, Dr. Brighm, Dr. Thomas Stroy Kirbride
- 인본주의 철학 성행
  - 인간 개개인을 존중
  - 몸과 정신을 하나로 수용
  - 정신과 질환자들이 활동을 통해 환경에 적응하는 것과 기능할 것을 믿음
- Rush의 주장
  - 작업은 마음(정신)을 참여시키며 신체(몸)를 움직이게 만든다.
  - 바느질, 승마, 걷기, 톱질, 자수, 볼링, 원예 등 추천
  - 읽기, 쓰기, 대화를 순서와 규칙에 따라 실시할 것 주장

답 2)

255 IADL

종교적(영적) 활동 및 표현 (Religious and spiritual activities and expression)	• 종교 활동에 참여하기 • 자신보다 더 큰 어떤 존재와 연결되어 있다는 신념과 관련된 활동에 참여하기 • 아이와 놀며 시간보내기, 자연 속 활동에 참여하기, 필요시 타인 돕기 등과 같은 특별한 의미를 지닌 활동에 참여하기

답 4)

256 지남력은 인지 영역으로 내부 및 외부 환경으로부터 들어오는 정보를 획득하여 일상생활환경에서 일어나는 일들을 이해하고 판단, 결정하는 처리과정으로 자신이 처한 환경에 적응하는 능력에 포함된다. 나머지는 지각 영역에 포함된다.

답 1)

257

18C 프랑스 정신과 의사로 정신과 환자들에게 일을 제공하고, 쇠사슬 및 물리적 구속들을 제거하여 윤리적 치료를 성행시킨 인물은?

1) Barton
2) Dunton
3) Erickson
4) Adolf Meyrer
5) Phillippe pinel

258

다음과 같은 문제가 있다면 어떤 능력에 문제가 발생한 것인가?

> 전화기의 뒷면과 옆면을 볼 때는 그것이 전화기인지 잘 알지 못한다

1) 깊이지각
2) 공간관계
3) 전경배경
4) 형태항상성
5) 입체실인증

259

작업치료의 전개과정으로 옳은 것은?

1) 작업프로필 → 중재계획 → 중재시행 → 작업수행 분석 → 중재재검토 → 결과
2) 작업프로필 → 작업수행 분석 → 중재계획 → 중재시행 → 중재재검토 → 결과
3) 작업프로필 → 중재계획 → 중재시행 → 중재재검토 → 작업수행 분석 → 결과
4) 작업수행 분석 → 작업프로필 → 중재계획 → 중재시행 → 중재재검토 → 결과
5) 작업수행 분석 → 작업프로필 → 중재계획 → 중재재검토 → 중재시행 → 결과

문제해설

257 • 18C말 윤리적 치료(moral treatment)
- 18세기말부터 시작된 정신과 환자에 대한 치료개념
- 작업치료의 출발점이기도 함
- 윤리적 치료가 성행하기 전 정신과 환자들은 이성이 없는 존재로 인식

• 프랑스 정신과 의사 Phillipe Pinel
- 정신과 환자들에게 일(work)을 제공하여 치료함
- 정신과 환자들에게 쇠사슬 제거와 여러 물리적 구속들을 제거함

답 5)

258 형태항상성은 형태나 물건의 장소, 위치, 크기에 구별 없이 사물을 인식하는 것이다. 예를 들어 다양한 크기와 여러 위치에 있는 모든 연필을 연필로 지각하는 능력이다. 따라서 전화기의 뒷면과 옆면 앞면을 보고도 그것이 전화기인줄 아는 능력은 형태항상성이다.

답 4)

259 **작업치료 전개과정**

작업프로필 → 작업수행 분석 → 중재계획 → 중재시행 → 중재재검토 → 결과

답 2)

작업치료 기초 이론

260

다음 평가의 목적은 무엇인가?

빨강, 파랑, 노랑은 색의 이름입니다. 10원, 100원, 500원은 무엇입니까?

1) 문제해결능력
2) 인지의 유연성
3) 추상적 사고
4) 집행기능
5) 계산력

261

1890년대 산업혁명으로 인해 발생된 사회적 질환을 다루기 위해 나타난 사건은?

1) 감소주의
2) 전인주의
3) 재건도우미
4) 수공예운동
5) 윤리적 치료

262

치료 목표 설정 시에 포함해야 할 필수 요소에 대한 설명으로 옳은 것은?

1) A : 목표 달성을 위한 기간
2) B : 작업수행을 반영하는 구체적 행동
3) C : 행동의 달성 여부를 결정하는 기준
4) D : 작업수행에 필요한 환자의 학업 수준
5) E : 행동을 수행하기 위한 신체적, 환경적, 사회적 상태

문제해설

260 조직화를 통해 추상적 사고를 평가하는 것이다. 추상적 사고란 물체를 정의하고 차이점과 공통점을 비교하여 논리적 관련성을 확보하고 분류하는 과정으로 유사성, 차이점, 조직화를 통해 평가할 수 있고, 속담 풀이를 통해 평가할 수 있다.

답 3)

261 1890년대의 산업혁명

- 산업혁명으로 인해 발생된 사회적 질환을 다루기 위한 움직임이 일어남
- 경제의 변화
  - 농업이 산업화(공업화)로 축소됨
  - 농부들은 도시의 삶을 살기 위해 이주하려고 함
- 미국인의 삶
  - 노동을 하는 장소에서 단순 반복적인 일을 함
  - 많은 노동자들이 산업재해를 당하므로 장애가 증가됨
  - 폴리오(poliomyelitis), 결핵의 유행
- 결핵치료, 자동차 사고, 산업재해 등으로 의학의 발달이 초래됨
  - 시대적 상황에 반응하여 '예술과 수공예(art and craft) 운동'이 시작됨

답 4)

262 1) A : 수행하는 주체
2) B : 작업수행을 반영하는 구체적인 행동
3) C : 행동을 수행하기 위한 신체적, 환경적, 사회적 상태
4) D : 행동의 달성 여부를 결정하는 기준
5) E : 목표 달성을 위한 기간

답 2)

263

다음에서 설명하는 처리기술은?

> 목공예 작업 중인 K씨는 우드본드 통이 열려 있는 것을 보고 잠시 작업을 멈추고 뚜껑을 닫아 본드가 굳는 것과 본드 냄새가 나오는 것을 차단하였다

1) 수정(adjusts)
2) 유익(benefits)
3) 조종(navigates)
4) 순응(accommodates)
5) 주의/반응(notices/responds)

264

식판에 숟가락이 있음에도 불구하고 손으로 음식을 먹는다면 어떤 기술의 문제인가?

1) 선택(chooses)
2) 사용하기(uses)
3) 모으기(gathers)
4) 다루기(handles)
5) 순응(accommodates)

문제해설

263

조종(navigates)	• 팔, 몸통, 휠체어 등이 업무 환경 내에서 주변 사물과 충돌하지 않고 움직이기
주의/반응(notices/responds)	• 비언어적 업무와 관련된 단서(cue)에 대해 적절히 반응하기 예) 열(heat), 움직임(movement) 등 • 업무에 사용되는 도구의 공간적 배치 및 정렬하기 • 수행 중 열려 있는 서랍이나 뚜껑에 대해 적절히 반응하기
수정(adjusts)	• 새로운 공간으로 효율적으로 이동하기 • 현재 작업 공간으로 재료 및 도구 이동시키기 • 지속적 업무수행을 위해 손잡이(knobs), 다이얼(dial), 수도꼭지(water tap) 등을 변형시키기
순응(accommodates)	• 비효율적 업무수행 예방하기
유익(benefits)	• 지속적이고 반복적인 업무수행의 문제 예방하기

답 5)

264 과제 수행에 필요한 도구를 선택하지 못하였으므로 Chooses의 기술 부족이다.

선택(chooses)	• 업무에 필요한 적절한 도구 및 재료 선택하기 – 자신이 사용하고 싶은 도구/재료(또는 타인이 요구한 도구/재료)
사용하기(uses)	• 자신이 원하는 도구 및 재료 적용하기 예) 깔끔한 글씨를 위해 뾰족한 크레용이 아닌 가는 샤프 사용하기
다루기(handles)	• 물건의 파손, 이동, 미끄러짐, 떨어짐 등을 방지하기 위해 적절한 방식으로 물건을 지지하고 안정시키기
모으기(gathers)	• 업무 관련 도구 및 재료를 같은 장소에 모으기 • 쏟아지거나, 떨어진(또는 다른 장소에 있는) 도구 및 재료 모으기
순응(accommodates)	• 비효율적 업무수행 예방하기

답 1)

265

다음 보기에서 설명하는 처리기술은?

- 필요한 정보를 얻기 위해 질문을 하기
- 답에 대해 충분한 사전 인식을 가지고 있어 불필요한 정보에 대해 질문 하지 않는 것

1) 지속하기
2) 요구하기
3) 유념하기
4) 사용하기
5) 순서대로 하기

266

아동과의 의사소통 및 상호작용을 촉진하기 위한 전략으로 옳은 것은?

1) ‘예, 아니오’ 질문과 평가 질문을 실시한다
2) 마음을 나눌 수 있게 환경을 비구조화 한다
3) 의사소통을 위한 기회보다는 교육을 제공한다
4) 아동에게 집중하여 아동의 긴장을 증가시킨다
5) 현재의 아동 상태에 적절한 의사소통 방법을 선택한다

267

치료계획 수립 시 기능적 제한(functional limitation)을 기술한 것은?

1) 왼쪽 어깨의 아탈구
2) 오른쪽 상지의 LOM
3) 팔꿉관절 굽힘근의 약화
4) 오른쪽 어깨의 모음근 약화
5) 통증으로 인한 글씨쓰기 제한

문제해설

265
- 지속하기 : 시작한 행동이 마무리 될 때까지 중단 없이 지속하는 것
- 유념하기 : 약속한 행동을 수행하는 과정에서 다른 것을 하지 않고 처음 행동을 완수하는 것
- 사용하기 : 의도에 맞게 도구와 재료를 사용하는 것
- 순서대로 하기 : 논리 적이지 않거나 부적절하게 반복되는 단계가 없이 하는 것

답 2)

266
1) 예, 아니오의 질문과 ‘평가’질문을 피한다.
2) 마음을 나눌 수 있게 환경을 구조화 한다.
3) 의사소통을 위한 의미 있는 기회를 제공한다.
4) 아동에게 집중하며 아동의 집중력을 끌어 올린다.

답 5)

267 나머지는 수행요소 수준의 문제점을 기술한 것이다. 기능적 제한을 기술할 때에는 작업수행 제한과 함께 그 원인이 되는 요소를 함께 기술하는 것이 추천된다.

답 5)

OCCUPATIONAL THERAPY

2

C·H·A·P·T·E·R

시지각

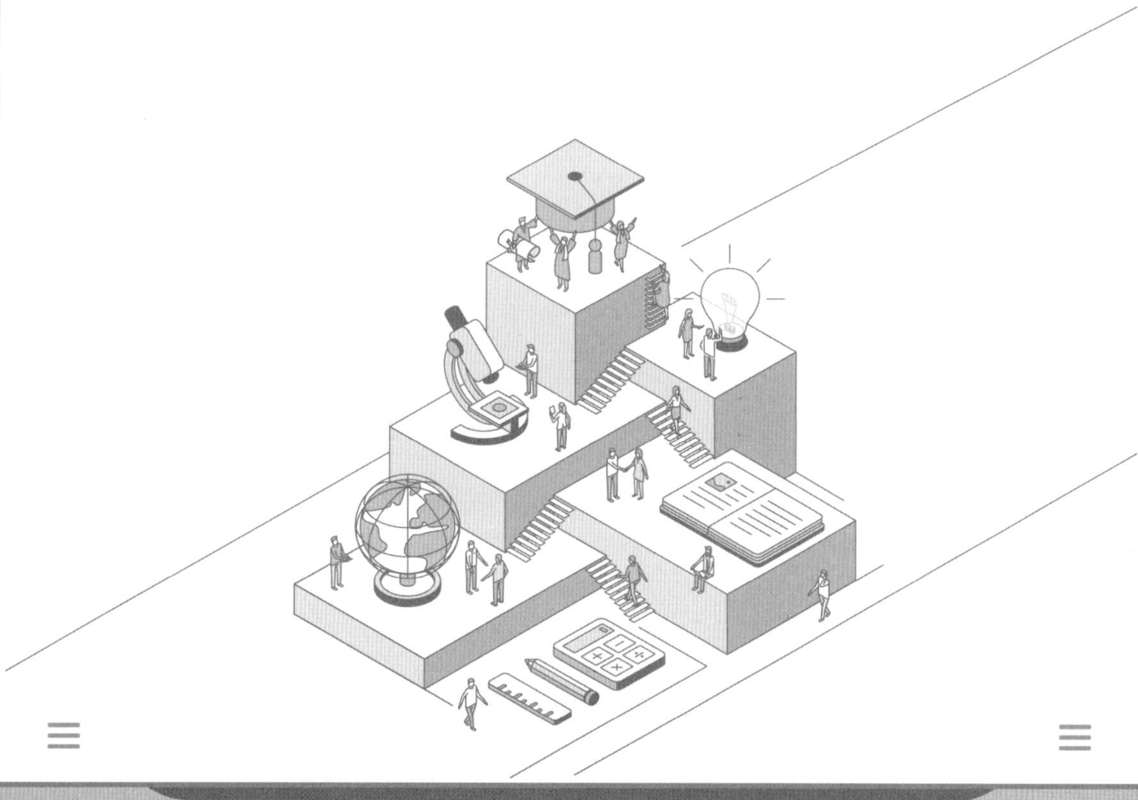

예·상·문·제·풀·이

01

다음 검사의 목적은?

> 클라이언트에게 당신의 눈 사이에 고정시킨 손가락을 보도록 지시한다. 클라이언트에게 당신이 목표물을 한쪽에서부터 움직이기 시작할 것이고 클라이언트가 당신의 손가락을 보고 있는 동안 목표물이 처음으로 보이기 시작할 때 당신에게 이야기해 달라고 한다. 목표물을 모든 각도에서 움직이기 시작한다. 12시 방향에서 시작하여 시계방향으로 2시, 4시, 6시, 8시, 10시 방향에서 움직인다

1) 신속운동(Saccade) 검사
2) 시야(Visual Field) 검사
3) 눈모음(Convergence) 검사
4) 조절(Accommodation) 검사
5) 원활 추종운동(Smooth Pursuit) 검사

02

다음 중 정상 시야범위(visual field)로 옳은 것은?

1) 상 : 65도, 하 : 70~75도, 외측 : 100~110도, 내측 : 60도
2) 상 : 80도, 하 : 70~75도, 외측 : 100~110도, 내측 : 60도
3) 상 : 65도, 하 : 60~65도, 외측 : 100~110도, 내측 : 60도
4) 상 : 65도, 하 : 70~75도, 외측 : 110~120도, 내측 : 60도
5) 상 : 65도, 하 : 70~75도, 외측 : 100~110도, 내측 : 80도

문제해설

01 두 눈 대면검사를 이용하여 주변시야결손을 검사하는 과정을 설명한 것이다.

답 2)

02 정상 시야범위(visual field)

- 상 : 65도
- 하 : 70~75도
- 외측 : 100~110도
- 내측 : 60도

답 1)

03

시지각의 다양한 요소들은 계층적 모델을 구성한다. 다음 중 단계가 가장 낮은 단계의 시지각 요소는?

1) scanning
2) visuocognition
3) visual memory
4) pattern recognition
5) adaptation through vision

04

VFD(visual field deficit)와 편측 부주의(hemi inattention)에 대한 비교가 바른 것은?

	VFD	편측 부주의
1) 탐색 패턴	시도하지 않음	패턴이 대칭적임
2) 좌측탐색	탐색 불가	탐색 가능
3) 수행에 대한 재조사	재조사를 하지 못함	재조사를 실시함
4) 과제의 난이도	수행과 일치하지 않음	수행과 일치함
5) 탐색 패턴의 효율성	패턴이 효율적임	패턴이 비효율적임

문제해설

03 시지각 위계(하위 → 상위)

하위 ↓ 상위	• occulomotor control/visual field/visual acuity • attention • scanning • visual memory • visuocognition • pattern recognition • adaptation through vision

답 1)

04 해설내용 참조

답 5)

Explanation

VFD(visual field deficit)와 편측 부주의(hemi inattention) 비교

	VFD	편측 부주의
탐색 패턴	축소됨	비대칭적임
좌측 탐색	탐색 시도	탐색 시도 없음
수행에 대한 재조사	재조사를 실시함	재조사 없음
과제의 난이도	일치함	수행과 일치하지 않음
탐색 패턴의 효율성	패턴이 효율적임	패턴이 비효율적임

시야손실	한쪽 부주의
• 보이지 않는 쪽을 향한 탐색패턴 축소 • 보이지 않는 쪽의 탐색 시도 • 탐색 패턴은 일반적으로 효율적 • 수행의 정확도를 위한 재조사 실시 • 시간 : 과제의 난이도와 일치함	• 탐색 패턴의 비대칭 • 왼쪽 탐색을 시도하지 않음 • 탐색 패턴이 일반적으로 비효율적 • 수행의 정확도를 위한 재조사 없음 • 시간 : 과제의 난이도와 일치하지 않음(빨리 수행함)

05

물체를 인식하기 위한 시각처리과정의 순서가 바르게 나열된 것은?

가. 망막(retina)
나. 각막(cornea)
다. 시각교차(optic chiasm)
라. 시상의 가쪽 무릎핵(LGM)

1) 가－나－다－라
2) 가－다－나－라
3) 나－가－다－라
4) 나－다－가－라
5) 다－나－가－라

문제해설

05 각막(cornea) → 망막(retina) → 시각교차(optic chiasm) → 시상의 가쪽 무릎핵(LGM) → 뇌의 피질(cortex)

답 3)

06

시각의 계층구조에서 가장 상위에 있는 개념은?

1) 시력
2) 시야
3) 안구조절
4) 시각적 검색
5) 시각적 주의

06 시각의 계층구조는 안구조절, 시야, 시력－주의－검색－형태재인－기억－인지－적응 순이다.

답 4)

07

정상시야 손상유무를 보기 위한 검사에서 치료사는 다음과 같은 결과를 얻었다. 올바른 해석은?

• 위 : 60°　　• 안쪽 : 60°
• 아래 : 75°　　• 바깥쪽 : 110°

1) 모두 정상시야이다
2) 위쪽만 정상시야이다
3) 아래쪽만 정상시야이다
4) 위쪽과 안쪽만 정상시야이다
5) 아래쪽과 바깥쪽만 정상시야이다

07 **정상시야 범위**
- 위 60°
- 아래 70~75°
- 안쪽 60°
- 바깥쪽 100~110°

답 1)

08

다음 검사의 목적은?

> 클라이언트에게 "목표물을 보세요, 그리고 목표물에서 눈을 떼지 마세요."라고 말한다. 목표물을 시계 방향으로 두 번 회전시키고 시계 반대 방향으로 두 번 회전시킨다

1) 눈모음 검사
2) 신속운동 검사
3) 편측무시 검사
4) 주변시야 결손검
5) 원활 추종운동 검사

09

다음 중 VFD(visual field deficit)의 특징으로 가장 타당한 것은?

1) 탐색 패턴이 비대칭적이다
2) 왼쪽 탐색을 시도하지 않는다
3) 탐색 패턴은 일반적으로 효율적이다
4) 수행의 정확도를 위한 재조사가 없다
5) 수행시간은 과제의 난이도와 일치하지 않는다

10

멀리 있는 물체가 눈에 가까이 다가올 때 조절(accommodation)의 과정은?

1) 동공이 축소된다
2) 수정체가 얇아진다
3) 눈이 외측으로 움직인다
4) 빛을 굴절시켜 초점거리를 길게 한다
5) 눈돌림 신경핵이 동공조임근을 수축시킨다

문제해설

08 원활 추종운동(Smooth Pursuit)

움직이는 목표물을 추적(tracking)하고 따라갈 때 눈은 가장 명확한 시각 영역인 망막중심오목 내에 관심 사물을 유지해야 한다.

답 5)

09 VFD와 hemi-inattention

시야손실(VFD)	한쪽 부주의 (hemi-inattention)
• 보이지 않는 쪽을 향한 탐색패턴 축소 • 보이지 않는 쪽의 탐색 시도 • 탐색 패턴은 일반적으로 효율적 • 수행의 정확도를 위한 재조사 실시 • 시간 : 과제의 난이도와 일치함	• 탐색 패턴의 비대칭 • 왼쪽 탐색을 시도하지 않음 • 탐색 패턴이 일반적으로 비효율적 • 수행의 정확도를 위한 재조사 없음 • 시간 : 과제의 난이도와 일치하지 않음(빨리 수행함)

답 3)

10
• 수정체가 두꺼워진다.
• 눈이 내측으로 움직인다.
• 빛을 굴절시켜 초점거리를 짧게 한다.
• 부교감 신경핵이 동공조임근을 수축시킨다.

답 1)

11

시공간 지각장애에 해당하는 것은?

1) 실서증
2) 입체보기
3) 동시실인증
4) 입체인식불능증
5) 형태항상성장애

12

정상 시야의 범위로 옳은 것은?

1) 위 60도, 아래 80도
2) 위 80도, 아래 60도
3) 위 80도, 아래 80도
4) 안쪽 60도 바깥쪽 60도
5) 안쪽 60도 바깥쪽 100도

13

다음 증상의 원인은?

환자가 왼쪽방향 아래 부분을 볼 때 복시가 가장 심하다

1) 오른쪽 눈 위빗근(superior oblique) 마비
2) 오른쪽 눈 안쪽곧은근(medial rectus) 마비
3) 오른쪽 눈 가쪽곧은근(lateral rectus) 마비
4) 오른쪽 눈 아래빗근(inferior oblique) 마비
5) 오른쪽 눈 아래곧은근(inferior rectus) 마비

문제해설

11
- 실서증 : 촉각지각장애
- 입체보기 : 오른쪽·왼쪽 구별 장애
- 동시실인증 : 시지각 장애
- 입체인식불능증 : 촉각지각장애

답 5)

12 정상시야 범위
- 위 60°
- 아래 70~75°
- 안쪽 60°
- 바깥쪽 100~110°

답 5)

13 오른쪽 눈 위빗근은 왼쪽 방향 아래 부분을 보는 기능을 담당한다.

답 1)

작업치료 기초 이론

눈의 근육과 기능

Explanation

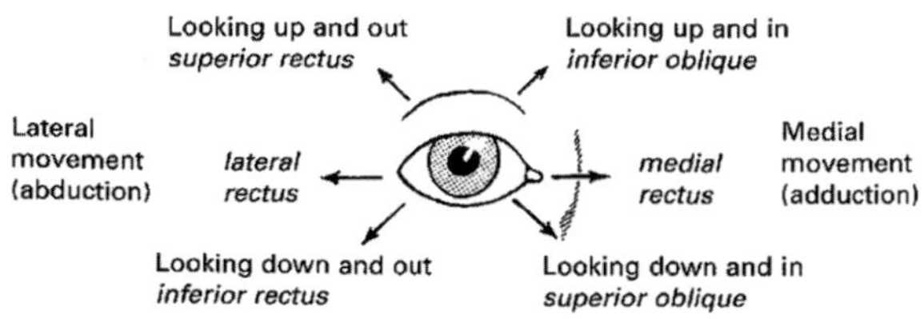

14

교통사고로 인한 외상성 뇌손상(TBI)환자가 뇌신경 6번에 손상을 받았다면 이 환자에게 가장 필요한 평가는?

1) 시력검사　　2) 동공반사
3) 시야검사　　4) 가쪽으로 눈 추적 검사
5) 안쪽으로 눈 추적 검사

15

다음 보기에서 설명하는 시지각 능력은?

- 눈의 순간적인 움직임(saccadic movement)
- 환경에서 흥미로운 물체를 향해 눈을 움직임
- 눈은 각각의 요소에 선택적으로 초점을 맞춰 정렬을 정확하게 분석하고 불필요한 요소는 무시함

1) 시각기억(visual memory)　　2) 시각집중(visual attention)
3) 시각인지(visual cognition)　　4) 시각적 탐색(visual scanning)
5) 형상인식(pattern recognition)

16

다음 검사에서 측정하고자 하는 것은?

- 클라이언트에게 눈앞에 있는 한 점을 바라보게 한다
- 검사자는 피검자의 뒤에서 손가락으로 12시, 3시, 6시, 9시 등의 방향으로 다가간다
- 검사자는 손가락이 보이면 말하도록 지시한다

1) 시야검사　　2) 시력검사
3) 눈추적검사　　4) 눈모음 검사
5) 신속 눈 운동검사

문제해설

14 뇌신경 6번–갓돌림신경은 눈동자를 바깥쪽으로 당겨주는 가쪽곧은근을 조절하는 뇌신경인데, 손상 시 눈동자를 바깥쪽으로 당기지 못하게 되어 가쪽으로 눈 추적 검사로 평가해야 한다.

답 4)

15 시각적 탐색

- 눈의 순간적인 움직임 → 비약운동(saccadic movement)
- 환경에서 흥미로운 물체를 향해 눈을 움직임
- 망막의 오목(Fovea)에서 초점을 맞춤 → 미세한 것을 처리하기 위한 최상의 능력을 가지고 있는 부분에 초점을 맞추는 것
- 눈은 각각의 요소에 선택적으로 초점을 맞춤
  → 정렬을 정확하게 분석, 불필요한 요소는 무시됨

답 4)

16 한 점을 바라보며 바깥쪽에서 들어오는 물체를 인식하는 검사–시야검사이다.

답 1)

17

다음과 같은 눈동자의 움직임은 무엇인가?

한쪽 눈이 코쪽으로 쏠려있음

1) 외사시
2) 내사시
3) 상사시
4) 하사시
5) 안구진탕증

18

다음 설명하는 증상과 가장 관계 깊은 해부학적 구조물은?

- 거리조절이상(dysmetria)
- 길항운동반복불능증(dysdiadochokinesia)
- 안구진탕(nystagmus)

1) 숨뇌
2) 소뇌
3) 바닥핵
4) 중간뇌
5) 다리뇌

19

다음 중 시야결손(VFD)의 증상에 해당하는 것은?

1) 탐색 패턴은 비대칭적이다
2) 왼쪽 탐색을 시도하지 않는다
3) 수행의 정확도를 위한 재조사가 없다
4) 탐색 패턴이 일반적으로 비효율적이다
5) 시간의 소비는 과제의 난이도와 일치한다

문제해설

17 한쪽 눈이 코쪽으로 쏠려있는 사시를 내사시라고 한다.

답 2)

18 거리조절이상, 길항운동반복불능증, 안구진탕, 반동형성 등 소뇌 손상과 관련된 증상이다.

답 2)

19 VFD와 hemi-inattention 비교

시야 손실	• 보이지 않는 쪽을 향한 탐색패턴 축소 • 보이지 않는 쪽의 탐색 시도 • 탐색 패턴은 일반적으로 효율적 • 수행의 정확도를 위한 재조사 실시 • 시간 : 과제의 난이도와 일치함
한쪽 부주의	• 탐색 패턴의 비대칭 • 왼쪽 탐색을 시도하지 않음 • 탐색 패턴이 일반적으로 비효율적 • 수행의 정확도를 위한 재조사 없음 • 시간 : 과제의 난이도와 일치하지 않음(빨리 수행함)

답 5)

20

다음 사례의 환자에게 의심되는 문제는?

> 70세 홍씨는 최근 들어 시력이 떨어지며 안개가 낀 것처럼 뿌옇게 보인다

1) 녹내장
2) 백내장
3) 야맹증
4) 황반변성
5) 망막박리

21

다음에서 설명하는 개념은?

> 앞에 있던 물건을 보여준 후 뒤로 숨겼을 때 아이는 사물이 보이지 않아도 뒤에 사물이 있다는 것을 인식한다

1) 재인
2) 시각 기억
3) 작업 기억
4) 대상영속성
5) 형태항상성

22

왼쪽 편측무시 환자의 일상생활 훈련 시 치료적(remedial) 접근에 해당하는 것은?

1) 부분 가림 안경을 착용한다
2) 물건을 각기 다른 방향에 둔다
3) 방의 왼편으로 화장대를 옮긴다
4) 책상에 왼편에 필요한 물건을 둔다
5) 일상생활활동 훈련 시 프리즘 안경을 착용한다

문제해설

20
- 황반변성 : 사물이 찌그러져 보이거나 상의 크기가 달라져 보이는 증상
- 녹내장 : 시야가 소실되어 심해지면 실명에 이를수도 있음
- 야맹증 : 어두운 곳에서 아무것도 보지 못함
- 망막박리 : 시력의 저하와 장막이 쳐진 것 같은 시력 손실이 나타남

답 2)

21 위에서 설명하는 것은 대상영속성을 설명하는 예시이며 이는 존재하는 물체가 어떤 것에 가려져 보이지 않더라도 그것이 사라지지 않고 지속적으로 존재하고 있다는 사실을 아는 능력을 말한다.

답 4)

22
1) 부분 가림 안경을 착용한다 : 복시 중재
3) 방의 왼편으로 화장대를 옮긴다 : 보상적 접근
4) 책상에 왼편에 필요한 물건을 둔다 : 보상적 접근
5) 일상생활활동 훈련 시 프리즘 안경을 착용한다 : 영구적 복시 중재

시각 차단	• 복시(double vision)가 있는 경우 사용 • 단기간의 보상 전략
프리즘 렌즈	• 흐려진 형상에 도움 • 영구적 복시가 있을 경우 처방됨

답 2)

23

다양한 사물의 무게와 크기를 보여준 후 그것을 무게와 크기 순서에 배열하는 것은 어떤 문제에 대한 평가하기 위한 것인가?

1) 변시증
2) 시각완성
3) 형태 항상성
4) 공간 내 위치
5) 전경배경 구별

24

다음은 알츠하이머 환자의 증상이다. 어떤 요소의 손상인가?

- 길을 자주 잃어버리게 된다
- 심한 경우 집안에서 화장실을 찾지 못한다

1) figure ground
2) spatial relations
3) position in space
4) right left discrimination
5) topographical orientation

25

노화로 인한 시각의 변화로 옳은 것은?

1) 동공이 확대된다
2) 수정체가 두꺼워진다
3) 수정체의 투명도가 높아진다
4) 눈동자의 움직임이 빨라진다
5) 파란색보다는 붉은색 계열의 구별이 더 어렵다

문제해설

23
- 전경배경 : 시각적 배열에서 후경에서 전경을 지각하도록 해주는 능력
- 형태 항상성 : 장소, 위치, 크기에 구별 없이 여러 형식, 모양, 사물의 인식
- 공간 내 위치 : 사물의 상대적인 방향을 말함

답 1)

24

figure ground	앞뒤에 다른 물체들이나 모양들이 있어도 구별해 내는 것
spatial relations	물체들의 자세를 상대적 관계로 구별해 내는 것
position in space	물체들 사이의 공간적 관계를 지각하는 것
right left discrimination	신체의 양쪽을 분별하는 것
topographical orientation	특정 대상의 위치와 장소를 찾아내는 것

답 5)

25 시각
- 수행영역에 부정적인 영향
  - 운전, 레저, 이동, ADL 등
- 노인의 시각 문제
  - 동공이 축소됨
  - 수정체가 두꺼워지며 탄력성이 저하됨
  - 수정체의 투명성이 상실됨
    - 노란색으로 변하며 망막에 전달하는 빛의 양이 줄어듦
    - 파란색 예열을 구별하기 어렵게 됨
  - 조명이 어두운 환경에서 시력이 저하됨
  - 눈동자 움직임이 느려짐
  - 노안(presbyopia)이 나타남
  - 색(color) 구별의 어려움이 나타남
  - 백내장(cataract)이 발생함
  - 노인성 황반변성(AMD : age-related macular degeneration)이 나타남

답 2)

26

다음의 활동과 눈동자 움직임 기능들이 알맞게 짝지어진 것은?

가. 도로를 따라서 자동차를 운전하거나, 컴퓨터 게임에서 공이나, 사물을 눈으로 추적할 수 있다
나. 책을 읽을 때 글자를 따라서 눈을 움직이거나, 여행할 때 버스나 기차를 타고 랜드 마크를 바라볼 수 있다

1) 가－시각적 스캐닝(visual scanning)
나－눈 추적(oucular pursuit)
2) 가－눈 추적(oucular pursuit)
나－도약 안구운동(saccadic eye movement)
3) 가－시각적 스캐닝(visual scanning)
나－도약 안구운동(oucular pursuit)
4) 가－눈 추적(oucular pursuit)
나－도약 안구운동(saccadic eye movement)
5) 가－시각적 스캐닝(visual scanning)
나－도약 안구운동(saccadic eye movement)

문제해설

26
- 눈 추적(oucular pursuit)은 움직이는 이미지에 따라서 눈이 천천히 움직이는 것이다.
- 도약 안구운동(saccadic eye movement)은 관심 있는 사물을 향해서 시전을 바로 움직이는 것이다.
- 먼저 사물에 눈을 고정하고 빠르게 다음 사물로 눈을 옮긴다.
- 시각적 스캐닝(visual scanning)은 그림같이 큰 영역에서 중앙에서 가장자리로 길게 빠르게 눈으로 보고, 그 다음 섬세하게 눈동자를 짧고 빠르게 움직이면서 본다.

답 2)

27

다음 문제를 가진 환자의 중재방안으로 적절한 것은?

- 모든 글자를 다 읽지 못함
- 전체 단어를 모두 보지 못함
- 스스로 시각 부재를 잘 알지 못함
- 보이지 않는 시야의 물건을 찾지 못함
- 환경에서 환자는 장애물을 부딪칠 수 있음

1) 물체의 특징을 확대한다
2) 조명의 강도를 증가시킨다
3) 배경무늬를 감소시켜 보도록 한다
4) 화려한 패턴의 물건을 사용하도록 한다
5) 보이지 않는 시야를 향해 머리와 눈의 움직임을 증가시킨다

27 다음은 시야결손 환자에 대한 설명이다.
1), 2), 3) 시력저하 환자에게 사용되는 방법이다.
4) 시야결손 환자에겐 화려한 패턴의 물건은 혼란을 주므로 단색을 사용한다.

답 5)

28

다음 환자에게 가장 적절한 생활환경 중재는?

- 외상성 뇌손상으로 중도 장애를 갖게 된 성인
- 장애 경험 후 시력의 감소가 두드러지게 나타남

1) 선반 옆 밝은 조명
2) 카펫이 깔린 계단
3) 유사 배색된 선반
4) 작은 꽃무늬의 식탁보
5) 수납량이 많은 싱크대

29

다음은 시지각 단계를 설명한 것이다. 어느 단계인가?

- 물체의 특징을 파악하여 기억하고자 하는 물체를 환경에서 구별하는 것부터 시작된다
- 물체의 전체적인 윤곽을 파악하는 능력과 세부적인 특징을 식별하는 능력 두 가지 측면으로 구분하며, 정확한 구별을 위해 두 가지 모두 조화되어 이루어져야 한다

1) 시각탐색(visual scanning)
2) 시각집중(visual attention)
3) 시각기억(visual memory)
4) 시각인지(visual cognition)
5) 패턴인식(pattern recognition)

30

조절(accomodation) 과정에서 빛분산 감소를 위한 동공축소에 관여하는 해부학적 구조는?

1) 섬모체근(cilliary muscle)
2) 안쪽곧은근(medial rectus muscle)
3) 이마엽안구영역(Frontal eye field of cerebral cortex)
4) 눈돌림신경의 주요 신경핵(Main nucleus of oculomotor nerve)
5) 눈돌림신경의 부교감핵(Parasympathetic nucleus of oculomotor nerve)

문제해설

28 뇌손상으로 인한 시력 감소로 기능적 제한을 겪는 경우, 배경과의 색 대비를 높여주고 조명은 밝게 하며, 봐야 하는 대상의 특징은 확대하는 것이 유용함(예, 계단 끝에는 밝은 색의 형광 테이프 부착, 큰 글자의 체중계). 배경 표면은 단색으로 사용하고 한 장소에 있는 물건의 수를 적게 줄이고 잘 정리하는 것도 시각적 혼란을 줄이는 데 도움이 됨

답 1)

29 위의 설명은 시각적 이미지가 저장되기 위해서 이미지를 만드는 패턴인식에 대해 설명한 것이다.

답 5)

30
- 섬모체근 : 수정체 조절
- 주요신경핵, 이마엽안구영역, 안쪽 곧은근 : 눈의 내측 움직임
- 부교감핵, 동공조임근 : 동공축소

답 5)

작업치료 기초 이론

31

다음 중재방법의 적용대상은?

- 물체들 간의 차이점과 유사점을 말로 표현하도록 격려한다
- 초기에는 크기, 모양, 색 차이가 확연한 물체에서 점차 차이가 적은 물체로 바꾼다

1) 사시(strabismus)
2) 반맹(hemianopia)
3) 기억상실(amnesia)
4) 시각인식불능증(agnosia)
5) 편측부주의(hemi-inattention)

32

다음 중 정상시야범위의 내용으로 옳은 것은?

가. 위쪽으로 60도	나. 왼쪽으로 120도
다. 아래쪽으로 70도	라. 오른쪽으로 120도

1) 가, 나, 다
2) 가, 다
3) 나, 라
4) 라
5) 가, 나, 다, 라

33

편측무시에 대한 회복적 전략(restorative approach)에 대한 설명은?

1) 환측 주변 환경을 정리정돈 한다
2) 독서 시 환측 페이지에 빨간줄을 긋는다
3) 모든 물건을 환측에 놓고, 신호를 주고 물건을 찾게 한다
4) 대상자가 머리를 돌려 환측을 더 인식할 수 있도록 교육한다
5) 식사를 마쳤는지 확인할 수 있도록 접시를 돌려보라고 격려한다

문제해설

31 시각인식불능증

기본적인 시각 기능이 손상되지 않았으나, 물체에 대한 인식능력이 저하된 상태

답 4)

32

- 위 : 60도
- 아래 : 70도
- 내측 : 60도
- 외측 : 100도

답 2)

33 1), 2), 4), 5)는 보상적 전략

답 3)

34

편측 시력이 완전히 상실되어 한 쪽만 보이는 경우는 어떤 부위의 손상인가?

1) 황반(fovea)
2) 시각로(optic tract)
3) 시신경(optic nerve)
4) 시각교차(optic chiasm)
5) 시신경원반(optic disk)

35

스노젤렌실에 설치된 장비와 주요 목적이 바르게 연결된 것은?

1) 퓨티 — 시각
2) 무설탕껌 — 신체도식
3) 비누방울램프 — 청각
4) 유칼립투스 잎 — 촉각
5) 무거운 동물 인형 — 고유수용성 감각

36

다음 검사의 목적은?

- 지시 : 목표물을 보세요. 목표물에서 눈을 떼지 마세요
- 목표물을 시계 방향으로 두 번 회전시키고, 반시계 방향으로 두 번 회전시킨다

1) neglect 검사
2) saccades 검사
3) visual field 검사
4) convergence 검사
5) smooth pursuit 검사

37

Warren이 제시한 시지각 발달의 위계체계에서 최상위 시지각 기능은?

1) 시각을 통한 적응
2) 시각기억
3) 시각탐색
4) 시각인지
5) 눈돌임운동

문제해설

34 시신경의 손상

- 편측 완전 손상
  - 동측 시력의 완전 상실(monocular blindness)

답 3)

35 1) 촉각
2) 미각
3) 시각
4) 후각

답 5)

36 원활 추종운동(smooth pursuit)

움직이는 목표물을 추적하고 따라갈 때 눈은 가장 명확한 시각 영역인 망막중심오목 내에 관심 사물을 유지해야 한다. 움직이는 목표물을 지속적으로 유지하기 위해서 원활한 추종운동을 해야 한다.

답 5)

37 시지각 발달의 위계체계는 상위에서부터 시각을 통한 적응, 시각인지, 시각기억, 형상인식, 탐색, 집중, 눈돌림운동/시야/시력 순이다.

답 1)

작업치료 기초 이론

38

시각적 정보의 완성도(completeness)에 기여하는 주요 개념은?

1) 시야(visual field)
2) 시력(visual acuity)
3) 시지각(visual perception)
4) 안구운동(oculomotor control)
5) 형상인식(pattern recognition)

39

다음 중 시야결손(visual field deficit)의 중재 방법으로 거리가 먼 것은?

1) 색을 이용한 보상 방법을 사용한다
2) 다양한 색을 이용해 배경을 만들어 준다
3) 시각 탐색을 보이지 않는 쪽에서 시작한다
4) 시야 보상을 위해 머리 돌리기를 학습시킨다
5) 시야 보상을 위해 눈 움직임의 횟수를 증가시킨다

문제해설

38
- 시야는 완성도, 시력은 정확성, 안구운동은 안정성에 기여한다.
- 형상인식은 물체의 특징을 파악하는 것이다.

답 1)

39 해설내용 참조

답 2)

VFD 중재

Explanation

VFD 중재	• 제한된 시야의 보상을 위해 돌리기를 학습해야 함 • 보이지 않는 시야 쪽으로 머리 회전을 함 • 보이지 않는 시야를 향한 머리와 눈의 움직임 횟수 증가시킴 • 보이지 않는 시야를 향한 머리와 눈의 빠른 움직임을 수행함 • 보이지 않는 쪽에서 시작되는 조직적 탐색을 실행함 • 보이지 않는 쪽의 시각적 발견과 집중 훈련을 함 • 주의를 빠르게 이동 시키는 능력 증진시킴 • 중앙시야와 주변 시야 간의 탐색 능력 증진시킴 • 읽기 제한에 대한 전략을 세움 – 읽기와 쓰기 연습 – 색을 이용한 보상 – 혼란스러운 것을 제거함 – 단 색의 물체를 사용함 : 무늬를 감소시킴

40

시선 추적기는 안구의 움직임을 통해 시 지각 능력을 분석하는 분석 장비이다. 다음의 내용 중 밑줄 친 부분에서 시선 추적기가 측정하는 안구운동은?

> 홍두깨선생님의 수업 중 시선처리에 대한 정보를 수집하기 위해 시선 추척기를 착용하고 수업을 진행하던 중 복도에서 큰 소리가 났다. 큰 소리에 놀란 선생님은 빠르게 <u>소리가 나는 복도를 바라봤다</u>

1) 시각 고정
2) 도약 안구운동
3) 안구 진탕
4) 시각 추적
5) 시각 수렴

41

다음 내용과 가장 관계 깊은 용어는?

• 위 60°	• 아래 70~75°
• 안쪽 60°	• 바깥쪽 100~110°

1) 시야
2) 휠체어
3) 경사로
4) 옷입기
5) 엉덩관절

42

다음 중 도르래신경(trochlear nerve)손상 양상으로 적절한 것은?

1) 가까운 시각과제에 대해 안쪽 복시
2) 가까운 시각과제에 대해 가쪽 복시
3) 가까운 시각과제에 대해 수직 복시
4) 먼 시각과제에 대해 가쪽 복시
5) 먼 시각과제에 대해 안쪽 복시

문제해설

40 도약 안구운동

시야(visual field) 안에 한 지점에서 다른 지점으로 안구 고정 지점이 빠르게 변경되는 안구의 움직임

답 2)

41 정상적인 시야 범위

- 위 60°
- 아래 70~75°
- 안쪽 60°
- 바깥쪽 100~110°

답 1)

42

2) 가까운 시각과제에 대해 가쪽 복시 : 눈돌림신경 손상
3) 가까운 시각과제에 대해 수직 복시 : 도르래신경 손상
4) 먼 시각과제에 대해 가쪽 복시 : 갓돌림신경 손상

답 3)

43

뇌졸중을 가지고 있는 52세 남성에게 치료사는 남성의 눈앞에 작은 물체를 보여주고 물체를 따라 집중하라고 지시하였다. 그러자 이 남성은 물체를 따라 눈동자를 움직이며 잘 수행하였다. 하지만 외상성 뇌손상을 지닌 25세 여성은 목표물을 응시하지 못하고, 너무 빨리 또는 너무 느리게 눈동자를 움직였다. 두 평가의 공통점은?

1) 시야(visual field) 평가
2) 시력(visual acuity) 평가
3) 눈 추적(ocular pursuit) 평가
4) 시각 집중(visual attention) 평가
5) 도약 안구운동(saccadic eye movement) 평가

44

시각 집중 및 탐색의 어려움을 지닌 환자의 중재 방법으로 틀린 것은?

1) 환경 수정과 보상방법의 교육을 실시한다
2) 카드 맞추기 활동을 통해 시공간 탐색을 유도한다
3) 밝은 조명을 제공하며 배경과 전경의 사이의 유사성을 증가시킨다
4) 시각탐색을 재조직화하기 위해 환자 자신이 문제가 있음을 먼저 인식해야한다
5) 편측무시(hemi inattention) 환자는 왼쪽에서 오른쪽으로 시각탐색을 시작하게 한다

문제해설

43 눈 추적(ocular pursuit)

- 느리게 움직이는 목표물(slow-moving target)을 따라가는 눈의 능력
- 손상 시 증상
  - 목표물의 응시가 어려움
  - 너무 빠르거나 느린 눈동자의 움직임이 나타남
  - 비대칭적인 눈의 움직임(한 눈이 더 빠르거나 느림)이 나타남
- 검사자는 물체의 움직임 정도에 따른 눈 추적 정도를 평가함

답 3)

44 분리된 집중력

동시에 2가지 이상의 자극을 유지하는 집중력을 말한다.

답 3)

시각 집중 및 탐색을 위한 중재

Explanation

1. 배경의 대조를 증가시키기

- 물체와 배경색의 대조는 환자가 물체를 좀 더 명확히 볼 수 있게 함(예 검정 컵에 우유 담기, 흰 잔에 커피 담기)

2. 조명의 강도 증가시키기

- 빛의 강도와 양을 증가시키면 물체와 환경을 더 잘 볼 수 있음(예 밝은 조명아래에서 사람의 얼굴을 더욱 쉽게 확인할 수 있음)

3. 배경무늬 감소시키기

- 무늬가 있는 배경은 물체 인식을 어렵게 함

4. 물체의 특징 확대하기

- 물체를 확대하면 더 잘 보임

5. 조직화

1) 자주 사용하는 물건은 접근이 쉬운 곳에 배치함
2) 자주 사용하지 않는 물건들은 낮고 접근성이 떨어지는 곳에 배치함

6. 지역사회 서비스 이용하기 접근

1) 많은 지역사회 서비스가 시각 장애인들에게 제공되고 있음
2) 시각 탐색 재조직하기
   (1) 환자는 자신의 시각 탐색에 문제가 있음을 먼저 인식해야함
   (2) OT사는 환자의 시각 탐색 검사를 수행하고 결과를 바탕으로 환자에게 어떤 문제가 정상과 다른지 교육함
   (3) 환경 변화와 보상 방법 교육이 필요함
   (4) hemi inattention을 가진 환자의 탐색 훈련
   (5) 시각 배열의 왼쪽에서 시각 탐색을 시작하며, 왼쪽에서 오른쪽으로 탐색 패턴을 다시 훈련함
      - 이 패턴은 시각 탐색을 오른쪽에서만 수행하려는 행동의 경향을 바꿔주어 탐색 패턴의 균형을 증가시킬 수 있음
3) 왼쪽 대뇌반구 손상 환자의 문제
   - 시각 탐색에는 비대칭적이지 않지만 시각 배열 탐색에 문제가 발생됨(아이템을 확인하고 탐색하는 방법을 재학습해야 함)
4) 치료활동
   (1) 카드 맞추기 활동 : 최대로 넓은 시공간 탐색이 이루어지도록 유도함
   (2) 도미노, 공놀이, 큰 퍼즐 등 : 환자가 신체적 접촉을 좋아할 경우 더 효과적임
   (3) 300~500조각 퍼즐, 단어 카드, 숫자 카드, 바느질공예 등
   (4) 일상생활활동에서의 탐색 전략 사용
   (5) 수행 후 결과에 대한 즉각적인 피드백의 제공
5) 환경 개선
   (1) 배경에 패턴을 줄여줌 : 전경의 물체가 쉽게 보일 수 있도록 하기 위해
   (2) 조명을 충분히 제공함
   (3) 배경과 전경의 물체 사이에 색의 대조를 증가시킴

45

다음 사례의 운전능력 평가에서 가장 필요한 시지각 기술은?

> 구조화되지 않은 숫자의 정렬이 있는 넓은 판을 피검자의 눈높이에 위치시킨 후 숫자에 불이 들어오면 피검자는 그 숫자를 말한다. 숫자는 무작위로 진행되며 연속적으로 빠르게 다음 숫자에서 그 다음 숫자로 진행된다.

1) 수렴
2) 시야
3) 눈추적
4) 시각응시
5) 도약 안구 운동

46

고정된 물체를 응시하다 다른 것으로 빨리 전환하는 능력을 의미하는 용어는?

1) 시야(visual field)
2) 시력(visual acuity)
3) 시각 집중(visual attention)
4) 눈 추적(ocular pursuit)
5) 도약 안구 운동(saccadic eye movement)

47

뇌졸중 환자가 신체도식장애, 편측무시, 시야결손, 실인증이 보인다면 어떤 영역의 문제인가?

1) 지각
2) 인지
3) 감각
4) 언어
5) 정서

문제해설

45 빠른 눈동자의 움직임과 적절한 시각 탐색 기능이 있어야 한다.

- 눈 추적(ocular pursuit)
  - 느리게 움직이는 목표물(slow-moving target)을 따라가는 눈의 능력을 말함
  - 손상 시 증상 : 목표물의 응시가 어려움, 너무 빠르거나 느린 눈동자의 움직임이 나타남, 비대칭적인 눈의 움직임(한 눈이 더 빠르거나 느림)이 나타남－검사자는 물체의 움직임 정도에 따른 눈 추적 정도를 평가함
- 도약 안구 운동(saccadic eye movement) : 하나의 고정된 물체를 응시하다 다른 물체로 전환하는 빠른 눈동자의 움직임, 주어진 자극에 빨리 대응하는 능력이기도 함, 읽기 시 또는 지시에 따라 두 물체 사이를 움직임일 때 나타남
- 수렴 : 눈 동자를 모으는 능력
- 시야 : 지정된 부분에 집중할 때 눈이 물체를 발견 할 수 있는 범위를 말함, 시야 범위의 손상은 매우 다양함－뇌 손상의 영역과 크기에 의해 결정됨, 환경에 적응하는 능력과 독립적인 일상생활에 있어 중요한 역할을 함, 정상 시야 : 위 60°, 아래 70~75°, 안쪽 60°, 바깥쪽 100~110°

답 5)

46 도약 안구 운동(saccadic eye movement)

하나의 고정된 물체를 응시하다 다른 것으로 전환 시 나타나는 빠른 눈의 움직임을 말한다. 주어지는 자극에 빨리 대응하는 능력이며, 읽기 또는 두 물체 사이에서 지시에 따라 눈을 움직이는 능력이다.

답 5)

47 신체도식, 시야, 실인 등은 지각 능력이다.

답 1)

48

시력의 문제를 지닌 환자들을 위한 중재 방법으로 옳은 것은?

1) 배경 무늬를 최대화한다
2) 조명의 강도와 양을 감소시킨다
3) 물체와 배경색의 차이를 크게 한다
4) 자주 사용하는 물건은 접근이 어려운 곳에 배치한다
5) 주변으로 빠르게 눈 돌리기와 머리돌리기를 연습한다

문제해설

48 배경의 대조를 증가시키는 것은 환자가 보다 정확히 사물을 볼 수 있는 중재가 된다.

답 3)

시력을 위한 중재

Explanation

1. 배경의 대조를 증가시키기

• 물체와 배경색의 대조는 환자가 물체를 좀 더 명확히 볼 수 있게 함
예 검정 컵에 우유 담기. 흰 잔에 커피 담기

2. 조명의 강도 증가시키기

• 빛의 강도와 양을 증가시키면 물체와 환경을 더 잘 볼 수 있음
예 밝은 조명 아래에서 사람의 얼굴을 더욱 쉽게 확인할 수 있음

3. 배경무늬 감소시키기

• 무늬가 있는 배경은 물체 인식을 어렵게 함

4. 물체의 특징 확대하기

• 물체를 확대하면 더 잘 보임

5. 조직화

1) 자주 사용하는 물건은 접근이 쉬운 곳에 배치함
2) 자주 사용하지 않는 물건들은 낮고 접근성이 떨어지는 곳에 배치함

6. 지역사회 서비스 이용하기 접근

• 많은 지역사회 서비스가 시각 장애인들에게 제공되고 있음

49

다음 설명하는 내용은 무엇에 관한 것인가?

- 모양, 굽힘, 일반적 형태를 지각한다
- 정교한 색, 질감, 음영을 지각한다

1) 시야
2) 시력
3) 시각집중
4) 시각 기억
5) 패턴 재인식

문제해설

49 해설내용 참조

답 5)

시지각 발달

Explanation

1. 시지각 기술 발달

- 시각 기능의 기초를 형성함

시지각 기술의 내용	• 동안 조절(oculomotor control) • 시야(visual field) • 시력(visual acuity)

2. 시각집중(visual attention)

- 모든 스캔(scan) 방식은 시각집중에 의해 발생됨

3. 스캐닝(scanning)

- 패턴 재인식(pattern recognition)은 시각적 환경을 스캐닝 하므로 이루어짐

4. 패턴 재인식(patten recognition)

1) configural aspect
   - 모양, 굽힘, 일반적 형태를 말함
2) 사물의 특정 형태(specific feature of object)
   - 정교한 색, 질감, 음영을 말함

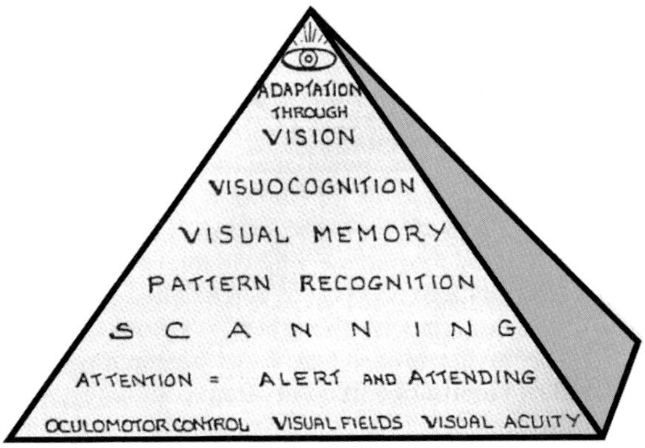

5. 시각 기억(visual memory)

6. 시각 인지(visual cognition)

1) 시각적 정보를 정신적으로 조작하는 능력을 말함
2) 문제 해결, 계획하기, 결정하기 과정에 다른 감각 정보들을 통합하는 능력을 말함

50

청각의 문제를 지닌 환자에게 그림을 이용한 근력검사를 실시했지만 실패하였다. 이유는 그림에 대한 상을 기억하지 못했기 때문이다. 환자가 가지고 있는 문제로 타당한 것은?

1) 시각 집중
2) 시각 차단
3) 시각 분류
4) 시각 운동
5) 시각 기억

문제해설

50 해설내용 참조

답 5)

Visual memory

Explanation

1. 정의

1) 시각 경험의 일부분
2) 장소에 대한 기억 중 다양한 정보를 가짐
   - 사물, 사람, 공간 등을 정신적 이미지로 가지고 있음

2. 관련 평가 도구

1) MVPT(Motor-Free Visual Perception Test)
   (1) 목적
      ① 대상자의 운동능력과 상관없이 실시할 수 있는 빠르고 간단한 시지각 검사
      ② 판별, 진단, 연구 목적으로 사용
   (2) 구성
      ① 아동용 검사 : 공간관계, 시각구별, 전경배경, 시각 완성, 시각적 기억력에 대한 검사
      ② 성인용 검사 : 아동용 검사와 동일
2) Motor-Free Visual Perception Test(MVPT-3)
   (1) 목적
      ① 대상자의 운동능력과 상관없이 실시할 수 있는 빠르고 간단한 시지각 검사
      ② 판별, 진단, 연구 목적으로 사용
   (2) 구성
      ① 아동용 검사
         - 공간관계, 시각구별, 전경배경, 시각 완성, 시각적 기억력에 대한 검사
         - 5개 영역의 36항목으로 구성
3) 기타
   - Miller Assessment for Preschoolers(MAP) 등

51

시지각 손상으로 인해 발생될 수 있는 학습의 문제로 거리가 먼 것은?

1) 읽기의 문제
2) 수기의 어려움
3) 철자쓰기 실패
4) 강하게 연필 잡기
5) 수학문제 풀기의 어려움

문제해설

51 해설내용 참조

답 4)

연필 쥐기

Explanation

• 고유수용성 감각의 문제에 더 가깝다.

※ 시지각 관련 문제

읽기의 문제	• 읽기 문제를 가진 아동 – 글자의 방향과 시각적 재인식(visual recognition)에 있어 혼동을 지님 – 읽기에 필요한 철자, 음운, 배열, 의미 등의 요소가 손상됨 • 초기 읽기 – 아동은 문자의 생김새와 배열에 직면하게 됨 – 아동은 단어를 음소로 쪼개고, 그것을 기억한 후 혼합하여 그 단어를 재인식하는 과정을 경험하게 됨 – 위 과정을 연습한 후 아동은 단어읽기 능력이 향상이 됨 • 글씨 쓰기 – 다양한 기술이 필요함 : 시각 집중, 기억력, 분류 등 • 시각적 기억력 및 시각적 분류 능력이 필요함 – 시각 기억이 손상된 아동은 글씨와 단어의 형태를 기억하지 못함 – 시각적 분류 능력이 손상된 아동은 알파벳과 숫자를 재인식하기 어려움
철자 쓰기의 문제	• 발음 나는 대로 철자를 쓸 수는 있음 – 철자가 부정확함 • 시각적 기억의 손상 – 단어의 순서 정하기 또는 정확한 철자 쓰기가 어려움
손으로 글씨쓰기 (handwriting)의 문제	• 운동 감각, 시운동 통합, 운동 계획 등과 밀접한 관련이 있음 • 집중력이 낮은 아동은 문법, 철자 등에 문제를 지님 • 시각 분별의 문제가 있는 아동은 단어를 인식하기 어려움 • 시공간 문제를 지닌 아동은 글씨를 배치시키는 데 어려움을 가짐
시운동 통합 (visual motor integration)의 문제	• 시운동 통합과 글씨 쓰기 사이에 높은 연관성이 있음
수학(mathematics)의 문제	• 시지각 문제를 가진 아동은 계산 능력보다는 계산을 위한 정렬의 문제가 있음 • 시각 기억이 부족한 아동은 계산기 사용에 어려움을 가질 수 있음

52

시지각 요소의 예가 적절하게 연결된 것은?

1) 전경 배경(figure-ground) — 계단의 높이를 지각하며 내려가는데 영향을 준다
2) 시각 통합(visual closure) — 나뭇가지로 가려진 표지판을 보고도 글씨를 알 수 있다
3) 시각 기억(visual memory) — 복잡한 서랍에서 찾고 싶은 물건을 찾을 수 있는 지각능력이다
4) 따라그리기(copying) — 점선으로 'ㄱ'를 그려 주면 그 글자 위에 벗어나지 않고 정밀히 그리는 능력이다
5) 지리적 지남력(topographical orientation) — 곡선이 있는 조각상을 보고 바이올린 조각이라고 이미지화 하는 능력이다

문제해설

52 1번－깊이 지각, 3번－전경 배경, 4번－눈－손 협응, 5번－시각적 심상에 대한 설명이다.

답 2)

53

다음 보기의 시각 기술과 가장 관계 깊은 용어는?

- 각성(alertness)
- 시각적 경계(visual vigilance)
- 분리된 집중(divided attention)

1) 스캐닝(scanning)
2) 시야(visual field)
3) 시각 집중(visual attention)
4) 시각 기억(visual memory)
5) 시각 분별(visual discrimination)

53 해설내용 참조

답 3)

시각 집중(Visual attention)

Explanation

- 시각 입력의 선택을 포함함
- 시각적 정보가 눈을 통해 뇌로 전달될 때 적절한 시간적 틀(time frame)을 제공함

각성	• alertness : 자연스런 각성의 상태를 나타내는 것 • alerting : 능동적 학습 및 적응행동에 필요한 각성으로 이어지는 것
선택적 집중(selective attention)	• 관련된 정보에만 집중하는 것(기타 정보는 무시함)
시각적 경계(visual vigilance)	• 시각적 업무에 집중하기 및 지속적 수행에 필요한 정신적 노력
분리된 집중(divided attention)	• 두 가지 이상의 자극에 대응할 수 있는 능력

54

시력 손상이 있는 환자의 중재 내용으로 바르지 못한 것은?

1) 검정 컵에 우유 담기
2) 물체의 특징을 확대하기
3) 주변 배경무늬 감소시키기
4) 빛의 강도와 양을 감소시키기
5) 자주 사용하는 물건을 접근이 쉬운 곳에 두기

문제해설

54 해설내용 참조

답 4)

시력손상

Explanation

1. 종류

근시	• 물체의 상이 망막의 앞쪽에 맺혀지며 망막에 도달했을 때는 흐릿해짐 - 오목렌즈를 통해 교정함
원시	• 상이 망막의 뒤쪽에 맺혀지게 되는 현상 - 볼록렌즈를 통해 교정함
난시	• 망막에 두 정점이 맞춰지지 않아 상이 흐릿해짐 - 원통모양의 렌즈를 놓아둠으로써 교정

2. 중재

치료적 중재	• 배경의 대조를 증가시키기 - 물체와 배경색의 대조는 환자가 물체를 좀 더 명확히 볼 수 있게 함 예) 검정 컵에 우유 담기, 흰 잔에 커피 담기 • 조명의 강도 증가시키기 - 빛의 강도와 양을 증가시키면 물체와 환경을 더 잘 볼 수 있음 예) 밝은 조명아래에서 사람의 얼굴을 더욱 쉽게 확인할 수 있음 • 배경무늬 감소시키기 - 무늬가 있는 배경은 물체 인식을 어렵게 함 • 물체의 특징 확대하기 - 물체를 확대하면 더 잘 보임 • 조직화 - 자주 사용하는 물건은 접근이 쉬운 곳에 배치함 - 자주 사용하지 않는 물건들은 낮고 접근성이 떨어지는 곳에 배치함 • 지역사회 서비스 이용하기 접근 - 많은 지역사회 서비스가 시각 장애인들에게 제공되고 있음

55

다음 중 시야장애 환자의 행동 특성에 대한 설명으로 적절한 것은?

1) 복시가 나타난다
2) 눈 모으기가 어렵다
3) 한쪽만 면도를 한다
4) 옷을 뒤집어 입는다
5) 물건을 찾는 데 어려움을 느낀다

56

K씨가 가을 하늘을 보기 위해 밖으로 나오자 두루미가 한 마리가 북쪽에서 남쪽으로 날아가는 것을 보았다. 비교적 느린 속도로 이동하는 두루미를 보고 있는 K씨의 시지각 능력은?

1) 시각탐색(visual scan)
2) 눈추적(ocular pursuit)
3) 이동적 집중력(shift attention)
4) 시기억(visual memory)
5) 도약안구운동(saccadic eye movement)

문제해설

55 1) 안구운동 장애
2) 안구운동 장애
3) 편측무시
4) 착의 행위상실증

답 5)

56 해설내용 참조

답 2)

눈 추적과 도약 안구 운동

Explanation

1. 눈 추적(ocular pursuit)

1) 느리게 움직이는 목표물(slow-moving target)을 따라가는 눈의 능력을 말함
2) 손상 시 증상
   (1) 목표물의 응시가 어려움
   (2) 너무 빠르거나 느린 눈동자의 움직임이 나타남
   (3) 비대칭적인 눈의 움직임(한 눈이 더 빠르거나 느림)이 나타남
      • 검사자는 물체의 움직임 정도에 따른 눈 추적 정도를 평가함

2. 도약 안구 운동(saccadic eye movement)

1) 하나의 고정된 물체를 응시하다 다른 물체로 전환하는 빠른 눈동자의 움직임
2) 주어진 자극에 빨리 대응하는 능력이기도 함
3) 읽기 시 또는 지시에 따라 두 물체 사이를 움직임일 때 나타남

57

VFD(visual field deficit)로 인해 발생되는 문제로 거리가 먼 것은?

1) 한 문장의 글자를 다 읽지 못한다
2) 자신의 시각 문제를 인식하지 못한다
3) 보이지 않는 시야에 있는 물건을 찾지 못한다
4) 숫자를 읽는 것 보다 글자를 읽는 것이 더 어렵다
5) 불안의 발생으로 호흡이 짧아지고 구역질을 하기도 한다

문제해설

57 해설내용 참조

답 4)

Explanation

시야 결손(Visual Field Deficit, VFD)

1. 원인

- 망막의 수용 세포 또는 정보를 중추신경으로 보내는 경로의 손상으로 인해 발생

2. 증상

1) 시야결손의 위치, 경로에 따라 다양하게 나타남
   - 대부분의 시야결손은 뇌 손상 후 발생됨
2) 반맹증이 일반적 문제가 됨
   - 눈의 시야 반에서 시각 손상이 나타남

시야 결손으로 인한 문제들	• 자신의 시각 부재를 잘 알지 못함 • 환경에서 환자는 장애물에 부딪힐 수 있음 • 보이지 않는 시야의 물건을 찾지 못함 • 모든 글자를 다 읽지 못함 예) 18글자에서 15글자로 읽음 • 전체 단어를 모두 보지 못함 • 글자를 읽는 것 보다 숫자를 읽는 것이 더 어려움 예) 고지서의 28달러를 23달러로 잘못 읽을 수 있음 • VFD가 우세 손과 같은 쪽에 있을 경우 읽고 쓰기 능력의 저하가 나타남 예) 펜 끝의 자리 잡기 어려움, 주시의 어려움, 선 위에 글쓰기 어려움 등 • 불안 발생으로 환자가 자율신경계 반응이 나타남 – 호흡이 짧아지고 구역질을 할 수 있음 • 지역사회 활동에서 사회적 고립이 발생할 수 있음

58

시각적 정보의 정신적 조작을 통해 문제 해결, 계획하기, 결정하기 등이 가능하도록 하는 시지각 능력은?

1) 스캐닝(scanning)
2) 시각 기억(visual memory)
3) 시각 집중(visual attention)
4) 시각 인지(visual cognition)
5) 패턴 재인식(patten recognition)

문제해설

58 해설내용 참조

답 4)

시지각 기술

Explanation

1. 시각집중(visual attention)

- 모든 스캔(scan) 방식은 시각집중에 의해 발생됨

2. 스캐닝(scanning)

- 패턴 재인식(pattern recognition)은 시각적 환경을 스캐닝 하므로 이루어짐

3. 시각 기억(visual memory)

- 시각적 정보를 기억하는 능력을 말함

4. 시각 인지(visual cognition)

1) 시각적 정보를 정신적으로 조작하는 능력을 말함
2) 문제 해결, 계획하기, 결정하기 과정에 다른 감각 정보들을 통합하는 능력을 말함

5. 패턴 재인식(patten recognition)

1) 모양, 굽힘, 일반적 형태를 말함
   - 사물의 특정 형태(specific feature of object)
2) 정교한 색, 질감, 음영을 말함

59

시력장애에 대한 보상적 접근법으로 옳은 것은?

1) 커피는 검은 잔에 담는다
2) 달력은 작게 만드는 것이 좋다
3) 구겨지지 않는 옷감을 사용한다
4) 바닥의 다양한 배경무늬는 시각적 자극을 최대화한다
5) 조명은 최대한 클라이언트의 눈앞에서 빛나게 해야 한다

60

저시력을 지닌 성인의 식사 방법으로 옳지 않은 것은?

1) 시작과 끝 알려주기
2) 색상이 강한 그릇 사용하기
3) 주변의 시각적 장애물 제거하기
4) 화려한 무늬의 테이블 보 사용하기
5) 숟가락 손잡이에 다른 질감의 재료를 적용하기

문제해설

59 시각적 요구를 필요로 하는 과정은 가능함 제거해야 한다. 미리 손질된 음식재료, 구겨지지 않는 옷, 전자 예금, 목소리로 작동하는 전화기를 사용하는 것이 도움이 된다.

답 3)

60 해설내용 참조

답 4)

보상방법

Explanation

1. 저시력 및 저청력 아동을 위한 보상방법

1) 손상되지 않은 감각 또는 잔존한 감각의 사용
2) 사물의 특징적인 감각을 확대함
   예) 색, 크기, 촉감, 청각
3) 행동의 시작과 끝을 결정할 수 있도록 지속적인 큐의 제공
4) 촉각적/언어적/시각적 또는 사물에 큐 사용
   예) 수건을 손에 놓아줌
   "얼굴을 닦을 시간이다"라는 말을 해줌
5) 몸짓의 사용
   예) 팔을 넣을 소매를 지적함
6) 청각적, 시각적 방해물들 제거

61

다음 보기의 시각 문제를 지닌 환자에게 가장 적절한 중재 방법은?

> • 형상이 흐리게 보인다
> • 영구적인 복시가 예상된다

1) 시각 차단
2) 신경 차단
3) 시운동 훈련
4) 돋보기안경 사용
5) 프리즘 렌즈 사용

문제해설

61 해설내용 참조

답 5)

시각 중재 방법

Explanation

시각 차단	• 복시(double vision)가 있는 경우 사용 • 단기간의 보상 전략
프리즘 렌즈	• 흐려진 형상에 도움 • 영구적 복시가 있을 경우 처방됨
시 운동(vision exercise)의 순차적 구성	• 시운동의 효능 – 잔존한 시력을 극대화 함 – 손상된 시각기술을 증진시킴 – 시각손상에 대한 환자의 자각(awareness)을 향상시킴 – 환자의 보상전략 학습을 도움 • 기초 기술부터 시작함 – 시각집중(visual attention), 추적(pursuit), saccade eye movement 등 – 점차 보다 어려운 기술로 진보해 나감(fusion, stereopsis 등)
환경적 적응	• 보상적 접근이 필요함 • 색을 이용한 보상방법 – 독서 : 페이지 한 쪽에 색 경계(colored border)를 만들어줌 – 색의 대조 : 밝은 색과 어두운 색의 버튼을 이용한 TV 리모콘 • 크기를 이용한 보상방법 – 시계의 큰 글자, 큰 전화 버튼 등 • 동공(pupil) 수축에 어려움이 있는 환자 – 선글라스의 착용을 추천함

62

어떤 환자가 밥을 먹을 때 자신의 오른쪽에 있는 음식을 먹지 않고 그대로 둔다. 그리고 옷을 입을 때도 자신의 오른쪽 옷은 입지 않고 그대로 둔다. 관계 깊은 것은?

1) 조직화(organization)
2) 운동 실행증(ideomotor apraxia)
3) 편측무시(hemi-inattention)
4) 개념 실행증(ideational apraxia)
5) 구성 실행증(constructional apraxia)

63

65세 편마비 환자는 마비되지 않은 쪽의 세면과 면도가 가능하지만, 마비된 쪽은 수행하지 못한다. 어떤 문제인가?

1) 지남력
2) 좌우구별
3) 운동실행
4) 편측시야
5) 시각차단

문제해설

62 무시 증후군(neglect syndrome) 또는 측면 무시(hemi-inattention)
- 신체 구조 인식의 장애
- 측면 무시(hemi-inattention)

답 3)

63 해설내용 참조

답 4)

무시 증후군

Explanation

1. 무시 증후군(neglect syndrome) 또는 측면 무시(hemi-inattention)

- 신체 구조 인식의 장애
- 측면 무시(hemi-inattention)

1) **치료적**(remadial) **접근법**

(1) 모든 ADL에서 무시되는 사지의 사용을 촉진시킴

예) 식사 시 무시되는 쪽에서 식사 제공

(2) 방의 재배치를 통해 무시되는 부위를 자극

예) TV를 손상된 쪽으로 놓음

2) **보상**(compensatory) **접근법**

(1) 무시되는 쪽에 색(color) 제공

예) 식판의 한 쪽에 색 테이프를 부쳐주므로 손상된 쪽을 인식시킴
책의 왼쪽에 색 테두리(border)를 제공하므로 책읽기를 촉진

(2) 안전을 보상하기 위해 가구의 재배치
- 부딪칠 수 있는 사물들을 정상 쪽(non neglect side)으로 배치

2. 실행증(apraxia)의 정의 및 종류

1) 정의

(1) 목적 있는 운동을 계획하고 수행하는 능력의 손실
① 운동(motor), 감각(sensory), 협응력(coordination) 등의 손상 없음
② 정상적인 이해력을 가짐

2) 종류

(1) 개념적(ideational) 실행증
① 동작의 개념을 형성할 수 없음
② 지시 또는 자동적 실행 능력이 없음

(2) 운동(ideomotor) 실행증
① 지시에 의한 실행은 수행 못하나 자동적으로는 가능함
② 말로는 가능하지만 동작으로는 실행할 수 없음

(3) 구성(constructional) 실행증
① 지시 또는 자동적 그리기, 구성하기 능력에 장애가 있음
② 전체를 조직하거나, 조립하는데 문제가 있음
- 블록 쌓기, 그림 그리기, 성냥 쌓기 등의 문제

③ 옷 입기, 장난감 조립, 그릇 쌓기 등이 어려움
④ 2차원과 3차원으로 나눠짐

(4) 언어(verbal) 실행증
① 구강 또는 안면 부분의 수의적 움직임에 문제
② 경우에 따라 성대 또는 호흡기에도 문제를 일으킬 수 있음
③ 전두엽 기능과 관계가 있음
④ 지시에 따라 혀, 볼, 입술, 턱의 움직임이 어려움

(5) 옷 입기(dressing) 실행증
① 신체 도식(body scheme)과 관련이 있음
② 오른쪽과 왼쪽을 구분 못함
③ 단추와 지퍼를 제대로 조작할 수 없음

3. 실인증(agnosia)

1) 두정엽과 관련
2) 시각, 촉각, 청각을 재인식하는 능력의 손상
3) 평가는 일상의 실제 물건들을 제시하고 질문
- 이 물건을 어떻게/어디에 사용하는지에 대해 질문함

64

쪼개진 타일 조각을 이용해 모자이크공예를 하는 목적이 아닌 것은?

1) 집중력 증진
2) 공간관계 증진
3) 계획 능력 증진
4) 장기 기억력 증진
5) 눈-손 협응력 증진

문제해설

64 타일공예(모자이크)의 치료적 적용
- 예) 정신건강
- 다양한 가능향상
  - 주의력, 집중력
  - 계획
  - 공간관계
  - 인과관계 추리
  - 소근육 협응
- 매우 기능이 낮은 상태의 환자에게도 적용가능
  - 긍정적인 결과물을 창출할 수 있음

답 4)

타일공예(모자이크)의 치료적 적용

Explanation

1. 신체장애

1) 모자이크 전체 과정에 소동작 협응이 요구됨
2) 타일 집어 올리기
   - 집기의 향상
3) 타일 니퍼의 사용
   - 원통형잡기(cylindrical grasp) 근력의 강화가 이루어짐
4) 뇌 손상 환자의 기능향상
   (1) 디자인의 계획
   (2) 구성능력
5) 기타 적용
   (1) 모자이크는 침상생활을 하는 환자에게도 적용이 가능함
   (2) 고립된 환자에게도 적절함
6) 호흡기 환자
   - 시멘트 풀과 물의 혼합 시 먼지가 발생하므로 금기 대상이 됨

2. 정신건강

1) 다양한 가능향상
   (1) 주의력, 집중력
   (2) 계획
   (3) 공간관계
   (4) 인과관계 추리
   (5) 소근육 협응

2) 매우 기능이 낮은 상태의 환자에게도 적용 가능
   • 긍정적인 결과물을 창출할 수 있음
3) 난이도의 조절이 가능
   (1) 색, 모양, 크기의 조절
   (2) 과제의 난이도 조절

65

그릇에 반쯤 가려진 포크를 찾지 못하는 환자에게서 의심되는 인지적 결손은?

1) 전경배경
2) 시각완성
3) 시각추적
4) 공간지각
5) 시각집중

66

King-Devick Test의 목적은?

1) 수렴(convergence) 검사
2) 시야검사(visual fielde) 검사
3) 눈추적(ocular pursuit) 검사
4) 빠른 눈움직임(saccade) 검사
5) 시각응시(visual fixation) 검사

67

시지각 계층 구조에서 물체의 특징을 파악하고 환경에서 물체를 구별하는 능력은?

1) 시야(visual field)
2) 시력(visual acuity)
3) 시각기억(visual memory)
4) 형상인식(pattern recognition)
5) 눈돌림운동(oculomotor function)

문제해설

65 시각완성은 사물의 일부분만 보고도 물체의 전체를 유추해 내는 능력을 말한다.
답 2)

66 빠른 눈움직임(saccade)은 물체가 고정된 상태에서 좌우로 빠르게 움직일 수 있는 능력이다.
King-Devick Test는 검사지에 기록된 숫자를 읽은 시간과 오류를 측정한다.
답 4)

67 형상인식은 물체의 뚜렷한 특징을 파악하는 역할을 하고, 환경에서 물체를 구별하는 능력이다. 뚜렷한 특징은 물건과 물건을 구별하는 능력이다.
답 4)

68

시지각의 계층구조에서 가장 상위단계에 해당하는 것은?

1) 읽기(reading)
2) 시야(visual field)
3) 시기억(visual memory)
4) 시각집중(visual attention)
5) 패턴 재인식(pattern recognition)

문제해설

68 읽기
visual cognition 기능이 필요함
답 1)

시지각의 계층구조(하부~상부)

Explanation

1. 세 가지 기본(하부) 시지각 기술(visual skill)

1) 동안 조절(oculomotor control)
2) 시야(visual fields)
3) 시력(visual acuity)

2. Visual Attention

- 각성 및 참여(alert and attending)

3. Scanning

1) saccadic eye movement를 사용함
2) 세부적인 것을 찾음

4. Pattern Recognition

1) visual memory를 돕는 단계
2) 물체의 특징적인 부분(salient feature)을 찾아내는 능력
   - 주변 사물들로부터 그 물체를 분별할 수 있게 함(예 E와 F의 구별)

5. Visual Memory

- 기억하고 회상해 내는 능력

6. Visual Cognition

- 문제해결(problem solving), 계획형성(formulate plan), 결정(make decision)하는 과정을 포함

69

구성실행증으로 인한 문제가 아닌 것은?

1) 그리기의 어려움을 보인다
2) 퍼즐 맞추기를 수행하지 못한다
3) 나무 블록 쌓기를 흉내 내지 못한다
4) 전화기의 사용법을 이해하지 못한다
5) 바둑알을 올바른 위치에 놓지 못한다

문제해설

69 해설내용 참조

답 4)

실행증

Explanation

1. 실행증의 종류

1) **개념적**(ideational) **실행증**
   (1) 동작의 개념을 형성할 수 없음
   (2) 지시 또는 자동적 실행 능력이 없음
2) **운동**(ideomotor) **실행증**
   (1) 지시에 의한 실행은 수행 못하나 자동적으로는 가능함
   (2) 말로는 가능하지만 동작으로는 실행 할 수 없음
3) **구성**(constructional) **실행증**
   (1) 지시 또는 자동적 그리기, 구성하기 능력에 장애가 있음
   (2) 전체를 조직하거나, 조립하는데 문제가 있음
   • 블록 쌓기, 그림 그리기, 성냥 쌓기 등의 문제
   (3) 옷 입기, 장난감 조립, 그릇 쌓기 등이 어려움
   (4) 2차원과 3차원으로 나눠짐
4) **언어**(verbal) **실행증**
   (1) 구강 또는 안면 부분의 수의적 움직임에 문제
   (2) 경우에 따라 성대 또는 호흡기에도 문제를 일으킬 수 있음
   (3) 전두엽 기능과 관계가 있음
   (4) 지시에 따라 혀, 볼, 입술, 턱의 움직임이 어려움
5) **옷 입기**(dressing) **실행증**
   (1) 신체 도식(body scheme)과 관련이 있음
   (2) 오른쪽과 왼쪽을 구분 못함
   (3) 단추와 지퍼를 제대로 조작할 수 없음

70

다음 사례의 시각 문제는?

- 시신경에 이상이 생기게 되면 시야 결손이 나타난다.
- 시야가 매우 좁아져서 주변의 사물과 돌발 상황에 대한 대처능력이 부족해진다.
- 안압의 상승이 원인이며 심하면 안통 및 두통이 나타난다.

1) 녹내장
2) 반맹증
3) 백내장
4) 황반변성
5) 미숙아망막증

문제해설

70 해설내용 참조

답 1)

녹내장

Explanation

1. 개요

- 시신경에 이상이 생겨, 그 결과 시야결손이 나타나는 질환, 시신경에 이상이 생기게 되면 시야 결손이 생기게 되고 방치하면 실명에 이르게 됨, 시신경으로 가는 혈액 순환이 잘 안되는 경우 또는 유전자 이상 등 여러 원인으로 발생

2. 원인

- 안압(intraocular pressure, 眼壓) 상승 : 안구의 형태를 유지하는 눈의 압력의 상승은 방수가 적당히 빠져 나가게 하는 능력이 저하되어 방수의 생산과 배출의 불균형이 나타남, 시신경으로 가는 혈류의 흐름을 저하시켜 결국은 시야 손상이 진행됨

3. 증상

1) 초기에는 거의 자각증상(환자 자신이 느끼는 병의 증상)이 없음
2) 병이 어느 정도 진행되거나 심하면 말기에 가서 자각증상을 호소함
3) 원발개방각 녹내장
   (1) 양쪽 눈의 시신경 손상 정도는 차이가 있는 경우가 많음
   (2) 시신경손상이 진행된 경우
      ① 시야가 매우 좁아져서 주변의 사물과 돌발상황에 대한 대처능력이 부족해짐, 계단을 헛디뎌 넘어지거나 낮은 문턱 또는 간판에 머리를 부딪치는 등의 증상
      ② 폐쇄각 녹내장

- 만성적인 경우 간헐적인 안압손상에 의한 일시적 시력저하 및 안통과 두통을 동반함
- 원발개방각 녹내장과 같이 말기까지 증상이 나타나지 않는 경우도 있음
- 급성 폐쇄각 녹내장의 경우엔 뚜렷한 증상이 나타남
- 안압의 급격한 과다상승으로 인해 심한 안통 및 두통과 함께 시력저하가 발생함
- 오심, 구토 등이 있을 수 있으며 불빛을 보면 주변에 달무리가 나타나고 심한 충혈이 동반됨
- 스트레스를 많이 받고, 몸이 피로하거나 감기 등의 전신질환이 있을 때 발생함
- 극장에서 영화감상을 하거나 어두운 조명하에서 장시간 눈을 사용하고 책을 매우 집중해서 보거나 장시간 동안 머리를 아래로 한 채 근거리 작업을 할 경우에 유발될 수 있음

71

다음 중 재활 접근법에 해당하는 사례는?

1) 편측무시 환자에게 무시하는 측에 자극을 제공했다
2) 치매 환자에게 화투 등의 게임을 하면서 기억력을 유지하도록 했다
3) 저시력 환자에게 컴퓨터의 화면을 조절하여 글자 크기를 확대시켰다
4) 경직성 뇌성마비 아동이 옷입기 수행하기 전에 아동의 근 긴장도를 낮추었다
5) 집중력 장애가 있는 아동에게 활동을 제공해 집중할 수 있는 시간을 증가시켰다

72

뇌졸중 환자에게 빠른 눈동자 움직임(saccades), 느린 눈추적(pursuits), 눈동자 순응(accommodation)을 평가하였다면 어떤 기능을 평가한 것인가?

1) 근긴장도(muscle tone)
2) 운동반사(motor reflexes)
3) 관절 유동성(joint mobility)
4) 수의적 운동 조절(control of voluntary movement)
5) 불수의적 운동반응(involuntary movement reaction)

문제해설

71 치료적 접근법은 클라이언트의 감각운동, 인지, 정신사회적 요소의 손상에 집중해서 접근하는 것이다. 반면 보상적 접근방법은 과제수행의 완성도를 높이기 위해 적응기술이나 움직임의 형태를 변형시켜주는 접근법이다. 저시력 환자에게 글자크기를 조절하는 것은 보상적 접근법이다.

답 3)

72 움직임의 기능

- 운동반사(motor reflexes)
  - 근육의 불수의적 수축 : 특정 자극에 의해 자동적으로 유발되는 근수축(예 : stretch, ATNR, STNR)
- 불수의적 운동반응(involuntary movement reaction) : 자세 반응, 자세 조절 반응, 지지 반응, 정위 반응 등
- 수의적 운동 조절(control of voluntary movement)
  - 눈-손 협응, 양측 통합, 정중선 지나기, 소운동/대운동 조절
  - 시운동 기능 : 빠른 눈동자 움직임(saccades), 느린 눈추적(pursuits), 눈동자 순응(accommodation), 두 눈의 사용(양안성, binocularity)

답 4)

73

ICF(International Classification of Functioning, Disability and Health)에서 활동과 참여(Activities and participation)에 해당하는 것은?

1) 태도(attitude)
2) 정책(policy)
3) 의사소통(communication)
4) 발성기능(speech function)
5) 정신기능(mental function)

74

다음 중 시각 처리과정에 필요한 해부학적 구조물과 가장 거리가 먼 것은?

1) 망막
2) 시상
3) 해마
4) 뇌신경
5) 뒤통수엽

문제해설

73 활동과 참여(Activities and participation)에는 Learning and applying knowledge, General tasks and demands, Communication, Mobility, Self-care, Domestic life, Interpersonal interactions and relationships, Major life areas, Community-social and civic life가 포함된다.

답 3)

74 해설내용 참조

답 3)

시각 처리과정

Explanation

1. 빛이 눈에 들어감
2. 망막에 초점이 형성됨
   - 각막과 렌즈를 통과해 시작됨
3. 정보는 시신경을 통해 시상의 LGN(lateral geniculate nucleus)에 전달됨
4. 감각정보 통합을 위해 시각정보는 시각피질로 이동됨
5. 2개의 길을 지감
   1) 북쪽 길/위쪽 길 : 후 두정엽을 지남
   2) 남쪽 길/아래 길 : 후 측두엽을 지남
6. 남쪽 길은 후 측두엽으로 옮겨지며 시각 정보는 언어와 청각의 입력과 결합함
   1) 시각적 물체 정보와 인식을 위한 과정임
   2) 물체를 확인하고 분류함
7. 북쪽 길은 두정엽을 지나 전두엽으로 시각정보를 옮김
   1) 모든 감각 입력 정보의 조각들을 가져와서 통합함
   2) 공간 내 몸의 지남력을 인식하는 내부 감각지도를 만듦

75

VFD를 지닌 55세 여성은 우측 편마비이다. 이 여성이 퍼즐 맞추기를 실시할 경우 예상되는 내용으로 타당한 것은?

1) 탐색 형태가 비대칭적이다
2) 머리를 돌리는 보상전략을 사용한다
3) 왼쪽을 탐색하려는 시도 자체가 없다
4) 수행 후 확인을 위해 다시 돌아보려는 노력을 하지 않는다
5) 일반적으로 수행 시간은 과제의 난이도와 일치하지 않는다

76

다음 중 시야결손의 사례로 거리가 먼 것은?

1) 선 위에 글쓰기가 어렵다
2) 18글자 중 15글자만 읽는다
3) 숫자 28을 23으로 잘못 읽는다
4) 작고 변형된 글씨체를 읽지 못한다
5) 읽기와 쓰기의 능력에 저하가 나타남

문제해설

75 해설내용 참조

답 2)

76 해설내용 참조

답 4)

Explanation

시야 결손(Visual Field Deficit, VFD)

1. 원인

• 망막의 수용 세포 또는 정보를 중추신경으로 보내는 경로의 손상으로 인해 발생

2. 증상

1) 시야결손의 위치, 경로에 따라 다양하게 나타남(대부분의 시야결손은 뇌 손상 후 발생됨)
2) 반맹증이 일반적 문제가 됨(눈의 시야 반에서 시각 손상이 나타남)

※ VFD와 hemi-inattention 비교

시야손실	한쪽 부주의
• 보이지 않는 쪽을 향한 탐색패턴 축소 • 보이지 않는 쪽의 탐색 시도 • 탐색 패턴은 일반적으로 효율적 • 수행의 정확도를 위한 재조사 실시 • 시간 : 과제의 난이도와 일치함	• 탐색 패턴의 비대칭 • 왼쪽 탐색을 시도하지 않음 • 탐색 패턴이 일반적으로 비효율적 • 수행의 정확도를 위한 재조사 없음 • 시간 : 과제의 난이도와 일치하지 않음(빨리 수행함)

77

시야손실과 편측무시에 대한 설명으로 옳은 것은?

1) 시야소실은 시공간 장애에 영향을 받는다
2) 편측무시는 장기적으로 무시가 개선될 수 있다
3) 편측무시는 촉각, 운동 등 다른 형태의 문제도 발생한다
4) 시야소실은 선나누기 검사 시 대개 손상 쪽으로 치우친다
5) 편측무시는 소실된 시야 부분에 대해 집중하고 쳐다볼 수도 있다

78

시지각 처리의 계층적 모델에서 가장 하위 단계를 구성하는 요소로만 구성된 것은?

1) 시야, 시력, 시인지
2) 시각집중, 시각탐색, 시야
3) 시각기억, 시야, 패턴인식
4) 시력, 눈 움직임 조절, 시야
5) 시야, 눈 움직임 조절, 시각집중

79

시야결손(VFD)과 편측 부주의(hemi-inattention)에 대한 비교가 옳은 것은?

1) 탐색 패턴은 시야결손 환자가 더 효율적이다
2) 시야결손 환자는 왼쪽에 대한 탐색을 시도하지 않는다
3) 편측 부주의는 수행의 정확도를 위해 재조사 실시한다
4) 시야결손의 탐색패턴은 편측부주의보다 더 비대칭적이다
5) 편측 부주의 환자는 과제의 난이도와 시간의 소비가 비례한다

문제해설

77 1) 시야소실은 시공간 장애에 영향을 받지 않는다.
2) 편측무시는 일시적으로 무시가 개선될 수 있다.
3) 편측무시는 청각, 촉각, 운동 등 다른 양식과도 관련된다.
4) 시야소실은 선나누기 검사 시 대개 손상 반대쪽으로 치우친다.
5) 편측무시는 소실된 시야 부분에 대해 집중하지 못하고 쳐다보지 않는다.

답 3)

78 Hierarchical model of visual perceptual processing

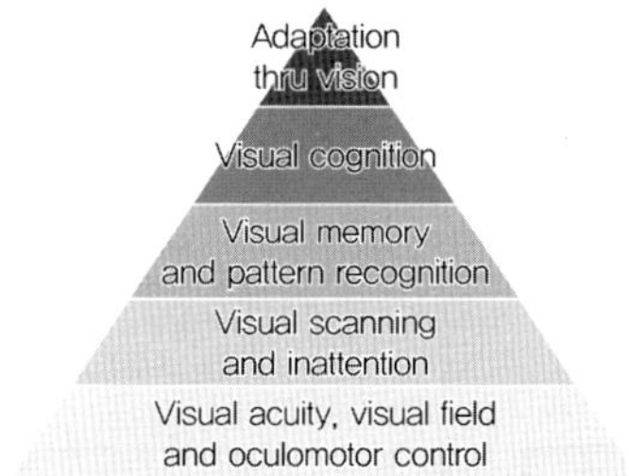

답 4)

79
- 시야결손
  - 보이지 않는 쪽을 향한 탐색패턴 축소
  - 보이지 않는 쪽의 탐색 시도
  - 탐색 패턴은 일반적으로 효율적
  - 수행의 정확도를 위한 재조사 실시
  - 시간 : 과제의 난이도와 일치함
- 편측 부주의
  - 탐색 패턴의 비대칭
  - 왼쪽 탐색을 시도하지 않음
  - 탐색 패턴이 일반적으로 비효율적
  - 수행의 정확도를 위한 재조사 없음
  - 시간 : 과제의 난이도와 일치하지 않음(빨리 수행함)

답 1)

80

시야 결손(VFD : visual field deficit)에 대한 설명으로 옳은 것은?

1) 홍채의 손상이 원인이다
2) 반맹증은 잘 나타나지 않는다
3) 자신의 시각 부재를 잘 인식하고 있다
4) 글자를 읽는 것보다는 숫자를 읽는 것이 더 쉽다
5) 우세 손 쪽에 VFD가 발생할 경우 쓰기 능력의 저하가 나타난다

81

아래의 설명된 환자의 장애는?

- 전화번호 8을 3으로 읽기도 한다
- 차트에 있는 큰 단어나 형상을 읽는데 어려움을 호소한다
- 글자의 크기가 작아질수록 더 빨리 읽고, 더 정확하게 반응한다

1) 인식불능증(agnosia)
2) 시야장애(visual field deficit)
3) 시력장애(visual acuity deficit)
4) 주의장애(visual attention deficit)
5) 형태항상성장애(form-constancy dysfunction)

문제해설

80 시야 결손(VFD, visual field deficit)

- 원인
  - 망막의 수용 세포 또는 정보를 중추신경으로 보내는 경로의 손상으로 인해 발생
- 증상
  - 시야 결손의 위치, 경로에 따라 다양하게 나타남
    - 대부분의 시야결손은 뇌 손상 후 발생됨
  - 반맹증이 일반적 문제가 됨
    - 눈의 시야 반에서 시각 손상이 나타남
  - 기타
    - 자신의 시각 부재를 잘 알지 못함
    - 환경에서 환자는 장애물에 부딪힐 수 있음
    - 보이지 않는 시야의 물건을 찾지 못함
    - 모든 글자를 다 읽지 못함(예, 18글자에서 15글자로 읽음)
    - 전체 단어를 모두 보지 못함
    - 글자를 읽는 것보다 숫자를 읽는 것이 더 어려움(예, 고지서의 28달러를 23달러로 잘못 읽을 수 있음)
    - VFD가 우세 손과 같은 쪽에 있을 경우 읽고 쓰기 능력의 저하가 나타남(예, 펜 끝의 자리 잡기 어려움, 주시의 어려움, 선 위에 글쓰기 어려움 등)

답 5)

81 시야 장애 클라이언트는 넓은 시야가 요구되면 어려움을 호소한다.

답 2)

2024 OCCUPATIONAL THERAPY

3

C·H·A·P·T·E·R

ADL

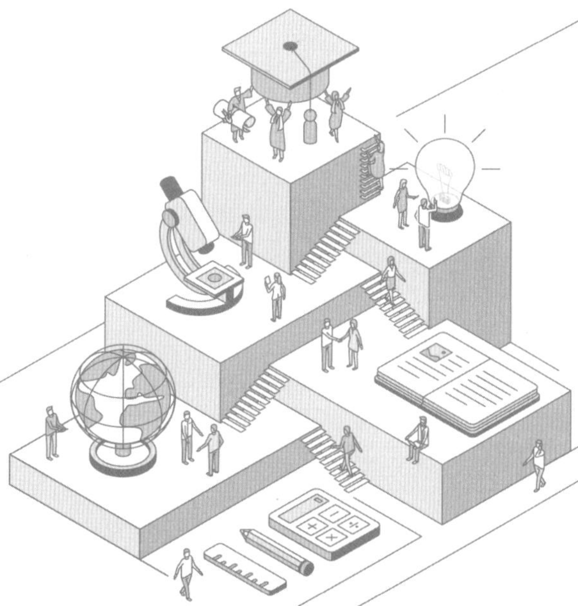

예·상·문·제·풀·이

01

30세 여성은 교통사고로 소뇌 손상을 입었다. 이 여성을 위한 보상전략으로 타당한 것은?

1) 가벼운 컵을 제공한다
2) 저항이 있는 활동들을 추천한다
3) 떨림이 있는 부위를 보다 가볍게 해준다
4) 숟가락은 가능한 작고 가벼운 것을 추천한다
5) 옷 입기 시 단추는 크고 가벼운 것을 추천한다

02

다음 중 양치질 할 때 필요한 작업 요소와 동작의 연결이 어색한 것은?

1) 치약 짜기 – 근력
2) 칫솔로 양치하기 – 지구력
3) 치약 뚜껑 열기 – 대운동 협응
4) 입으로 칫솔 가져오기 – 눈손 협응
5) 흰색 치약을 칫솔 위에 짜기 – 전경배경

03

다음 보조도구들 중 몸통의 안정성이 낮은 아동의 식사 보조도구로 가장 거리가 먼 것은?

1) wheelchair
2) infant seat
3) transport chair
4) trunk support ring
5) tumble form feeder

문제해설

01 숟가락의 무게
단추를 크고 가볍게 만들어 주면 조작이 쉬워진다.
답 5)

02 치약 뚜껑 열기에 필요한 요소
소운동 협응력, 눈손 협응력, 고유수용성감각, 근력, 실행능력 등
답 3)

03 trunk support ring은 목욕 보조도구이다.

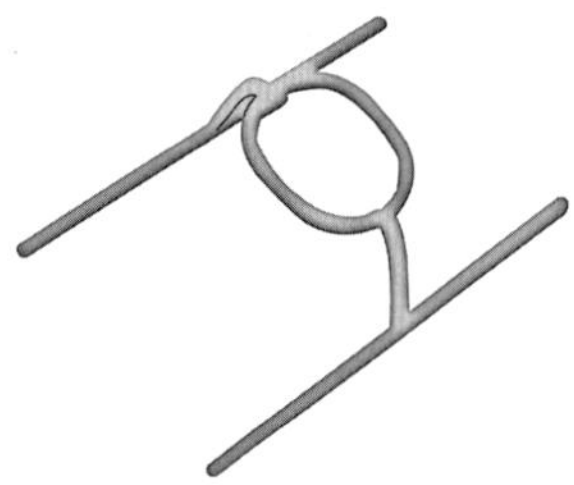

답 4)

04

사지 마비 환자의 독립적인 옷 입기 기준 중 상지 AROM 기준으로 옳은 것은?

1) 어깨관절 굽힘 : 45도
2) 어깨관절 벌림 : 100도
3) 어깨관절 안쪽돌림 : 90도
4) 어깨관절 바깥돌림 : 45도
5) 팔꿉관절 굽힘 및 폄 : 정상(손상 없음)

05

옷 입기의 보상전략과 적응방법으로 옳은 것은?

1) 지퍼에 고리를 달아준다
2) 작은 사이즈의 옷을 사용한다
3) 단추는 위에서 아래로 잠근다
4) 단추 잠그기는 전방연쇄법을 이용한다
5) 상의의 앞부분이 뒤보다 높은 의복을 사용한다

문제해설

04
- 어깨관절 굽힘 : 0~90도
- 어깨관절 벌림 : 0~90도
- 어깨관절 안쪽돌림 : 80도
- 어깨관절 바깥돌림 : 0~30도
- 팔꿉관절 굽힘 및 폄 : 15~140도

답 1)

05 해설내용 참조

답 1)

다양한 의복에 대한 보상전략

Explanation

의복	옷의 변형 및 보조공학적 적응	수행방법에 대한 적응
풀업(pull up) 타입의 의복	• 큰 사이즈 • 늘어나는 소재 • 허리에 루프(loop) 달기 • 고무줄 형태의 허리밴드 – 너무 꽉 조이지 않게 함 • 지퍼 고리 • 드레싱 스틱	• 의자에 앉기 • 바닥에 눕기 • 바지를 올리기 위해 옆으로 누워 구룸 • 바지 올리기 시 안정성을 위해 의자 또는 손잡이를 이용함 • 팔다리를 먼저 손상 측(약한 측)부터 넣음
풀오버(pull over) 타입의 의복	• 크며, 머리가 쉽게 들어가는 의복 • 질감은 유연성이 있는 것을 제공 • 팔 구멍과 소매를 크게 함 • 탄력이 있는 소매와 허리밴드	• 의복을 무릎, 바닥, 테이블에 놓음 – 앞면이 전방을 향하도록 배치함 • 머리위로 쓰고 팔을 옷에 넣음 • 손상 측과 약한 측의 팔을 먼저 넣음
앞이 트인 의복	• 헐렁한 스타일의 의복 • 의복의 뒷부분이 높은 의복	• 의복을 무릎, 바닥, 또는 테이블에 놓음 – 목 부위가 아동을 향하도록 배치함

의복	옷의 변형 및 보조공학적 적응	수행방법에 대한 적응
앞이 트인 의복	• 짧은 소매의 의복에서 시작 – 긴 소매의 의복으로 진행함 • 느슨한 소매의 의복 • 한 개 또는 두 개의 단추를 채우는 • 의복 또는 잠금이 없는 의복	– 팔을 넣고, 머리를 숙임 – 팔을 뻗음 – 의복을 머리 위로 뒤집어 입음 • 손상 측과 약한 측을 먼저 입음
단추 잠그기	• 평평하고 큰 단추 • 의복과 색체가 대비되는 단추 • 자루(shank)가 있는 단추 • 헐렁하게 재봉된 단추 • 벨크로가 달린 의복들 • 먼저 앞 단추를 잠금 – 이후로 옆면, 그리고 뒷면 순으로 단추 잠그기를 시행함	• 단추가 있는 의복 대신 풀오버 스타일의 의복 제공 • 처음에는 2~3개의 단추 잠그기로 시작함 – 또는 풀오버 타입의 셔츠로 시작함 • 단추 잠그기는 아래 단추부터 시작함 – 보기가 쉽고, 정렬이 쉬움 • 버튼후크(buttonhook)를 사용함 • 소매의 단추는 탄력 있는 실을 사용함 – 또는 단추 잠그기 없이 소매에 넣기 • 후방연쇄(backward chain)의 사용
지퍼	• 나일론 지퍼(금속보다 쉬움) • 지퍼 탭(tap)또는 지퍼 고리 • 지퍼 풀(pull) • 지퍼 대신 벨크로 사용 • 보다 긴 지퍼 – 입고 벗기에 보다 많은 공간 제공 • 먼저 앞 지퍼를 수행 – 그 다음 옆 지퍼, 그리고 뒷 지퍼 순으로 수행	• 안정성 확보를 위해 앉음 • 재킷의 지퍼를 펴기 위해 기립 • 지퍼의 아랫부분을 한 손으로 팽팽하게 당김 • 옆 지퍼 잠그기를 위해 벽에 기댐 – 지퍼의 아랫부분을 고정하기 위해
양말	• 부드럽고, 신축성 있는 양말 • 큰 사이즈 • 튜브 모양의 양말(tube sock) • 처음에는 발목(ankle) 양말 – 그 다음은 종아리(calf) 양말 또는 긴 종아리 양말 • 고리가 달린 양말 • 'sock aid' 또는 'donner'	• 안정적인 바닥에 앉음 • 등을 대고 눕고 반대 무릎에 다리를 올림 • 양말을 발에 넣기 전 양망을 말거나 접음 • 후방연쇄(backward chin)의 사용
신발	• 큰 구멍의 헐렁한 신발 • 조이지 않고 넉넉한 신발 • 'slip-on' 타입의 신발 • 벨크로(hook & loop)로 묶는 신발 • 탄력 있는 끈으로 묶여진 신발 • 묶을 필요 없는 고무줄 레이스 신발(elastic curly lace) • 신발을 당기기 위해 발꿈치에 탭(tab) 이 있는 신발 • 긴 손잡이의 신발 주걱	• 안정적인 바닥에 앉음 • 의자에 다리를 올려놓음 • 등을 대고 눕고 반대쪽 무릎에 다리를 올림 • 다리를 구부리고 발가락은 아래를 향함 • 중력을 사용함 – 신발 안으로 발꿈치를 밀어 넣을 때

06

평행주차 형식이 아닌 일반 '장애인전용 주차구역'의 최소 기준으로 옳은 것은?

1) 2.5m×4m
2) 3.0m×4m
3) 3.3m×5m
4) 3.5m×5m
5) 4.5m×6m

07

60세 여성은 리처(reacher)를 이용해 바지를 가져온 후 한 쪽 다리를 먼저 넣은 후 무릎까지 끌어올려 바지입기를 완성하였다. 또한 이 여성은 바지를 입기 전 긴 끈이 달린 'sock aid'를 사용했다면 예상되는 이 여성의 질환은?

1) RA
2) TBI
3) CVA
4) THR
5) SCI C_7

08

요통환자의 ADL에 대한 설명으로 옳지 않은 것은?

1) 에너지 보존을 위해 카트대신 쇼핑바구니를 사용한다
2) 빨래가 젖었을 때는 큰 덩어리의 빨래 다루기를 피한다
3) 욕실활동 시 엉덩관절(hip)을 구부리고 등은 굽히지 않는다
4) 물건을 들 때 허리의 사용을 최소화하고 무릎을 이용해 일어난다
5) 부엌활동 시 자주 사용하는 물건은 어깨와 허리 사이에 두는 것이 바람직하다

문제해설

06 장애인 주차공간

- 장애인전용주차구역의 크기는 주차대수 1대에 대하여 폭 3.3미터 이상, 길이 5미터 이상으로 하여야 한다. 다만, 평행주차형식인 경우에는 주차대수 1대에 대하여 폭 2미터 이상, 길이 6미터 이상으로 하여야 한다.
- 주차공간의 바닥면은 장애인 등의 승하차에 지장을 주는 높이 차이가 없어야 하며, 기울기는 1/50 이하로 할 수 있다.
- 주차공간의 바닥표면은 미끄러지지 아니하는 재질로 평탄하게 마감하여야 한다.

답 3)

07 THR 환자의 보조도구

- 옷 입기 스틱(dressing stick), 양말 신기 보조도구(sock aid), 긴 손잡이 스펀지(long-handled sponge), 긴 손잡이 구두주걱(long-handled shoehorn), 리처(reacher), 높여진 좌변기(elevated toilet seat) 및 이동 변기 의자(comodo seat), 다리 올리기 보조도구(leg lifter), 샤워 의자(shower chair), 샤워 벤치(shower bench) 등
- 가방이 달린 워커(walker) : 작은 물건 이동 시 유용함

답 4)

08 요통 환자

에너지 보존을 위해 쇼핑 바구니보다 카트를 사용한다.

답 1)

09

다음 중 치매 환자에게 필요한 가정관리로 타당한 것은?

1) 카펫 고정
2) 문턱과 문지방 제거
3) 목욕탕에 안전 손잡이 설치
4) 화장실을 표시하는 표지판 설치
5) 주거환경을 완전히 낯선 환경으로 바꿔줌

문제해설

09 해설내용 참조

답 4)

알츠하이머

Explanation

1. 환경적 단서(cue)

1) 표지판 : 기억력, 판단력 등 인지 장애를 보상함
2) 색 : 시각적 장애를 보상함
3) 그림 : 순서 정하기, 기억력 등을 보상함
4) 언어적/신체적 단서(cue) : 시작과 끝을 보상함

2. Alzheimer's Disease

1) **발병**
   (1) 전체 치매의(dementia)의 약 2/3 정도를 차지함
   (2) 연령이 높을수록 발병률도 높음
      ① 65세 이상 성인 6~8% 정도가 알츠하이머 질환(AD)을 앓고 있음
      ② 85세 이상 성인 인구의 20~40%를 차지함
   (3) 가족력(family history)
      • 유전 인자와 관련
   (4) 기타 원인
      ① 과거의 뇌 손상(head trauma)
      ② 낮은 교육 수준(lower educational level)
      ③ 다운 증후군(Down's syndrome)
      ④ 여성
2) **임상적 특징**(clinical picture)
   (1) 주요 증상
      ① 실행증(apraxia)

② 실어증(aphagia)
③ 실인증(agnosia)
④ 기억력 손상

(2) 인지 기능의 장애
① 기억력 손상
- 초기에 기억 장애로부터 증상이 시작되는 수가 많음
- 새로운 정보의 수용과 단기 회상 능력의 장애
- 시간이 지나면서 학습 능력이 더욱 악화되며 과거 회상(recall) 능력이 줄어듦

② 지남력(orientation)의 장애
③ 언어 장애
- 초기에는 정확한 단어를 찾지 못함
- 악화되면서면 정확한 단어 구사가 힘들어짐
- 질문에 엉뚱한 대답을 하게 됨
- 반복해서 이야기하기 또는 구음 장애가 발생함

④ 실행증(apraxia)
- ideational apraxia
- ideomotor apraxia

⑤ 실인증(agonsia)
- 감각 기능의 장애가 없음에도 사물을 인식하지 못함
- 제시한 물건의 모양이나 색깔은 파악하나 용도와 의미는 파악하지 못함
- 청각 실인증, 색상 실인증 등

⑥ 시공간 지각 능력의 장애
- 길을 자주 잃어버림
- 심한 경우 집안에서 화장실을 찾아가지 못함
- 시계 등을 그리기 어려움

⑦ 수행 능력(executive function)의 장애
- 일을 계획하고 사고하는 능력의 손상

3) 작업치료

(1) 역할
① 초기
- 대부분 가족 친구들과 같이 생활함

② 병의 진행
- 시간이 지날수록 보다 구조화된 환경이 필요함
- 시간이 지날수록 보다 많은 감독을 요구

③ 효과적인 작업치료
- 개인의 작업 변화에 관심을 가짐

- 치료 시 우선 사항
  - 잔존한 능력의 유지
  - 환경에 적응(adaptation)
  - 줄어드는 기능에 대한 보상(compensation)
- 가능한 최소의 제한적 환경 제공

④ 보호자의 지지(support)

- 보호자와의 협력이 기본
- 안전, 독립성 등에 대한 토의

⑤ 마지막 단계

- 행동의 문제 발생
- 가족과 보호자와의 협력
- 문제에 대처하기 위한 효과적인 전략이 필요함
- 전문가들과의 상담, 교육, 지지 등

(2) 치료(treatment method)

① 작업치료의 목표

- 남겨진 능력을 강조(emphasize)
- 가능한 오랫동안 신체적·정신적 활동 유지
- 보호자의 스트레스 감소
- 최소의 제한적 환경으로 환자 관리

② 치료 계획(treatment planning) 시 고려해야할 사항

- 장애의 진행 정도
- 예측되는 기능의 감소
- 치료 환경

③ 치료의 방향

- 기능적 능력의 유지, 회복, 향상
- 작업 참여의 촉진
  - 건강, 웰빙, 만족감을 성취할 수 있는 작업
- 환자 보호에 대한 용이성 확보

④ 치료 방법

- 작업 분석(activity analysis)
- 보호자 훈련(caregiver training)
- 행동 관리 테크닉(behavior management technique)
- 환경의 수정
- 목적이 있는 활동(purposeful activity)의 사용
- 자원 공급 및 타 분야로의 의뢰(referral)

10

C_6 사지마비 환자에게 타당한 보조도구는?

1) mouth stick
2) scooped dish
3) swivel spoon
4) tenodesis splint
5) wrist immobilization splint

문제해설

10 해설내용 참조

답 4)

SCI 환자의 기능

Explanation

1. 척수손상환자의 기능적 수준

C_5	• 식사(준비는 의존적) – 적절한 컵이나 빨대로 독립적인 마시기(drink) 가능 – 보조 도구를 이용한 독립적 식사(utensil feeding) • 독립적 글씨 쓰기(handwriting) 및 타이핑(typing) – 보조 도구(long opponens splint 등)를 착용시켜주면(setting) 수행 • 고도의 기술을 지닌 장비를 통해 독립적 이동 • 독립적 전동 휠체어 사용 및 약간의 수동 휠체어 사용 – 수동 휠체어 : 카펫이 없는 실내의 편평한 바닥에서 가능할 수 있음
C_6	• 식사 – 자르기(cutting)를 제외한 모든 면에서 독립적 – 보조 도구의 사용 또는 사용 없음 • 이동(transfer) – 편평한 곳 : 약간의 도움 또는 독립적 이동 – 편평하지 않은 곳(uneven) : 의존적 • 옷 입기 – 상지는 독립적, 하지는 의존적 – 'loop', 'dressing stick', 'button hook', 'velcro closure' 등을 사용 • 치장(grooming) – 약간의 도움 또는 독립적 – 'U-cuff', 변형된 핸들 등을 사용 • 목욕 – 상체는 독립적, 하체는 의존적 – 'bench', 'chair' 등의 사용 • 휠체어 – 전동 : 모든 지면에서 독립적 – 수동 : 실내에서 독립적, 실외에서는 의존적 – 코팅된 핸드림(hand rim)이 필요 • 의사소통 – 보조 도구의 사용으로 독립적 – 'handwriting', 'typing aid', 'telephone holder', 'page turner' 등 – 'tenodesis' 스플린트(RIC 스플린트)의 사용 • 테노데시스(tenodesis) 잡기 가능 • 대·소변 관리하기(bladder and bowel)의 의존

11

다음과 같은 보조도구가 필요한 척수손상 환자의 기능적 수준은?

가. button hook	나. U-cuff
다. coated hand rim	

1) C1
2) C2
3) C4
4) C6
5) C8

문제해설

11 해설내용 참조

답 4)

척수손상 환자의 기능

Explanation

C_6	• 식사 – 자르기(cutting)를 제외한 모든 면에서 독립적임 – 보조도구의 사용 또는 사용 없음 • 이동(transfer) – 평평한 곳 : 약간의 도움으로 또는 독립적인 이동이 가능함 – 평평하지 않은 곳(uneven) : 의존적임 • 옷 입기 – 상지는 독립적이지만, 하지는 의존적임 – 'loop, dressing stick, button hook, velcro closure' 등이 필요함 • 치장(grooming) – 약간의 도움 또는 독립적임 – 'U-cuff', 변형된 핸들 등을 사용함 • 목욕 – 상체는 독립적이지만, 하체는 의존적임 – 'bench, chair' 등을 사용함 • 휠체어 – 전동 : 모든 지면에서 독립적임 – 수동 : 실내에서 독립적이지만 실외에서는 의존적임 – 코팅된 핸드림(hand rim)이 필요함 • 의사소통 : 보조도구를 사용하므로 독립적임 • typing aid, telephone holder, page turner 등을 사용함 • 'tenodesis 스플린트(RIC 스플린트)'의 사용이 가능함 • 테노데시스(tenodesis)잡기가 가능함

12

다음 보기의 보조도구가 가장 필요한 대상자는?

가. 스피커폰	나. 막대형 문고리
다. 높은 변기 의자	

1) RA 환자　　2) THR 환자
3) LBP 환자　　4) SCI C7 환자
5) 편마비 환자

문제해설

12 해설내용 참조

답 1)

관절염에 일반적으로 사용하는 보조도구

Explanation

활동	보조기구
옷 입기 (dressing)	• 옷 입기 스틱(dressing stick) • 구두주걱(shoe horn) • 양말 신기 보조도구(sock aid) • 단추걸이(button hook) • 지퍼 채우기(zipper pull) • 탄력 신발 끈(elastic shoelaces)
목욕 (bathing)	• 손으로 잡고 사용하는 샤워 호스(hand-held shower hose) • 목욕 의자(bath bench) 손잡이 바(grab bars) • 손잡이 스펀지(long-handled sponge)
화장실 (toileting)	• 높은 변기 시트(raised toilet seat) • 손잡이(grab bars) • 손잡이가 연장된 뒤처리 위생도구(extended perineal hygiene aid)
위생과 몸치장 (hygiene and grooming)	• 손잡이가 두껍거나 긴 칫솔(buit-up or extended-handle toothbrush) • 흡착형 틀니 솔(suction denture brush) • 손잡이가 긴 머리빗(extended-handle hairbrush or comb) • 흡착형 손톱 솔(suction nail brush), 고정된 손톱깎이(mounted nail clipper)
먹기 (feeding)	• 손잡이가 두껍거나 긴 주방도구(built-up or extended-handle utensils) • 가벼운 T형 손잡이 컵(lightweight T-handled mug)
식사준비 (meal preparation)	• 전동 캔따개와 병따개(electric can and jar openers) • 변형된 도마(adapted cutting board) • 손잡이가 두꺼운 주방도구(utensils with built-up handles) • 인간공학적인 직각 칼(ergonomic right-angled knives) • 바퀴가 있는 운반용 수레(rolling utility cart) • 막대형 스토브 손잡이(knob turner for stove) • 리처(reacher)

기타 (miscellaneous)	• 막대형 문고리(doorknob levers) • 손잡이가 두껍거나 긴 키홀더(built-up or extended key holder) • 손잡이가 긴 쓰레받기(extended-handle dust pan) • 손잡이가 두꺼운 펜(built-up pen) • 스프링 달린 가위(loop or spring-loaded scissors) • 스피커 폰(speaker phone)

13

장애인 편의시설물 중 1m 이하 경사로의 기울기 기준(장애인복지법)에 해당하는 것은?

1) 1 : 6
2) 1 : 8
3) 1 : 10
4) 1 : 12
5) 1 : 14

14

옷 입기 기능을 방해하는 수행기술과 행동이 바르게 설명된 것은?

1) 공간관계 결함 : 셔츠의 앞 뒤 구분을 하지 못함
2) 관념운동행위상실증 : 무시된 쪽에 놓여있는 셔츠를 보지 못함
3) 관념행위상실증 : 수행할 때 손가락 움직임의 계획에 문제가 있음
4) 촉각인식불능증 : 치료사가 클라이언트를 돕기 위해 접촉을 했을 때 공격적임
5) 한쪽 신체무시 : 셔츠가 뭔지 모르거나 혹은 셔츠가 뭘 위한 것인지 알지 못함

문제해설

13 유효폭 및 활동공간

- 경사로의 유효폭은 1.2미터 이상으로 하여야한다. 다만, 건축물을 증축·개축·재축·이전·대수선 또는 용도변경하는 경우로서 1.2미터 이상의 유효폭을 확보하기 곤란한 때에는 0.9까지 완화할 수 있다.
- 바닥면으로부터 높이 0.75미터 이내마다 휴식을 할 수 있도록 수평면으로 된 참을 설치하여야 한다.
- 경사로의 시작과 끝, 굴절부분 및 참에는 1.5미터×1.5미터 이상의 활동공간을 확보하여야 한다.

기울기

- 경사로의 기울기는 1/12 이하로 하여야 한다.
- 높이가 1미터 이하인 경사로의 기울기는 1/8까지 완화할 수 있다. 다만, 옥외경사로의 경우에는 시설관리자 등으로부터 상시보도서비스가 제공되는 경우에 한 한다.

답 2)

14 2) 한쪽 신체무시
3) 관념운동행위상실증
4) 촉각방어
5) 관념운동행위상실증

답 1)

15

다음은 셔츠 입기를 순서대로 나열한 것이다. 어떤 환자를 위한 옷 입기 방법인가?

> 매트리스 위에서 균형 잡기－무릎 위에 셔츠 놓기－소매를 넣어 팔꿈치까지 올리기－등 쪽의 옷을 잡고 머리 위로 올리기－내리기 －정리하기

1) 편마비 환자
2) 하지마비 환자
3) 사지마비 환자
4) 협응저하 환자
5) 제한된 ROM환자

16

휠체어의 90도 회전에 필요한 최소 공간 기준(장애인복지법)은?

1) 100cm×100cm
2) 120cm×120cm
3) 140cm×140cm
4) 160cm×160cm
5) 180cm×180cm

문제해설

15 • 셔츠입기 순서는 하지마비 환자를 위한 방법이다.
- 셔츠 입을 땐 넓은 소매와 넓은 등판을 가진 셔츠가 적합하다.
- 옷 입기 활동은 스타킹 → 속옷 → 보조기 → 바지 → 신발 → 셔츠 또는 원피스 순서로 훈련하다.

답 2)

16 해설내용 참조

답 3)

Explanation 휠체어 공간

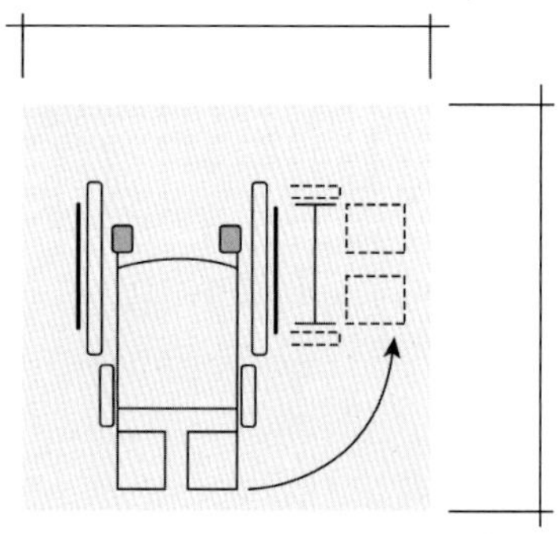

휠체어 90도 회전에 필요한 공간

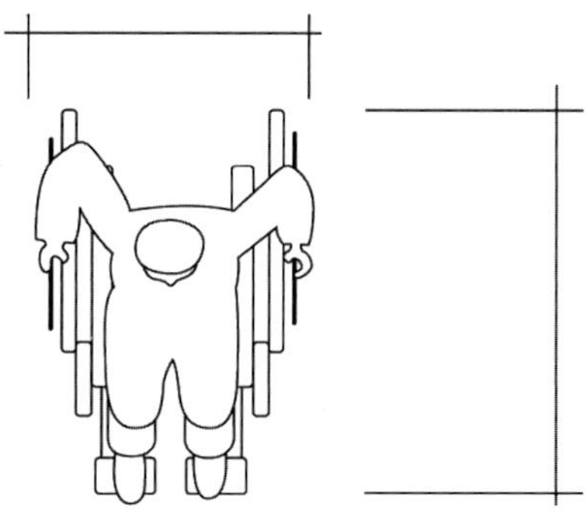

정지 상태의 필요 공간

17

출입구의 기준 중 출입문 통과 유효 폭과 출입구 전면 유효 거리는?

1) 0.8m, 1.0m
2) 0.9m, 1.2m
3) 1.0m, 1.0m
4) 1.0m, 1.2m
5) 1.2m, 1.2m

18

휠체어 사용자가 통행할 수 있는 보도의 최소 유효폭은?

1) 0.8m
2) 1.0m
3) 1.2m
4) 1.4m
5) 1.5m

문제해설

17 출입문 통과 유효폭은 0.9m이며, 출입구 전면 유효 거리는 1.2m 이상이어야 한다.

답 2)

18 해설내용 참조

답 3)

복도 및 통로 유효폭 및 활동공간

Explanation

1. 휠체어사용자가 통행할 수 있도록 보도 또는 접근로(이하 "보도 등"이라 한다)의 유효폭은 1.2미터 이상으로 하여야 한다.
2. 휠체어사용자가 다른 휠체어 또는 유모차 등과 교행할 수 있도록 50미터마다 1.5미터×1.5미터 이상의 교행구역을 설치할 수 있다.
3. 경사진 보도 등이 연속될 경우에는 휠체어 사용자가 휴식할 수 있도록 30미터마다 1.5미터×1.5미터 이상의 수평면으로 된 참을 설치할 수 있다.

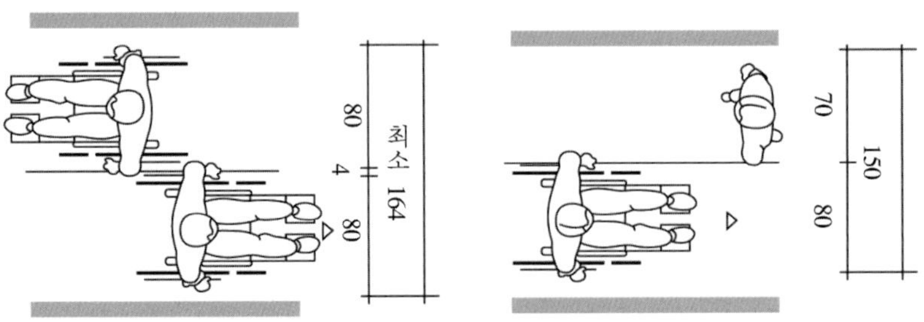

19

사지마비 환자의 독립적인 상의 입기 기준으로 옳은 것은?

1) 어깨관절 굽힘 0~45도
2) 어깨관절 벌림 15~90도
3) 팔꿉관절 굽힘 15~140도
4) 어깨관절 안쪽돌림 10~40도
5) 어깨관절 바깥돌림 10~80도

20

RA 환자의 에너지 감소를 보상하기 위한 보조도구로 가장 타당한 사례는?

1) universal cuff
2) suction brush
3) zim jar opener
4) non-skid mats
5) built-up handle

문제해설

19
- 어깨관절 굽힘 : 0~90도
- 어깨관절 벌림 : 0~90도
- 팔꿉관절 굽힘 : 15~140도
- 어깨관절 안쪽돌림 : 0~80도
- 어깨관절 바깥돌림 : 0~30도

답 3)

20 해설내용 참조

답 3)

RA 환자의 보조도구

Explanation

문제(problem)	원칙(principles)	예(examples)
ROM 감소	• 물건의 손잡이 길게 만들기 • 쉽게 닿는 곳에 사물 정리하기	• 리처(reacher), 긴 구두주걱, 긴 자루걸레, 돌림식 수납장(space saver), 수납걸이
손상된 쥐기	• 손잡이 둘레를 확대하기	• built-up handle, 큰 펜, universal cuff, stocking aids
불안정성(Instability)	• 안전을 위해 사물을 고정 시키거나 지지(support)를 제공함	• non-skid mats, suction brushes, hand rails, grab bars
감소된 에너지	• 수행의 용이함을 촉진함	• 가벼운 도구, 전동 도구, zim jar opener
관절변형의 가능성	• 지렛대 원리 사용을 증가시킴 • 정적(static) 쥐기 또는 장시간 쥐기를 예방함	• 수도꼭지 손잡이 신장, adapted key holder, MCP 관절을 사용한 야채 껍질 벗기기 도구 • book stand, bowl holder
감소된 근력	• 작업 높이를 수정함 • 침대 또는 의자에서 보다 쉽게 일어날 수 있도록 높이를 올림	• rasied toilet seat

21

긴 손잡이의 스폰지 목욕이 가장 필요한 대상자는?

1) SCI C6∼7 환자
2) COPD 말기 환자
3) 급성기 화상 환자
4) 급성기 THR 환자
5) 활동 만성기 RA 환자

22

다음 환자에게 가장 적절한 중재는?

• 뇌졸중으로 인한 좌측 편마비가 있는 50대 성인
• 가족 없이 혼자 생활함
• 욕실에 욕조가 없고 공간이 좁음

1) 샤워 의자
2) 높이조절식 샤워기
3) 넓게 열리는 출입문
4) 비흡착식 욕실 매트
5) 변기 양쪽 안전손잡이 설치

23

사지마비 환자의 옷 입기 시 폐활량 최소 기준은?

1) 30%
2) 40%
3) 50%
4) 60%
5) 70%

24

장애인을 위한 경사로 설치에 대한 설명으로 옳은 것은?

1) 1 : 6 경사비
2) 손잡이 연속 설치
3) 최소 유효폭은 2m 이상
4) 바닥면은 미끄러운 재질로 함
5) 미끄럼 방지를 위해 난간 상부에 턱 설치

문제해설

21 THR 환자의 하체 목욕을 위해 긴 손잡이의 스폰지가 필요하다. 긴 손잡이는 엉덩관절의 굽힘 및 회전을 최소화할 수 있다.

답 4)

22 팔 뻗기 및 협응능력이 부족하고, 쥐기에 어려움을 겪는 뇌졸중 환자에게 수전 사용 시 높이를 조절할 수 있는 샤워기는 한 손으로도 물을 쉽게 사용할 수 있게 하며, 목욕 시 자세 변경의 요구를 줄여줌

답 2)

23 사지마비 환자의 옷 입기 폐활량 최소 기준은 50%이다.

답 3)

24 경사비는 1/12 이하, 유효폭은 1.2m 이상, 수평참 설치, 난간 하부에 추락 방지턱 설치

답 2)

작업치료 기초 이론

25

'Rt. hemiplegia' 환자의 이동(transfer)을 위한 주거환경 평가에 대한 내용으로 타당한 것은?

1) 문의 너비 평가
2) 창문의 높이 평가
3) 변기의 높이 평가
4) 복도의 길이 평가
5) 침대의 사이즈 평가

26

무정위형 뇌성마비 아동의 식사 시 용기 밖으로 음식이 나가는 것을 예방하기 위해 사용하는 도구로 적절한 것은?

1) MAS
2) nonslip mat
3) scooped dish
4) swivel spoon
5) suspension arm sling

문제해설

25 편마비 환자의 주거 평가 내용
- 계단 유무 평가
- 계단 손잡이 높이 평가
- 복도 및 문의 폭 평가
- 화장실 안전 손잡이 유무 평가
- 화장실 및 욕실 바닥 평가
- 문턱 유무 평가
- 동선 평가 등

답 1)

26 scooped dish와 plate guard
음식물이 밖으로 나아가지 않도록 막아줌
답 3)

Explanation 'Scooped Dish'와 'Plate Guard'

- 음식물이 밖으로 나아가지 않도록 막아줌

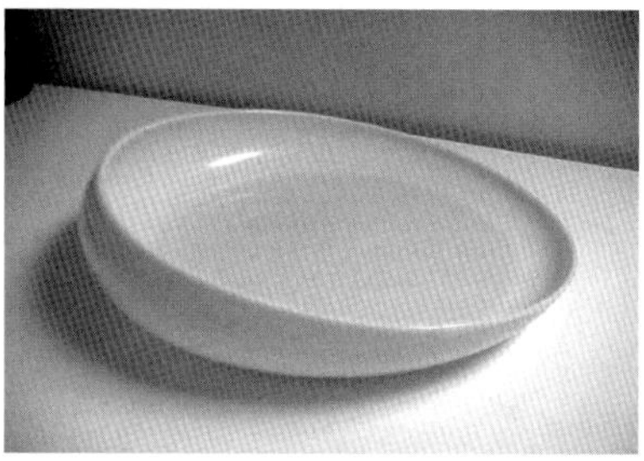

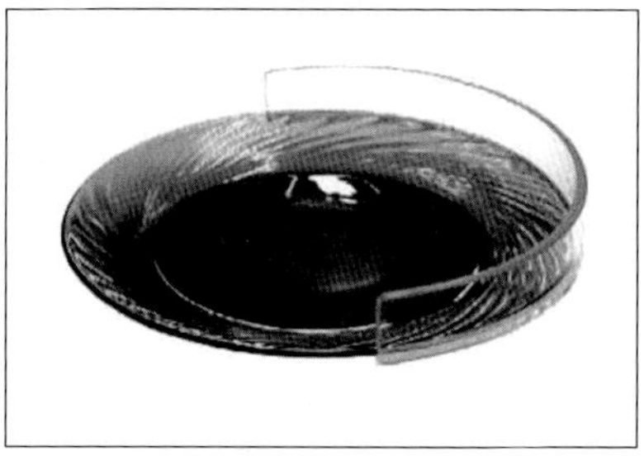

27

하지마비 환자를 위한 일상생활 보조도구로 타당한 것은?

1) mouth stick
2) shower bench
3) rocking knife
4) suction brush
5) tenodesis splint

문제해설

27 해설내용 참조

답 2)

하지마비의 기능

Explanation

$T_{1\sim9}$	• 식사 : 독립적 • 이동(transfer) : 독립적 이동(트랜스퍼 보드의 사용 또는 비사용) • 옷 입기 : 상·하지 모두 독립적, 하지는 독립적 또는 약간의 도움(변형된 도구) • 치장(grooming) : 독립적 • 목욕 : 상·하체 모두 독립적('bench', 'chair', 보조 도구 등의 사용) • 휠체어 : 수동 휠체어 사용이 실·내외 모두 독립적 • 서기 및 걷기 – 서기 : 독립적 – 걷기 : 기능 없음 • 의사소통 : 독립적 • 운전이 독립적(보조 장치 필요) • 가사일 : 단순하지 않은 식사 준비 및 가벼운 청소에 독립적 • 대·소변 관리하기(bladder and bowel) : 대·소변 모두 독립적(변형된 도구 사용)
$T_{10}\sim L_1$	• 이동(transfer) : 독립적 • 옷 입기 : 상·하지 모두 독립적 • 목욕 : 독립적('bench', 'hand held shower') • 휠체어 : 수동 휠체어 사용이 실내외 모두 독립적 • 서기 및 걷기 – 서기 : 독립적 – 걷기 : 기능적, 약간의 도움 또는 독립적 • 운전이 독립적(휠체어 올리기, 내리기 포함) • 가사일 : 단순하지 않은 식사 준비 및 가벼운 청소에 독립적 • 대·소변 관리하기(bladder and bowel) : 대·소변 모두 독립적(변형된 도구 사용)
$L_2\sim S_5$	• 목욕 : 독립적('bench', 'hand held shower') • 휠체어 : 수동 휠체어 사용이 실내외 모두 독립적 • 서기 및 걷기 – 서기 : 독립적 – 걷기 : 기능적, 약간의 도움 또는 독립적 • 운전이 독립적(휠체어 올리기 내리기 포함) • 가사일 : 단순하지 않은 식사준비 및 가벼운 청소에 독립적 • 대·소변 관리하기(bladder and bowel) : 대·소변 모두 독립적(변형된 도구 사용)

28

시지각과 기억에 문제가 있는 환자에게 실시하는 ADL 교육 방법으로 잘못된 것은?

1) 1 : 1 접근
2) 빠른 시범
3) 구체적 지시
4) 부분적 도움
5) 작은 단계로 분화된 활동 수행

29

ADL 훈련 및 평가 시 고려해야 할 사항으로 거리가 먼 것은?

1) 지각, 인지평가 고려
2) 문화, 관습, 가치에 대한 고려
3) 침대, 의자차를 포함한 전반적 평가
4) 근력, ROM, 협응력 등의 신체적 사항 평가
5) ADL 프로그램의 최종 목표를 모두 동일하게 구성

문제해설

28 지각과 기억에 문제가 있는 환자의 ADL 교육 방법

- 1 : 1 접근 방법으로 신체적 접촉의 도움을 준다.
- 행동을 부분적으로 도움을 준다.
- 물체를 제시하고 행동의 구체적이고 지속적인 지시를 한다.
- 활동을 단계를 나누어 각의 단계마다 언어적 큐를 준다.
- 전체적인 주의사항만을 제시하고 독립적으로 수행할 수 있도록 요구하지 않는다.
- 느리고 반복적인 시범을 보여준다.

답 2)

29 목표(goal)

- ADL 최종 목표는 환자에 따라 다양함
- 치료 목표와 소목표는 작업치료 평가에서 정의된 문제점을 기초로 함

답 5)

목표(Goal)

Explanation

- ADL 최종 목표는 환자에 따라 다양함
- 치료 목표와 소목표는 작업치료 평가에서 정의된 문제점을 기초로 함

1. 목표(goal)

1) 미래의 어떤 시점에서 나타날 기능상의 변화
2) 장기간의 소목표(objective)가 됨(예 자기관리(self care) 부분의 독립성 확보)
   - 이유 : 자기관리 부분은 많은 활동(activity)들을 내포하고 있으며 그것은 많은 치료 소목표(objective) 없이 성취할 수 없기 때문임

2. 소목표(objective)

1) 목표(goal)를 성취하기 위한 과정의 단계들을 말함
2) 치료 종결시 획득 가능한 것들로 결정해야 함
3) 환자의 요구를 반영해야 하며, 일반적인 의뢰 목표를 포함해야 함
4) 평가를 기초로 결정되어야 함(예 도움 없이 화장실 오가기)

3. 소목표(objective) 기록

1) 최종 수행
   (1) 신체적 변화 및 환자에게 예상되었던 수행 기술을 기록
   (2) 문장은 동작을 나타내는 동사와 주어(또는 목적어)의 행동이 나타남
      예) 블라우스 벗기 → '벗기'는 동작 동사이고, '블라우스'는 목적어
2) 상황(condition)
   (1) 최종수행을 실행하기 위해 요구되는 환경
   (2) 보조도구, 장비 등을 포함하지만 필요하지 않을 경우 기록하지 않을 수도 있음
      예) 구두지시(verbal cue)를 사용하여 블라우스 벗기
3) 기준
   (1) 수량, 방법, 회수, 정확도 수준, 수행의 질, 수행 속도 등
   (2) 환자의 성취 정도를 결정하기 위해 기준과 수행 기준을 나타내는 것이 중요
   (3) 상황과 마찬가지로 치료 소목표의 선택적 요소임
   (4) 근력등급, ROM의 증가 정도, 수행만족도, 수행속도 등

30

'ROM'의 제한이 있는 환자에게 보조도구를 사용하고자 한다. 타당한 것은?

1) MAS
2) dress stick
3) button hook
4) transfer board
5) overhead sling

문제해설

30 해설내용 참조

답 2)

보조 도구(Assistive devices)

Explanation

Assistive Devices		
문제점(problem)	원칙(principles)	예(examples)
ROM 감소	• 물건의 손잡이를 길게 만들기 • 쉽게 닿는 곳에 사물 정리하기	• 리처(reacher), 긴 구두주걱, 긴 자루걸레, 돌림식 수납장(space saver), 수납걸이, dressing stick
손상된 쥐기	• 손잡이 둘레를 확대하기	• Built-up handle, 큰 펜, universal cuff, stocking aids
불안정성 (instability)	• 안전을 위해 사물을 고정시키거나 지지(support)를 제공함	• non-skin mats, suction brushes, hand rails, grab bars

31

30세 'C$_6$' 환자의 치료목표는 "30분 동안 보조도구를 사용해 음식을 먹을 수 있다."이다. 가장 중요한 치료 기준은?

1) 음식을
2) 먹는다
3) 기준 없음
4) 30분 동안
5) 보조도구를 사용해

32

'SCI C$_4$' 환자에게 적용하는 보조도구로 거리가 먼 것은?

1) MAS
2) 조이스틱
3) 전동 휠체어
4) 마우스 스틱
5) 환경조절장치(ECU)

문제해설

31 경수 6번 환자
손의 사용이 어려우므로 보조도구를 착용하여 식사함
답 5)

32 해설내용 참조
답 2)

SCI 환자의 기능

Explanation

1. SCI 환자의 기능적 결과

레벨(level)	기능적 결과
C$_{1\sim3}$	• 씹기, 삼키기, 말하기, 보기, 듣기, 냄새와 맛 알기 등의 감각 운동 • 모든 ADL은 의존적 상태 • 호흡의 심각한 손상 • 전동 휠체어 : 턱과 호흡으로 전동 휠체어 사용 • 의사소통 : 마우스 스틱(mouth stick), ECU 등을 이용한 컴퓨터 사용(많은 도움이 필요)
C$_{3\sim4}$	• 독립적인 호흡 • 어깨뼈의 올림(scapular elevation) • 전동 휠체어 : 턱이나 호흡으로 조절 • 의사소통 : 마우스 스틱(mouthstick), ECU 등을 이용한 컴퓨터 사용
C$_5$	• 식사(준비는 의존적) – 적절한 컵이나 빨대로 독립적인 마시기(drink) 가능 – 보조 도구를 이용한 독립적 식사(utensil feeding) • 독립적 글씨 쓰기(handwriting) 및 타이핑(typing) – 보조 도구(long ponens splint 등)를 착용시켜 주면(setting) 수행 • 고도의 기술을 지닌 장비를 통해 독립적 이동 • 독립적 전동 휠체어의 사용 및 약간의 수동 휠체어 사용 – 조이스틱을 이용한 전동휠체어 사용 : 손목 지지 보조도구의 사용 – 수동 휠체어 : 카펫이 없는 실내의 편평한 바닥에서 가능할 수 있음

33

대퇴절단 환자의 'ADL' 훈련방법으로 옳은 것은?

1) 환측으로 넘어지기
2) 환측으로 계단 오르기
3) 환측으로 장애물 넘기
4) 건측으로 경사 내려오기
5) 건측으로 지지하고 물건 줍기

문제해설

33 해설내용 참조

답 5)

대퇴절단 환자의 ADL

Explanation

1. 절단환자의 기능적 보행 훈련

1) **계단 오르기**(ascending stairs)
   - 계단을 오를 때 건측 발로 시작하여 한 번에 하나 또는 두 개의 계단을 오름

2) **계단 내려오기**(descending stairs)
   (1) 계단을 내려올 때에는 절단 측부터 시작함
   (2) 한 번에 한 계단씩 내려옴
   (3) 균형유지가 잘 되는 환자는 한 발씩 연속으로 내려올 수 있음

3) **경사 오르기**(ascending inclines)
   (1) 경사길을 오를 때에는 건측부터 시작함
   (2) 의지발의 발가락이 지면에 걸리지 않도록 절단단의 충분한 엉덩관절 굽힘이 필요함

4) **경사 내려오기**(descending inclines)
   (1) 경사길을 내려갈 경우 짧은 걸음으로 의지쪽으로 먼저 내려감
   (2) 의지는 지지면을 넓히기 위해 건측 하지 후방에 위치하는 것이 좋음

5) **물건 주워 올리기**(picking up an object)
   (1) 바닥에 있는 물건을 주워 올리기 위해서는 의지 발이 건측 발 후방에 위치하면서 건측에 체중을 유지함
   (2) 엉덩관절은 굽힘시켜 물건을 주울 수 있게 하며, 의지 무릎관절의 굽힘을 피하여 안정성을 유지함

6) **전방 장애물 넘기**(clearing an obstacle : direct approach)
   - 보행 시 전방에 장애물을 넘을 때 건측 하지로 시작함

7) **측방 장애물 넘기**(clearing an obstacle : side approach)
   - 옆으로 장애물을 넘어갈 때 건측 하지가 장애물 옆에 위치하여 장애물을 넘은 후 의지로 넘음

8) **넘어지기**(falling)
   - 안전하게 넘어지기 위해 허리부분에서 상체를 기울이며 체중을 건측 쪽으로 이동시키면서 넘어짐

34

편마비 환자의 바지입기이다. 가장 먼저 해야 할 동작은?

1) 지퍼 및 스냅을 잠그기
2) 무릎까지 바지를 당기기
3) 건측 다리를 바지에 넣기
4) 환측의 다리에 바지를 넣기
5) 환측 다리를 건측 다리 위로 올리기

35

장애인의 경사로에 대한 설명으로 옳은 것은?

1) 1 : 9의 비율로 만든다
2) 손잡이 설치는 의무이다
3) 유효 폭은 1.2m 이상이어야 한다
4) 경사로와 대피로를 같이 사용할 수 있다
5) 경사로의 설치는 모든 건물에 의무적이다

문제해설

34 바지 입기 순서

- 두 손을 마주잡음
- 환측 다리를 건측 다리 위로 올림
- 손을 풀고 환측 상지를 허벅지에 끼이지 않도록 밖으로 늘어뜨림(dangle)
- 환측의 다리에 바지를 넣음
- 두손을 마주잡고 꼬인 다리를 풀어놓음
- 건측 다리를 바지에 넣음
- 무릎까지 바지를 당김
- 일어남(치료사 도움 제공)
- 지퍼 및 스냅을 잠금
- 다시 제자리에 앉음

답 5)

35 해설내용 참조

답 3)

장애인 편의시설

Explanation

1. 경사로

1) 기울기는 12분의 1 이하로 하여야 함
2) 유효 폭은 1.2m 이상이어야 함
3) 높이 0.75m 이내마다 수평면으로 된 참 설치
4) 경사로 길이가 1.8m 이상이거나 높이가 0.15m 이상인 경우
   - 양측 면에 손잡이 설치 등

2. 장애인 편의시설(장애인·노인·임산부 등의 편의증진보장에 관한 법률)

종류	설치포인트		설치기준
횡단보도	횡단보도 통행 가능 여부	턱 낮추기	• 보도와 차도의 경계구간은 높이 차이가 3cm 이하가 되도록 설치하거나 연석경사로(유효폭 0.9m 이상, 기울기 12분의 1 이하) 설치
		점자 블럭	• 양쪽 보도의 진입부분에는 점형블록, 유도부분에는 선형블록 설치(보도폭의 4/5까지) • 음향신호기 전면에는 점형블록 설치

종류	설치포인트	설치기준
접근로	외부 → 건축물 (주출입구까지)	• 접근로(보도) 유효폭 1.2m 이상 • 접근로(보도) 기울기 12분의 1 이하 등
장애인 전용 주차구역	부설주차장에 장애인전용 주차구역의 구분·설치여부	• 설치비율 : 1~3%의 범위 안에서 지자체 조례가 정하는 비율 이상 • 크기 : 주차대수 1대당 3.3m×5m 이상(평행주차 형식은 2m×6m 이상) • 바닥면에 휠체어 마크 표시 등
높이차이 제거	주출입구 턱낮추기 등	• 건축물 출입구와 통로의 높이 차이는 3cm 이하가 되도록 설치하거나 휠체어리프트 또는 경사로 설치
출입구	장애인들이 출입에 지장 없도록 설치 여부	• 출입구(문) 중 적어도 하나는 장애인 등의 출입이 가능하도록 설치 • 교통시설의 출입구 및 개찰구(1개소 이상)를 출입 가능토록 설치 – 통과 유효폭 0.8m 이상 및 전면 유효거리 1.2m 이상 – 출입구의 바닥면에는 문턱이나 높이차이가 없을 것 – 돌림문이 아닐 것 등
복도	장애인 등이 복도를 통행 가능한지 여부	• 교통시설의 주출입구로부터 대합실 및 승강장에 이르는 통로는 유효폭 바닥의, 재질 및 마감과 부착물 등을 고려하여 설치 • 유효폭 1.2m 이상, 턱이나 바닥면의 높이차이가 없을 것 • 보행에 장애가 되는 돌출물체가 없을 것 등 • 장애인복지관 등 장애인 전용시설에 한해 복도 측면에 손잡이 설치
계단 또는 승강 설비	계단	• 유효폭 1.2m 이상 • 디딤판 너비 0.28m 이상, 디딤판 끝부에 발끝이나 목발 끝이 걸리지 않게 마감 • 계단코에 줄눈 넣기를 하거나 미끄럼 방지재로 마감 • 계단 측면에 손잡이 설치, 손잡이에 점자표지판 부착 등
	휠체어 리프트	• 리프트 크기 – 고정형 : 폭 0.76m 이상, 길이 1.05m 이상 – 수직형 : 폭 0.9m 이상, 깊이 1.2m 이상 • 시설관리자 호출용 벨 설치, 작동설명서 부착 등
	경사로	• 유효폭 1.2m 이상 • 기울기 12분의 1 이하(경사로 높이가 1m 이하인 경우 8분의 1까지 완화) • 높이 0.75m 이내마다 수평면으로 된 참 설치 • 경사로 길이가 1.8m 이상이거나 높이가 0.15m 이상인 경우 양측면에 손잡이 설치 등
장애인용 화장실	공통사항	• 장애인 등이 편리하게 이용할 수 있는 화장실은 1개소 이상 설치 • 건축물 주출입으로부터 화장실까지 접근 가능할 것 • 바닥면의 높이차이가 없을 것 • 세정장치·수도꼭지 등은 사용하기 쉬운 형태로 설치
	대변기	• 칸막이 크기 : 폭 1m 이상, 깊이 1.8m • 출입문의 통과 유효폭 0.8m 이상 • 양변기 설치 • 대변기 양옆에 수평 및 수직 손잡이 설치 • 대변기가 남자용 및 여자용 각 1개 이상 설치 등
	소변기	• 소변기 양옆에 수평 및 수직손잡이 설치 등
	세면대	• 세면대 상단 높이 0.85m 이하, 하단높이 0.65m 이상 • 세면대 하부는 무릎 및 휠체어 발판이 들어갈 수 있도록 설치 등

36

사지마비환자의 옷 입고 벗기에 도움이 되는 내용은?

1) 옷은 헐렁하고 앞이 트인 옷을 준다
2) 처음에는 밀착되는 나일론 양말을 준다
3) 넥타이는 변형 없이 그대로 사용하는 것이 좋다
4) 소변 백이나 보조기착용 시 한 치수 작은 것을 입는다
5) 구두는 강직성과 부종이 동반되고 욕창을 피하기 위해 한 치수 작은 것을 쓴다

문제해설

36 해설내용 참조

답 1)

사지마비환자의 의복

Explanation

- 헐렁한 의복
- 앞면이 트인 옷(front opening)
- 바지 : 소변 장치 또는 brace 착용을 고려하여 보다 큰 것으로 함
- 여성 : wrap around 타입의 스커트 또는 요실금 패드가 도움이 됨
- 잠금장치 → 벨크로와 지퍼가 관리하기 가장 쉬움
  - 엄지를 후크처럼 사용하기 때문에 고리(loop)를 부착 : 운동화, 옷, 지퍼 등
- 벨트를 넣는 루프(loop)의 이용
  - 바지를 올릴 때 도움이 되므로 강하게 만듦

1. 브래지어

1) 신장성 스트랩이어야 함
2) 끈이 없는 것 사용
3) 전방 여닫이 형의 브래지어(front opening)의 사용
4) 후방 여닫이 사용의 경우 루프를 추가함

2. 신발

1) 한 치수 또는 1.5치수 정도 큰 것을 사용 : 부종, 강직, 욕창을 고려하므로
2) 신발끈의 adaptation : 벨크로, 탄성 있는 끈, 큰 버클, flip-back tongue closure

3. 양말

1) 초기 : 탄성 없는 구멍(cuff)을 가진 느슨한 울(wool) 또는 면양말 사용
2) 어느 정도 기술이 확보된 후 : 나일론 양말 사용 → 피부에 달라붙음

4. 넥타이

1) clip-on 타이
2) 미리 만들어진 타이의 사용 → 머리 위로 쓰기만 하면 됨

37

다음 일상생활 보조도구 중 용도가 다른 하나는 무엇인가?

1) rocker knife
2) pan stabilizer
3) zim jar opener
4) commode chair
5) spiked cutting board

문제해설

37 해설내용 참조

답 4)

Explanation

치료 연속체(Treatment continuum)

1. Commode Chair

- ADL 보조도구 중 화장실가기에 해당됨

2. 요리에 필요한 보조도구들

1) rocker knife : 한 손으로 칼질하기가 가능
2) zim jar opener : 한 손으로 용기를 열 수 있음
3) pan stabilizer : 프라이팬을 고정함
4) spiked cutting board : 재료를 고정하므로 한 손으로 썰기가 가능함
5) 기타
   (1) non-slip mat
   (2) scoop dish
   (3) 타이머
   (4) 야채 peeler
   (5) right angle knife
   (6) pate guard 등

38

손잡이가 긴 구두주걱, 리처, 양말보조기구, 목욕의자 등의 보조 도구들이 가장 필요한 환자는?

1) CP
2) CVA
3) 심장질환
4) paraplegia
5) 엉덩관절전치술

39

suction-cup brush는 어떤 ADL 활동에 사용되는가?

1) 먹기(eating)
2) 이동(transfer)
3) 옷입기(dressing)
4) 화장실 가기(toileting)
5) 치아 위생(dental hygiene)

문제해설

38 THR에 필요한 보조도구
- 침대 이동
  - 적절한 웨지 또는 베개, leg lifter 등을 이용
- 하지 옷 입기(lower body dressing)
  - 리처(reacher), 옷 입기 스틱(dressing stick)을 사용
- 하체 목욕
  - 긴 손잡이 목욕 스펀지, 등 브러시(back brush), 목욕의자 등 이용
- 가사일(homemaking)
  - 큰 주머니가 있는 앞치마, 카트(cart), 워커 바구니, 가방(fanny pack) 등을 이용

답 5)

39 suction-cup brush
- 치아관리에 사용
- 손톱관리에 사용
- 야채 또는 과일 세척에 사용

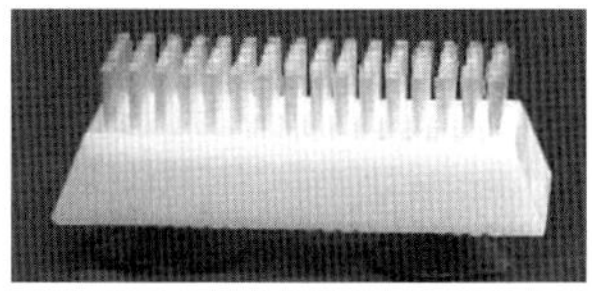

답 5)

급성 THR 환자의 일상생활동작

Explanation

1. 침대 이동성(bed mobility)

1) 적절한 웨지 또는 베개를 이용
   - 바로 누운(supine) 자세에 추천
2) 옆으로 누울 경우
   (1) 견딜 수 있다면 수술한 쪽으로 누워 자도록 권장
   (2) 반대쪽으로 누워 잘 경우 웨지 또는 베개를 이용
3) 초기 침대에 들어가고 나올 때
   - 수술 받은 다리를 들어올리기 위해 leg lifter를 사용

2. 의자(chair)

1) 의자 추천
   (1) 바닥이 단단하고 팔걸이(armrest)가 있는 것이 추천됨
   (2) 낮은 의자, 푹신한 의자, 기울어진 의자, 흔들의자는 피함
2) 딱딱한 쿠션이나 담요를 이용할 수 있음

3) 앉기 방법
   (1) 환자는 수술한 다리를 앞으로 뻗기
   (2) 팔걸이(armrest)를 잡기 위해 뒤로 뻗기
   (3) 천천히 앉으면서 수술한 다리의 폄(extension)을 유지

3. 자동차(car)

1) 작은 차와 음폭 들어간 의자는 피해야 함
   • 벤치(bench) 같은 시트가 추천됨
2) 앉기 순서
   (1) 앞좌석 의자 뒤로 밀기
   (2) 단단한 부분 잡기
   (3) 수술한 다리 뻗기
   (4) 천천히 앉기
   (5) 등을 뒤로 기댐
   (6) 엉덩이로 미끄러져서 운전석으로 들어가기
   (7) 상지와 하지를 하나처럼 움직여 앞쪽으로 향하기

4. 하지 옷 입기(lower body dressing)

1) 팔걸이가 있는 의자 또는 침대 모서리에 앉아 수행
2) 다리의 모음(AD), 돌림(R), 교차(crossing)를 피함
3) 수술한 다리에 바지 입기
   (1) 리처(reacher), 옷 입기 스틱(dressing stick)을 사용
   (2) 발까지 바지를 가져옴
   (3) 무릎까지 당김

5. 하체 목욕(lower body bathing)

1) 탕(sink)에서의 스펀지 목욕(sponge bathing)
2) 긴 손잡이 목욕 스펀지(long-handled bath sponge), 등 브러시(back brush) 등 이용
   • 하지 및 발을 안전하게 씻을 수 있음

6. 가사일(homemaking)

1) 진공청소기로 청소하기, 들어올리기, 잠자리(침대) 준비하기와 같은 힘든 가사일(heavy housework)
2) 물건을 옮기는 방법
   (1) 큰 주머니가 있는 앞치마의 이용
   (2) 카트(cart)의 사용
   (3) 워커에 바구니를 달아서 사용
   (4) 허리에 착용하는 가방(fanny pack)을 이용

40

'C_5' 척추손상환자가 퇴원 후 가정에서 스스로 식사가 가능하도록 돕는 보조도구는?

1) BFO
2) mouth stick
3) commode chair
4) tenodesis splint
5) weighted utensil

문제해설

40 해설내용 참조

답 1)

BFO(또는 MAS)

Explanation

1. 명칭

1) ball bearing forearm orthosis(BFO)
2) mobile arm support(MAS)
3) ball bearing arm support
4) arm positioner

2. 특징

1) 휠체어에 고정
2) 보행 시 벨트에 연결함
3) 볼베어링 시스템

3. 목적

- 힘이 없는 상지(어깨 및 팔꿈치)를 지지하므로 손의 사용을 가능하게 함

4. 대상

1) SCI 경추 4번, MD, 폴리오, ALS, 길랑－바레 증후군
2) 기타 : 염증으로 인한 상지의 통증 감소에도 사용됨

5. 사용 기준

1) 적절한 운동조절이 가능해야함
2) ROM이 확보된 경우
   (1) 어깨관절 굽힘 및 벌림 : 90°
   (2) 어깨관절 바깥돌림 : 30°
   (3) 어깨관절 안쪽돌림 : 정상

(4) 팔꿈치 관절 굽힘 : 정상

(5) 아래팔의 엎침(pronation) : 80°

(6) 엉덩관절 굽힘 : 100°

3) 안정된 몸통의 자세

- 직립자세가 가장 이상적임

4) 동기 유발

- 환자의 사용하고자 하는 동기가 있어야 함

41

'ADL' 수행을 위한 치료적 접근으로 올바른 사례는?

1) 근력약화가 있는 환자는 무거운 도구를 사용한다
2) 지구력이 낮은 환자는 환경적 스트레스를 증가시킨다
3) 쥐기 근력이 약한 환자는 잡는 부분을 가늘게 만든다
4) 편마비 환자에게는 두 손으로 옷입기 방법을 교육시킨다
5) 관절가동범위의 제한이 있는 환자는 손잡이가 긴 도구를 사용한다

문제해설

41 해설내용 참조

답 5)

쥐기 근력의 약화가 있는 환자

Explanation

1. 치료적 접근의 예

1) 근력 강화

(1) 마찰이 증가되는 활동

(2) 무게가 증가되는 활동

(3) 중력이 증가되는 활동

2) 지구력 강화의 예

(1) 시간이 증가되는 활동

(2) 횟수가 증가되는 활동

2. 보상적 접근의 예

1) 손잡이를 크게 함
2) 무게를 감소시킴
3) 마찰을 증가시킴

42

척수손상환자의 ADL 활동 시 보조도구 없이 독립적인 옷 입기/벗기가 가능한 수준은?

1) C_3
2) C_4
3) C_5
4) C_6
5) C_7

문제해설

42 해설내용 참조

답 5)

척수손상환자의 옷 입기

Explanation

C_6	• 이동(transfer) – 편평한 곳 : 약간의 도움 또는 독립적 이동 – 편평하지 않은 곳(uneven) : 의존적 • 옷 입기 – 상지는 독립적, 하지는 의존적 – loop, dressing stick, button hook, velcro closure 등을 사용 • 치장(grooming) – 약간의 도움 또는 독립적 – U-cuff, 변형된 핸들 등을 사용 • 목욕 – 상체는 독립적, 하체는 의존적 – bench, chair 등의 사용
$C_{7\sim8}$	• 이동(transfer) – 편평한 곳 : 독립적 이동(트랜스퍼 보드의 사용 또는 비사용) – 편평하지 않은 곳(uneven) : 독립적 또는 약간의 도움 • 옷 입기 : 상지는 독립적, 하지는 독립적 또는 약간의 도움(변형된 도구의 사용) • 치장(grooming) : 독립적(보조 도구의 사용) • 목욕 – 상체는 독립적, 하체는 독립적 또는 약간의 도움 – bench, chair, 보조 도구 등의 사용
$T_{1\sim9}$	• 이동(transfer) : 독립적 이동(트랜스퍼 보드의 사용 또는 비사용) • 옷 입기 : 상·하지 모두 독립적, 하지는 독립적 또는 약간의 도움(변형된 도구) • 치장(grooming) : 독립적 • 목욕 : 상·하체 모두 독립적(bench, chair, 보조 도구 등의 사용)

43

치매환자의 위생관리 시 보호자 교육에 대한 설명으로 옳지 않은 것은?

1) 기저귀를 사용함
2) 100% 면제품 사용으로 위생을 증진함
3) 화장실입구에 배설방법에 관한 그림 부착
4) 목욕하다 순서를 잊어버리면 간단하고 구체적으로 지시
5) 배변을 실수하면 조용히 뒤처리를 도와주고 환자에게 알리지 않음

44

의자차(휠체어)를 탄 사람의 목욕에 대한 내용으로 적절한 것은?

1) 욕조바닥에 진공압축 매트를 깔아준다
2) 몸통 균형이 저하된 경우 다리는 침상에서 씻는다
3) 이동을 위해 욕조에 샤워벤치(shower bench)를 설치한다
4) 목욕 후 의자차를 이동할 때는 욕조에서 멀리 떨어져야 한다
5) 욕조로 이동하기보다는 의자차에 앉아서 목욕하는 것이 바람직하다

45

다음 중 바지입기를 위한 보상전략의 내용으로 타당한 것은?

1) 옷을 입을 때는 서서 입는다
2) 고무줄을 넣어 허리를 꽉 조여준다
3) 바지 올리기를 할 때 옆으로 눕는다
4) 한 치수 작은 사이즈의 바지를 제공한다
5) 천의 재질은 늘어나지 않는 것이 바람직하다

문제해설

43 치매 환자의 배변 관리

- 스케줄 표를 만들어 관리
- 면제품의 사용으로 위생 관리를 도움
- 기저귀, 패드, bedpan 등을 사용함
- 구두지시 및 큐 제공
  - 구체적인 지시
  - 단순한 언어
  - 그림 또는 심벌(symbol)의 사용
- 배변 실수 시 실금에 대해 알려줌

답 5)

44 shower bench

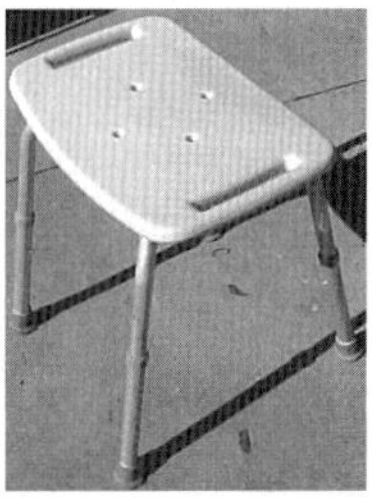

답 3)

45 바지(pull up) 타입의 의복

- 큰 사이즈 제공
- 늘어나는 소재 선택
- 허리에 루프(loop) 달기
- 고무줄 형태의 허리밴드 – 너무 꽉 조이지 않게 함
- 지퍼 고리 사용
- 드레싱 스틱 사용
- 의자에 앉음
- 바닥에 누움
- 바지를 올리기 위해 옆으로 누워 구름
- 바지 올리기 시 안정성을 위해 의자 또는 손잡이를 이용함
- 먼저 팔다리를 손상 측(약한 측)부터 넣음

답 3)

46

다양한 의복의 형태와 그에 따른 적응(adaptation)이 바르게 연결되지 못한 것은?

1) 양말(sock) — 큰 사이즈의 양말 사용하기
2) 단추(button) — 평평하고 큰 단추 사용하기
3) 하의(pull up) — 고무줄 형태의 허리 밴드 사용하기
4) 막힌 상의(pull over) — 마비된 팔을 먼저 소매에 넣기
5) 열린 상의(coat) — 의복의 뒷부분(목)이 낮은 코트 이용하기

문제해설

46 해설내용 참조

답 5)

다양한 의복에 대한 보상전략

Explanation

의복	옷의 변형 및 보조공학적 적응	수행방법에 대한 적응
풀업(pull up) 타입의 의복	• 큰 사이즈 제공 • 늘어나는 소재 선택 • 허리에 루프(loop) 달기 • 고무줄 형태의 허리밴드 – 너무 꽉 조이지 않게 함 • 지퍼 고리 사용 • 드레싱 스틱 사용	• 의자에 앉기 • 바닥에 눕기 • 바지를 올리기 위해 옆으로 누워 구르기 • 바지 올리기 시 안정성을 위해 의자 또는 손잡이를 이용하기 • 팔다리를 먼저 손상 측(약한 측)부터 넣기
풀오버(pull over) 타입의 의복	• 사이즈가 크며, 머리가 쉽게 들어가는 의복 사용 • 질감은 유연성이 있는 것을 제공 • 팔 구멍과 소매를 크게 확대 • 탄력이 있는 소매와 허리밴드를 사용	• 의복을 무릎, 바닥, 테이블에 놓기 – 앞면이 전방을 향하도록 배치하기 • 머리 위로 쓰고 팔을 옷에 넣음 • 손상 측과 약한 측의 팔을 먼저 넣음
앞이 트인 의복	• 헐렁한 스타일의 의복 사용 • 의복의 뒷부분이 높은 의복 사용 • 짧은 소매의 의복에서 시작함 – 긴 소매의 의복으로 진행함 • 느슨한 소매의 의복 사용 • 한 개 또는 두 개의 단추를 채우는 의복 또는 잠금이 없는 의복 사용	• 의복을 무릎, 바닥, 또는 테이블에 놓기 • 순서 – 목 부위가 아동을 향하도록 배치함 – 팔을 넣고, 머리를 숙임 – 팔을 뻗음 – 의복을 머리 위로 뒤집어 입음 • 손상 측과 약한 측의 팔을 먼저 넣기
단추 잠그기	• 편평하고 큰 단추 사용 • 의복과 색체가 대비되는 단추 사용 • 자루(shank)가 있는 단추 사용 • 헐렁하게 재봉된 단추 사용 • 벨크로가 달린 의복 사용 • 먼저 앞 단추를 잠금(순서) – 이후로 옆면, 그리고 뒷면 순으로 단추 잠그기를 수행함	• 단추가 있는 의복 대신 풀오버 스타일의 의복제공 : 단추가 없음 • 처음에는 2~3개의 단추 잠그기로 시작함 – 또는 풀오버 타입의 셔츠로 시작함 • 단추 잠그기는 아래 단추부터 시작함 – 보기가 쉽고, 정렬이 쉬움 • 버튼후크(buttonhook) 사용하기 • 소매의 단추는 탄력 있는 실을 사용함 – 또는 단추 잠그기 없이 소매에 넣기 • 후방연쇄(backward chain) 사용하기

의복	옷의 변형 및 보조공학적 적응	수행방법에 대한 적응
양말	• 부드럽고, 신축성 있는 양말 사용 • 큰 사이즈의 양말 사용 • 튜브 모양의 양말(tube sock) 사용 • 처음에는 발목(ankle) 양말을 사용(순서) – 다음은 종아리(calf) 양말 또는 긴 종아리 양말을 사용함 • 고리가 달린 양말의 사용 • 'sock aid' 또는 'donner' 사용	• 안정적인 바닥에 앉아 수행함 • 등을 대고 눕고, 반대 무릎 위에 다리를 올려 수행함 • 양말을 발에 넣기 전 양말을 말거나 접음 • 후방연쇄(backward chin)를 사용함

47

옷 입기 실행증 환자에 대한 접근법으로 옳지 않은 것은?

1) 신체적 접촉의 도움을 준다
2) 1 : 1 접근 방법을 사용한다
3) 활동을 단계로 나누어 실시한다
4) 구체적이고 지속적인 지시를 한다
5) 빠르고 반복적인 시범을 보여준다

문제해설

47 해설내용 참조

답 5)

옷 입기 실행증

Explanation

1. 옷 입기(dressing) 실행증

1) 신체 도식(body scheme)과 관련이 있음
2) 오른쪽과 왼쪽을 구분 못함
3) 단추와 지퍼를 제대로 조작할 수 없음

2. 지각과 기억에 문제가 있는 환자의 ADL 교육 방법

1) 1 : 1 접근 방법으로 신체적 접촉의 도움을 준다.
2) 행동을 부분적으로 도움을 준다.
3) 물체를 제시하고 행동의 구체적이고 지속적인 지시를 한다.
4) 활동을 단계를 나누어 각 단계마다 언어적 큐를 준다.
5) 전체적인 주의사항만을 제시하고 독립적으로 수행할 수 있도록 요구하지 않는다.
6) 느리고 반복적인 시범을 보여준다.

48

상지의 실조증과 진전 증상이 있는 MS환자에게 불수의적 움직임을 감소시키기 위해 사용되는 보조도구는?

1) 나무젓가락
2) 플라스틱 칼
3) 'ㄱ'자 숟가락
4) 무거운 손목띠
5) 플라스틱 포크

문제해설

48 해설내용 참조

답 4)

무게와 다양한 등급화

Explanation

1. 무게의 증가 대상

1) 근력이 저하된 환자(근력 증진을 목적으로 사용)
2) 협응력이 낮은 환자(손의 떨림을 감소시킴)
3) 진전이 있는 환자

2. 지구력 증진 방법

1) 시간의 증진
2) 반복 횟수의 증진
3) 수행 거리의 증진
4) 무게의 증진

3. 인지 및 지각의 증진 방법

1) 난이도의 증진
2) 복잡성의 증진
3) 단계의 증진
4) 환경적 자극의 증진
5) 활동 대상자 수의 증가
6) 판단력의 증진
7) 도움의 양 감소

4. 근력의 증진 방법

1) 무게의 증가
2) 저항의 증가
3) 마찰의 증가

49

ADL 시 손목에 무거운 커프(weighted cuff)를 착용하는 환자의 주된 문제점은?

1) ROM 제한
2) 협응력 저하
3) 지구력 저하
4) 근긴장의 저하
5) 마비로 편측 사용 제한

문제해설

49 해설내용 참조

답 2)

문제점과 해결방안

Explanation

1. Weighted Cuff의 사용

1) 근력이 저하된 환자(근력 증진을 목적으로 사용)
2) 협응력이 낮은 환자(손의 떨림을 감소시킴)

2. 지구력 증진

1) 시간의 증진
2) 반복 횟수의 증진
3) 수행 거리의 증진
4) 무게의 증진

3. 인지 및 지각의 증진

1) 난이도의 증진
2) 복잡성의 증진
3) 단계의 증진
4) 환경적 자극의 증진
5) 활동 대상자 수의 증가
6) 판단력의 증진
7) 도움의 양 감소

4. 근력의 증진

1) 무게의 증가
2) 저항의 증가
3) 마찰의 증가

50

손에 제한된 ROM을 지닌 환자의 옷입기를 돕는 보조도구로 타당한 것은?

1) scoop dish
2) buttonhook
3) plate guard
4) swivel spoon
5) built-up handle

문제해설

50 buttonhook는 옷 입기 보조도구이다.
답 2)

51

THR 환자의 ADL로 옳은 것은?

1) 화장실 변기의 높이를 높게 해준다
2) 의자는 바닥이 푹신한 것을 추천한다
3) 웨지 또는 베개를 이용해 엉덩관절을 굽힌다
4) 욕조에 들어갈 때는 건측 다리가 먼저 들어간다
5) 바지 입기는 침대보다 바닥에서 실시할 것을 권한다

51 **변기의 높이**
높이를 증가시켜 엉덩관절의 굽힘을 예방함
답 1)

THR 환자의 ADL

Explanation

1. THR 환자를 위한 유용한 보조 도구

1) 옷 입기 스틱(dressing stick), 양말 보조 도구(sock aid), long-handled sponge, 긴 손잡이 구두주걱(long-handled shoehorn), 리처(reacher), 높여진 좌변기(elevated toilet seat) 및 이동 변기 의자(commode seat), leg lifter, 샤워 의자(shower chair), 샤워 벤치(shower bench)
2) 가방이 있는 워커(walker) : 작은 물건 이동 시 유용함

2. THR 환자의 ADL

1) **침대 이동성**(bed mobility)
   (1) 적절한 웨지 또는 베개를 이용
   - 바로 누운(supine) 자세에 추천
   (2) 옆으로 누울 경우
   ① 견딜 수 있다면 수술한 쪽으로 누워 자도록 권장

② 반대쪽으로 누워 잘 경우 웨지 또는 베개를 이용
- 두 다리가 벌림(AB)되도록
- 수술한 다리는 돌림을 방지함

(3) 침대를 벗어날 때
① 양쪽 모두 이용하도록 교육
② 초기에는 수술 받지 않은 쪽으로

(4) 초기 침대에 들어가고 나올 때
① 수술 받은 다리를 들어올리기 위해 leg lifter를 사용
② 공중에 손잡이를 달아 이동을 도움

2) **이동**(transfers)

(1) 의자(chair)
① 의자 추천
- 바닥이 단단하고 팔걸이(armrest)가 있는 것이 추천됨
- 낮은 의자, 푹신한 의자, 기울어진 의자, 흔들의자는 피함

② 딱딱한 쿠션이나 담요를 이용할 수 있음
- 의자의 높이를 올리는 데 사용함

③ 앉기 방법(순서)
- 환자는 수술한 다리를 앞으로 뻗기
- 팔걸이(armrest)를 잡기 위해 뒤로 뻗기
- 팔에 약간의 체중 싣기
- 천천히 앉으면서 수술한 다리의 폄(extension)을 유지
- 앉기

④ 일어서기 방법(순서)
- 일어날 때 환자는 수술한 다리 펴기
- 팔걸이(armrest)를 밀며 일어서기
  - posterolateral approach의 경우
  - 굽힘(flexion)을 방지하기 위해 몸을 앞으로 기울이는 것 피해야 함

(2) 코모도 의자(commode chair)
① posterolateral approach를 시행한 환자
- 높이와 각도를 조절하여 comodo의 앞다리가 뒷다리보다 낮게 만듦
- 엉덩관절 굽힘(hip flexion) 과도하게 만드는 것 예방

② anterolateral approach를 시행한 환자
- 표준형 변기(standard toilet seat)를 사용
- 엉덩관절의 돌림을 피함
  - 일어난 뒤 돌아서 서서 물 내리기를 함

(3) 샤워실(sower stall)
① 미끄럼 방지

- 샤워실 및 욕조(tub)에 nonskid strip 또는 sticker를 붙임

② 들어가는 순서
- 워커(walker)나 목발(crutches)로 다가감
- 수술한 다리 이동
- 건측 다리

③ 균형(balance)의 문제가 있을 경우
- 다리의 높이 조절이 가능한 샤워 의자(shower chair)나 스툴(stool)을 이용
- 손잡이(grab bar)의 설치가 필요

(4) 샤워시설이 달린 욕조(Sower over Tub)

① 환자는 샤워기를 바라보고 욕조와 같은 방향으로 서도록 교육

② 측면(side)으로 이동 시
- 워커 및 목발을 이용함
- 무릎을 구부리지만 엉덩관절은 구부리기 않으면서 옆으로 이동

(5) 가사일(homemaking)

① 진공청소기로 청소하기, 들어올리기, 잠자리(침대) 준비하기와 같은 힘든 가사일(heavy housework)
- 초기에는 피해야 함

② 물건을 옮기는 방법
- 큰 주머니가 있는 앞치마의 이용
- 카트(cart)의 사용
- 워커에 바구니를 달아서 사용
- 허리에 착용하는 가방(fanny pack)을 이용

(6) 하지 옷 입기(lower body dressing)

① 팔걸이가 있는 의자 또는 침대 모서리에 앉아 수행

② 다리의 모음(AD), 돌림(R), 교차(crossing)를 피함

③ 수술한 다리에 바지 입기
- 리처(reacher), 옷 입기 스틱(dressing stick)을 사용
- 발까지 바지를 가져옴
- 무릎까지 당김

④ 리처(reacher), 탄성 레이스(elastic laces), 긴 손잡이 구두 주걱(long-handled shoehorn) 등이 제공될 수 있음

(7) 하체 목욕(lower body bathing)

① 탕(sink)에서의 스펀지 목욕(sponge bathing)
- 의사의 허락이 우선

② 긴 손잡이 목욕 스펀지(long-handled bath sponge), 등 브러시(back brush) 등 이용
- 하지 및 발을 안전하게 씻을 수 있음

52

다음과 같은 방법으로 ADL을 수행해야 한다면 어떤 문제인가?

- 식사 시 무거운 숟가락을 사용한다
- 전화기 사용 시 큰 버튼의 전화기를 사용한다
- 옷 입기 수행 시 고리가 달린 지퍼를 사용한다

1) 사지마비 환자
2) 근력이 낮은 환자
3) 인지가 손상된 환자
4) 협응력 손상이 있는 환자
5) 상지 ROM에 제한이 있는 환자

문제해설

52 해설내용 참조

답 4)

협응장애를 가진 사람들의 ADL

Explanation

1. 옷 입기 활동

- 헐렁한 앞이 터진 옷, 큰 단추, 벨크로나 고리가 달린 지퍼, 크고 무거운 손잡이가 달린 buttonhook, 탄력 있는 신발 끈, 벨크로가 달린 신발, 기타 변형된 신발, slip on 타입의 신발, 바지는 고무줄 또는 벨크로의 이용, clip-on 타입의 넥타이 등의 사용

2. 식사 활동

- nonskid mat(Dycem), suction base나 젖은 수건, plate guard, scoop dish, weighted utensil, swivel utensil, weighted cuff, 바닥이 무거운 컵, 빨대 클립, 긴 플라스틱 빨대 등의 사용

3. 개인위생과 신변처리 활동

- 물건에 손목 걸이 끈 달기, 전동 칫솔, suction brush, 전기면도기, 미끄럼방지 매트 등의 사용

4. 의사소통 및 환경적 도구 적용

- 큰 버튼의 전화기, 스피커폰, 수화기 홀더, 목소리 인식 프로그램, 길이가 긴 수도꼭지, 스위치 등의 사용

5. 기능적 이동성

- 바닥으로 물건밀기, 보행보조도구, 카펫 제거, 경사로 설치 등

6. 가사관리 : 식사준비와 청소활동

- 휠체어의 lapboard, 무거운 수저, 믹싱 용기, 미끄럼 방지 매트, 전동 제품 등

53

관절염 환자의 ADL로 옳은 것은?

1) 가능하다면 일은 서서 하라
2) 피곤해지기 전에 쉬거나 멈추지 마라
3) 눈을 감고 즐거운 장소와 생각을 시각화하라
4) 일주일에 걸쳐서 힘든 일을 한꺼번에 수행하라
5) 낮은 곳에 있는 물건을 들 때는 무릎을 펴고 등을 굽혀서 들어 올려라

문제해설

53 에너지 보존 원칙은 지켜야 함

답 3)

관절염 환자의 에너지 보존(Energy conservation)

Explanation

• 에너지 감소에 따른 에너지 보존을 위한 테크닉이 필요함

※ 에너지 보존의 원칙(principles of energy conservation)

태도와 감정 (attitudes and emotion)	• 스트레스 상황을 스스로 제거하라. • 긴장감을 만드는 것에 집중하는 것을 피하라. • 눈을 감고 즐거운 장소와 생각을 시각화하라.
신체 역학 (body mechanics)	• 낮은 곳에 있는 물건을 들 때는 무릎을 굽히고 피며 등을 곧게 유지하라. • 뻗기(reach)를 피하라(reacher 사용). 스트레칭, 구부리기, 옮기기, 그리고 오르기(climbing)를 피하라. 만약 구부리게 된다면 등을 곧게 유지하라. • 활동 시 적절한 자세를 갖추어라. • 가능하다면 일은 앉아서 하라. • 의자에서 일어날 때 의자 가장자리 앞으로 나와서 일어나라. 바닥에 발을 편평하게 두고 의자 바닥 또는 팔걸이에 손을 두고 앞으로 기울이면서 뒤로 밀고 다리를 곧게 함으로서 일어나라. • 피곤해지기 전에 쉬거나 멈추어라.
일하는 곳 (work pace)	• 쉬는 시간을 1일 10~12시간 정도로 계획하라(낮잠 또는 밤 수면 시간 포함). • 자신의 장소에서 일하라. • 일주일에 걸쳐서 힘든 일을 나누어 배치하라. • 에너지가 가장 많은 시간에 에너지 소비가 많은 일을 하라. • 쉬운 일과 어려운 일을 번갈아 가며 하고 매시간 10~15분 쉬는 시간을 가져라.
레저 시간 (leisure time)	• 즐거움과 이완(relaxation)있는 활동을 당신의 하루 속 일부분으로 참여시켜라. • 지역 회사에서 이용 가능한 것들을 확인하라.
일 수행법 (work method)	• 닿기 쉬운 곳에 도구(item)들을 두어라. • 좋은 채광과 적절한 통풍, 그리고 적절한 실내 온도를 유지하라. • 관절 보호 테크닉(joint protection techniques)을 사용하라. • 작업 면은 꼭 맞는 높이에 유지하라.

조직화 (organization)	• 미리 계획하라 : 서두르지 말고 자신을 옥죄지 마라. • 어떤 일들이 정말로 필요한지 결정하라. • 일의 양을 가족과 친구와 나누어라.
시작 방법 (how to begin)	• 하루의 일을 차트(chart)하므로 먼저 계획하라. • 일의 순서를 정하고 그것들을 스케줄로 나누어라. • 에너지 소비 시간 동안 휴식을 가지며 일상에 휴식 시간을 포함하라.

54

32세의 여성은 화상으로 인해 완전한 쥐기(grasp)가 어렵다. 이 여성의 ADL을 도울 수 있는 도구로 가장 적절한 것은?

1) reacher
2) sock aid
3) dust mitts
4) velcro-fastened shoes
5) suction cup button hook

문제해설

54 해설내용 참조

답 3)

다양한 보조도구

Explanation

1. 옷 입기에 사용되는 대표적인 보조도구

1) reacher : 먼 곳의 의복 가져오기
2) button hook : 단추를 한 손으로 잠그기
3) sock aid : 양말신기를 보조함
4) velcro : 단추를 대신함
5) 지퍼 고리(loop) : 쥐기를 보상함
6) dressing stick : 먼 곳의 의복을 가져옴
7) 고무 밴드의 허리 : 바지 입기 벗기를 쉽게 함
8) 나이론 지퍼 : 집기가 용이함
9) 큰 단추 : 단추 잠그기를 용이하게 함
10) 헐렁한 의복 등

2. Dust Mitt

• 쥐기의 어려움이 있는 환자에게 적용
예) RA, 화상 등 손가락에 LOM이 있는 경우

55

'운동조절의 어려움'을 지닌 아동을 위한 적응(adaptation) 원리로 타당한 사례는?

1) 사물의 특징을 극대화한다
2) 편안하고 느슨한 옷을 제공한다
3) 가능한 가벼운 도구들을 사용한다
4) 가능한 무게가 있는 도구들을 사용한다
5) 손상되지 않은 감각을 최대로 활용한다

문제해설

55 해설내용 참조

답 4)

아동을 위한 적응 원리

Explanation

문제	적응(adaptation) 원리
저시력 또는 저청력 (low vision or hearing)	• 손상되지 않은 감각 또는 잔존한 감각을 이용함 • 사물의 특징적인 감각을 확대함(예, 색, 크기, 촉감, 청각) • 행동의 시작과 끝을 결정할 수 있도록 지속적인 큐를 제공함 • 촉각적/언어적/시각적 또는 사물의 큐를 사용(예, 수건을 손에 놓아주고 "얼굴을 닦을 시간이다"라고 말해줌) • 몸짓의 사용(예, 팔에 넣을 소매를 지적해줌) • 청각적, 시각적 방해물들 제거해줌
촉각 방어	• 깊은 압박과 체계적 리듬감 지닌 접촉 제공함−아동에게 접촉에 대한 준비를 할 수 있게 해주어야 함 • 선호하는 촉각을 선택할 수 있는 기회를 제공함(예, 옷, 수건, 칫솔 등의 선택) • 자기 자신을 터치하게 함(예, 칫솔 사용, 얼굴이나 몸 닦기) • 편안한 옷, 또는 자신이 선호하는 느슨한 옷을 제공해야 함
옷 위치를 구별 못함 (상하, 전후)	• 사물의 특징을 극대화함 • 방해 요소는 감소시킴(예, 요리 활동 시 한 가지 도구만 올려놓고 수행함) • 시각적 큐 또는 제스처의 사용(예, 바른 발에 신발 신기를 위해 내측에 특정 표시를 만들어 줌) • 물건을 찾을 때 체계적으로 찾아나감(예, 옷장에서 옷 찾기)
앉기 및 균형유지의 어려움	• 외부 지지 장치를 제공함(예, 자세유지를 위한 장치) • 아동의 자세를 변화시킴(예, 신발 신기를 위한 앉기, 누운 자세로 옷 입기 등) • 활동의 위치 변화(예, 세면대 위에 치장을 위한 도구들을 함께 모아 놓음)
뻗기(reach)의 제한	• 요구되는 뻗기 거리를 감소시킴 • 활동 대상의 위치를 바꿔줌 • 긴 손잡이를 이용함(예, 목욕 스펀지의 긴 손잡이)

문제	적응(adaptation) 원리
물건 쥐기의 어려움	• 손잡이를 굵게 확대함(예, 빗, 숟가락 등) • 쥐기가 필요하지 않도록 보조 장치로 대체해 줌(예, 다용도 커프(또는 스트랩) 사용) • 다른 신체일부를 사용해서 물체를 고정함(예, 치아, 다리 등)
지구력이 약함	• 중력을 제거함(예, 팔꿈치 지지, 누워서 옷 입기) • 가벼운 물건의 사용 • 전동도구의 사용
운동조절의 어려움	• 지지면(base of support)에 안정성을 제공함 • 섬세한 조절(fine control)에 대한 요구들을 제거함(예, 큰 지퍼 손잡이를 사용함) • 고유수용성감각의 되먹임을 제공하는 무게 있는 도구를 사용함(예, 무거운 칫솔과 컵의 사용)

56

하지마비 환자의 독립적인 양말(또는 스타킹) 신기 방법으로 바르지 못한 것은?

1) stocking aid를 사용한다
2) 부드러운 양말을 사용한다
3) dressing stick을 사용한다
4) 신축성 있는 양말을 사용한다
5) 약간 작은 팬티스타킹을 사용한다

문제해설

56 해설내용 참조

답 5)

하지마비를 위한 일상생활활동

Explanation

1. 양말 또는 스타킹

1) 부드럽고 신축성 있는 양말
2) 팬티스타킹의 경우는 약간 큰 것
3) 스타킹은 혈액순환 문제로 피해야 함
4) dressing stick, 스타킹 보조도구 등의 사용
5) 양말/스타킹 신기 방법
   • 침대에 앉기 → 손으로 한쪽 다리를 구부려 당겨 다른 다리 위로 교차시키기 → 다른 손을 사용하여 양말/스타킹을 발에 넣어 잡아당기기

57

환경을 통한 적응(adaptation) 방법 중 작업면에 대한 설명으로 바르지 못한 것은?

1) 규칙적으로 소변보기
2) 도움 없이 변기에 올라가기
3) 감독 없이 변기에 앉아 있기
4) 독립적으로 변기의 물 내리기
5) 타인에게 화장실 가기를 요구하기

문제해설

57 해설내용 참조

답 4)

화장실 사용 기술

Explanation

나이(년)	화장실 사용 기술
1	• 젖거나 더렵혀졌을 때 불편감을 호소함 • 규칙적인 배변행동을 가짐
$1\frac{1}{2}$	• 변기에 앉아있을 수 있지만 감독이 필요함(짧은 시간)
2	• 규칙적 소변이 가능함
$2\frac{1}{2}$	• 낮에 실수를 하는 경우도 있지만 규칙적으로 화장실을 사용할 수 있음 • 배변실수는 드물게 발생됨 • 아동은 화장실을 이용하고 싶을 때 타인에게 요구할 수 있음 • 변기를 오르는데 있어 도움이 필요할 수도 있음
3	• 독립적으로 화장실을 갈 수 있음 • 뒤처리(닦기)에 도움이 필요할 수도 있음 • 옷을 잠그기 어려울 수 있음 또는 옷 다루기의 어려움이 있음
4~5	• 독립적으로 화장실을 사용할 수 있음 – 화장실의 휴지사용 – 물 내리기 – 손 씻기 – 옷 입기 등

58

물건 집기 보조도구로 가장 타당한 것은?

1) head wand
2) mouth stick
3) typing stick
4) speaker phone
5) tenodesis splint

59

저시력 환자의 ADL 활동을 돕기 위한 방법으로 옳은 것은?

1) 식탁이 어두운 색이면 그릇은 명도가 낮은 것을 사용한다
2) 벽과 대조를 이루기 위해 전등은 어두운 색으로 교체한다
3) 의자를 창가에 놓아 주므로 자연광 아래에서 일하도록 돕는다
4) 눈부신 빛이 조사되더라도 어두운 안경을 쓰는 것은 피해야 한다
5) 밝은 환경의 구성을 위해 커튼을 제거하므로 강한 빛이 들어오게 한다

문제해설

58 tenodesis splint는 척수손상 환자의 집기는 보상한다.

답 5)

59 해설내용 참조

답 3)

조명과 돋보기

Explanation

1. 조명과 돋보기

1) 조명이 작업환경 쪽으로 비추도록 개선함
2) 눈부심 예방
   • 블라인드, 얇은 커튼, 색이 들어간 창문, 어두운 안경 등을 사용함
3) 과제와 대조적인 배경
   (1) 식탁이 어두운 색이면 음식을 하얀 그릇에 담음
   (2) 벽과 대조를 이루기 위해 벽 전등 스위치를 검정색으로 교체함
4) 환경
   • 통로를 깨끗이 하고 어지러운 것을 치워 전경－배경 지각력을 쉽게 함
5) 의자를 창가로 놓아 자연 빛에서 일하게 함
6) 돋보기 사용

60

다음 중 뇌졸중 환자의 식사 시 불안정한 용기에 안정성(stability)을 제공하는 보조도구는?

1) straw
2) nonskid mat
3) button nook
4) transfer board
5) swivel spoon-fork

문제해설

60 해설내용 참조

답 2)

척수손상 환자의 식사

Explanation

1. C_5 레벨 이하의 손상

- mobile arm support 또는 외부동력 보조기(externally powered splint & braces)가 필요함

2. 손목 스플린트(손목 고정 목적)와 universal cuff(식사 목적)

- wrist-driven flexor hinge splint가 사용되지 않을 때 사용함

3. 안정성 제공

- nonskid mat, plate guard 등의 사용

4. 양쪽 상지를 사용하지 못하는 환자

- 약간의 머리 움직임과 턱 조절로 작동되는 electric self-feeder를 사용함 : 구강조절, 머리 및 몸통 조절, 동기부여 등에 의해 결정됨

5. 'swivel spoon-fork'

- 근력이 최소일 때(C_4에서 C_5) 병행하여 사용함

6. 긴 플라스틱 빨대

- 빨대를 컵이나 잔에 고정시켜 줌

7. Built up utensil

- 기능적 잡기나 tenodesis grasp에 유용함

8. Quad-quip knife

61

저시력 환자를 위한 ADL 수행방법으로 바르지 못한 것은?

1) 전기면도기 사용하기
2) 양말을 짝지어 건조대에 널기
3) 무늬가 선명한 식탁보 제공하기
4) 시계 방향으로 음식을 배열하기
5) 서랍장을 정돈된 상태로 유지하기

문제해설

61 해설내용 참조

답 3)

저시력 환자의 ADL

Explanation

1. 옷입기 활동

1) 옷장에 조명과 어울리는 옷끼리 걸어둠
2) 양말은 짝을 지어 건조기에서도 놓음

2. 식사 활동

1) 강한 대조의 사용
   (1) 그릇과 식탁, 그릇과 매트
   (2) 식탁보에 무늬가 없어야함
2) 시계 방향으로 그릇에 음식을 배열함

3. 개인위생과 몸단장 활동

1) 화장실 서랍과 장에 지저분한 것들을 정리
2) 전기면도기 사용
3) 확대되는 거울 사용
4) 욕조와 대조되는 매트 사용
5) 샤워장에 대조되는 손잡이 설치

62

5세의 무정위성 뇌성마비 아동의 목욕 활동에 'trunk support ring'을 사용하였다. 이 도구의 특징으로 보기 어려운 것은?

1) 가볍다
2) 디자인이 우수하다
3) 시각적으로 유리하다
4) 각도를 조절할 수 있다
5) 균형감이 낮은 아동에게 적절하다

63

아동의 독립적 신발신기를 돕는 내용이다. 옳은 것은?

1) 좀 더 작은 신발을 사용한다
2) 입구가 작은 신발을 사용한다
3) 의자에 앉아서 신발을 신는다
4) 탄력이 없는 운동화 끈을 사용한다
5) 바닥에 누워 신발 신기는 피해야 하는 동작이다

문제해설

62 trunk support ring

- 가볍고 디자인이 우수함
- 시각적으로 잘 보이지 않는 특징을 가짐(눈에 잘 띄지 않음)

답 4)

63 해설내용 참조

답 3)

아동의 신발 신기 중재 방법

Explanation

신발	• 큰 구멍의 헐렁한 신발 사용 • 조이지 않고 넉넉한 신발 사용 • 'slip-on' 타입의 신발 사용 • 벨크로(hook & loop)로 묶는 신발 사용 • 탄력 있는 끈으로 묶여진 신발 사용 • 묶을 필요 없는 고무줄 레이스 신발(elastic curly lace) 사용 • 신발을 당기기 위해 발꿈치에 탭(tab)이 있는 신발 사용 • 긴 손잡이의 신발 주걱 사용 • 안정적인 바닥에 앉아 수행함 • 의자에 다리를 올려놓음 • 등을 대고 눕고 반대쪽 무릎에 다리를 올림 • 다리를 구부리고 발가락은 아래를 향함 • 중력 사용함 • 신발 안으로 발꿈치를 밀어 넣을 때 사용함

64

다음과 같은 방법으로 ADL을 수행해야 하는 대상자는?

- 무릎 사이에 용기를 고정하고 뚜껑을 열었다
- 한 손으로 계란을 잡고 용기의 가장자리에 계란을 친 후 엄지와 검지로 분리하였다

1) RA
2) MS
3) CVA
4) ALS
5) SCI C_7

65

다음 중 가장 늦게 나타나는 옷 입기 기술은?

1) 신발 벗기
2) 양말 벗기
3) 고무줄 바지 벗기
4) 셔츠의 팔 구멍 찾기
5) 단추가 풀린 코트 벗기

문제해설

64 뇌졸중 환자는 ADL에 있어 편측을 이용하게 된다.

답 3)

65 해설내용 참조

답 3)

옷 입기 발달

Explanation

나이(년)	옷 입기 기술
1	• 옷 입기에 협조할 수 있음 • 신발, 양말을 벗을 수 있음 • 팔을 소매에 넣으며 다리를 바지에 넣을 수 있음
2	• 단추가 풀어진 코트를 벗을 수 있음 • 신발 끈이 없는 신발 또는 풀려진 신발을 벗을 수 있음 • 바지 벗기를 도울 수 있음 • 셔츠의 팔 구멍을 찾을 수 있음
$2\frac{1}{2}$	• 허리에 고무줄이 있는 바지를 벗을 수 있음 • 양말 올리기를 도울 수 있음 • 앞이 열린 코트나 셔츠를 입을 수 있음 • 큰 단추를 풀 수 있음

66

다음 중 컴퓨터 활동 시 상지를 지지하는 보조도구(deltoid aid)가 필요한 대상자로 거리가 먼 것은?

1) 뇌졸중
2) 척수손상
3) 길랑–바레 증후군
4) 다발성 축삭경화증(MS)
5) 근위축성축삭경화증(ALS)

67

척수손상 환자의 이동 보조도구로 타당한 것은?

1) book stand
2) universal cuff
3) zim jar opener
4) transfer board
5) built-up handle

문제해설

66 상지의 근력약화가 발생하는 질환에 적절하다. 뇌졸중의 경우 근긴장과 운동협응의 문제가 발생하는 질환이다.

답 1)

67 transfer board를 통해 척수손상환자의 이동을 돕는다.

답 4)

Assistive devices

Explanation

문제(problem)	원칙(principles)	예(examples)
ROM 감소	• 물건의 손잡이 길게 만들기 • 쉽게 닿는 곳에 사물 정리하기	• 리처(reacher), 긴 구두주걱, 긴 자루걸레, 돌림식 수납장(space saver), 수납걸이
손상된 쥐기	• 손잡이 둘레를 확대하기	• built-up handle, 큰 펜, universal cuff, stocking aids
불안정성(Instability)	• 안전을 위해 사물을 고정 시키거나 지지(support)를 제공함	• non-skid mats, suction brushes, hand rails, grab bars
감소된 에너지	• 수행의 용이함을 촉진함	• 가벼운 도구, 전동 도구, zim jar opener
관절변형	• 지렛대 원리 사용을 증가시킴 • 정적(static) 쥐기 또는 장시간 쥐기를 예방함	• 수도꼭지 손잡이 신장, adapted key holder, MCP 관절을 사용한 야채 껍질 벗기기 도구 • book stand, bowl holder
감소된 근력	• 작업 높이를 수정함 • 침대 또는 의자에서 보다 쉽게 일어날 수 있도록 높이를 올림	• rasied toilet seat

68

다음 보조도구들이 가장 필요한 질환은?

• cock-up splint	• plate guard
• soap on rope	• MAS(mobile arm support)

1) RA
2) SCI
3) TBI
4) CVA
5) HIVD

69

급성기 엉덩관절치환술 환자의 장기 목표는 독립적인 바지 입기이다. 이를 위한 중재로 가장 타당한 것은?

1) 무릎 및 발목 관절의 ROM 증진
2) 엉덩관절의 굽힘 90°도 이상 증진
3) 바지 입기 시 엉덩관절 보호법 교육
4) 바지 입기 활동 시 에너지 보존 법칙 교육
5) 5분 이상 서 있을 수 있는 자세 유지능력 증진

70

30세 여성 환자는 교통사고로 소뇌 손상을 입었다. 이 여성을 위한 보상전략으로 보기 어려운 중재는?

- 간단하고 안전한 항목부터 수행한다
- 세부적인 것보다 일반적인 항목부터 평가한다
- 한 번에 모두 끝내려고 하지 말고 상황에 맞게 나누어서 실시한다
- 평가는 가능한 자세하고 세밀하게 그리고 신속하게 이루어지도록 한다

1) 큰 단추
2) 무거운 컵
3) 저항이 있는 활동
4) 작고 가벼운 숟가락
5) 떨림이 있는 부위에 무게 제공

문제해설

68 SCI 환자의 보조도구

- 다양한 활동의 수행을 위해 가능한 최소의 사용(또는 사용하지 않는 것)이 바람직함
- 적합할 경우 'universal cuff, wrist', 'cock-up splint', 'plate guard, cup holder', 'extended straw', 'wash mit', 'soap holder', 'soap on rope', 'button hook', 'transfer board' 등
- MAS(mobile arm support), 'overhead sling' 등

답 2)

69 엉덩관절치환술 환자는 90°이상 굽힘을 피해야한다. 5분 이상 서 있기는 바지 입기에 필요한 능력이라 할 수 없고 엉덩관절 보호법을 통해 취하면 안 되는 자세들을 교육하는 것이 특히 중요하다.

답 3)

70 소뇌는 움직임을 부드럽게 조절해 주는 역할을 한다. 작고 가벼운 숟가락은 조절이 어려울 수 있다.

답 4)

71

편마비 환자에게 적합한 이동(transfer) 방법은?

1) bent pivot transfer
2) trapeze bar transfer
3) sliding board transfer
4) standing pivot transfer
5) mechanical lift transfer

문제해설

71 서서 돌림을 이용한 이동 (standing pivot transfer)
- 서 있는 자체로 돌림을 통해 이동하는 방법
  - 클라이언트를 세게 한 후 발 혹은 양발로 돌림하며 옮기는 방법
- 주로 근력이나 균형감이 부족한 환자에게 적용

답 4)

이동하기

Explanation

1. 서서 돌림을 이용한 이동(standing pivot transfer)

1) 서 있는 자체로 돌림을 통해 이동하는 방법
   - 클라이언트를 서게 한 후 발 혹은 양발로 돌림하며 옮기는 방법
2) 주로 근력이나 균형감이 부족한 환자에게 적용

2. 미끄럼판을 이용한 이동(sliding border transfer)

1) 하지에서 몸무게의 지탱이 어려운 환자
2) 하지의 지구력은 부족하지만 상지의 근력이 좋은 환자 적용
   (1) C_7 이하가 손상된 환자는 완전히 독립적
   (2) $C_{5\sim6}$ 손상환자는 위팔이두근을 이용하여 이동

3. 구부린 자세에서 돌림을 이용해서 이동하기(bent pivot transfer)

1) 시작이 어렵거나 서기자세 유지가 어려운 경우 적용
   - 무릎을 구부린 상태에서 이동

4. 어깨관절 내림근을 이용한 독립 이동(independent depression transfer)

1) 강한 어깨관절 내림근과 팔꿉관절 폄근을 갖고 있는 하반신마비 환자의 이동시 적용
2) 화장실이나 목욕탕과 같이 공간 이동이 원활하지 못한 곳에서 편리하게 이용

5. 다른 사람의 도움을 받아서 이동하기(dependent transfer)

6. trapeze를 이용한 이동(swivel trapeze bar transfer)

- 몸집이 큰 척수손상 환자나 석고붕대를 한 환자 이동 시

72

옷 입기와 벗기에 필수 요소로 거리가 먼 것은?

1) coordination
2) joint mobility
3) movement speed
4) visual perception
5) voluntary motor control

73

다음 중 사지마비 환자의 독립적인 하의 입기에 필요한 근육으로 가장 거리가 먼 것은?

1) Qudriceps
2) Pectoralis minor
3) Pectoralis major
4) Serratus anterior
5) Rhomboid major

74

다음 중 편마비 환자에게 필요한 보조도구로 가장 거리가 먼 것은?

1) pan stabilizer
2) 못이 있는 도마
3) Jim jar opener
4) 바구니가 달린 워커
5) rocking knife

75

소뇌손상 환자의 식사 시 사용할 보조도구로 가장 적절한 것은?

1) 가벼운 컵
2) 회전숟가락
3) 구부러진 칼
4) 긴 손잡이 숟가락
5) 유니버셜커프에 낀 숟가락

문제해설

72 옷 입기 및 벗기에 필요한 능력

- 근력, 지구력
- 관절운동성, ROM
- 운동조절, 협응력
- 시지각, 인지 등

답 3)

73 사지마비 환자의 하의 입고 벗기 기준

- pectoralis major와 minor, serratus anterior, rhomboid major와 minor의 근력이 fair~good
- 무릎관절 굽힘이 0~120°, 엉덩관절 굽힘이 0~110°, 엉덩관절 바깥돌림이 0~80°
- 약간의 도움으로 침대에서 의자차로 이동하기 위하여 몸을 조절
- 측면에서 측면으로 구르기 위한 능력, 똑바로 누운 자세에서 엎드려 누운 자세로 돌아눕거나 옆으로 누울 때 균형 유지 능력
- 50% 이상의 심폐활량

답 1)

74 워커

바구니가 달린 워커는 양손의 사용이 가능한 사람들에게 유용하다.

답 4)

75 협응장애가 있는 환자는 무거운 숟가락, 회전 숟가락(swivel spoon) 등이 유용하다.

답 2)

76

좌측 편마비 환자의 상의 옷입기에 대한 설명으로 옳은 것은?

1) 좌측부터 입는다
2) 우측부터 입는다
3) 좌측부터 벗는다
4) 머리를 먼저 넣고 팔을 넣어야 한다
5) 좌측단추는 미리 끼워두는 것이 좋다

문제해설

76 옷 입기(dressing activity)

- 셔츠 입기 순서
- 무릎 사이에 소매를 가지고와 팔 구멍이 보이도록 위치시킴
  - 환측 손을 먼저 소매에 넣음
  - 바로 앉은 후 건측(sound side) 손을 넣음
  - 단추를 아래에서 위로 잠금

답 1)

무게의 증가

Explanation

1. 무게 증가의 대상

1) 근력이 저하된 환자 : 근력 증진을 목적으로 사용
2) 협응력이 낮은 환자
   (1) 손의 떨림을 감소시킴
   (2) 운동조절의 어려움
3) 고유수용성감각의 되먹임을 제공하는 무게 있는 도구의 사용
4) 진전이 있는 환자

2. 지구력 증진 방법

1) 시간의 증진
2) 반복 횟수의 증진
3) 수행 거리의 증진
4) 무게의 증진

3. 인지 및 지각의 증진 방법

1) 난이도의 증진
2) 복잡성의 증진
3) 단계의 증진
4) 환경적 자극의 증진
5) 활동 대상자 수의 증가
6) 판단력의 증진
7) 도움의 양 감소

4. 근력의 증진 방법

1) 무게의 증가
2) 저항의 증가
3) 마찰의 증가

77

다음 보조도구들 중 성격이 다른 하나는 무엇인가?

1) Long straw
2) Plate guard
3) Mouth stick
4) Nonskid mat
5) Quad-quip knife

78

제한된 ROM이나 근력 약화를 지닌 사람들의 옷 입기 활동에 필요한 보조도구로 거리가 먼 것은?

1) snap
2) reacher
3) sock aid
4) plate guard
5) dressing stick

문제해설

77 모두 식사 보조도구이지만 mouth stick은 입력보조도구이다.

답 3)

78 해설내용 참조

답 4)

제한된 ROM이나 근력을 가진 사람들의 ADL

Explanation

1. 하지 옷 입기 활동

- dressing stick, sock aid, 벨크로(velcro-fastened) 신발, 리처(reacher) 등의 사용

2. 상지 옷 입기 활동

- 앞이 터진 옷, 한 치수 크고 신축성이 있는 옷, 고리가 달린 지퍼, 큰 단추, snap, buttonhook, dressing stick 등의 사용

3. 식사활동

- built-up handle, swivel spoon, 스포크, 긴 플라스틱 빨대와 빨대 클립, plate guard, scoop dish 등의 사용

79

다음 사례의 보조도구들이 가장 필요한 환자는?

- 탄력 신발 끈(elastic shoelaces)
- 목욕 의자(bath bench)
- 가벼운 T형 손잡이 컵(lightweight T-handled mug)
- 높은 변기 시트(raised toilet seat)

1) RA 환자
2) LBP 환자
3) THR 환자
4) CVA 환자
5) 파킨슨병 환자

문제해설

79 해설내용 참조

답 1)

관절염에 일반적으로 사용하는 보조도구(commonly used assistive devices for arthritis)

Explanation

활동	보조기구
옷 입기 (dressing)	• 옷 입기 스틱(dressing stick) • 구두주걱(shoe horn) • 양말 신기 보조도구(sock aid) • 단추걸이(button hook) • 지퍼 채우기(zipper pull) • 탄력 신발 끈(elastic shoelaces)
목욕 (bathing)	• 손으로 잡고 사용하는 샤워 호스(hand-held shower hose) • 목욕 의자(bath bench) 손잡이 바(grab bars) • 손잡이 스펀지(long-handled sponge),
화장실 (toileting)	• 높은 변기 시트(raised toilet seat) • 손잡이(grab bars) • 손잡이가 연장된 뒤처리 위생도구(extended perineal hygiene aid)
위생과 몸치장 (hygiene and grooming)	• 손잡이가 두껍거나 긴 칫솔(buit-up or extended-handle toothbrush) • 흡착형 틀니 솔(suction denture brush) • 손잡이가 긴 머리빗(extended-handle hairbrush or comb) • 흡착형 손톱 솔(suction nail brush), 고정된 손톱깎이(mounted nail clipper)
먹기 (feeding)	• 손잡이가 두껍거나 긴 주방도구(built-up or extended-handle utensils) • 가벼운 T형 손잡이 컵(lightweight T-handled mug)

활동	보조기구
식사준비 (meal preparation)	• 전동 캔따개와 병따개(electric can and jar openers) • 변형된 도마(adapted cutting board) • 손잡이가 두꺼운 주방도구(utensils with built-up handles) • 인간공학적인 직각 칼(ergonomic right-angled knives) • 바퀴가 있는 운반용 수레(rolling utility cart) • 막대형 스토브 손잡이(knob turner for stove) • 리처(reacher)
기타 (miscellaneous)	• 막대형 문고리(doorknob levers) • 손잡이가 두껍거나 긴 키홀더(built-up or extended key holder) • 손잡이가 긴 쓰레받기(extended-handle dust pan) • 손잡이가 두꺼운 펜(built-up pen) • 스프링 달린 가위(loop or spring-loaded scissors) • 스피커 폰(speaker phone)

80

다음 사례와 같은 ADL 중재가 필요한 질환은?

30대 여성은 아기를 다룰 때 갑작스런 움직임을 피하며, 높이 조절이 가능한 테이블에서 아기를 목욕시키고 있다. 자동차 시트에 아기를 앉힐 때에는 아기를 들기 전 아기를 세워드는 방식을 선택하였다.

1) MS
2) RA
3) LBP
4) CTD
5) 파킨슨병

81

급성기 'THR' 환자의 일상생활동작을 돕는 보조도구로 부적절한 것은?

1) reacher
2) 낮은 침대
3) stocking aid
4) abductor wedge
5) 뒤로 젖히는 휠체어

문제해설

80 요통 환자의 아기 다루기

- 아기를 다룰 때 갑작스런 움직임은 통증을 증가시키며 치료를 방해함
- 높이 조절이 가능한 테이블이나 높은 면의 테이블이 추천됨
- 아기 목욕시키기 : 부엌의 싱크대를 이용하거나, 높은 곳에 욕조를 올려서 수행함
- 자동차 시트에 아기 앉히기
  - 아기를 들기 전 아기를 세우거나 앉혀서 드는 것이 바람직함
    → 특히 나이가 많은 아동일수록 더욱 추천됨
  - 엄마와 아기와의 거리를 최소화해야 함
    → 앞으로 구부리는 것을 줄여줌
    → 차에 아이를 넣을 때 허리를 곧게 유지해야 함

답 3)

81 THR 환자

낮은 침대는 피하는 것이 바람직함

답 2)

82

다음과 같은 ADL 동작이 가장 필요한 대상자는?

- 웨지를 이용해 양다리의 교차를 막는다.
- 가능하다면 침대에 누울 때 수술한 쪽으로 눕는다.
- 침대에 오르고 내릴 때 'leg lifter'를 사용하면 유용하다.

1) THR 환자
2) COPD 환자
3) CRPS 환자
4) 급성기 화상 환자
5) 만성기 관절염 환자

83

'THR 환자'에게 적절한 보조도구가 <u>아닌</u> 것은?

1) reacher
2) sock aid
3) leg lifter
4) dressing stick
5) universal cuff

문제해설

82
- 웨지 또는 베개의 사용 : 바로 누운(supine) 자세에서 추천됨, 다리의 교차를 예방함
- 옆으로 누울 경우(side lying)
  - 견딜 수 있다면 수술한 쪽으로 누워 자도록 권장함
  - 반대쪽으로 누워 잘 경우 웨지 또는 베개를 이용함
    - 두 다리의 벌림(abduction)을 유지함
    - 수술한 다리의 돌림을 방지함

답 1)

83 Universal cuff

손의 쥐기가 어려운 환자에게 적용함

답 5)

THR 환자에게 유용한 보조 도구

Explanation

1. 옷 입기 스틱(dressing stick)
2. 양말 보조 도구(sock aid)
3. ‘long-handled spong’
4. 긴 손잡이 구두주걱(long-handled shoehorn)
5. 리처(reacher)
6. 높여진 좌변기(elevated toilet seat) 및 이동 변기 의자(commode seat)
7. ‘leg lifter’
8. 샤워 의자(shower chair), 샤워 벤치(shower bench)
9. 가방이 있는 워커(walker)
   - 작은 물건 이동 시 유용함

84

편측 상지절단 환자의 의수 입기와 벗기의 방법으로 옳은 것은?

1) 스웨터법은 절단지를 먼저 넣는 방법이다
2) 의수를 벗을 때 의수 쪽을 먼저 벗어야 한다
3) 의수를 입을 때 정상 쪽을 먼저 입어야 한다
4) 의수착용 방법은 환자에게 쉬운 방법을 선택해야 한다
5) 의수입기 및 벗기 방법은 한 가지이므로 모든 절단환자들은 통일된 방법을 사용한다

문제해설

84 스웨터법(sweater method)
- 동시에 양쪽 소매를 넣음
- 그 다음 양팔을 위로 올려 스웨터를 입는 것처럼 아래로 내려오게 함

답 4)

의수의 착탈(Donning and doffing)

Explanation

- 두 가지 일반적인 방법
  - 코트(coat)법과 스웨터(sweater)법
- 방법은 착용하는 데 더 쉬운 것으로 결정함

1. 코트법(coat method)

1) 코트 입는 자세와 유사함
2) 두 가지 방법이 존재함
3) 방법 1(순서)
   (1) 테이블이나 침대 위의 의수(prosthesis)를 위치함
   (2) 남겨진 사지(residual limb)를 control cable과 Y strap 사이로 밀어 넣음
   (3) 남겨진 사지(residual limb)를 들어올림
   (4) 하네스(harness)가 아래로 매달림
   (5) 건측(sound) 손을 액와 루프(axillary loop)에 넣음
   (6) 코트를 입듯이 하네스 안으로 들어감
4) 방법 2(순서)
   (1) 정상 손에 하네스(harness)의 액와루프(axillary loop)를 위치시킴
   (2) AE 절단 환자는 팔꿉관절(elbow)을 90°굽힘 함
   (3) 의수의 아래팔(prosthetic forearm)을 잡음
   (4) 의수를 머리위로 올림
   (5) 남겨진 사지(residual limb)를 들어 소켓(socket) 안으로 위치시킴

2. 스웨터법(sweater method)

1) 동시에 양쪽 소매를 넣음
2) 그 다음 양 팔을 위로 올려 스웨터를 입는 것처럼 아래로 내려오게 함

85

다음 보기의 ADL 활동들과 가장 유사한 에너지 소비가 있는 활동은?

- 서서 따뜻한 물로 샤워하기
- 좌변기에서 대변보기

1) 목발로 걷기
2) 손바느질하기
3) 대걸레로 밀기
4) 진공청소기 사용하기
5) 뜨거운 물로 샤워하기

문제해설

85 해설내용 참조

답 3)

다양한 가사활동 및 자조활동 I

Explanation

MET level	ADL	IADL
1~2	• 앉아서 식사하기 • 침대에서 의자로 이동하기 • 세안 및 세수하기 • 머리 빗기 • 1mph로 걷기	• 손바느질 • 재봉틀 사용 • 실내 바닥 쓸기 • 오토메틱 자동차 운전 • 그림 그리기(drawing) • 뜨개질
2~3	• 앉아서 스펀지 목욕하기(sponge bath) • 서서하는 스펀지 목욕 • 옷 입기와 벗기 • 앉아서 따뜻한 물로 샤워하기 • 2~3mph로 걷기 • 1.2mph로 휠체어 타기	• 먼지털기 • 밀가루 반죽(kneading dough) • 작은 용기 씻기(hand washing) • 진공청소기 사용하기 • 식사 준비하기 • 설거지하기 • 골프(golf)
3~4	• 서서 따뜻한 물로 샤워하기 • 좌변기에서 대변보기 • 계단 오르기 : 분당 24피트	• 침대 준비하기(making abed) • 바닥 쓸기(sweeping) • 대걸레로 밀기(mopping) • 정원 관리(gardening)

4~5	• 뜨거운 물로 샤워하기(hot shower)
	• 침상용 변기(bedpan)로 대변보기
	• 성교
		• 침대 속(linens) 바꾸기
		• 정원활동
		  – 원예(garden)
		  – 갈퀴질(rake)
		  – 잡초 뽑기(weed)
		• 롤러스케이트 타기
		• 수영하기 : 분당 20야드

5~6	• 성교 • 계단 오르기 : 분당 30피트	• 평지에서 10mph로 자전거 타기
6~7	• 보장구와 목발을 사용해 걷기	• 수영하기 : 평영(breast stroke) • 스키타기 • 농구 • 5mph로 걷기 • 눈치우기(shovel snow) • 땅파기(spade soil)

86

다음 중 질환과 일상생활동작의 연결이 올바른 것은?

1) RA — 용기를 열 때는 왼손을 이용한다
2) LBP — 물건을 나를 때 바퀴달린 카트를 사용한다
3) SCI C7 — 삼점쥐기를 이용해 종이컵을 들어 올린다
4) THR — 누워 있을 때는 엉덩관절의 모음을 유지한다
5) CVA — 셔츠 소매에 손을 넣을 때는 건강한 쪽을 먼저 넣는다

87

뇌졸중 환자의 옷 입기에 대한 설명으로 옳은 것은?

1) 상의는 건측 팔을 먼저 넣는다
2) 셔츠 입기 시 단추는 위에서부터 잠근다
3) 바지 입기 시 앉은 자세에서 발목까지만 바지를 당겨 올린다
4) 환측에 양말을 신을 때는 환측 다리를 건측에 올린 후 양말을 신는다
5) 바지를 끝까지 올리기 위해 일어날 경우 치료사는 도움을 제공하지 않는다

문제해설

86
• RA : 용기를 열 때는 오른손을 이용한다.
• LBP : 물건을 나를 때 바퀴달린 카트를 사용한다.
• SCI C6 : 건고정(tenodesis) 잡기를 이용해 종이컵을 들어 올린다.
• THR : 누워 있을 때는 엉덩관절의 벌림을 유지한다.
• CVA : 셔츠 소매에 손을 넣을 때는 마비된 쪽을 먼저 넣는다.

답 2)

87
1) 상의는 환측 팔을 먼저 넣는다.
2) 셔츠 입기 시 단추는 아래에서부터 잠근다.
3) 바지 입기 시 앉은 자세에서 무릎까지 바지를 당겨 올린다.
4) 환측에 양말을 신을 때는 환측 다리를 건측에 올린 후 양말을 신는다.
5) 바지를 끝까지 올리기 위해 일어날 경우 치료사는 도움을 제공할 수 있다.

답 4)

88

잔존한 근육의 MMT 등급이 'G' 이상인 SCI C_6 완전손상 환자에게 필요한 보조도구와 거리가 먼 것은?

1) RIC splint
2) typing aid
3) page turner
4) universal cuff
5) cock up splint

89

편마비 환자의 올바른 ADL 활동으로 타당한 사례는?

1) 못이 박힌 접시를 사용한다
2) 두 손으로 전기면도기를 사용한다
3) 목욕 시 줄이 없는 비누를 사용한다
4) 독서 시 북 홀더(book holder)를 사용한다
5) 요리를 할 때 일반용 칼을 사용한다

문제해설

88 cock up splint는 C_5 환자의 손목 쳐짐을 막아주는 보조기이다.

답 5)

89 해설내용 참조

답 4)

편마비 환자의 ADL

Explanation

1. 위생과 신변처리 활동

- 전기면도기, 샤워 의자, 목욕매트, 목욕 장갑, 손잡이가 긴 목욕 스펀지, 안전 손잡이, 비누에 줄달기 등

2. 의사소통과 환경적 도구

- 책 홀더, 바닥의 종이에 테이프 부착, 환측 팔을 이용한 종이 고정 등

3. 가정관리 : 식사준비 및 청소활동

1) 무릎 사이에 또는 열린 서랍에 용기 고정하기
2) 손바닥으로 계란을 잡고 용기의 가장자리를 계란으로 친 후 엄지와 검지로 껍질 쪼개기
   - 약지와 새끼손가락은 반을 아래로 밀어 계란을 깨뜨림
3) 팬 고정대, 한 손 사용이 가능한 캔 따개, 물건을 운반하기 위한 카트, 바퀴 달린 운반통 등의 사용
4) 전기용품의 사용
   - 한 손으로 작동할 수 있는 가벼운 손 전기 믹서, 부엌용 믹서, 음식처리 장치 등

90

관절가동범위에 제한이 있는 사람을 위한 작업변형은?

1) 작업대 위에 카펫을 깐다
2) 공구 손잡이에 패드를 댄다
3) 뜨개질 활동시 손목에 무게를 단다
4) 나무를 사포질 할 때 경사진 샌딩보드를 사용한다
5) 두 가지 재료를 다른 위치에 놓으면 팔을 뻗어야 하는 범위가 바뀐다

91

휠체어를 타고 이동하는 40대 남성은 도자기를 만들기 위해 젖은 찰흙을 항상 사용한다. 쉽게 손이 더러워지는 활동의 특성으로 인해 이 남성은 손을 씻기 위해 화장실을 자주 간다. 이 남성이 극복해야 하는 건축물의 기준으로 옳은 것은?

1) 욕실 바닥면의 기울기 1/10 이하이어야 한다
2) 화장실 출입문의 유효폭은 1.5m 이상이어야 한다
3) 대변기의 수평 손잡이 높이는 120cm 이상이어야 한다
4) 대변기의 전면에는 1.4m×1.4m 이상의 공간이 필요하다
5) 세면대의 높이는 상단이 100cm 이하이며, 하단이 55cm 이상이어야 한다

92

식사 활동 시 다음 보조도구들이 가장 필요한 대상자는?

• plate guard • weighted cuff • swivel utensil

1) 근력이 낮은 환자
2) 지구력이 낮은 환자
3) 편마비가 있는 환자
4) 사지마비가 있는 환자
5) 협응력 장애가 있는 환자

문제해설

90
- 공구 손잡이에 패드를 대는 것은, 손의 관절가동범위 제한을 위한 보상 방법이다.
- 두 가지 재료를 다른 위치에 놓으면 더 많은 관절가동범위를 요구하는 것으로, 난이도를 높이는 방법이다.

답 2)

91
- 욕실 바닥면의 기울기는 1/30 이하이어야 한다.
- 화장실의 출입문은 유효폭이 0.8미터 이상이어야 한다.
- 대변기의 수평 손잡이의 높이는 60~70cm이어야 한다.
- 대변기의 전면에는 1.4미터×1.4미터 이상의 공간이 필요하다.
- 세면대의 높이는 상단이 85cm 이하이며, 하단이 65cm 이상이어야 한다.

답 4)

92 협응력 장애를 지닌 사람들의 식사 활동
- nonskid mat(Dycem), suction base나 젖은 수건, plate guard, scoop dis, weighted utensil
- swivel utensil, weighted cuff, 바닥이 무거운 컵, 빨대 클립, 긴 플라스틱 빨대 등의 사용

답 5)

작업치료 기초 이론

93

사지마비 환자의 옷입기 시 독립적 수행을 돕는 의복으로 거리가 먼 것은?

1) 앞이 막힌 의복
2) 헐렁한 순면 양말
3) 신축성 있는 브래지어
4) clip on 타입의 넥타이
5) 벨크로(velcro)가 있는 의복

94

뒤가쪽 절개술환자의 목욕탕에 들어가는 순서로 옳은 것은?

1) 목발 > 건측 > 환측
2) 건측 > 목발 > 환측
3) 목발 > 환측 > 건측
4) 환측 > 건측 > 목발
5) 건측 > 환측 > 목발

95

치료사가 SCI C6 환자에게 가죽 루프를 휠체어에 묶어 몸을 앞으로 기울이는 동작을 연습하게 하였다면 중재 목적은?

1) 욕창 예방
2) 지구력 향상
3) 이소성골화 예방
4) 기립성저혈압 예방
5) 앉기 균형 능력 향상

문제해설

93 착용이 쉬운 옷의 유형

- 헐렁하고 앞이 트인 의복
- 바지는 소변 도구나 하지 보조기 착용을 위해 한 치수 큰 것
- 지퍼와 velcro의 사용
- 고리의 부착
  - 엄지로 걸어서 착의
    예) 신발 뒤쪽에 끈 부착
- 브래지어
  - 신축성 있는 스트랩
  - 브래지어에 고리 부착 또는 velcro 부착
- 신발
  - 평소 착용하던 것보다 큰 사이즈 착용
  - velcro, 신축성 있는 신발끈, 큰 단추, flip-back tongue 등의 이용
- 양말
  - 초기 : 신축성 없는 커프 또는 헐렁한 모직이나 순면 양말의 사용
  - 피부에 꽉 끼는 나일론 양말은 기술 획득 후 사용
- 넥타이
  - clip on tie의 이용
  - 미리 매듭이 만들어진 일반 넥타이의 사용

답 1)

94 환측이 들어갈 때는 엉덩관절이 아닌 무릎관절을 굽히고 들어간다.

답 1)

95 SCI 사지마비 환자의 욕창 예방법

어깨와 팔꿈치의 근력이 F+(3+) 이상인 사지마비	• 상자로 엉덩이의 체중을 감소시키기 어려움 • 가죽 루프를 휠체어에 묶어 몸을 앞으로 기울여 엉덩이에 압력을 줄여줌
상지의 근력이 좋은 C7 수준의 사지마비	• 팔로 밀어서 체중을 이동시킴 • 매 60분마다 수행해야 함

답 1)

96

협응력 장애를 지닌 환자의 식사 보조도구로 거리가 먼 것은?

1) scoop dish
2) long straw
3) nonskid mat
4) rocker knife
5) weighted utensil

문제해설

96 해설내용 참조

답 4)

식사 보조 도구

Explanation

1. 협응장애를 가진 사람들의 식사 활동에 필요한 보조도구

1) nonskid mat(Dycem), suction base나 젖은 수건, plate guard, scoop dish, weighted utensil
2) swivel utensil, weighted cuff, 바닥이 무거운 컵, 빨대 클립, 긴 플라스틱 빨대 등의 사용

2. rocker knife

- 편마비 환자의 요리에 필요한 보조도구이다.

2024 OCCUPATIONAL THERAPY

OCCUPATIONAL THERAPY

4

C·H·A·P·T·E·R

치료적 작업 및 도구들

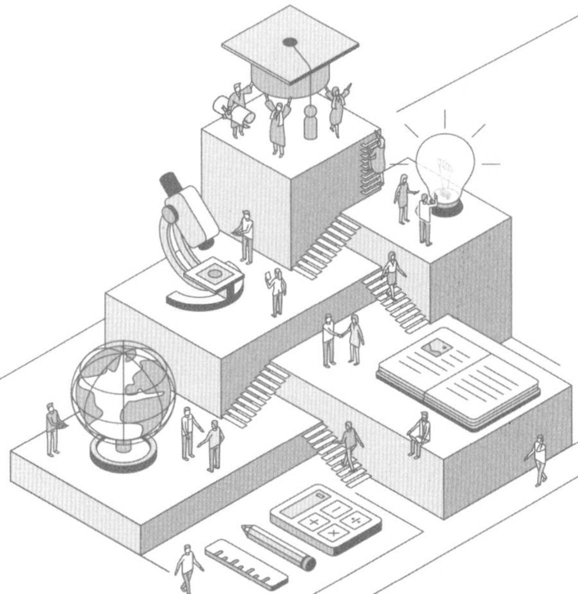

예·상·문·제·풀·이

01

작업환경 개선안으로 가장 적합한 것은?

> 컴퓨터 및 주변 기기를 주로 사용하는 사무직 종사자

1) 고정된 발받침 제거
2) 높이 조절식 의자 사용
3) 키보드는 책상 위에 배치
4) 안정적인 자세로 장시간 근무
5) 모니터－서류 간 분명한 색 대비

02

무거운 하중을 다루는 작업에 가장 유용한 제안은?

1) 허리지지대 사용
2) 여유 있는 장갑 착용
3) 앞면이 막힌 작업대
4) 허리 높이의 작업대
5) 직각 배치된 라인 작업

03

다음과 같은 시력장애의 보상방법은?

> • 미리 손질된 음식 재료 사용하기
> • 덜 구겨지는 옷감의 옷 입기
> • 목소리로 작동되는 전화기 사용

1) 조명증가
2) 물체확대
3) 조직화하기
4) 배경무늬 감소
5) 배경대조 증가

문제해설

01 작업장 평가 시 워크스테이션, 의자, 시각적 요소 및 도구, 대상에 대한 평가가 필요함. 의자는 사람마다 선호도가 다르므로 조절가능하게, 모니터는 정면으로 바라볼 수 있는 시선의 바로 앞에, 수평의 높이로 위치해야 함. 너무 깊은 좌석 및 발받침 없는 의자는 다리 뒤편에 압력에 영향을 미침. 과제 및 작업면 사이의 색 대비는 최소화하고 충분한 조명을 주며 반사를 줄여야 함

답 2)

02 하중있는 작업은 상해의 위험이 크며 특히 반복적인 미세한 외상으로 더욱 증가함. 무거운 물체는 호이어 리프트, 컨베이어, 카트를 이용하여 운반하고 없을 때는 허리지지대가 조직 보호에 도움이 됨. 다루는 물체의 크기에 따라 작업대는 허벅지 중간 높이에 플랫폼이 위치하고 발이 가까이 접근할 수 있는 테이블이 좋음. 대상에 손잡이가 있는 것이 좋고 몸통을 비트는 동작은 없앰

답 1)

03 조직화하기는 시각적 요구를 최대한 줄이는 보상방법이다.

답 3)

04

다음 중 가장 적절한 보상적 중재는?

- 단순사무직으로 일하며 다발성 경화증으로 진단받은 38세 여성
- 서류의 적절한 위치에 서명하기 어려움
- 서류의 글씨를 읽을 수 있으나, 숫자의 단위를 적게 읽음

1) 무지 노트 사용
2) 글자 크기 확대
3) 가는 세필 펜 사용
4) 단순한 배경색 사용
5) 줄 간에 불투명한 자 사용

05

19살 김○○씨는 자동차 사고로 기억력이 손상되었다. 그는 4개월간 입원해서 작업치료를 받았으며 그 이후에도 외래로 치료를 지속하고 있다. 김○○는 치료를 받은 후 치료실에 항상 지갑과 휴대폰을 놓고 갔으며, 그리고 친구들과의 약속도 잊어버렸다. 그는 여러 번 다이어리를 사용하려 했으나 잘 되지 않았다. 김○○씨에게 가장 적절한 중재는?

1) 기억 노트를 작성해서 확인하도록 한다
2) 스마트 폰으로 일정을 알람으로 울리도록 한다
3) 저녁에 일기를 작성해 스스로 확인하도록 한다
4) 체크 리스트를 작성해서 가지고 다니도록 한다
5) 가족들에게 일정에 대해 지속적으로 cue를 받는다

06

쥐기 능력이 약하고 협응운동 실조가 있는 환자이다. 가장 효과적인 중재는?

1) 회전식 수저
2) 길이가 긴 리처
3) 빨대 클립이 있는 컵
4) 테두리에 벽이 있는 접시
5) 손잡이가 가늘고 가벼운 수저

문제해설

04 시야결손으로 인한 독서의 어려움을 겪는 경우, 읽기와 쓰기를 위해 여백에 대한 단서로써 시작 또는 끝, 줄 간격의 기준점을 제시하는 것이 유용함
(Pedretti. 10장. 7판 번역본. 24장, pp.636~647, 35장 p.985)

답 5)

05
- 환자는 전향적 기억(prospective memory)을 손상당했다. 전향적 기억을 성공적으로 하기 위해선 외부적인 단서가 필요하거나 행동을 성공하기 위해선 주의를 기울여야 한다.
- 환자에겐 보상적인 치료 방법으로 다이어리를 이용했으나 잘되지 않았다. 그렇다면 이 환자에겐 각 스케줄마다 알려 줄 수 있는 스마트 폰의 알람으로 스스로 스케줄을 확인하도록 하는 것이 좋다.

답 2)

06 제한된 쥐기에는 제한의 정도에 따라 손잡이가 두꺼운 도구, 유니버셜 커프가 도움이 됨. 회전식 수저는 뒤침 동작(supination)이 제한된 경우, 긴 빨대나 빨대 클립은 목–팔꿉관절–어깨관절의 제한된 관절가동범위에, 협응운동이 어려운 경우 음식물이 바깥으로 튀어나가지 않도록 접시 방어대(plate guard)의 사용이 유용함
(Pedretti. 10장. 7판 번역본. p.207, 215)

답 4)

07

다음 중 가장 적절한 중재는?

- 대상
  - 뇌졸중으로 인한 우측 편마비가 있는 60대 환자
- 기능
  - 한 명의 보조로 침대－휠체어 이동
  - 붙잡고 선 자세의 유지 가능

1) 실내용 변기
2) 고리달린 지퍼
3) 한 치수 큰 티셔츠
4) 변기 양쪽 안전손잡이
5) 건측에 놓인 화장실 휴지

08

대상자 특성에 초점을 둔 중재 방법은?

1) 에너지 보존법 교육
2) 다양한 놀이 도구 제공
3) 스트레스 조절 능력 향상
4) 발달단계에 적절한 놀이기술 교육
5) 근력과 유연성 증진을 위한 댄스 프로그램 교육

09

다음의 경우 적절한 중재 방법은?

- 선박 제조업에 종사하는 50대 후반의 남자
- 좁은 공간에서 조립을 위해 전동공구를 주로 사용
- 손목과 아래팔의 근력이 자주 감소되고 통증 호소

1) 맨손 작업
2) 가벼운 공구 선택
3) 장시간 작업 후 충분한 휴식
4) 팔꿈치는 펴고 손목을 구부림
5) 수직 작업 시 손목 높이－손잡이를 일렬정렬

문제해설

07 의존적 기립이 가능한 편마비 환자는 욕실 내에서 비우세측으로 보상하면서 균형 잡는 데 어려움을 경험함. 용변 처리 시 정중선을 가로질러 가는 경험을 제공하는 것이 좋음

답 4)

08
- 에너지 보존법 교육 → 수행양상
- 다양한 놀이 도구 제공 → 물리적 환경
- 스트레스 조절 능력 향상 → 수행양상
- 발달단계에 적절한 놀이기술 교육 → 수행기술
- 근력과 유연성 : 대상자 특성 중 신체기능에 해당됨

답 5)

09 피로가 누적외상의 중요한 현상이며, CTD의 직무관련 위험 요소가 감소되도록 중재해야 함. 위험요소는 반복작업, 큰 힘, 불편한 관절의 자세, 직접적인 압력, 진동, 지속적인 정적인 자세 유지 등이 있음. 가능한 장갑을 착용하고, 전동공구를 사용하여 필요한 힘을 줄이고, 작업의 특성과 손 크기에 따라 손잡이의 디자인을 선택함

답 2)

10

다음 사례에서 적용된 중재방법은?

- 대상 : 경도의 인지장애가 있는 50세 여성
- 중재과정 : 옷 쇼핑이라는 여가작업을 회복하기 위하여, 매장을 살펴보고 판매자에게 도움을 요청하며, 탈의실에서 블라우스를 입어보고, 물품을 선택한 후 물건을 구매하는 전형적인 쇼핑과정을 실제 쇼핑환경 속에서 수행함

1) 교육
2) 상담
3) 지지/옹호
4) 작업과 활동의 치료적 적용
5) 치료사 자신의 치료적 사용

11

작업치료 중재과정이 바르게 나열된 것은?

1) 작업수행분석－작업개요－계획－실행－검토－결과
2) 작업수행분석－계획－작업개요－실행－검토－결과
3) 작업개요－작업수행분석－계획－실행－검토－결과
4) 계획－작업수행분석－작업개요－실행－검토－결과
5) 계획－작업개요－작업수행분석－실행－검토－결과

12

작업장의 인간공학적 물건 배치로 옳은 것은?

1) 작업대는 최대한 길게 한다
2) 조명은 머리 위에서 수직으로 내려오게 한다
3) 자주 사용하는 물건을 책상 아래쪽에 보관한다
4) 작업대 높이는 허리와 팔꿈치 높이 사이에 위치하도록 한다
5) 물건과 장비는 깔끔하게 정리 수납하여 한 장소에 모두 보관한다

문제해설

10 작업과 활동의 치료적 적용에는 작업－기반활동, 목적 있는 활동, 선행적 방법이 있으며, 이중 작업－기반 활동에 해당한다.

답 4)

11 **중재과정**

작업개요－작업수행분석－계획－실행－검토－결과

답 3)

12
- 조명은 측면광을 사용, 작업대 길이는 팔의 범위만큼 한다.
- 자주 사용하는 물건은 닿기 쉬운 곳에 보관한다.
- 일하는 장소에 따라 사용하는 물건을 같이 보관한다.

답 4)

13

다음과 같은 보조도구를 사용해야 하는 질환은?

- 양말신기 보조도구
- 긴 손잡이 스펀지
- 리처(reacher)

1) 심폐질환 환자
2) 상지 절단 환자
3) 누적외상성질환 환자
4) 엉덩관절치환술 환자
5) 류마티스 관절염 환자

문제해설

13 해설내용 참조

답 4)

THR 환자의 일상생활 사례

Explanation

<table>
<tr><td rowspan="3">하지 옷 입기
(lower body dressing)</td><td colspan="2">• 팔걸이가 있는 의자(또는 침대의 모서리)에 앉아 수행함
• 다리의 모음, 돌림, 교차(crossing)는 피함
• 수술한 다리로 바지 입기</td></tr>
<tr><td>옷 입기 순서</td><td>① 리처(reacher), 옷 입기 스틱(dressing stick) 등으로 옷을 가져옴
② 발까지 바지를 가져옴(수술한 다리쪽으로)
③ 무릎까지 당겨 올림
④ 건측 다리에 바지를 넣어 하의 입기를 마무리함</td></tr>
<tr><td colspan="2">• 리처, 탄성 레이스(elastic laces), 긴 손잡이 구두주걱(long-handled shoehorn) 등을 이용할 수 있음</td></tr>
<tr><td>하체 목욕
(lower body bathing)</td><td colspan="2">• 욕조에서의 스펀지 목욕(sponge bathing)
– 의사의 허락이 있을 경우에 실시함
• 긴 손잡이 목욕 스펀지(long-handled bath sponge), 등 브러시(back brush) 등을 이용해 목욕을 함
– 하지와 발을 안전하게 씻을 수 있는 장점이 있음</td></tr>
<tr><td>가사일
(homemaking)</td><td colspan="2">• 진공청소기 사용, 물건 들어올리기, 잠자리(침대) 준비 등과 같은 힘든 가사일들(heavy housework)을 초기에는 피해야 함
• 물건 옮기기
– 큰 주머니가 있는 앞치마를 이용함
– 카트(cart)를 사용함
– 워커에 바구니를 달아 사용함
– 허리에 착용하는 가방(fanny pack)을 이용함</td></tr>
</table>

14

작업의 단순화에 대한 내용으로 옳은 것은?

1) 서서 일하도록 한다
2) 물건을 운반할 때 들어서 이동한다
3) 모든 물건을 한 눈에 보이는 곳에 정리한다
4) 자주 사용하는 물건을 닿기 쉬운 곳에 보관한다
5) 작업대 높이를 가슴높이까지 하여 허리를 구부리는 일을 피하도록 한다

15

협응운동장애 환자의 보상원리로 가장 적절한 것은?

1) 시각적 혼란을 제거하라
2) 가벼운 기구를 사용하라
3) 신체의 몸쪽을 고정하라
4) 자주 몸의 자세를 바꾸어라
5) 양측성에 편측성으로 바꿀 수 있는 보조기구를 이용하라

16

치료사는 환자의 최대 능력을 결정한 후 저항의 무게를 줄이고 반복 횟수를 늘리는 방식의 치료를 선택하였다면 치료의 목적은?

1) 근력 향상
2) 인지 재활
3) 지각 증진
4) 지구력 강화
5) 감각 재교육

문제해설

14 1) 앉아서 작업하도록 한다.
2) 물건을 옮길 때 카트를 이용한다.
3) 일하는 장소에 따라 사용하는 물건을 같이 보관한다.
5) 작업대 높이를 허리높이까지 해서 구부리는 일을 피하도록 한다.

답 4)

15 1) 저시력
2) 근력저하, 지구력저하
4) 요통
5) 한쪽 기능의 손실

답 3)

16 **근지구력 향상(increasing muscle endurance)**

- 목적
  - 적은 무게의 작업을 여러 번 반복하여 근지구력을 향상시키기 위함
- 치료사
  - 환자의 최대 능력을 결정한 후, 저항 무게를 줄이고 반복 횟수를 늘림 근육의 지구력을 향상시킬 수 있음
  - 저항력과 반복횟수는 근력과 근지구력의 향상을 위해 변형될 수 있음

답 4)

17

다음 사례에 추천할 수 있는 보조도구는?

> 40대 홍◯◯씨는 교통사고로 척수손상 C4 진단을 받았다. ADL훈련을 위해 컴퓨터로 타자 연습을 시도하려고 한다

1) 리처
2) 마우스 스틱
3) 다용도 커프
4) 손목 보조기
5) 오버헤드 슬링

18

부분적인 ROM 범위에서 치료사 또는 기계적 도구를 통해 관절에 움직임을 제공하는 운동은?

1) 수동운동
2) 수동 신장
3) 능동 신장
4) 능동보조 운동
5) 등장성 능동 운동

19

다음 중 에너지 보존 방법으로 옳은 것은?

1) 무거운 도구를 사용한다
2) 일과 휴식을 적절히 사용한다
3) 물건을 들 때 허리를 많이 사용한다
4) 일을 하기 전 계획을 수립하지 않고 한다
5) 장시간 같은 자세를 유지하는 것은 바람직하다

문제해설

17 C4환자의 경우 팔과 손의 운동기능이 나타나지 않기 때문에 입으로 사용하는 마우스 스틱을 이용하여 타자를 치는 연습을 하기 적절하다.

답 2)

18

등장성 능동 운동	• 가능한 ROM 범위 내에서 환자 스스로 관절을 움직이는 운동 • 활동 적용 – 바느질–손목 폄근의 능동 운동 제공
능동보조 운동	• 부분적인 ROM 범위에서 치료사 또는 기계적 도구를 통해 관절을 움직이는 운동
수동운동	• 근수축 일어나지 않음 • ROM 유지, 수축 및 고착을 예방하기 위해 사용함
수동 신장	• 수동적으로 또는 강요된 운동으로 ROM을 증가시키는 운동
능동 신장	• 길항근의 신장을 위해 주동근의 힘을 사용하는 운동

답 4)

19 계획을 수립, 자기 자신에게 신체적 부담을 주지 않기, 불필요한 작업을 제거하기, 활동과 휴식에 균형을 맞추어 일하기

답 2)

20

ADL 훈련 시 점진적으로 등급화하는 도움의 순서로 옳은 것은?

1) 신체적 도움－시각적 도움－언어적 도움－독립적인 수행
2) 시각적 도움－신체적 도움－언어적 도움－독립적인 수행
3) 언어적 도움－시각적 도움－신체적 도움－독립적인 수행
4) 신체적 도움－언어적 도움－시각적 도움－독립적인 수행
5) 시각적 도움－언어적 도움－신체적 도움－독립적인 수행

21

뇌손상 환자의 감각 재훈련 순서로 옳은 것은?

1) 눈뜨고 동적촉각 → 눈감고 동적촉각 → 눈뜨고 정적촉각 → 눈감고 정적촉각
2) 눈뜨고 정적촉각 → 눈감고 동적촉각 → 눈감고 정적촉각 → 눈뜨고 동적촉각
3) 눈감고 동적촉각 → 눈뜨고 동적촉각 → 눈뜨고 정적촉각 → 눈감고 정적촉각
4) 눈감고 정적촉각 → 눈감고 동적촉각 → 눈뜨고 동적촉각 → 눈감고 정적촉각
5) 눈뜨고 정적촉각 → 눈감고 정적촉각 → 눈뜨고 동적촉각 → 눈감고 동적촉각

22

다음과 같은 활동의 목적은?

매달려 있는 풍선치기

1) 맞섬 강화
2) 근긴장도 감소
3) 손목굽힘 강화
4) 촉각과민 완화
5) 내재근(intrinsic muscle) 강화

문제해설

20 도움을 주는 보조법은 가장 도움 정도가 큰 신체적 도움, 그리고 점차적으로 시각적 도움으로, 마지막으로 언어적 지시로 도움을 주게 된다.

답 1)

21 능동적인 감각 재훈련은 눈을 뜬 상태에서 동적촉각자극을 주고 감은 상태에서 같은 자극을 주어 감각지각을 재형성하는 것이다. 이후 정적촉각지각이 가능해지면 큰 물체에서 작은 물체로 점차 다양한 자극을 이용해 훈련을 진행한다.

답 1)

22 풍선치기나 벽면활동을 손목굽힘 강화를 위한 활동이다.

답 3)

23

다음과 같은 보조도구들이 가장 필요한 질환은?

- 막대형 문고리(doorknob levers)
- 손잡이가 두꺼운 펜(built-up pen)
- 스프링 달린 가위(loop or spring-loaded scissors)

1) OA
2) RA
3) LBP
4) CTD
5) CRPS

24

소뇌 기능의 장애로 인해 발생되는 대표적인 협응장애는?

1) 운동 실조증(ataxia)
2) 근긴장 이상(dystonia)
3) 안정시 떨림(resting tremor)
4) 의도적 진전(intention tremor)
5) 무정위성 움직임(athetoid movement)

25

실제 직업이나 직업군에서 사용하는 것과 유사한 재료나 도구를 사용하여 평가하는 직업평가는?

1) 상황평가
2) 현장평가
3) 심리평가
4) 신체기능평가
5) 작업표본평가

문제해설

23 RA 환자에게 필요한 보조도구 사례

식사 (meal preparation)	• 전동 캔따개와 병따개(electric can and jar openers) • 변형된 도마(adapted cutting board) • 손잡이가 두꺼운 주방도구(utensils with built-up handles) • 인간공학적인 직각 칼(ergonomic right-angled knives) • 바퀴가 있는 운반용 수레(rolling utility cart) • 막대형 스토브 손잡이(knob turner for stove) • 리처(reacher)
일상 (miscellaneous)	• 막대형 문고리(doorknob levers) • 손잡이가 두껍거나 긴 키홀더(built-up or extended key holder) • 손잡이가 긴 쓰레받기(extended-handle dust pan) • 손잡이가 두꺼운 펜(built-up pen) • 스프링 달린 가위(loop or spring-loaded scissors) • 스피커 폰(speaker phone)

답 2)

24
- 근긴장 이상(dystonia) : 추체외로
- 안정시 떨림(resting tremor) : 추체외로
- 의도적 진전(intention tremor) : 추체외로
- 무정위성 움직임(athetoid movement) : 추체외로

답 1)

25 작업표본 평가는 실제 직업이나 직업군에서 사용하는 것과 유사한 재료나 도구를 사용하여 평가하는 직업평가고, 상황평가는 실제 작업환경과 유사한 모의작업장에서 직무수행능력과 행동을 평가하는 방법이다.

답 5)

26

에어스프린트(air splint)를 이용하여 뇌졸중 환자의 마비된 손에 20분간 적용하였다면 기대되는 치료 효과는?

1) 통증감소
2) LOM 예방
3) 근긴장 감소
4) 근긴장 촉진
5) 시너지 생산

27

다음 중 PROM 측정이 어려운 경우는?

가. 협심증이 있는 경우
나. 골다공증이 있는 경우
다. 화상으로 피부 구축이 있는 경우
라. 관절에 불완전 탈구가 있는 경우

1) 가, 나, 다
2) 가, 다
3) 나, 라
4) 라
5) 가, 나, 다, 라

28

다음에서 가장 우선적으로 고려할 수 있는 중재는?

- 3년 전 T1 레벨의 척수손상을 경험한 37세 여성
- 남편, 2명의 자녀와 생활하는 주부

1) 과제의 단순화
2) 안전 예방조치 교육
3) 내구성 높은 식기 선택
4) 손잡이가 두꺼운 식도 제공
5) 높낮이가 조절되는 빨래건조대 설치

문제해설

26 Rood의 자연열(neural warmth)

- 특정 신체부위를 감싸주므로(wrapping) 신체의 자연 열을 유지하는 테크닉을 말함
  - 억제가 요구되는 부위에 적용함
  - 'posterior primary rami'가 지배하는 부위에 적용함
- 재료 및 시간
  - cotton flannel, fleece blanket, down comforter
  - 약 10~20분 정도 적용함
  - 탄력붕대와 에어 스플린트(air splint)도 사용될 수 있음

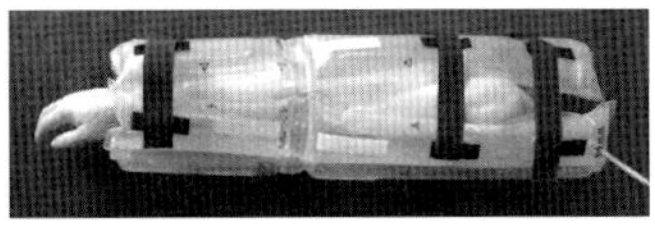

답 3)

27 주의 및 금기사항

- 관절염의 염증이 있는 경우
- 통증감소를 위한 약이나 근육 이완제를 처방받은 경우
- 골다공증, 관절에 불완전 탈구가 있는 경우
- 혈우병이 있는 경우
- 관절경직이 의심되는 경우
- 뼈의 종양이 있거나 뼈가 취약상태인 경우
- 연골에 상처가 있는 경우

답 3)

28 하반신 마비로써 상지 기능은 완전하고 실내에서 수동휠체어 추진하여 이동 가능함. 직업이 주부이므로 직업활동을 위해서는 가사관리를 할 수 있도록 휠체어 탑승자의 접근성을 높이도록 주거 환경을 변경할 필요가 있음

답 5)

29

발뒤꿈치 닿기(Heel strike)에서부터 발바닥 닿기(Foot flat)까지의 동작 시 일어나는 앞정강이근(tibialis anterior)의 근수축 형태는?

1) 등척성 수축
2) 원심성 수축
3) 구심성 수축
4) 등장성 수축
5) 등속성 수축

30

다음과 같은 중재방법의 적용대상은?

> 선 자세로 과제 수행 시 벽에 기대 엉덩관절을 안정화시키고, 앉은 자세에서는 책상에 팔꿈치를 기댄다

1) 이완(flaccid)
2) 강직(rigidity)
3) 실조증(ataxia)
4) 경직(spasticity)
5) 밀기증후군(pusher syndrome)

31

72세 남성은 뇌경색을 입고 작업치료에 의뢰 되었다. 이 환자는 혼자서 독립적으로 앉지 못하고 그리고 오른쪽 팔이 기능적이지 못했다. 그는 말을 잘 하지 못하고 말을 이해하는데 어려워했다. 협조가 잘 되지 않아 표준화된 평가를 시행하지 못하고, 환자 행동을 주로 관찰했다. 이 남성은 잘라진 바나나를 먹을 때 팔이 과하게 뻗었고 그리고 이따금씩 손에 바나나가 없는데 손을 입으로 가지고 갔다. 이 환자의 작업치료 중재 방안으로 적절한 것은?

1) 음성으로 설명을 주로 한다
2) 치료실에서 주로 일상생활훈련을 한다
3) 치료시 환자와 신체적 접근은 최소화 한다
4) 실수가 많은 활동들을 반복해서 치료를 한다
5) 치료실에서 하는 활동들을 중심으로 치료를 시작한

문제해설

29 원심성수축
eccentric contraction, 근이 수축되고 있음에도 불구하고 결과적으로 늘어나고 있는 상태, 초기 입각기에 발을 지면에 닿게 하기 위해 앞정강이근은 늘어난다.
답 2)

30 실조증의 중재
몸쪽으로 안정성을 높인다.
답 3)

31 이 환자는 praxis에 문제가 있는 환자이다.
• 중재방안
- 자연스러운 환경에서 치료를 시작하고 그리고 non-verbal cue를 위해 친숙한 사물을 사용하다.
- 중재는 환자를 위해 특정한 활동 및 업무이어야 한다.
- 환자의 Error행동을 제지하기 위해 hand over hand 보조 또는 정상적인 움직임 기술을 사용한다.
- 반복과 errorless learning 접근법을 사용한다. error 행동이 나타나기 전에 중재를 하고 그리고 기능을 향상시킨다.
- verbal cue의 양은 최대한 적게 한다.
- apraxia와 의사소통의 어려움은 높은 연관이 있다.
답 4)

32

다음 중 어깨의 수평모음(horizontal adduction)과 벌림(abduction) 움직임이 사용되는 작업은?

1) 머리 위 선반에 물건 놓기
2) 소프트볼 시 공을 던지기 위해 팔을 뒤로 돌리기
3) 머리를 묶기 위해 팔을 올리기
4) 목발 잡고 걷기
5) 손의 반대쪽 머리를 빗을 때

33

40대 중반의 주부인 여성은 심각한 말초신경계 손상과 양측 손의 악력이 저하되어있다. 이 환자에게 집에서 사용할 수 있는 보조도구 사용을 교육을 하려고 한다. 이 환자에게 가장 적합한 주방 활동은?

1) 주방도구에 벨크로를 붙여서 사용한다
2) 바닥에 있는 물건 리처를 사용해 집는다
3) 자주 사용하는 물건은 싱크대 위쪽에 둔다
4) 찬장에 문을 제거하여 손을 사용하기 줄인다
5) 손잡이가 긴 레버타입의 수도꼭지 손잡이를 사용한다

34

작업분석 시 강도, 기간, 빈도를 측정하였다. 어떤 문제를 보기 위한 것인가?

1) 인지, 지각, 언어
2) 지능, 지각, 학습
3) 직업적성, 인지, 언어
4) ROM, 신체상, 지구력
5) 근긴장도, 근력, 지구력

문제해설

32 1) shoulder flexion and abduction with scapular upward rotation
2) shoulder extension and adduction with scapular downward rotation
3) shoulder internal and external rotation
4) shoulder extension and adduction
5) shoulder horizontal adduction and abduction

답 5)

33 말초신경계 손상으로 손의 감각손상과 악력이 저하되어 있는 것이다. 이 환자는 긴 레버타입의 수도꼭지 손잡이가 가장 적합한 적용방법이다.

답 5)

34 **작업 분석 내용**

- 근력
  - 무게, 강도, 저항 등을 측정함
- 지구력
  - 반복 횟수, 시간 등을 측정함
- 근긴장도
  - 휴식 또는 활동 시 적절한 근긴장이 있는지를 분석함

답 5)

35

손목에 모래주머니를 착용하고 음식물 받침대를 사용하여 식사 연습을 하는 이유로 가장 타당한 사례는?

1) C_5 SCI 환자의 ADL 증진
2) 관절염 환자의 염증 줄이기
3) RA환자의 손목 근력의 증진
4) 경직이 심한 환자의 ADL 훈련
5) 협응력이 부족한 환자의 ADL 보조

문제해설

35 무게의 증가 대상

- 근력이 저하된 환자
  - 근력 증진을 목적으로 사용
- 응력이 낮은 환자
  - 손의 떨림을 감소시킴
- 진전이 있는 환자

답 5)

36

도화지에 색종이 조각 붙이기 방식의 모자이크는 어떤 증상을 지닌 환자에게 좋은 활동인가?

1) 정신분열
2) 시력 감퇴
3) 인지 손상
4) 협응력 손상
5) 기억력 손상

36 모자이크의 신체적 적용

- 모자이크 전체 과정에 소동작 협응이 요구됨
- 타일 집어 올리기
  - 집기의 향상
- 타일 니퍼의 사용
  - 원통형잡기(cylindrical grasp) 근력의 강화가 이루어짐

답 4)

모자이크의 신체적 적용

Explanation

1. 모자이크 전체 과정에 소동작 협응이 요구됨
2. 타일 집어 올리기
   - 집기의 향상
3. 타일 니퍼의 사용
   - 원통형잡기(cylindrical grasp) 근력의 강화가 이루어짐
4. 뇌 손상 환자의 기능향상
   1) 디자인의 계획
   2) 구성능력
5. 기타 적용
   1) 모자이크는 침상생활을 하는 환자에게도 적용 가능함
   2) 고립된 환자에게도 적절함
6. 호흡기 환자
   - 시멘트 풀과 물의 혼합 시 먼지가 발생하므로 금기 대상이 됨

37

위팔신경총(brachial plexus) 손상으로 삼각근(deltoid)이 약한 환자가 팔걸이(sling)를 사용해 운동을 하고 있다. 어떤 운동에 속하는가?

1) 수동 운동
2) 능동 운동
3) 저항 운동
4) 능동보조 운동
5) 수동보조 운동

문제해설

37 능동－보조운동

- 등장성 근수축이 사용됨
- 치료사의 도움 또는 외부장치의 사용
  - Slings, pulley, weights, springs, elastic bands 등
  - 완전한 범위를 움직이는 데 도움을 줌
- 목표
  - ROM을 유지하는 동안 근육의 근력을 증가
    - 근력은 T∼F⁻

답 4)

운동의 종류

Explanation

1. 저항운동

1) 특정한 저항에 대항해 일정한 ROM을 만듦
   - 움직임이면서 등장성 근육(isotonic contraction)을 수축시킴
2) 저항에 대항하여 원심성 수축
   (1) 근력을 F^{+}에서 normal로 증가시키기 위해 사용됨
   (2) 수축된 길항근(antagonist muscle)의 이완에 사용됨

2. 능동－보조운동

1) 등장성 근수축이 사용됨
2) 치료사의 도움 또는 외부장치의 사용
   (1) slings, pulley, weights, springs, elastic bands 등
   (2) 완전한 범위를 움직이는 데 도움을 줌
3) 목표
   (1) ROM을 유지하는 동안 근육의 근력을 증가시킴
      - 근력은 $T \sim F^{-}$

3. 능동 운동

1) 등장성 근수축이 사용됨
2) 클라이언트가 가능한 ROM을 움직이며 수행함
   (1) 중력이 감소된 상태 또는 중력에 대항하며 완전 ROM을 수행함
   (2) $P \sim F$ 근육의 근력을 증가시키고 ROM 유지를 도움

4. 수동 운동

1) 근육 수축이 일어나지 않음
   • 힘이 적용되지 않기 때문에 근력이 증가되지 않음
2) 수동운동의 목적
   (1) ROM 유지
   (2) 위축, 유착, 기형을 예방

38

하지마비 환자가 침대에서 옷을 입을 때, 그리고 바닥이나 높은 곳의 물건을 집을 때 가장 필요한 도구는?

1) u-cuff
2) reacher
3) sock aid
4) button hook
5) dressing stick

문제해설

38 옷 입기에 사용되는 대표적인 보조도구
- reacher : 먼 곳의 의복 가져오기, 먼 곳의 물건 집기
- button hook : 단추를 한 손으로 잠그기
- sock aid : 양말신기를 보조함

답 2)

옷입기에 사용되는 대표적인 보조도구

Explanation

1. 'reacher' : 먼 곳의 의복 가져오기, 먼 곳의 물건 집기
2. 'button hook' : 단추를 한 손으로 잠그기
3. 'sock aid' : 양말신기를 보조함
4. 'velcro' : 단추를 대신함
5. 지퍼 고리(loop) : 쥐기를 보상함
6. 'dressing stick' : 먼 곳의 의복을 가져옴
7. 고무 밴드의 허리 : 바지 입기 벗기를 쉽게 함
8. 나일론 지퍼 : 집기가 용이함
9. 큰 단추 : 단추 잠그기를 용이하게 함
10. 헐렁한 의복 등

39

망치로 못을 내리칠 때 가장 많이 사용하는 근육은?

1) pronator
2) supinator
3) shoulder flexor
4) elbow extensor
5) shoulder extensor

문|제|해|설

39 망치질하기 운동분석

- 어깨관절
  - 안전성제공
- 팔꿉관절
  - 굽힘근의 작용을 통한 굽힘 및 폄
- 손목
  - 안정성제공
- 손
  - 강력한 쥐기가 필요
  - power grasp

답 4)

Resting splint

Explanation

1. 손의 기능적 자세

1) 손목관절 20~30° 폄
2) MP 관절의 10~15° 굽힘
3) PIP 45° 굽힘
4) 엄지의 지절관절 폄
5) 엄지의 벌림

2. 화상의 스플린트 적용

1) **목적**
   - 자세의 유지, 상처 보호, 구축의 예방
2) **급성기동안 주로 정적(static)이 사용됨**
   (1) 활동과 운동이 동반됨
   (2) 휴식 시 착용하게 됨
3) ‘Volar hand splint’
   (1) 처방 대상
      ① 손에 심한 부종이 있는 경우
      ② 능동적(active) 움직임이 제한된 경우
      ③ 특정 움직임을 예방할 경우
   (2) 손목은 30° 폄+중손가락(MP) 관절의 50~70° 굽힘+지절간(IP) 관절의 완전(full) 폄+엄지(thumb)의 벌림과 폄
   (3) 손등의 화상일 경우
      - IP 관절의 굽힘이 필요

4) **스플린트 적용 시 고려사항**
   (1) 압박이 주어질 수 있는 지점 확인
   (2) 화상 부위가 올바른 위치에 놓여 있는지 확인
   (3) 제작된 스플린트는 지속적인 평가를 통해 수정됨

40

ADL수행 시 사물에 무게를 증가시켜 주어야 하는 환자는?

1) RA 환자
2) 진전 환자
3) Colles' fracture 환자
4) 인지손상이 심한 환자
5) Median nerve injury 환자

문제해설

40 무게 증가의 대상
- 근력이 저하된 환자
- 근력 증진을 목적으로 사용
- 협응력이 낮은 환자
  - 손의 떨림을 감소시킴
  - 운동조절의 어려움
- 고유수용성감각의 되먹임을 제공하는 무게 있는 도구의 사용
- 진전이 있는 환자

답 2)

41

자존감, 집중력, 지구력, 직업 전 기술향상 등을 목적으로 구슬 목걸이공예를 하려고 한다. 가장 적합한 환자는?

1) 65세 파킨슨 환자
2) 58세 뇌졸중 환자
3) 17세 약물중독 환자
4) 40세 정신분열병 환자
5) 50세 상지 절단 환자

41 목걸이 공예에 필요한 요소
- 소운동 협응
  - 구슬 꿰기를 위한 섬세한 소운동이 필요
- 눈-손 협응력
  - 양손의 사용
  - 양손의 협응을 통한 섬세한 운동이 필요
- 인지 및 심리
  - 지속적 집중력이 필요
  - 혼동이 없는 정적인 상태의 정신이 필요

답 3)

42

가죽끈 연결하기와 같은 종류의 쥐기 패턴이 나타나는 활동은?

1) 퀼트
2) 다림질
3) 글쓰기
4) 망치질
5) 베틀짜기

42 퀼트
천을 꿰매는 작업

답 1)

43

잡지에 있는 사진의 모양을 오릴 때 얻을 수 있는 효과로 가장 거리가 먼 것은?

1) 근력
2) 지구력
3) 창의력
4) 소운동
5) 눈과 손의 협응

문제해설

43 가위를 이용하여 잡지를 오릴 때 필요한 요소
- 눈과 손의 협응
- 섬세한 손동작
- 상지의 전반적인 ROM, 근력, 지구력
- 인지 및 지각
  - 연속성, 집중력, 공간지각, figure ground 등

답 3)

COPD

Explanation

1. 만성폐쇄성폐질환(COPD : Chronic Obstructive Pulmonary Disease)

1) 원인에 관계없이 장기간 기침, 담(sputum) 분비 및 호흡곤란을 호소함
2) 주요 원인
   (1) 만성기관지염, 폐기종(pulmonary emphysema) 및 기관지천식(bronchial asthma)
   (2) 원인, 증상, 치료에 있어서 근본적으로 구분하기 어렵기 때문에 통칭해서 COPD라 함
3) 임상적 증상
   (1) 평상시 호흡운동에는 많이 사용하지 않는 호흡보조근육이 동원될 정도로 호흡이 힘들어짐
   (2) 호흡의 깊이가 얕아지며 호흡수도 빨라짐
      - 호기는 더욱 길어지면서 강해짐
   (3) 청색증(cyanosis)이 나타나기도 함
   (4) 심할 경우 며칠씩 잠을 이루지 못하므로 거의 탈진상태에 이르게 됨
      - 더욱 심해지면 의식이 혼미해져 혼수상태에 빠지기도 함

2. 호흡기계 환자의 활동

1) 먼지가 많거나 자극적인 냄새가 있는 재질은 피하는 것이 좋음
   - 페인트의 자극적인 냄새는 호흡기 환자에게 해로움
2) 적은 노력으로 가능한 활동을 선택함
3) 시멘트 풀과 같이 먼지가 있는 활동은 금기함
4) 수공예 시 호흡의 문제를 지닌 환자를 위해 먼지가 적은 실을 선택해야 함

44

치료사 K씨는 과감각을 지닌 성인 남성에게 감각둔화기법을 사용하고자 한다. 감각 기능 정상화를 위한 치료적 적용의 단계가 바르게 나열된 것은?

가. 직물의 질감 구별하기 훈련
나. 지우개 연필로 눌러 압박하기
다. 물체를 만져보고 식별하기 훈련
라. 진동 포크(tuning fork)로 자극하기

1) 가-나-다-라
2) 나-가-다-라
3) 나-라-가-다
4) 다-나-가-라
5) 라-나-가-다

45

협응운동장애 환자의 보상원리로 가장 적절한 것은?

1) 시각적 혼란을 제거한다
2) 가벼운 기구를 사용한다
3) 신체의 몸쪽을 고정한다
4) 자주 몸의 자세를 변화시킨다
5) 양측성에 편측성으로 바꿀 수 있는 보조기구를 이용한다

46

고유수용성 감각의 문제와 약한 악력을 지닌 환자에게 가장 적절한 치료도구는?

1) MAS
2) stacking cone
3) box and block
4) overhead sling
5) therapeutic putty

문제해설

44 감각기능의 정상화를 위한 자극강도 5단계
① 진동포크(tuning fork), 파라핀(pafaffin), 마사지(massage)
② 배터리로 작동하는 진동기, 강한 마사지(deep massage), 지우개 달린 연필로 누르는 정도의 압력주기
③ 전기로 작동하는 진동기(electric vibrator), 직물의 질감 식별하기(texture identification)
④ 전기로 작동하는 진동기(electric vibrator), 다양한 물체 식별하기(object identification)
⑤ 일과 일상적인 활동에 참여하기
답 5)

45 1) 저시력
2) 근력저하, 지구력저하
4) 요통
5) 한쪽 기능의 손실
답 3)

46 치료용 퓨티는 손가락에 다양한 저항운동을 제공할 수 있는 도구이다.
답 5)

작업치료 기초 이론

47

베틀의 효과로 얻을 수 있는 능력과 가장 거리가 먼 것은?

1) 근력
2) ROM
3) 순발력
4) 협응력
5) 지구력

48

환경을 통한 적응(adaptation) 방법 중 작업면에 대한 설명으로 바르지 못한 것은?

1) 몸과 작업면 사이에 공간이 필요하다
2) 기울기가 있는 작업면은 피해야 한다
3) 작업면의 높이는 조절할 수 있어야 한다
4) 작업면에서 팔 지지를 할 경우 기능은 더 향상될 수 있다
5) 작업면을 이용해 물건을 이동시키는 것은 '에너지 보존 테크닉'의 사례이다

문제해설

47 베틀의 효과

- 과거 작업치료에 베틀이 많이 사용됨
  - 어깨관절의 굽힘, 벌림, 모음을 만들기 위해
  - 가정용 베틀이 사용가능 했음
    예) inkle loom, finger weaving, card weaving, stick weaving
- 근력, 양손 협응, 지구력 등을 향상

답 3)

48 해설내용 참조

답 2)

작업면(Work surface)

Explanation

1. 적응을 위한 작업면의 특징

1) 적절한 높이
2) 기능에 맞는 경사
3) 적절한 거리(몸에서 떨어진 거리)
4) 다른 작업영역과의 적절한 거리
5) 일반적인 접근의 용이성

2. 기능을 향상시키는 다양한 방법들

1) 높이를 조절함
2) 팔 지지를 통해 기능을 향상함
3) 수행에 있어 시각적 지남력을 증가시킴
4) 휠체어의 높이 및 접근에 맞는 적응의 개발

49

다음 중 도장찍기 시 가장 많이 사용하는 근육은?

1) Triceps
2) Lumbricals
3) Pronator teres
4) Flexor carpi radialis
5) Flexor carpi ulnaris

50

팔꿉관절 굽힘에 제한이 있는 환자에게 식사동작을 만들어 주고자 한다. 가장 적절한 보조도구는?

1) swedish sling
2) swivel utensil
3) overhead sling
4) built-up utensil
5) long-handled utensil

문제해설

49 엎침(pronation)의 주동근
- pronator qudratus
- pronator teres
- 아래팔(및 손)의 엎침의 작용을 함
- 정중신경이 신경지배

답 3)

50 swivel spoon
- 회의 및 외내의 제한이 있는 경우
- 떨림이 있는 경우

long handled spoon

팔꿈치 관절의 운동제한이 있는 경우

답 5)

보조 도구(Assistive devices)

Explanation

Assistive Devices		
문제점(problem)	원칙(principles)	예(examples)
ROM 감소	• 물건의 손잡이 길게 만들기 • 쉽게 닿는 곳에 정리하기	• 리처(reacher), 긴 구두주걱, 긴 자루걸레, 돌림식 • 수납장(space saver), 수납걸이
손상된 쥐기	• 손잡이 둘레를 확대하기	• Built-up handle, 큰 펜, universal cuff, stocking aids
불안정성(instability)	• 안전을 위해 사물을 고정 시키거나 지지(support)를 제공	• non-skin mats, suction brushes, hand rails, grab bars
감소된 에너지	• 수행의 용이함을 촉진	• 가벼운 도구, 전동 도구, Zim jar opener
관절변형의 가능성	• 지렛대 원리 사용의 증가	• 수도꼭지 손잡이 신장, Adapted key • holder, MCP 관절을 사용한 야채 껍질 벗기기 도구
	• 정적(static)이거나 장시간 쥐기 예방	• Book stand, bowl holder
감소된 근력	• 작업 높이의 수정 • 침대나 또는 의자에서 보다 쉽게 일어날 수 있도록 높이를 올림	• Rasied toilet seat

51

찰흙공예에서 꽈배기를 만들 때 필요한 능력으로 가장 거리가 먼 것은?

1) 지구력
2) 기억력
3) 소운동 협응
4) 팔꿉관절의 근력
5) 어깨관절의 ROM

52

근력의 약화로 병뚜껑을 열기가 어렵다. 문제의 원인이 되는 것은?

1) 소운동의 약화
2) 팔꿈 굽힘의 약화
3) 손가락 폄근의 약화
4) 뒤침 및 엎침의 약화
5) 손가락 굽힘근의 약화

문제해설

51 찰흙공예의 꽈배기 만들기

- 어깨관절, 팔꿉관절, 손목관절, 손가락관절
  - ROM, 근력, 근지구력이 필요
- 몸통
  - 곡, 폄이 촉진됨
  - 지구력, 근력, ROM이 촉진됨
- 눈-손 협응력, 소운동 및 대운동 협응 등이 필요
- 인지
  - 단순한 과정이므로 상위의 인지능력의 사용은 적음

답 2)

52 병뚜껑을 여는데 필요한 동작

- finger : flexion, adduction, opposition
- wrist : flexion, extension

답 5)

쥐기의 발달

Explanation

1. 0～1개월 : 원시적인 쥐기(primitive grasp)
2. 3～4개월 : 스크래칭(scratching)
3. 4～5개월 : 미성숙한 손바닥 잡기(crude palmar grasp)
4. 5～6개월 : 손바닥 잡기
5. 6～7개월 : 노뼈측 손바닥 잡기(radial palmar grasp)
6. 7～8개월 : 손가락 찌르기(index probing), 본능적 쥐기(instinctive grasp)
7. 8～9개월 : 노뼈측 측면 잡기(radial distal grasp)
8. 9～10개월 : superior pinch, three-Jaw chuck
9. 11～12개월 : fine pincer grasp(perhension, tip pinch)

53

좌측 편마비 환자의 톱질 활동의 효과와 방법으로 틀린 것은?

1) 왼손 기능 증진
2) 선 자세 지구력 증진
3) 왼쪽 상지에 체중지지
4) 오른쪽 하지에 체중지지
5) 왼손이 오른손을 보조함

문제해설

53 NDT의 근 긴장 정상화 기술(technique)
- 손상된 쪽에 체중지지(weight bearing over affected side)
  - 근 긴장을 조절(regulate)하고 보다 정상범위로 근 긴장을 이끄는 가장 효과적인 방법
  - 저긴장(low tone)을 지닌 환자 : 긴장을 촉진시킴
  - 고긴장(high tone)을 지닌 환자 : 긴장을 억제시킴
  - 고유수용성(proprioceptive) 감각의 입력을 제공함

답 4)

NDT의 근 긴장 정상화 기술(Technique)

Explanation

1. 손상된 쪽에 체중지지(weight bearing over affected side)

1) 근 긴장을 조절(regulate)하고 보다 정상범위로 근 긴장을 이끄는 가장 효과적인 방법
2) 저긴장(low tone)을 지닌 환자
   - 긴장을 촉진시킴
3) 고긴장(high tone)을 지닌 환자
   - 긴장을 억제시킴
4) 고유수용성(proprioceptive) 감각의 입력을 제공함
5) 측면에 대한 인식(awareness)을 제공하므로 편측 무시(neglect)를 감소시켜줌
6) 회복의 매 단계에 긍정적인 효과를 보임
7) 올바른 체중지지
   (1) 침대에서 단순히 손상된 쪽으로 누움(side lying position)
   (2) 보행 훈련 시 stance phase 때 체중지지
8) 상지(U/E)의 체중지지
   (1) 어깨뼈(scapular) : forward protraction, elevation, upward rotation
   (2) 어깨뼈 자세 후 환자의 손이 매트나 긴 의자에 위치함
      - 손목의 과도한 폄을 예방하기 위해 엉덩관절(hip)에서 조금 떨어진 곳에 손을 위치시킴
   (3) 위팔뼈는 안쪽돌림(internal rotation), 팔꿈치는 폄됨
      - 환자의 팔꿈치가 무너지지 않도록 적절히 보조함
9) 손에 통증이 있을 경우 또는 손에 부종이 있는 경우 허용되지 않음

54

감각입력 촉진을 위해 '도장찍기'가 필요한 질환은?

1) RA
2) SCI
3) CVA
4) THR
5) Low back pain

문제해설

54 CVA의 도장 찍기의 효과

- 두 손 합쳐 잡기(clasped together)가 사용되는 7가지 목적
- 환측(affected side)의 지각(awareness)을 증진
- 환측의 감각 입력을 증진
- 환측을 시야(visual field)내로 가져옴
- 환측 팔의 목적 있는(purposeful) 움직임을 시작
- 굽힘 시너지를 억제
- 손가락(finger)과 엄지의 벌림(abduction)을 발달시킴
- 도움 없이 수행 가능한 반사억제(reflex-inhibition) 패턴을 환자에게 교육

답 3)

OCCUPATIONAL THERAPY

5

C·H·A·P·T·E·R

보행보조도구와 보조기

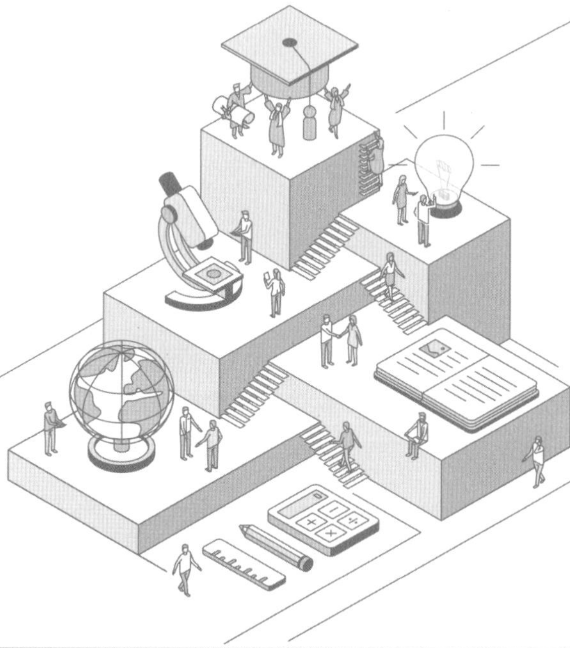

예·상·문·제·풀·이

01

다음은 휠체어 측정에 관한 내용이다. 무엇을 측정하고자 하는가?

> 치료사는 대상자가 휠체어에 앉히고, 시트에서 어깨 윗 부분까지의 길이를 측정하였다

1) seat width
2) seat depth
3) seat height
4) back height
5) armrest height

02

BFO(balanced foream orthosis)의 사용 대상 및 기준으로 옳은 것은?

1) 급성기 화상 환자
2) 급성기 THR 환자
3) SCI C6 complete 환자
4) CVA 브론스트롬 3단계 환자
5) 어깨관절의 굽힘 및 벌림이 90° 이상인 ALS 환자

문제해설

01 등 높이(back height) 측정

목적	• 물리적, 기능적 요구에 맞는 등 지지를 위해 – 높이가 낮으면 기능은 증가됨 – 높이가 높으면 지지(support)가 증가됨
측정	• 체간 전체 지지의 경우 – 시트에서부터 어깨 윗부분까지 측정 • 최소 지지의 경우 – 등 끝부분이 팔의 움직임을 방해해서는 안 됨 – 피부의 변성, 견갑골의 움직임 방해, 신체 정렬 어려움
체크	• 환자의 상체가 앞이나 뒤로 기울어지는지 확인 – 등이 너무 높거나 전방으로 기울어져 있으면 앞으로 기울어짐 – 등이 너무 낮을 경우 뒤로 기울어짐
고려사항	• 등높이가 조절 가능한 종류 – 보통 4인치 범위 • 요추부에 지지물 사용이나 기타 지지물의 사용

답 4)

02 Mobile arm supports

• 적용 대상
  – 심각한 상지마비를 가진 환자들이 대상이 됨
  예) 경수손상(cervical spinal cord injury)
    근이양증(muscular dystrophy)
    Guillain-Barre 증후군
    ALS(amyotrophic lateral sclerosis)
    급성회백수염(poliomyelitis)
    다발성 근염(polymyositis) 등
  – 기타 : 염증으로 인한 상지의 통증 감소에도 사용됨
• 사용기준(criteria for use)
  – 어깨관절 굽힘 및 벌림 : 90°
  – 어깨관절 바깥돌림 : 30°
  – 어깨관절 안쪽돌림 : 정상
  – 팔꿉관절 굽힘 : 정상
  – 아래팔의 엎침(pronation) : 80°

답 5)

03

양쪽에 지팡이를 짚고 두 발로 걷는 보행이다. 어떤 종류의 보행인가?

1) drag-to gait
2) swing-to gait
3) four-point gait
4) step-through gait
5) swing-through gait

문제해설

03 해설내용 참조

답 3)

보행보조기구를 이용한 보행 유형

Explanation

1. 4점 보행(four-point gait)

1) 두 다리와 두 보조기구가 기능적으로 4개의 다리 역할을 하기 때문에 4점 보행이라고 함
2) 두 다리를 모두 땅에 디딜 수 있으면서 보조기구를 두 개 사용하는 경우에 행할 수 있는 보조기구 보행임
3) 장점
   (1) 가장 안정성이 높음
   (2) 에너지 소모가 적음
4) 단점
   (1) 이동이 느림
   (2) 산소 소모량이 상대적으로 큼

2. 3점 보행(three-point gait)

1) 양쪽 보조기구와 신체가 기능적인 세 개의 다리처럼 움직이는 구성임
2) 환측 다리로 아예 디딜 수 없거나 두 다리를 하나처럼 움직여야 하는 상황에서 보조기구를 양쪽으로 사용할 수 있을 때 행할 수 있는 보행임
3) 양쪽 보조기구를 차례로 혹은 동시에 진행시킨 후 건측 다리 혹은 일체화된 두 다리를 진행시키는 두 단계로 이루어짐
4) step-to, step-through, swing-to gait, swing-through gait, 끌기보행(drag-to gait)로 세분화 할 수 있음

3. 2점 보행(two-point gait)

1) 4점 보행을 행하는 상황과 같은 경우에 적용됨
2) 예로 왼쪽 목발과 오른쪽 다리를 동시에 내딛고, 오른쪽 목발과 왼쪽 다리를 동시에 내딛는 것임

3) 장점
   (1) 빠른 이동을 할 수 있음
   (2) 안정적임
   (3) 에너지 소모가 적음
4) 단점 : 협응력이 많이 필요함

04

다음 보기와 같은 자세로 부목(splint)을 만들어 주어야 하는 대상자로 타당한 것은?

- MP 관절 60° 굽힘(flexion)
- IP 관절 완전 폄(full extension)
- 대상 PIP 관절 : 40~60° 굽힘(flexion)

1) CTS
2) 백조목 변형
3) 정중신경 손상
4) 굽힘 힘줄 손상
5) Colle's fracture

05

다음 중 MAS 사용을 위한 ROM 기준으로 옳은 것은?

1) 아래팔 엎침 : 30도
2) 어깨관절 바깥돌림 : 30도
3) 팔꿉관절 굽힘 : 90도
4) 어깨관절 안쪽돌림 : 10도
5) 어깨관절 굽힘 및 벌림 : 45도

06

다음에서 설명하는 보행주기(오른발 기준)는?

오른발 무릎관절이 60°까지 굽힘되는 시기

1) 초기 유각기(intial swing)
2) 중간 유각기(midswing)
3) 중간 입각기(midstance)
4) 말기 유각기(terminal swing)
5) 말기 입각기(terminal stance)

문제해설

04 후 블로킹 스플린트(dorsal blocking splint)

- MP 관절 60° 굽힘(flexion)+IP 관절 완전 폄(full extension)
- 고무 밴드가 손바닥의 안전핀을 통과해 잡아당김
- 밴드는 스트랩(strap)에 부착되어 충분한 장력을 가져야 함
- 대상 PIP 관절 : 40~60° 굽힘(flexion)

답 4)

05 MAS 사용기준(criteria for use)

- 적절한 운동조절이 가능해야 함
- ROM이 확보되어야 함

1) 아래팔의 엎침(pronation) : 80°
2) 어깨관절 바깥돌림 : 30°
3) 팔꿉관절 굽힘 : 정상
4) 어깨관절 안쪽돌림 : 정상
5) 어깨관절 굽힘 및 벌림 : 90°

답 2)

06 초기 유각기

오른발 무릎관절이 60도까지 굽힘되는 시기

답 1)

07

병의 진행 과정을 유추하였을 경우 말기 중증근무력증(myasthenia gravis) 환자에게 가장 적합한 보조도구는?

1) 목발
2) 워커
3) MAS
4) 지팡이
5) dynamic splint

08

휠체어 바닥의 너비(seat width)를 측정하는 방법으로 옳은 것은?

1) 엉덩관절이나 허벅지의 가장 넓은 부위를 가로질러 측정한다
2) 엉덩관절이나 허벅지의 가장 넓은 부위를 가로질러 측정한 후 1~2인치를 뺀다
3) 엉덩관절이나 허벅지의 가장 넓은 부위를 가로질러 측정한 후 3~4인치를 뺀다
4) 엉덩관절이나 허벅지의 가장 넓은 부위를 가로질러 측정한 후 1~2인치를 더한다
5) 엉덩관절이나 허벅지의 가장 넓은 부위를 가로질러 측정한 후 3~4인치를 더한다

09

다음 보기의 보조도구들을 사용해야 하는 대상으로 가장 타당한 것은?

- 지렛대 문고리(doorknob lever)
- 스프링 달린 가위(loop or spring-loaded scissor)
- 스피커 폰(speaker phone)

1) RA
2) OA
3) SCI
4) CVA
5) THR

문제해설

07 말기 중증 근무력증(myathenia gravis)

- 점진적으로 악화되어 심각한 마비증상이 오게 됨
- MAS를 통해 기능적 팔의 사용을 도울 수 있음
- 보행이 불가능하며, 결국 호흡 마비로 사망하게 됨

답 3)

08 바닥의 너비(seat width) 측정

- 목적
  - 환자의 체중을 가능한 넓은 면적으로 분산시키기 위해
  - 휠체어의 너비를 가능한 최소화하기 위해
- 측정
  - 편안하게 앉은 자세에서 측정
  - 엉덩관절 또는 허벅지(thigh)의 가장 넓은 부위를 가로질러 측정
  - 측정 후 1~2인치를 더함
- 체크
  - 편평하게 손을 펴서 대퇴와 휠체어의 'arm rest' 사이에 넣음
  - 들어가는지를 봄
  - 양쪽으로 1인치의 여유가 있는지를 체크함
- 고려사항
  - 넓어진 폭이 주변의 환경접근에 어떤 영향을 주는지 고려함
  - 환자의 체중 증가 혹은 감소
  - 휠체어 전체의 넓이 고려함

답 4)

09 손가락과 같은 작은 관절의 사용을 줄여주는 보조도구들이다.

답 1)

10

갈퀴손(claw hand) 변형 환자들에게 사용되는 보조기는?

1) 맞섬 손 보조기
2) 손가락 폄 보조기
3) 손허리손가락 굽힘 보조기
4) 손허리손가락 폄 보조기
5) 손허리손가락 폄 제한 보조기

11

노신경 손상 환자인 20대 여성은 손목의 기능 상실로 일상생활에 많은 어려움을 겪고 있다. 이 여성에게 가장 필요한 보조도구는?

1) BFO
2) RIC splint
3) Thumb spica
4) Universal cuff
5) Dynamic splint

문제해설

10 손허리손가락 굽힘 보조기

넉클밴더 스프린트(knuckle bender splint)로 자신경 마비(ulna nerve palsy)는 넷째 손가락(ring finger)과 새끼 손가락(little finger)에서 손허리손가락관절(MP joint)은 폄, 몸쪽손가락뼈사이관절(PIP joint)은 굽힘 변형을 초래하기 때문에 이와 반대되는 작용 즉 손허리손가락관절을 굽힘시키고자 하는데 목적이 있다.

답 3)

11 해설내용 참조

답 5)

노신경(radial nerve) 손상

Explanation

임상적 증상 (sign)	• 상위 레벨(level) – 아래팔(forearm)의 엎침(pronation), 손목 관절의 굽힘 및 폄(flexion-extension) 기능의 상실 – 손목 하수(wrist drop)가 나타남 • 하위 레벨(level) – 엄지와 손가락의 MP 관절의 완전한 폄(full extension)이 어려움 – IP관절은 폄, MP 관절은 약 30° 굽힘이 나타남
적용되는 스플린트 (splint)	• dorsal splint – 손목의 폄(extension), MP 관절 폄, 엄지의 폄을 제공 – 회복 기간 동안 과신장(overstretch)으로부터 폄 힘줄(extensor tendon)을 보호하며, 기능 자세를 유지시켜줌 • 'dynamic splint'가 일반적으로 적용됨

12

휠체어 측정과 그 내용의 연결이 바르지 못한 것은?

1) 등 높이 — 상황에 따라 어깨뼈 밑~어깨의 꼭대기까지를 측정
2) 좌석 높이 — 발판이 바닥으로부터 최소 5cm 여유 간격을 갖도록 함
3) 좌석 넓이 — 엉덩이와 허벅지를 걸쳐 양측 가장 넓은 지점에서 5cm 더함
4) 좌석 깊이 — 양 엉덩이의 가장 뒤쪽부터 각 무릎의 슬와까지 거리를 측정 후 5cm 더함
5) 팔걸이 높이 — 팔꿈치를 90° 구부린 상태에서 각 팔꿈치 아래서부터 방석까지의 거리

문제해설

12 해설내용 참조

답 4)

휠체어 측정

Explanation

1. 좌석 넓이

1) 엉덩이와 허벅지를 걸쳐 양측 가장 넓은 지점에서 5cm 더함
2) 휠체어 넓이는 좌석 넓이 치수에 의해 결정
3) 안락함, 자세를 다시 잡는 용이함, 옷입기의 필요성, 이동을 허락하며 가능한 좁아야 함

2. 좌석 깊이

1) 양 엉덩이의 가장 뒤쪽부터 각 무릎의 슬와까지 거리를 측정
2) 측정치에서 5cm 차감(허벅지에 가능한 많은 체중 지지가 되게 해줌)
3) 다리 길이 불일치 시 더 짧은 쪽이 좌석의 깊이를 결정
4) 불일치 정도가 2.5cm 넘어갈 때는 각 측면의 앞쪽 가장자리가 상쇄될 수 있음

3. 등 높이 및 넓이

1) 어깨뼈 바로 밑의 등 중앙까지
2) 어깨뼈 중앙 또는 겨드랑이까지
3) 어깨의 꼭대기까지를 측정
4) 방석들은 등 높이에 영향을 줌
5) 어깨뼈 첨단 바로 밑에 2~5cm 높이의 등받이가 좋음

4. 좌석 높이 및 다리걸이

1) 발판이 바닥으로부터 최소 5cm 여유 간격을 갖음
2) 무릎과 발목이 90° 구부러진 자세에서 결정
3) 허벅지 먼 쪽 아래서부터 발뒤꿈치까지 측정

5. 팔걸이 높이

1) 어깨는 중립자세
2) 팔은 양측면에 늘어뜨림
3) 팔꿈치는 90° 구부린 상태에서 각 팔꿈치 아래서부터 방석이 놓여진 좌석의 표면까지 잼

13

작업치료사 K씨는 스플린트 제작을 통해 환자의 손을 기능적인 자세로 위치시켰다. 그 내용으로 옳은 것은?

1) 손목은 0~5° 굽힘
2) 손허리손가락관절(metacarpophalangeal; MCP)은 30° 굽힘
3) 엄지의 손허리손가락사이관절(MP)과 손가락뼈사이관절(IP)은 폄
4) 먼쪽손가락뼈사이관절(distal interphalangeal join; DIPt)은 20° 굽힘
5) 몸쪽손가락뼈사이관절(proximal interphalangeal joint; PIP)은 20° 굽힘

14

보행 시 치고나가기(toe off)에 사용되는 주요 근육은?

1) Hamstrings
2) Tibialis anterior
3) Peroneus longus
4) Tibialis posterior
5) Flexor hallucis longus

문제해설

13 손의 기능적 자세

- 손목 15~30° 손등굽힘
- 새끼손가락쪽으로 약간 치우침
- 손허리손가락관절(metacarpophalangeal; MCP) 15~20° 굽힘
- 몸쪽손가락뼈사이관절(proximal interphalangeal joint; PIP)
- 먼쪽손가락뼈사이관절(distal interphalangeal join; DIPt) 10° 굽힘
- 엄지손바닥의 벌림, 엄지의 손허리손가락사이관절과 손가락뼈사이관절 폄

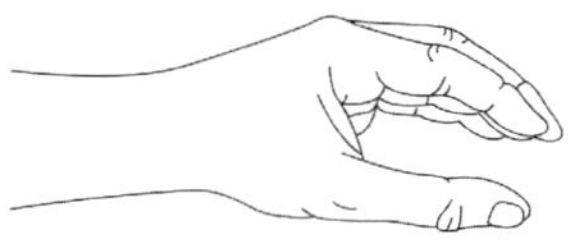

답 3)

14 근육과 주요 동작

1) Hamstrings : 엉덩관절 폄
2) Tibialis anterior : 발목관절 dorsiflexion과 inversion
3) Peroneus longus : 발목관절의 plantarflexion과 eversion
4) Tibialis posterior : 발목관절의 plantarflexion과 inversion
5) Flexor hallucis longus : 발목과 엄지발가락의 굽힘, medial arch를 지지함

답 5)

15

다음 환자에게 수동휠체어를 처방하고자 한다. 가장 유용한 것은?

- 편마비로 실내에서 walker를 사용하는 뇌졸중 성인
- 지역사회 내 이동 시 수동휠체어 사용 욕구 표현

1) 머리 지지대
2) 긴 브레이크
3) 접이식 발판
4) 경사형 팔걸이
5) 높이조절식 등받이

16

휠체어 측정 중 바닥의 너비(seat width) 측정 방법에 대한 내용으로 옳은 것은?

1) 엉덩관절을 가로질러 측정한 후 1~2인치를 뺀다
2) 무릎과 무릎 측면을 측정한 후 1~2인치를 더한다
3) 엉덩관절을 가로질러 측정한 후 3~4인치를 더한다
4) 허벅지의 가장 넓은 부위를 가로질러 측정 후 1~2인치를 뺀다
5) 허벅지의 가장 넓은 부위를 가로질러 측정 후 1~2인치를 더한다

17

가동형 팔 지지대(mobile arm support)의 적용 대상은?

1) 중도 인지 장애
2) 몸통 근육 약화
3) 아래팔 0~30도 엎침 가능
4) 어깨관절 0~30도 굽힘 가능
5) 어깨관절 0~30도 가쪽 돌림 가능

문제해설

15 위의 환자는 선 자세에서 축 이동 및 서기가 가능하므로 휠체어에 앉은 채로 지면에 발을 딛을 수 있도록 침대, 욕조 등에 더 가까이 다가갈 수 있는 발판을 적용하는 것이 좋음

답 3)

16 바닥/시트 너비(seat width)

- 목적
  - 환자의 체중을 가능한 넓은 면적으로 분산시키기 위해
  - 휠체어의 너비를 가능한 최소화하기 위해
- 측정
  - 편안하게 앉은 자세에서 측정
  - 엉덩관절 또는 허벅지(thigh)의 가장 넓은 부위를 가로질러 측정(측정 후 1~2인치를 더함)
- 체크 : 편평하게 손을 펴서 대퇴와 휠체어의 'arm rest' 사이에 넣음
  - 들어가는지를 봄
  - 양쪽으로 1인치의 여유가 있는지를 체크함
- 고려사항
  - 넓어진 폭이 주변의 환경접근에 어떤 영향을 주는지 고려함
  - 환자의 체중 증가 혹은 감소
  - 휠체어 전체의 넓이 고려함

답 5)

17 가동형 팔 지지대의 사용기준

- 기능적 필요성
- 목, 몸통, 어깨관절근육, 팔굽관절 근육의 충분한 힘
- 어깨관절 0~90도 굽힘과 벌림, 0~30도 가쪽 돌림, 완전 안쪽돌림, 팔굽관절 굽힘, 0~80도의 엎침과 충분한 수동관절가동범위
- 몸통 자세 안정
- 환자의 동기, 지지적 환경

답 5)

18

편마비 환자의 지팡이 짚고 계단을 오르기의 순서로 옳은 것은?

1) 비마비쪽 – 지팡이 – 마비쪽
2) 지팡이 – 마비쪽 – 비마비쪽
3) 마비쪽 – 지팡이 – 비마비쪽
4) 지팡이 – 비마비쪽 – 마비쪽
5) 비마비쪽 – 마비쪽 – 지팡이

19

휠체어 사용을 위한 지역사회 경사로의 각도와 높이가 올바르게 나열된 것은?

1) 각도 6도, 손잡이 높이 50cm
2) 각도 6도, 손잡이 높이 80cm
3) 각도 10도, 손잡이 높이 50cm
4) 각도 10도, 손잡이 높이 80cm
5) 각도 5도, 손잡이 높이 50cm

20

휠체어 이동에 관한 설명으로 옳은 것은?

1) 팔받침을 지지하고 이동해야 하므로 분리해서는 안 된다
2) 환자가 이동 후 휠체어를 뺄 수 있도록 브레이크는 한쪽만 잠근다
3) 보조자는 허리를 굽혀서 환자에게 기대며 안전하게 이동을 보조한다
4) 한 손으로 휠체어를 프레임이나 시트 부분을 짚고 몸을 들어 일어나야 한다
5) 환자가 두 다리로 설 수 있도록 준비하기 위해 앞쪽으로 이동하는 것은 위험하다

문제해설

18 계단을 오를 때 비마비쪽 → 지팡이 → 마비쪽 순서로 계단을 오른다.

답 1)

19 경사로의 각도는 6도, 기울기는 '가로 : 세로 = 12 : 1', 손잡이의 높이는 바닥으로부터 80~90cm이 적절하다.

답 2)

20 환자가 두 다리로 설 수 있어도 체중 이동이 쉽지 않기 때문에 앞으로 옮겨 이동하는 것은 올바르지 않다.

답 5)

21

작업장에서 추천하는 의자의 특성으로 옳은 것은?

1) 등받이 높이는 25~30cm이다
2) 등받이 조절범위는 25~30cm이다
3) 의자의 깊이는 20cm 정도가 적절하다
4) 등받이 높이조절 범위는 18~25cm이다
5) 움직임 각도는 10~15도 정도가 적절하다

22

다음 사례의 클라이언트에게 적절한 가옥개조는?

> T8 척수손상 환자는 휠체어를 타고 독립적인 일상생활 활동을 하고 있으며, 편리하고 안전한 생활을 위해 주택을 개조하려고 한다

1) 문턱의 높이가 4cm 이하가 되도록 한다
2) 휠체어 회전공간은 150×150cm 정도 확보한다
3) 조작이 쉬운 크기의 스위치를 50~80cm 높이에 설치한다
4) 수납장 이외의 다른 모든 가구들의 손잡이는 세로 바 형태로 한다
5) 플러그를 꽂고 빼기 쉬운 형태의 콘센트를 0~50cm 높이에 설치한다

23

척수손상 환자의 보행 중 정상보행 패턴과 가장 유사한 것은?

1) 2점 목발 보행
2) 3점 목발 보행
3) 4점 목발 보행
4) 뛰기 목발 보행
5) 발끌기 목발 보행

문제해설

21 1) 등받이 높이는 25~30cm이다.
→ 15~23cm
2) 등받이 조절범위는 25~30cm이다.
→ 30~43cm
3) 의자의 깊이는 20cm 정도가 적절하다.
→ 41cm
5) 움직임 각도는 10~15도 정도가 적절하다.
→ 3~5도

답 4)

22
- 단차 높이가 1.5cm 이하가 되도록 한다.
- 조작이 쉬운 크기의 스위치를 80~120cm 높이에 설치한다.
- 수납장 이외의 다른 모든 가구들의 손잡이는 가로 바 형태로 한다.
- 플러그를 꽂고 빼기 쉬운 형태의 콘센트를 50~85cm 높이에 설치한다.

답 2)

23
- 발끌기 목발 보행 : 양발이 지면에 닿아 있는 상태로 발을 끌며 앞으로 전진
- 뛰기 목발 보행 : 작은 장애물을 뛰어넘을 정도로 양발을 동시에 들어올려 뛰는 보행
- 4점 목발 보행 : 목발보행 중 속도가 가장 느리지만 4점이 지면에 닿아있는 가장 안전한 보행
- 3점 목발 보행 : 불완전 척수손상 환자나 하지골절 환자의 보행에 적용

답 1)

24

다음과 같은 증상을 지닌 환자에게 가장 적절한 보조기는?

> 심한 강직으로 인해 손가락이 손바닥을 심하게 눌러 손가락이 손바닥 쪽으로 파고드는 경우이다

1) Arm sling
2) Cone splint
3) Resting hand splint
4) Lumbrical bar splint
5) Wrist driven orthosis

25

이 질환의 원인은 위팔뼈(humerus) 아래 끝(lower end)에 골절이 발생했을 경우 너무 꽉 조이는 캐스트(cast) 또는 붕대의 압박으로 인해 발생된다. 이 질환의 이름과 원인으로 옳은 것은?

1) Erb's palsy — 인장력
2) Klumpke's paralysis — 허혈
3) Volkman's contracture — 허혈
4) Klumpke's paralysis — 감각손상
5) Volkman's contracture — 감각손상

26

다음 환자들의 화장실 가기의 독립성 확보를 위해 가장 필요한 보조도구는?

> • 낙상의 위험이 있는 노인
> • 하지의 근력이 낮은 아동

1) 슬링
2) U 커프
3) 침상변기
4) 전동침대
5) 안전손잡이

문제해설

24 손가락과 손톱이 손바닥쪽으로 묻히게 되면 피부의 습기, 붉어짐, 손상의 원인이 된다.

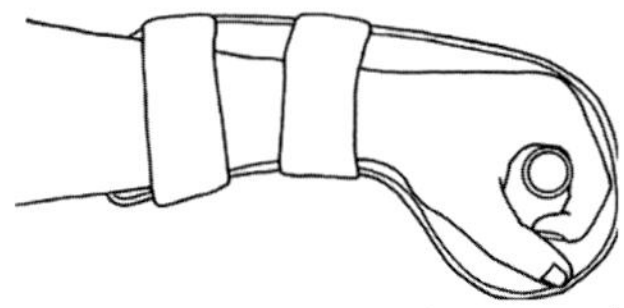

답 2)

25 'Volkman's contracture'의 원인은 상완골(humerus) 하부(lower end)의 골절 발생 시 꼭 맞는(또는 조이는) 캐스트 또는 붕대로 인해 발생된다. 즉 허혈(ischemia)의 발생으로 근육의 괴사(necrotic)가 초래된다.

답 3)

26
- 낙상의 위험이 높은 겨우 가장먼저 조치를 취해야 하는 것은 미끄럼방지 신발, 양말, 매트, 안전손잡이가 필요함
- 침상변기, 휠체어, 워커는 활동 빈도와 근력을 저하시켜 낙상의 위험을 증가시킴

답 5)

작업치료 기초 이론

27

다음과 같은 방식으로 휠체어를 측정하였다면 (　　) 안에 들어갈 내용은?

- 측정자세
  - 편안하게 앉은 자세에서 측정한다
  - 엉덩관절 또는 허벅지(thigh)의 가장 넓은 부위를 가로질러 측정한다
  - 엉덩관절 또는 허벅지(thigh)의 가장 넓은 부위를 가로질러 측정한다
  - 측정 결과는 (　　　　)이다
- 체크사항
  - 편평하게 손을 펴서 허벅지와 휠체어의 팔걸이(arm rest) 사이에 넣어본다

1) 최초 측정값
2) 측정 후 1~2인치를 뺀 값
3) 측정 후 3~4인치를 뺀 값
4) 측정 후 1~2인치를 더한 값
5) 측정 후 3~4인치를 더한 값

28

힘줄의 협착 또는 얕은손가락굽힘 힘줄의 결절에 의한 손가락 변형에 적절한 보조기는?

1) 3 point splint
2) trigger finger splint
3) dynamic extension splint
4) wrist immobilization splint
5) ulnar drift positioning splint

29

경직성 편마비 뇌성마비 아동에게 가장 필요한 컴퓨터 보조도구는?

1) 키가드
2) 한손 키보드
3) 미니 키보드
4) 키보드 커버
5) 확장형 키보드

문제해설

27 시트 너비 측정

목적	• 환자의 체중을 가능한 넓은 면적으로 분산시키기 위해 • 휠체어의 너비를 가능한 최소화하기 위해
측정	• 편안하게 앉은 자세에서 측정함 • 엉덩관절 또는 허벅지(thigh)의 가장 넓은 부위를 가로질러 측정 – 측정 후 1~2인치를 더함
체크	• 편평하게 손을 펴서 대퇴와 휠체어의 arm rest 사이에 넣음 – 들어가는지를 봄 – 양쪽으로 1인치의 여유가 있는지를 체크함
고려사항	• 넓어진 폭이 주변의 환경접근에 어떤 영향을 주는지 고려함 • 환자의 체중 증가 혹은 감소 • 휠체어 전체의 넓이 고려함

답 4)

28 위 설명은 방아쇠 손가락 변형으로 trigger finger splint 보조기를 적용해야 하며 온열치료와 냉치료를 병합하는 것이 필요하다.

답 2)

29 2) 한손 키보드 : 편마비 아동
3) 미니 키보드 : 손가락 구축으로 인해 관절가동범위가 제한된 환자
4) 키보드 커버 : 침 흘림이 있는 아동
5) 확장형 키보드 : 무정위성 뇌성마비 아동

답 2)

30

휠체어에서 침상으로 이동하기를 위한 준비 순서가 옳은 것은?

1) 30° 각도로 휠체어 위치시키기 → 브레이크 잠그기 → 팔걸이 제거 → 좌석벨트 제거 → 가슴벨트 제거 → 엉덩이 넓이만큼 벌려 발을 바닥에 놓기
2) 30° 각도로 휠체어 위치시키기 → 브레이크 잠그기 → 엉덩이 넓이만큼 벌려 발을 바닥에 놓기 → 팔걸이 제거 → 좌석벨트 제거 → 가슴벨트 제거
3) 30° 각도로 휠체어 위치시키기 → 팔걸이 제거 → 브레이크 잠그기 → 엉덩이 넓이만큼 벌려 발을 바닥에 놓기 → 좌석벨트 제거 → 가슴벨트 제거
4) 브레이크 잠그기 → 30° 각도로 휠체어 위치시키기 → 팔걸이 제거 → 좌석벨트 제거 → 가슴벨트 제거 → 엉덩이 넓이만큼 벌려 발을 바닥에 놓기
5) 브레이크 잠그기 → 30° 각도로 휠체어 위치시키기 → 엉덩이 넓이만큼 벌려 발을 바닥에 놓기 → 팔걸이 제거 → 좌석벨트 제거 → 가슴벨트 제거

31

무정위형 뇌성마비 아동의 컴퓨터 입력 보조장치로 가장 적절한 것은?

1) Mouse stick
2) Short opponens splint
3) Head mouse
4) Keyguard
5) Utensil holder

32

휠체어 착석시 측면(sideway) 접근 가능한 높이 범위는?

1) 21～95cm
2) 23～137cm
3) 25～141cm
4) 25～145cm
5) 40～100cm

문제해설

30 **휠체어에서 침상이동을 위한 준비순서**

① 30° 각도로 휠체어 위치시키기
② 브레이크 잠그기
③ 엉덩이 넓이만큼 벌려 발을 바닥에 놓기
④ 팔걸이 제거
⑤ 좌석벨트 제거
⑥ 가슴벨트 제거

답 2)

31 무정위형 뇌성마비 아동의 컴퓨터 입력 보조장치로 Bigkeys keyboard, Keyguard, Big trackball mouse 등이 있다. 머리와 상지 등 원위부 조절이 어려움 무정위형 뇌성마비 아동은 1), 3), 5)의 보조도구를 사용하면 원위부의 길이가 증가되어 조절이 더욱 어렵다. 또한 2)의 보조도구는 말초신경 손상 시 thenar web contracture를 예방하여 손의 기능적 사용을 향상시키는 보조도구이다.

답 4)

32 휠체어 착석시 측면(sideway) 접근 가능한 높이 범위는 23～137cm이다. 이 범위 안에서 팔을 뻗어야 휠체어가 기울어지지 않고 안전하게 활동이 가능하다.

답 2)

33

다음 환자에게 사용된 목발보행의 형태는?

> SCI L2 완전손상 환자인 김씨는 현재 기능적인 걷기가 가능할 것으로 예상되나 정적인 균형이 떨어져 안정적인 걷기 시도를 위해 목발처방이 필요하다. 그리고 김씨는 '왼쪽 목발 → 오른쪽 하지 → 오른쪽 목발 → 왼쪽 하지'의 순으로 보행하였다

1) 2점 보행
2) 3점 보행
3) 4점 보행
4) 발끌기 보행
5) 진요 통과 보행

34

척수 손상 환자가 다음과 같은 보조도구를 사용하다면 예상되는 손상 수준은?

> • 상의 입기는 독립적이지만 하의 입기는 의존적이다
> • RIC 스프린트를 사용하여 손가락으로 적목을 집어 통에 넣는다
> • 수동 휠체어 사용은 실내에서 독립적이고, 실외에서 의존적이다

1) C4
2) C5
3) C6
4) C7
5) C8

문제해설

33 환자는 현재의 정적인 균형이 떨어지므로 이동거리 측면에서 효율적인 발끌기 보행과 진요 통과 보행은 적절하지 않다. 안정성을 위해 지면 부착점을 기준으로 가장 안정적인 4점 보행을 실시하였다.

답 3)

34 C6

- 식사
  - 자르기(cutting)를 제외한 모든 면에서 독립적임
  - 보조도구의 사용 또는 사용 없음
- 이동(transfer)
  - 평평한 곳 : 약간의 도움으로 또는 독립적인 이동이 가능함
  - 평평하지 않은 곳(uneven) : 의존적임
- 옷 입기
  - 상지는 독립적이지만, 하지는 의존적임
  - 'loop, dressing stick, button hook, velcro closure' 등이 필요함
- 치장(grooming)
  - 약간의 도움 또는 독립적임
  - 'U-cuff', 변형된 핸들 등을 사용함
- 목욕
  - 상체는 독립적이지만, 하체는 의존적임
  - 'bench, chair' 등을 사용함
- 휠체어
  - 전동 : 모든 지면에서 독립적임
  - 수동 : 실내에서 독립적이지만 실외에서는 의존적임
  - 코팅된 핸드림(hand rim)이 필요함
- 의사소통 : 보조도구를 사용하므로 독립적임
- 'typing aid, telephone holder, page turner' 등을 사용함
- 'tenodesis 스플린트(RIC 스플린트)'의 사용이 가능함
- 테노데시스(tenodesis) 잡기가 가능함

답 3)

35

다음 환자가 말기에 도달할 경우 가장 필요한 보조도구는?

> 3년 전 루게릭병 진단을 받은 55세 남성은 현재 손과 다리의 근육들이 약화되고, 위축(atrophy)이 발생하고 있으며, 혀와 목의 근육들에 약화가 나타나고 있다

1) RIC splint
2) Mouth stick
3) Dressing stick
4) Cock up splint
5) Communication board

문제해설

35 해설내용 참조

답 5)

ALS

Explanation

병의 진행에 따른 증상	잘 나타나지 않는 증상
• 전신의 근력약화 – 손발에는 위축이 발생되며 걷기와 이동의 어려움이 발생됨 – 전신 근력이 약화되어 자신의 힘으로 일어날 수 없게 됨 • 음식물을 삼키거나 말하기가 어려워짐 – 얼굴 근육이 약화되면서 침을 흘리기도 함 – 튜브를 통해 영양공급을 하기도 함 • 호흡 및 언어의 장애 발생 – 호흡근이 약해져 호흡곤란을 일으킴 – 호흡기의 도움을 받아 호흡이 가능해짐 – 심각한 언어의 장애가 발생함 ◦ 'Communication board'를 통해 의사소통	• 안구운동 장애 – 안구운동에 필요한 근육들이 파괴되지 않기 때문임 – 눈꺼풀과 안구의 움직임으로 의사 표현을 할 수 있음 • 방광 및 직장의 장애 – 장애가 거의 일어나지 않음 – 배설에 필요한 방광 및 직장의 근육들이 파괴되지 않음 – 소·대변을 원할 때 도움을 받아 해결할 수 있음 • 감각의 장애 – 장애가 거의 일어나지 않음 – 시각, 청각, 후각, 미각, 촉각 등의 기능이 유지됨 • 욕창 – 욕창은 잘 발생하지 않음 • 인지장애 – 의식과 오감은 마지막 순간까지 정상이며, 지능에도 문제가 없음

36

다음과 같은 임상적 특징을 지닌 급성기 환자에게 가장 필요한 보조도구는?

- 발병
  - 중추 신경계의 마이엘린 수초(myelin sheath)를 손상시킨다
  - 20~40세 사이에 주로 발병하며, 주로 여성에게 호발한다
- 대표적 증상
  - 초기에는 감각 이상, 복시, 시각 결손, 피로, 감각 손실 등이 특징이다
  - 진행될수록 하지 및 상지의 마비, 심각한 시각 장애, 운동 실조 등이 나타난다

1) 긴 의자
2) 냉 조끼
3) 직각 칼
4) 높은 좌변기
5) 굵은 손잡이 칼

문제해설

36 급성 염증성 질환인 MS 환자이다. 염증 감소와 체온 저하를 위해 냉 조끼가 필요하다.

답 2)

MS

Explanation

발병		• 중추 신경계의 마이엘린 수초(myelin sheath)를 손상시키는 질환 – 100,000명 중 60~100명 정도에서 발생 • 주로 여성에게 호발됨	
임상적 양상	초기	• 감각 이상 • 한쪽 눈의 시각 결손 • 정서 불안 • 삼차 신경통(trigeminal neuralgia)	• 복시 • 피로 • 사지의 감각 손실
	진행기 (advanced stage)	• 하지 및 상지의 마비 • 심각한 시각 장애 • 강직 • 인지 손상 • 치매	• 구음 장애(dysarthria) • 운동 실조 • 안구진탕 • 우울증

37

뇌졸중 환자의 이동훈련 순서로 가장 적절한 것은?

1) 침상-자동차-휠체어-변기
2) 침상-휠체어-변기-자동차
3) 변기-침상-자동차-휠체어
4) 휠체어-변기-침상-자동차
5) 변기-휠체어-침상-자동차

38

다음에서 설명하는 스플린트는?

- 대상 : 굽힘 힘줄 손상
- 적용
  - MP 관절 60° 굽힘(flexion)+IP 관절 완전 폄(full extension) 자세를 유지함
  - 고무 밴드는 손바닥의 안전핀을 통과해 대상 손가락을 당김
  - 대상이 되는 손가락의 PIP 관절은 40~60° 굽힘됨

1) thumb spica splint
2) dorsal blocking splint
3) cylindrical plaster splint
4) thumb stabilization splint
5) dynamic ulnar nerve splint

39

다음과 같은 보행의 주원인은?

질질 끌며 나아가거나 짧게 여러번 빠른 걸음을 나타내는 것이 특징이다. 환자는 앞쪽으로 기울이고, 점점 더 빨리 걷고 멈출 수 없게 된다

1) 소뇌 손상
2) 바닥핵 손상
3) 운동겉질 손상
4) 엉덩관절 벌림근의 약화
5) 엉덩관절 모음근의 경련성 마비

문제해설

37 이동성훈련의 순서

침상이동-매트이동-휠체어이동-침대이동-변기이동-자동차이동 순이다.

답 2)

38 루이스빌 테크닉(controlled mobilization of acute flexor tendon injuries : Louisville technique)

- 밴드의 이용
  - Zone 2의 굽힘 힘줄(flexor tendon) 복구 후 고무밴드를 이용하여 당겨줌(traction)
    - 수술 후 고무 밴드를 손상된 손가락의 손톱에 연결함
    - 특수 접착제를 사용하여 손톱에 hook를 붙이거나 손톱을 직접 이용함
- 손등 블로킹 스플린트(dorsal blocking splint) 사용
  - MP 관절 60° 굽힘(flexion)+IP 관절 완전 폄(full extension)
  - 고무 밴드가 손바닥의 안전핀을 통과해 잡아당김
  - 밴드는 스트랩(strap)에 부착되어 충분한 장력을 가져야 함
  - 대상 PIP 관절 : 40~60° 굽힘(flexion)

답 2)

39 바닥핵 손상시 이상보행

머리와 몸통, 엉덩관절과 무릎관절은 굽힘되어 있고, 두 팔은 부적절한 연합운동으로 다소 굳은 채 들고 있다. 보행은 질질 끌며 나아가거나 짧게 여러번 빠른 걸음을 나타내는 것이 특징이다. 환자는 앞쪽으로 기울이고, 점점 더 빨리 걷고 멈출 수 없게 된다.

답 2)

40

다음 설명에 해당하는 보행주기는?

체중이 지지하고 있는 다리 위를 바로 통과하는 지점

1) 발가락 떼기(toe off)
2) 발바닥 닿기(foot flat)
3) 중간 디딤기(mid stance)
4) 발뒤꿈치 닿기(heel contact)
5) 발뒤꿈치 들어올리기(heel off)

41

다음 설명은 스플린트 재료(thermoplastic)의 어떤 특성에 대한 설명이다. 무엇인가?

- 두께가 변하지 않는 성질
- 강도가 저하되지 않는 성질
- 수정과 재사용이 가능하게 하는 능력

1) 복원력
2) 강도 및 유연성
3) 신장에 대한 저항
4) 적합성 및 신장력
5) 부드러운 소재 특성

문제해설

40 1) 발가락 떼기(toe off) : 발가락이 지면에서 떠나는 순간
2) 발바닥 닿기(foot flat) : 발바닥 전체가 지면에 있는 시기
3) 중간 디딤기(mid stance) : 체중이 지지하고 있는 다리 위를 바로 통과하는 지점
4) 발뒤꿈치 닿기(heel contact) : 다리가 지면에 바로 접촉하는 시기
5) 발뒤꿈치 들어올리기(heel off) : 발뒤꿈치가 지면에서 떠나는 순간

답 3)

41 해설내용 참조

답 1)

스플린트 재료의 특징

Explanation

1. 신장 저항

1) 신장의 내성을 말함이 높은 재료
2) 신장력의 이점 : 스플린트 제작의 적은 노력으로 높은 적합성을 얻을 수 있음

2. 적합성 또는 신장성

1) 소재가 신장되기 쉽고 잘 늘어짐
2) 늘어지기 쉬운 소재
   (1) 스플린트 제작 중 협조적이지 못한 환자에게 부적합함
   (2) 최소한의 압력으로 적용 가능함(예, 수술 후 스플린트를 적용함)
   (3) 적합성을 확보하는 동적 스플린트에 적합함

3. 복원력(memory)

1) 신장 후나 처음의 형상으로 다시 되돌아가는 능력을 말함
2) 높은 복원력을 가진 소재의 이점
   (1) 두께가 얇아지지 않음
   (2) 강도가 저하되지 않음
   (3) 외관(미적 가치)이 잘 손상되지 않음
   (4) 스플린트의 수정과 재사용이 가능함

4. 강도와 유연성

1) 강도는 힘이 작용했을 때 저항하는 양을 말함
   (1) 높은 강도를 가진 소재는 힘을 가해도 잘 저항함
   (2) 하지만 일정 이상의 힘을 가하면 깨지기 쉬움
2) 유연성은 휘어지는 능력을 말함
   (1) 높은 유연성을 가진 소재는 약간의 힘에도 쉽게 구부러짐
   (2) 큰 스트레스를 가해도 잘 부러지지 않음
   (3) 유연한 재료의 스플린트는 입고 벗기가 쉬움

5. 접착성

1) 자기 접착성 : 재료가 스스로 접착하는 능력을 말함
2) 코팅 : 대부분 재료는 붙는 것을 방지하기 위해 코팅 처리함

6. 자기 밀봉형(self edged) 모서리

1) 열을 가하면 날카롭게 잘라진 모서리의 절단면이 부드러운 곡면이 되는 능력을 말함(제작 시에 끝 마무리를 하지 않더라도 절단면이 매끈하게 만들어짐)
2) 복원력이 적은 것이 가장 잘 처리됨
3) 복원력이 높은 재료 또는 신장력이 높은 재료
   (1) 자기밀봉 능력이 가장 적음
   (2) 추가적인 마무리 필요

7. 부드러운 재료

1) 면, 네프린, 니트, 신축성 있는 소재가 포함된 재료를 말함
2) 유연성 높은 스플린트를 만들기 위해 사용함
   • 관절에 약간의 움직임을 허락함
3) 스포츠 활동이나 만성통증 환자의 기능적 회복을 도움
4) 단단한 스플린트를 잘 견디지 못하는 환자 및 관절염 환자에게 사용됨

42

목뼈 및 목-등뼈 보조기는?

1) 코르셋
2) 미네르바 맞춤 보조기
3) 척추 옆굽음증 보조기
4) 가슴허리엉치 굽힘과 폄 조절 보조
5) 허리엉치관절 굽힘, 폄, 가쪽굽힘 조절 보조기

43

휠체어를 타고 있는 K씨는 두 손으로 두 바퀴를 돌려 180도 회전을 시도 하고자 한다. 이 때 필요한 공간의 법적 기준은?

1) 100센티미터×100센티미터
2) 120센티미터×120센티미터
3) 140센티미터×140센티미터
4) 160센티미터×160센티미터
5) 180센티미터×180센티미터

44

휠체어 사용자가 복도를 통과할 때 요구되는 유효폭의 기준은?

1) 0.8m 이상
2) 1.0m 이상
3) 1.2m 이상
4) 1.5m 이상
5) 2.0m 이상

45

W/C 이동시 먼저 갖춰야 할 자세로 가장 타당한 것은?

1) 몸통의 굽힘
2) 골반 후방 경사
3) 발과 무릎의 굽힘 45°
4) 상지의 체중지지 연습
5) 엉덩관절의 80° 굽힘

문제해설

42 목뼈 및 목-등뼈 보조기

목뼈 칼라(cervical collar), 필라델피아 칼라(Philadelphia collar), Jobst 척추보조기(jobst vertebrace), 4지주 보조기(four-poster), 예일 보조기(Yale), 할로 보조기(Halo), 미네르바 맞춤 보조기(Minerva) 등

답 2)

43 휠체어의 180° 회전

휠체어가 두 바퀴를 모두 사용하여 180° 회전을 할 경우에는 140센티미터×140센티미터의 소요공간만으로도 가능하나 한 바퀴를 축으로 자유로운 회전을 위해서는 최소 140센티미터 폭에 170센티미터의 깊이가 필요하다.

답 3)

44 복도 및 통로

- 유효폭 및 활동공간
  - 휠체어사용자가 통행할 수 있도록 보도 또는 접근로(이하 "보도등"이라 한다)의 유효폭은 1.2미터 이상으로 하여야 한다.

답 3)

45 올바른 휠체어 자세

- 의자와 같은 견고한 표면 위에 앉기
- 환자의 발은 바닥위에 편평하게(flat) 위치시킴
- 무릎은 90° 굽힘시킴
- 양쪽 엉덩이의 좌골(ischial tuberosity)에 균등하게 체중을 실음
  - 골반은 전방경사(anterior tilt)
- 몸통을 곧게 펴거나 전방으로 약간 굽힘시킴(엉덩관절 100° 굽힘)
- 머리는 정중선상에 수직이며, 턱은 약간 당겨진(tucked) 상태로 유지함

답 4)

46

다음 보기 중 (　　)에 들어갈 내용으로 옳은 것은?

> 경사로의 시작과 끝, 굴절부분 및 참에는 (　　) 이상의 활동공간을 확보하여야 한다

1) 1.0m×1.0m
2) 1.2m×1.2m
3) 1.5m×1.5m
4) 1.8m×1.8m
5) 2.0m×2.0m

47

휠체어 사용자가 이용하는 건축물의 경사로 중 높이가 1.5m인 경사로의 기울기와 유효폭으로 옳은 것은?

1) 기울기는 1 : 8 이하이며 유효폭은 1.0m 이상이다
2) 기울기는 1 : 8 이하이며 유효폭은 1.2m 이상이다
3) 기울기는 1 : 10 이하이며 유효폭은 1.2m 이상이다
4) 기울기는 1 : 12 이하이며 유효폭은 1.2m 이상이다
5) 기울기는 1 : 12 이하이며 유효폭은 1.5m 이상이다

문제해설

46 경사로

- 유효폭 및 활동공간
  - 경사로의 유효폭은 1.2미터 이상으로 하여야한다. 다만, 건축물을 증축·개축·재축·이전·대수선 또는 용도를 변경하는 경우로서 1.2미터 이상의 유효폭을 확보하기 곤란한 때에는 0.9까지 완화할 수 있다.
  - 바닥면으로부터 높이 0.75미터 이내마다 휴식을 할 수 있도록 수평면으로 된 참을 설치하여야 한다.
  - 경사로의 시작과 끝, 굴절부분 및 참에는 1.5미터×1.5미터 이상의 활동공간을 확보하여야 한다.

답 3)

47 해설내용 참조

답 4)

작업치료 기초 이론

경사로

Explanation

1. 유효폭 및 활동공간

1) 경사로의 유효폭은 1.2미터 이상으로 하여야한다. 다만, 건축물을 증축·개축·재축·이전·대수선 또는 용도변경하는 경우로서 1.2미터 이상의 유효폭을 확보하기 곤란한 때에는 0.9까지 완화할 수 있다.
2) 바닥면으로부터 높이 0.75미터 이내마다 휴식을 할 수 있도록 수평면으로 된 참을 설치하여야 한다.
3) 경사로의 시작과 끝, 굴절부분 및 참에는 1.5미터×1.5미터 이상의 활동공간을 확보하여야 한다.

2. 기울기

1) 경사로의 기울기는 1/12 이하로 하여야 한다.
2) 높이가 1미터 이하인 경사로의 기울기는 1/8까지 완화할 수 있다. 다만, 옥외경사로의 경우에는 시설관리자 등으로부터 상시보도서비스가 제공되는 경우에 한 한다.

48

일반학교에서 의자차를 이용 중인 아동에 대한 학교의 배려사항과 가장 거리가 먼 것은?

1) 경사로
2) 돌림 공간
3) 접이식 화장실 문
4) 복도 양쪽의 손잡이
5) 화장실 변기의 손잡이

49

슬라이딩 보드를 이용해 휠체어에서 이동하려고 한다. 가장 적당한 휠체어 처방은?

1) 전동 휠체어
2) 발판이 없는 휠체어
3) 팔걸이가 없는 휠체어
4) 고정된 발판과 고정된 팔걸이가 있는 휠체어
5) 발판이 움직이며 탈부착이 가능한 팔걸이가 있는 휠체어

50

가동용 스플린트(mobilizing splint)에 해당하는 것은?

1) 레스팅 스플린트(resting splint)
2) 몸쪽 손가락 관절의 굽힘 구축을 감소하기 위한 원통형 석고캐스트
3) 노신경손상 후 손실된 폄을 대신하는 스프링 코일 스플린트(spring coil splint)
4) 뇌졸중 환자의 손의 경직(spasticity)을 감소하기 위한 스플린트(anti-spastic splint)
5) 류마토이드 관절염 환자의 몸쪽손가락뼈사이관절에 착용하는 8자 타원 반지(oval-8 ring)

문제해설

48 복도의 손잡이
보행이 가능한 대상자가 사용함
답 4)

49 슬라이딩보드를 사용하기 위해서 먼저 측면의 팔걸이를 제거하고 발판을 돌려놓아야(swing away) 한다.
답 5)

50 1) 고정용 스플린트
2) 고정용 스플린트
4) 제한용 스플린트
5) 제한용 스플린트
답 3)

51

다음 중 휠체어에 대한 설명으로 틀린 것은?

1) 실외용 휠체어는 큰 바퀴가 뒤에 있다
2) 절단자용 휠체어는 중력 중심을 앞으로 이동시킨 의자차이다
3) 손을 사용할 수 있어도 전동휠체어를 사용하는 것이 바람직하다
4) 고정식 프레임은 활동적인 클라이언트를 위해 추진이 더욱 용이하고 가볍다
5) 실내용 휠체어는 공기가 없고 딱딱한 고무와 유사한 재질의 바퀴로 되어 있다

52

오른쪽 편마비 환자가 cane을 사용해 계단 오르기 훈련을 하고 있다. 옳은 것은?

1) 왼손에 cane을 쥐고 동시에 발을 올린다
2) 오른손에 cane을 쥐고 동시에 발을 올린다
3) 왼손에 cane을 쥐고 왼쪽 발을 먼저 올린다
4) 오른손에 cane을 쥐고 왼쪽 발을 먼저 올린다
5) 왼손에 cane을 쥐고 오른쪽 발을 먼저 올린다

53

복도와 통로는 휠체어사용자가 통행할 수 있도록 유효폭을 두어야 한다. 몇 미터 이상인가?

1) 1.0m
2) 1.2m
3) 1.5m
4) 1.8m
5) 2.0m

문제해설

51 절단자용 휠체어

- 다리 받침대와 발받침대가 없는 특징을 가지고 있음
- 양측 하지가 절단되어 발생하는 신체의 균형에 차이를 보상하기 위해 중력 중심을 뒤로 이동시킨 의자차
  - 즉 절단환자 무게 중심이 앞쪽에 있는 것을 고려해 뒤로 기울어지게 고안됨

답 2)

52 편마비 환자의 계단 오르기와 내리기

- 오르기
  - 건측의 다리와 지팡이가 먼저 올라감
- 내려오기
  - 환측의 다리가 먼저 내려감

답 3)

53 복도 및 통로

- 유효폭 및 활동공간
  - 휠체어사용자가 통행할 수 있도록 보도 또는 접근로(이하 "보도등"이라 한다)의 유효폭은 1.2미터 이상으로 하여야 한다.
  - 휠체어사용자가 다른 휠체어 또는 유모차 등과 교행할 수 있도록 50미터마다 1.5미터×1.5미터 이상의 교행구역을 설치할 수 있다.
  - 경사진 보도 등이 연속될 경우에는 휠체어 사용자가 휴식할 수 있도록 30미터마다 1.5미터×1.5미터 이상의 수평면으로 된 참을 설치할 수 있다.

답 2)

54

다음 보기의 적용 사례에 적절한 보조기는?

- 아래팔 절단 환자에게 적용한다
- 손과 손목에 체중부하를 할 수 없는 환자에게 적절하다
- 아래팔에서 체중부하를 견딜 수 있도록 지지대가 부착된다

1) 워커(walker)
2) 사점 지팡이(quadruped cane)
3) 아래팔 크러치(forearm crutch)
4) 플랫폼 크러치(platform crutch)
5) 위팔 크러치(upper arm crutch)

문제해설

54 해설내용 참조

답 4)

크러치와 지팡이

Explanation

1. 크러치(Crutch)

표준형 크러치 (standard, axillary crutch)	• 겨드랑형 크러치라고도 잘 알려져 있음 • 가장 많이 사용되어짐 • 두 개의 지주와 손잡이(hand piece), 겨드랑 받침대(axillary bar), 길이 조절대(extension-piece)로 구성됨 • 체중은 겨드랑 받침대에서 지지되는 것이 아니라 손잡이에 부하됨 • 겨드랑에 장기간 압력이 가해지면 신경 손상으로 상지의 기능이 소실되는 크러치 마비(crutch palsy)가 발생함 – 크러치 마비가 발생되었는지를 검사하기 위해서 상지의 폄근력을 자주 점검하는 것이 중요함 • 길이 조절이 쉬움
위팔 크러치 (upper arm crutch, triceps crutch)	• 팔꿈치 관절의 폄근이 약할 때 적용됨 – 이 때문에 위팔 세갈래근(triceps) 크러치 또는 카나디안(Canadian) 크러치라고도 함
아래팔 크러치 (forearm or Lofstrand crutch)	• 아래팔을 지지하는 아래팔 커프(cuff)와 손잡이, 지주로 구성되어짐 • 길이와 커프의 높이를 조절할 수 있음 • 표준형(겨드랑형) 크러치보다 체간의 균형 조절과 상지 근력이 더욱 요구되어짐 • 의지할 수 있는 겨드랑 패드가 없기 때문에 보다 향상된 패턴으로 보행할 수 있음
플랫폼 크러치 (platform crutch, forearm support crutch)	• 아래팔에서 체중부하를 견딜 수 있도록 아래팔 지지대(forearm support, trough)를 부착하여 사용함 • 플랫폼 크러치 사용에 적합한 환자 – 아래팔 절단 환자 – 수부 및 수근관절에서 체중부하를 할 수 없는 관절염 환자 – 근 긴장이 증가하였거나 구축이 되어 심한 수근관절과 수지의 기형이 있는 환자 – 수동적으로 수근관절을 펌할 수 없는 환자 – 아래팔의 엎침과 뒤침이 제한적이거나 통증이 있는 사람에게 유용하게 사용됨

2. 지팡이(Cane)

분류	장점	단점
표준형 지팡이 (standard cane, single cane)	• 계단 오를 때 불편함이 없음 • 경제적임	• 팔 받침대가 없음 • 기저면이 매우 작음
곡선형 지팡이 (curved cane, ortho cane)	• 지지점이 수부의 바로 아래에 위치하여 안정감이 증가됨	• 팔 받침대가 없음 • 기저면이 매우 작음
사점 지팡이 (quad or quadruped cane)	• 다른 지팡이보다 더욱 향상된 지지와 균형을 제공함 • 기저면이 넓음	• 지지점이 중앙에 위치하지 않음 • 계단에서 사용하지 못할 경우가 있음
보행기형 지팡이(walkane)	• 기저면이 넓어 큰 안정성을 제공함	• 계단에서 사용하지 못함

55

손의 기능적 자세로 옳은 것은?

1) 엄지의 모음
2) PIP관절 75° 굽힘
3) 손목관절 20~30° 폄
4) 엄지의 지절관절 굽힘
5) 중손가락관절 45° 굽힘

56

보행주기 단계 중 초기 유각기에 대한 설명은?

1) 양쪽 발에 체중이 부하되는 시기이다
2) 양쪽 발바닥이 모두 땅에 닿아있는 시기다
3) 지면에서 떨어지면서 무릎이 가장 많이 접힐 때이다
4) 지면에 붙어있는 상태에서 무릎에 가장 많이 접힐 때이다
5) 발등 굽힘(DF)에서 발바닥 굽힘(PF)으로 변화하는 과정이다

문제해설

55 손의 기능적 자세

- 손목관절(또는 수관절) : 20~30° 폄
- 중손가락관절(MCP) : 20~30° 굽힘
- 근위지관절(PIP) : 45° 굽힘
- 엄지의 지관절(IP) : 폄
- 엄지의 벌림(abduction)

답 3)

56

- 양쪽 발에 체중이 부하되는 시기 : 입각기
- 양쪽 발바닥이 모두 땅에 닿아있는 시기 : 중기 입각기
- 지면에 붙어있는 상태에서 무릎에 가장 많이 접힐 때 : 중기 유각기
- 발등 굽힘(DF)에서 발바닥 굽힘(PF)으로 변화하는 과정 : 전 유각기

답 3)

57

이동(transfer) 시 180° 회전을 수행해야 하는 타당한 사례는?

1) 하지의 힘이 부족할 때
2) 사지의 협응능력이 부족할 때
3) 상지의 힘이 현저히 떨어질 때
4) 공간이 좁아서 휠체어를 90°로 위치시킬 수 없을 때
5) 팔꿈치 굽힘근(elbow flexor)의 근력이 3(F) 이하일 때

문제해설

57 Transfer

- 공간이 좁을 경우
  - 90° 돌림이 어려우므로 pivot을 이용해 180° 돌림함
- standing pivot transfer
  - 순서
    - 휠체어를 90° 돌림 위치에 세움
    - 허리 또는 어깨뼈 주변을 잡고 당김
    - 치료사의 다리로 환자의 축발을 지지함
    - 돌림 후 착석

답 4)

이동(Transfer)

Explanation

1. Standing Pivot Transfer

1) **순서**
   (1) 휠체어를 90° 돌림 위치에 세움
   (2) 허리 또는 어깨뼈 주변을 잡고 당김
   (3) 치료사의 다리로 환자의 축발을 지지함
   (4) 돌림 후 착석

2. Bent Pivot Transfer

1) **순서**
   (1) 휠체어를 90° 돌림 위치에 세움
   (2) 엉덩관절 또는 엉덩이 아래를 잡고 당김
   (3) 치료사의 다리로 환자의 축발을 지지함
   (4) 환자의 돌림을 도움
   (5) 앉기 치료사도 같이 구부리며 도움을 제공

58

수동 휠체어(manual wheelchair)의 종류 중 일체형 프레임(rigid frame) 휠체어의 특징으로 옳은 것은?

1) 자동차 트렁크에 수납이 용이하다
2) 접이식 휠체어보다 무거운 것이 단점이다
3) 두개의 십자형 구조(cross braces)로 구성되어 있다
4) 접이식 휠체어보다 부품의 수가 적으며 내구성이 우수하다
5) 프레임이 굽혀지면서 충격흡수가 잘 이루어져 승차감이 우수하다

59

손목고정 스프린트(wrist immobilization) 제작 시 해부학적 특징을 고려한 것으로 옳은 것은?

1) PIP 관절을 고정할 수 있는 마무리선(trim lines)이 필요하다
2) MCP 관절을 고정할 수 있는 마무리선(trim lines)이 필요하다
3) PIP 관절의 굽힘을 방해하지 않는 마무리선(trim lines)이 필요하다
4) 손목 관절의 굽힘을 방해하지 않는 마무리선(trim lines)이 필요하다
5) MCP 관절의 굽힘을 방해하지 않는 마무리선(trim lines)이 필요하다

60

BFO(balanced foream orthosis) 사용의 최소 기준으로 옳은 것은?

1) 어깨관절 굽힘 45°
2) 팔꿉관절 굽힘 45°
3) 아래팔의 엎침 80°
4) 어깨관절 바깥돌림 15°
5) 어깨관절 안쪽돌림 20°

문제해설

58

접이식 프레임 (folding frame)	• 두개의 십자형 구조(cross braces)로 구성되어 있음 • 프레임이 굽혀지면서 충격흡수도 되어 타기에 편리함 • 접을 수 있어서 자동차 등에 수납이 용이한 반면 구조적으로 무거운 단점이 있음
일체형 프레임 (rigid frame)	• 추진이 더욱 용이하며 가볍기 때문에 활동적인 사용자를 위해 사용됨 • 부품의 수가 적으며 일체형이기 때문에 충격흡수가 되지 않아 승차감이 떨어짐 – 현재는 수납을 위해서 등받이(back rest)가 앞으로 접혀지거나 구동바퀴가 분리되어야 하는 등의 장치가 필요함

답 4)

59 A는 잘못 적용된 스프린트이며, B는 올바른 마무리선(trim lines)의 사례이다.

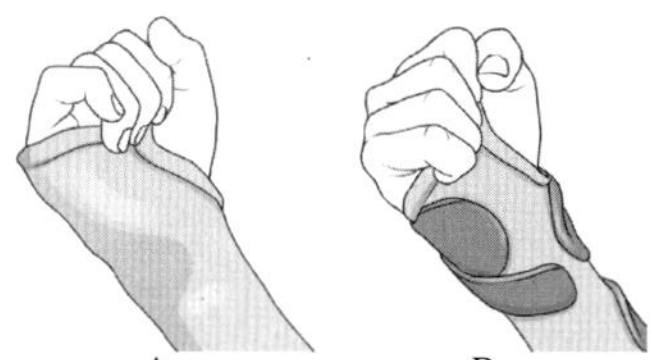

A　　B

답 5)

60 BFO 사용기준(criteria for use)

• 적절한 운동조절이 가능해야함
• ROM이 확보되어야 함
  – 어깨관절 굽힘 및 벌림 : 90°
  – 어깨관절 바깥돌림 : 30°
  – 어깨관절 안쪽돌림 : 정상
  – 팔꿉관절 굽힘 : 정상
  – 아래팔의 엎침(pronation) : 80°

답 3)

61

치료사는 독립적인 기립이 어려운 환자의 양발을 바닥에 평평하게 위치시키고, 자신의 상지를 이용해 일으켜 세운 후 환자를 회전시켜 휠체어로 옮겼다. 사용된 이동은?

1) Bent pivot transfer
2) Stand pivot transfer
3) Sliding board transfer
4) Mechanical lift transfer
5) Two person dependant transfer

문제해설

61 해설내용 참조

답 1)

이동방법

Explanation

1. Stand pivot transfers

1) 환자는 서기 자세를 취할 수 있어야 함
2) 한쪽 또는 양쪽 발을 축으로 돌 수 있어야 함
3) 편마비, 근력약화, 균형이상 환자에게 가장 많이 사용됨

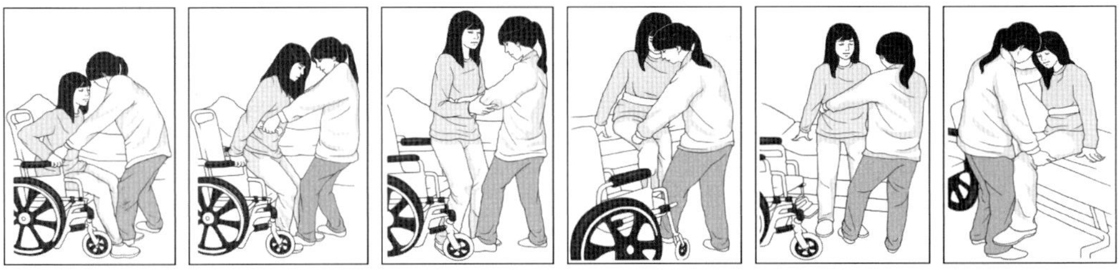

2. Bent pivot transfer

1) 선 자세로 시작하거나 유지하지 못할 때 사용함
2) 치료사의 역할
   (1) 균등한 체중지지를 유지하도록 함
   (2) 최적의 몸통 지지와 다리 지지를 제공함
   (3) 안전하고 쉽게 이동을 수행하기 위해 무릎은 굽힌 자세를 취함
   (4) 환자의 약한 팔은 잡지 않음

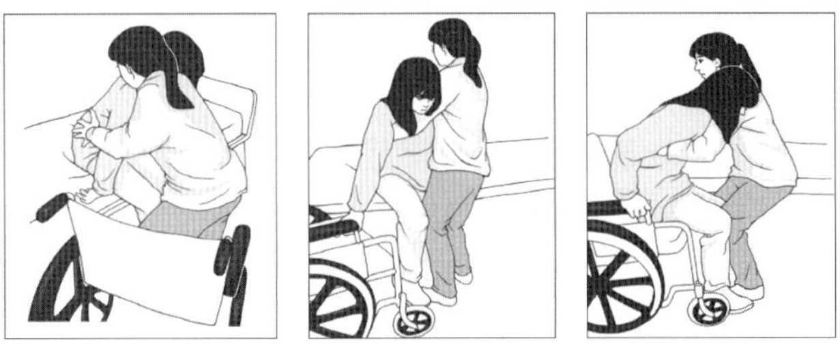

62

보조기 구두의 어퍼(upper)에 해당하는 것은?

1) 쿼터
2) 구두창
3) 보강재
4) 구두 목
5) 구두 굽

63

휠체어 측정 시 팔걸이 높이(armrest height) 측정으로 옳은 것은?

1) 시트에서 구부린 팔꿈치의 바닥까지의 거리를 측정한다
2) 시트에서 구부린 팔꿈치의 바닥까지의 측정거리에 1인치를 뺀다
3) 시트에서 구부린 팔꿈치의 바닥까지의 측정거리에 3인치를 뺀다
4) 시트에서 구부린 팔꿈치의 바닥까지의 측정거리에 1인치를 더한다
5) 시트에서 구부린 팔꿈치의 바닥까지의 측정거리에 3인치를 더한다

64

다음 사례에 해당하는 보행방법은?

사례 1. 양쪽 보조기구를 차례로 혹은 동시에 진행시킨 후 건측 다리로 보행한다
사례 2. 양쪽 목발을 짚고 양발이 목발을 넘어간다

1) 2점 보행
2) 3점 보행
3) 4점 보행
4) 뛰기 보행
5) 발 끌기 보행

문제해설

62 구두의 구성

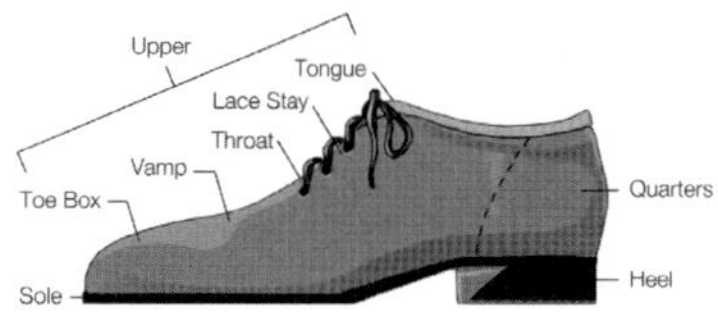

답 4)

63 팔걸이 높이(armrest height)

측정	• 편안한 자세로 앉음 • 시트에서 구부린 팔꿈치의 바닥까지 측정 – 팔걸이의 상부는 측정 높이보다 1인치 더 높음
체크	• 자세가 올바르게 보여야 함 – 어깨가 앞으로 돌출하거나 아탈구 형태를 취하는지 확인 – 팔걸이에 팔을 구부린 상태로 올려놓았을 때 올림(elevation)의 힘이 작용하는지 확인

답 4)

64 3점 보행(three-point gait)

- 양쪽 보조기구와 신체가 기능적인 세 개의 다리처럼 움직이는 구성임
- 환측 다리로 아예 디딜 수 없거나 두 다리를 하나처럼 움직여야 하는 상황에서 보조기구를 양쪽으로 사용할 수 있을 때 행할 수 있는 보행임
- 양쪽 보조기구를 차례로 혹은 동시에 진행시킨 후, 건측 다리 혹은 일체화된 두 다리를 진행시키는 두 단계로 이루어짐
- step-to, step-through, swing-to gait, swing-through gait, 끌기보행(drag-to gait)로 세분화 할 수 있음

답 2)

65

스프린트 재료인 LTT를 사용하여 보조기를 제작할 때 지문이 많이 남는다면 이것이 의미하는 재료의 성질은?

1) 늘어짐(draping)
2) 복원력(memory)
3) 접착성(bonding)
4) 인장력(traction)
5) 유연성(flexibility)

66

다음 보기의 설명에 해당하는 슬링은?

- 아탈구를 감소시키기 위해 중간회전 위치로 유지한다
- 팔의 기능적 위치를 잡아준다 : 팔꿉관절 30° 굽힘, 손목관절 30° 폄
- 관절 압박은 신경학적 회복을 위해 손목, 팔꿉, 어깨관절에서 압박한다

1) 깁몰 슬링(GivMohr sling)
2) 어깨 안장 슬링(Shoulder saddle sling)
3) 편마비 어깨 슬링(Hemi shoulder sling)
4) 능동적 어깨관절 서포트(Active shoulder support)
5) 편측 어깨관절 보조기(Unilateral shoulder orthosis)

문제해설

65 스프린트 재료의 특성(characteristics of splint materials)

- 늘어남에 대한 저항(resistance to stretch)
  - 당김(pulling)에 견딜 수 있는 정도(extent)임
  - 늘어남에 대한 저항이 낮을 경우
    → 신중한 조작이 필요함
- 늘어짐(drape) 또는 적합성(conformability)
  - 중력에 의해 늘어짐을 의미함
  - 대형 스플린트나 제작 중 협조를 못하는 클라이언트에게는 적합하지 않음
  - 지문을 방지하기 위해 주의해야 함
- 복원력(memory)
  - 재 가열(reheating)할 때, 재료가 본래의 형태로 되돌아가려는 성질
  - 스플린트 재료를 반복적으로 재 성형할 수 있음
- 유연성 VS 단단함(flexibility versus rigidity)
  - 유연성이 높은 소재
    → 작은 힘에도 쉽게 구부러짐, 큰 스트레스에도 깨지기 어려움
  - 매우 단단한 소재
    → 힘을 가하면 저항(resistance)하며, 일정 이상의 힘을 더하면 깨지기 쉬움
- 접착성(bonding)
  - 재료를 붙여서 압력을 가했을 때, 자가 접착(adhere to itself)하는 능력
- 자동밀봉식의 모서리(self-sealing edges)
  - 제작 과정에 끝마무리가 요구되지 않아 시간이 절약됨

답 1)

66 깁몰 슬링(GivMohr sling)

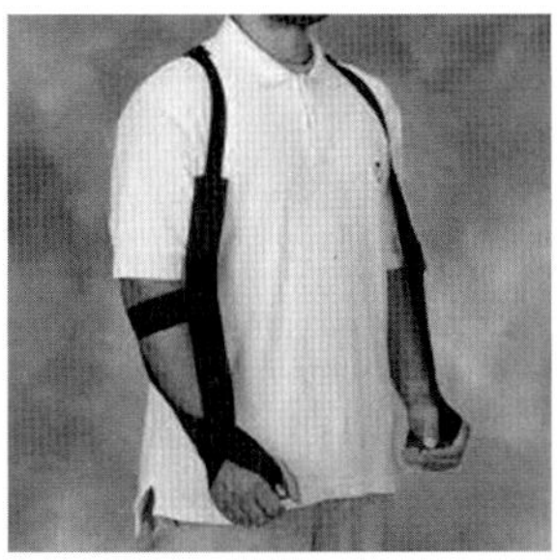

답 1)

67

뇌성마비로 'diplegia'가 발생한 아동에게 적용되는 보조기는?

1) stack splint
2) wrist splint
3) ankle-foot orthosis
4) dynamic extension splint
5) ulnar drift positioning splint

68

'발목관절 보조기'의 'anterior stop'의 적용대상으로 옳은 것은?

1) 뒤꿈치로 보행을 할 경우
2) 비골신경 마비가 있을 경우
3) 발목관절의 움직임을 5∼10°만 허용할 경우
4) 발목관절의 발바닥쪽 굽힘을 막아야 할 경우
5) 아킬레스건의 신장(stretch)을 유도해야 할 경우

문제해설

67 양하지마비 뇌성마비 아동에게 가장 적합한 보조기는 단하지보조기(ankle-foot orthosis)이다. 주로 발목관절의 움직임을 허용하는 경첩관절을 장착한 형태를 많이 처방한다.

답 3)

68 'ankle joint' 보조기의 'anterior stop'

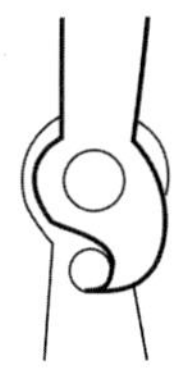

- 전방정지 족관절은 발바닥쪽굽힘근(plantar flexer)이 약하거나 경골신경 마비로 인하여 종(골)보행 또는 편평족 보행을 할 때 사용
- 발바닥쪽굽힘은 허용하면서 발등굽힘은 제한하는 관절
- 아킬레스건 수술 후에 아킬레스건이 늘어나거나 재파열되는 것을 방지
- 단점
  - 앉았다가 일어날 때나 언덕길을 오를 때 어려움이 있음

답 1)

퀼트와 가죽공예

Explanation

1. 가죽 연결

1) 엄지 및 손가락의 굽힘근과 폄근 사용
2) 아래팔의 뒤침 및 엎침
3) 어깨관절의 신근
4) 집기
5) 손목의 요척측 편위 등

2. 퀼트

- 천을 꿰매는 작업

69

BFO 적용에 대한 설명으로 옳은 것은?

1) 하지 근지구력 저하에 적용한다
2) W/C 장착시 전체 폭이 감소된다
3) 팔꿉관절 근력이 zero일 때 적용한다
4) 어깨 관절의 기능이 완전히 없을 경우 적용한다
5) 안정된 몸의 정렬과 앉은 자세를 준비시킨다

70

다음 중 BFO(Ball bearing forearm orthosis)에 대한 설명으로 틀린 것은?

1) 휠체어에 고정한다
2) 개인이 제작할 수 있다
3) 몸통 조절이 가능해야 사용할 수 있다
4) SCI 경수 4번 손상 환자가 대상이 된다
5) 상지에 운동장애가 심한 사람이 사용한다

문제해설

69 해설내용 참조

답 4)

70 해설내용 참조

답 2)

Explanation

MAS(Mobile Arm Support) 또는 BFO(Ball Bearing Forearm Orthosis)

1. 명칭

1) ball bearing forearm orthosis(BFO)
2) mobile arm support(MAS)
3) ball bearing arm support
4) arm positioner

2. 특징

1) 휠체어에 고정
2) 보행 시 벨트에 연결함
3) 볼베어링 시스템

3. 목적

• 힘이 없는 상지(어깨 및 팔꿈치)를 지지하므로 손의 사용을 가능하게 함

4. 대상

1) SCI 경추 4번, MD, 폴리오, ALS, 길랑-바레 증후군
2) 기타 : 염증으로 인한 상지의 통증 감소에도 사용됨

5. 사용 기준

1) 적절한 운동조절이 가능해야함
2) ROM이 확보된 경우
   (1) 어깨관절 굽힘 및 벌림 : 90°
   (2) 어깨관절 바깥돌림 : 30°
   (3) 어깨관절 안쪽돌림 : 정상
   (4) 팔꿈치 관절 굽힘 : 정상
   (5) 아래팔의 엎침(pronation) : 80°
   (6) 엉덩관절 굽힘 : 100°
3) 안정된 몸통의 자세 : 직립자세가 가장 이상적임
4) 동기 유발 : 환자의 사용하고자하는 동기가 있어야 함

71

휠체어 지지대에 장착하는 현수장치의 사용에 대한 설명으로 바르지 못한 것은?

1) ROM을 증진시키고자 사용한다
2) 운동 시 중력 제거의 효과가 있다
3) 어깨 통증을 줄여주는 효과가 있다
4) 어깨 주변의 근육이 F 이하일 경우에 적용한다
5) 어깨 근육의 약화보다는 손 근육의 약화에 더 실용적이다

문제해설

71 현수장치의 사용 목적(purpose)

- 상지대(shoulder girdle) 근육들이 'F' 이하일 경우 지지를 도움
- 상지대 근육의 운동 시 중력 제거를 허락함
- 지속적으로 ROM을 증진시키고자 할 경우 사용함
- 몸쪽(proximal) 근육의 약화로 움직임이 어려운 환자의 활동을 준비시킴
- 어깨 통증을 경감시킴
- 어깨관절의 ROM 손실을 예방함

답 5)

72

"휠체어에 앉은 자리에서 겨드랑이까지의 길이를 측정 후 1인치를 뺀다." 어디를 측정하는 것인가?

1) seat width
2) seat depth
3) back height
4) armrest height
5) seat height from floor

73

다음은 휠체어 측정에 관한 내용이다. 어떤 부분을 측정하는 내용인가?

> 엉덩이 뒤에서 무릎 뒤(오금)까지의 거리를 측정한 후 2인치를 빼고 기록하였다

1) 등(back) 높이
2) 바닥 깊이(depth)
3) 바닥 높이(height)
4) 발판(footrest) 높이
5) 바닥(seat) 너비(width)

문제해설

72 등 높이(back height)

목적	• 물리적, 기능적 요구에 맞는 등 지지를 위해 – 높이가 낮으면 기능은 증가됨 – 높이가 높으면 지지(support)가 증가됨
측정	• 몸통 전체 지지의 경우 – 시트에서부터 어깨 윗부분까지 측정 • 최소 지지의 경우 – 등 끝부분이 팔의 움직임을 방해해서는 안 됨 – 피부의 변성, 어깨뼈의 움직임 방해, 신체 정렬 어려움

답 3)

73 해설내용 참조

답 2)

휠체어 측정

Explanation

1. 휠체어 측정 과정

1) 측정은 환자가 편안하게 앉아서 실시
2) 의자 스타일, 쿠션(cushion), 보조기, body jacket 등을 고려해야 함
3) 측정은 테이블에 앉아 있는 것을 기준으로 이루어짐

2. 휠체어 측정 내용

1) 바닥/시트 너비(seat width)

목적	• 환자의 체중을 가능한 넓은 면적으로 분산시키기 위해 • 휠체어의 너비 가능한 최소화하기 위해
측정	• 편안하게 앉은 자세에서 측정 • 엉덩관절 또는 허벅지(thigh)의 가장 넓은 부위를 가로질러 측정 – 측정 후 1~2인치를 더함
체크	• 편편하게 손을 펴서 대퇴와 휠체어의 arm rest 사이에 넣음 – 들어가는지를 봄 – 양쪽으로 1inch의 여유가 있는지를 체크함
고려사항	• 넓어진 폭이 주변의 환경접근에 어떤 영향을 주는지 고려함 • 환자의 체중 증가 혹은 감소 • 휠체어 전체의 넓이 고려

2) 바닥/시트 깊이(seat depth)

목적	• 체중을 허벅지에서 무릎까지 고르게 지지되도록 하기 위해 – 적절한 근 긴장을 유지시킴 • 몸무게를 전체 다리를 통해 분산시키기 위해 • 욕창 예방 • 몸 전체를 통해 최적의 근긴장을 유도
측정	• 엉덩이 뒤에서 무릎 뒤쪽(오금)까지의 거리 측정한 후 2인치를 뺌 – (back of the buttock~popliteal fossa)–2인치
체크	• 오금(popliteal fossa) 부위와 시트의 앞부분이 닫는지를 확인함
고려사항	• 양쪽의 다리 길이가 틀릴 경우 – 시트의 깊이는 양쪽이 달라져야 함

3) 등 높이(back height)

목적	• 물리적, 기능적 요구에 맞는 등 지지를 위해 – 높이가 낮으면 기능은 증가됨 – 높이가 높으면 지지(support)가 증가됨
측정	• 몸통 전체 지지의 경우 – 시트에서부터 어깨 윗부분까지 측정 • 최소 지지의 경우 – 등 끝부분이 팔의 움직임을 방해해서는 안 됨 → 피부의 변성, 어깨뼈의 움직임 방해, 신체 정렬 어려움
체크	• 환자의 상체가 앞이나 뒤로 기울어지는지 확인 – 등이 너무 높거나 전방으로 기울어져 있으면 앞으로 기울어짐 – 등이 너무 낮을 경우 뒤로 기울어짐
고려사항	• 등 높이가 조절 가능한 종류 – 보통 4인치 범위 • 요추부에 지지물 사용이나 기타 지지물의 사용

4) 바닥/시트 높이(seat height)

목적	• 허벅지가 바닥과 평행하여 환자의 몸을 지지하게 만들기 위해 – 적정 높이가 필요함 • footrest 측정으로 지면에서부터 적절한 거리를 만들기 위해
측정	• 바닥에서부터 시트(seat post)까지의 높이를 측정 • 발뒤꿈치에서 오금(popliteal fossa)까지의 거리를 측정
체크	• 시트커버 앞 모서리 부분과 허벅지 사이로 손가락이 지나갈 수 있는지 확인 • 맞춤형 시트의 높이 – footrest의 높이가 필요함 – 시트 높이가 1인치 증가되면 footrest도 1인치 증가
고려사항	• 휠체어에 앉았을 때 무릎이 너무 높을 경우 – 좌골결절에 압력이 증가됨 – 'skin breakdown' 및 골반 변형(pelvic deformity)이 발생함 • 시트 높이의 영향 – 무게 중심의 이동 – 이동(transfer) 시 영향(높이가 너무 높으면 'transfer'의 어려움) – 휠체어를 타고 운전할 때 시야에 영향을 줌 • 시트 쿠션(seat cushion) – 시트의 높이를 증가시킴

5) 팔걸이 높이(armrest height)

목적	• 자세와 균형을 유지 • 상체에 지지와 정렬을 제공 • 팔걸이를 밀어 자세 변경
측정	• 편안한 자세로 앉음 • 시트에서 구부린 팔꿈치의 바닥까지 측정 – armrest의 상부는 측정 높이 보다 1인치 더 높음
체크	• 자세가 올바르게 보여야 함 – 어깨가 앞으로 돌출하거나 아탈구 형태를 취하는지 확인 • armrest에 팔을 구부린 상태로 올려놓았을 때 올림(elevation)의 힘이 작용하는지 확인
고려사항	• armrest 중 어떤 종류는 의자의 너비를 증가시킬 수 있음 • armrest가 환자에게 필수적인가를 고려함 • 환자가 독립적으로 의자에서 armrest를 제거하거나 설치할 수 있는지를 고려함

6) 발받침대(foot rest)

목적	환자의 발을 표면과 모퉁이를 둘 때 적절하게 놓도록 하기 위해
측정	바닥에서부터 적어도 2인치 이상 떨어짐
고려사항	무릎이 너무 높으면 골반의 변형과 피부의 손상이 발생됨

74

다음 컴퓨터 입력도구 중 재활공학(AT)의 범주가 다른 하나는?

1) 마우스
2) 트랙볼
3) 터치스크린
4) 스크린 키보드
5) 마우스 에뮬레이션

75

치료사는 척수손상환자에게 MAS를 적용하고자 한다. 적용 기준으로 거리가 먼 것은?

1) 어깨관절 0~90° 굽힘
2) 어깨관절의 0~90° 벌림
3) 아래팔의 0~80°의 엎침
4) 어깨관절의 0~30° 가쪽 돌림
5) 어깨관절의 0~30° 안쪽 돌림

76

목발 보행 시 가장 필요한 상지의 동작은?

1) elbow flexion
2) wrist extension
3) elbow extension
4) finger extension
5) shouler extension

문제해설

74 대체 입력 보조도구

기존의 키보드와 마우스를 대신하는 인터페이스들을 의미함

- 트랙볼 : 트랙볼은 위치 지정과 단추를 누르는 기능이 분리되어 있어 커서조정의 정확성을 더해주며, 마우스 클릭을 시작할 때 일어날 수 있는 원치 않은 움직임을 감소시켜 주고 트랙볼의 기저면에 손을 놓고 있기 때문에 손가락의 근위부 안정성이 증가한다.
- 터치스크린 : 트랙볼처럼 터치스크린은 마우스의 대용품 또는 대체 실행기이다.
- 마우스 에뮬레이션 : 손이나 발을 이용하여 마우스나 커서를 조절할 수 없을 때, 머리 움직임으로 마우스 조작을 대신 할 수 있다.
- 스크린키보드 : 스크린키보드는 일부 위치지정 장치를 이용한 작업과 트랙볼을 이용한 작업에서 사용되고 이 키보드는 소프트웨어에 의해 생성되며, 모니터에 나타난다.

답 1)

75 MAS의 사용 기준

- 기능적 필요성이 있어야 함
- 몸, 몸통, 어깨관절 근육, 팔꿉관절 근육의 충분한 힘이 필요함
- 환자가 기능적으로 근육의 수축과 이완을 할 수 있는 충분한 운동조절이 있음
- 어깨관절 0~90도 굽힘과 벌림, 0~30도 가쪽 돌림, 완전 안쪽돌림, 팔꿉관절 굽힘, 0~80도 엎침
  - 충분한 수동관절 운동범위가 필요함
- 몸통의 자세안정이 필요함
- 환자의 동기 부여가 있어야 함
- 장치를 사용할 수 있도록 돕고, 환자에게 기회를 제공하는 지지적 환경이어야 함

답 5)

76 목발 보행에 필요한 상지의 주요 동작

- 어깨관절 : 모음, 굽힘
- 팔꿉관절 : 폄
- 손목 관절 : 중립

답 3)

77

다음은 작업을 기반으로 한 움직임이 대한 설명이다. 어떤 움직임에 대한 설명인가?

> 편평하지 않은 땅에서 걸을 때 유연성을 제공하며, 발을 반대쪽 허벅지 위로 올려놓고 발바닥을 살필 때 사용된다

1) 안쪽 번짐(inversion)
2) 발바닥쪽 굽힘(plantar flexion)
3) 가쪽 번짐(eversion)
4) 발등쪽 굽힘(dorsi flexion)
5) 고관절 외회전(hip external rotation)

78

적절한 의자차 선택을 위해 좌석 깊이(seat depth)를 측정하고자 한다. 고려사항으로 옳은 것은?

1) 가급적 대퇴부에 많은 체중지지가 일어나게 한다
2) 좌석 앞쪽이 무릎 뒷부분을 압박하지 못하게 한다
3) 발을 이용하여 의자차를 밀 경우 좌석 깊이를 짧게 한다
4) 측정은 엉덩이에서 무릎 뒤쪽까지의 거리에 1~2인치를 더한다
5) 좌우 다리의 길이가 차이가 있을 경우 짧은 쪽 다리로 좌석 깊이를 측정한다

79

다음 중 휠체어에 대한 설명으로 옳은 것은?

1) 실내용 휠체어는 공기 주입식 타이어만을 사용한다
2) 절단자용 휠체어는 중력 중심을 앞으로 이동시킨다
3) 고정식 프레임은 비활동적인 클라이언트에게 추천된다
4) 실외용 휠체어는 딱딱한 고무 재질의 바퀴를 사용하는 것이 좋다
5) 손을 사용할 수 있어도 전동휠체어를 사용하는 것은 에너지 보존에 유리하다

문제해설

77 편평하지 않은 땅을 걸을 때 안쪽 번짐과 가쪽 번짐이 유연성을 제공하며, 이 준 반대쪽 허벅지 위로 발을 올려놓고 발바닥을 살필 때 사용되는 움직임은 안쪽 번짐이다.

답 1)

78 좌석 깊이(seat depth) 측정

- 목적
  - 체중의 고른 분배를 통한 적절한 근긴장 유지
  - 체중을 전체 다리에 고르게 분배
  - 욕창예방
- 측정
  - 엉덩이에서 무릎 뒤쪽의 거리에서 1~2인치를 뺌
- 확인(check)
  - 오금(popliteal fossa)과 좌석의 끝부분이 닫는지 확인

답 2)

79 절단자용 휠체어는 다리 받침대와 발받침대가 없는 특징을 가지고 있고 양측하지가 절단되어 발생하는 신체의 균형에 차이를 보상하기 위해 중력 중심을 뒤로 이동시킨 의자차이다.

답 5)

80

보행보조도구의 손잡이 높이를 측정하고자 한다. 연결이 옳은 것은?

1) 평행봉 — 등뼈 10번
2) 목발 — 겨드랑이 15cm 밑
3) 일반지팡이 — 넓적다리 상부돌기
4) 시각장애인용 백색 지팡이 — 허리뼈 4번
5) 워커(walker) — 팔꿉관절 폄 시 자뼈의 붓돌기

81

'MAS(Mobile arm support)'의 사용 대상과 가장 거리가 먼 질환은?

1) Klumpke's paralysis
2) Muscular dystrophy
3) Guillain-Barre syndrome
4) SCI $C_{4\sim5}$ complete injury
5) ALS(amyotrophic lateral sclerosis)

문|제|해|설

80 보행보조도구 측정

- 지팡이(cane)
  - 자뼈의 경상돌기(styloid) 수준
- 목발(axillary crutch)
  - 겨드랑이에서 2인치(약 손가락 3개 정도가 들어감) 아래
- 워커
  - 자뼈의 경상돌기(styloid) 수준
- elbow crutch
  - 팔꿈치와 손목의 중간 지점
- forearm(or gutter) crutch
  - 팔꿈치의 olecranon process 수준

답 5)

81 해설내용 참조

답 1)

MAS(Mobile arm support)

Explanation

1. 개요

1) 팔의 무게를 지지함
2) ball-bearing 관절 연결을 가진 기계적 장치임
3) 손의 위치하기(posotioning)를 도우며 어깨와 팔꿈치의 근력 약화가 있는 사람들에게 적용함
4) 혼용되는 명칭들
   - MAS, ball-bearing arm support, BFO(balanced foream orthosis), arm positioner 등
5) 적용 대상
   (1) 심각한 상지마비를 가진 환자들이 대상이 됨
   예) 경수손상(cervical spinal cord injury), 근이양증(muscular dystrophy), Guillain-Barre 증후군 ALS(amyotrophic lateral sclerosis), 급성회백수염(poliomyelitis), 다발성 근염(polymyositis) 등
   (2) 기타 : 염증으로 인한 상지의 통증 감소에도 사용됨

82

'MAS'에 대한 설명으로 옳은 것은?

1) 관절염 환자의 통증감소에 도움이 된다
2) 환자 스스로 착탈 할 수 있도록 훈련시킨다
3) 목이나 몸통조절이 어려운 환자들도 사용할 수 있다
4) Gillain-barre syndrome은 적용이 불가능한 질환이다
5) 팔꿈치 강직(elbow spasticity)이 있는 뇌성마비 아동에게 사용한다

문제해설

82 해설내용 참조

답 1)

BFO(또는 MAS)

Explanation

1. 명칭

1) Ball bearing forearm orthosis(BFO)
2) Mobile arm support(MAS)
3) Ball bearing arm support
4) Arm positioner

2. 특징

1) 휠체어에 고정함
2) 보행 시 벨트에 연결함
3) 볼베어링 시스템

3. 목적

- 힘이 없는 상지(어깨 및 팔꿈치)를 지지하므로 손의 사용을 가능하게 함

4. 대상

1) SCI 경추 4번, MD, 폴리오, ALS, 길랑-바레 증후군
2) 기타
   - 염증으로 인한 상지의 통증 감소에도 사용됨

5. 사용 기준

1) 적절한 운동조절이 가능해야함
2) ROM이 확보된 경우

(1) 어깨관절 굽힘 및 벌림 : 90°
(2) 어깨관절 바깥돌림 : 30°
(3) 어깨관절 안쪽돌림 : 정상
(4) 팔꿈치 관절 굽힘 : 정상
(5) 아래팔의 엎침(pronation) : 80°
(6) 엉덩관절 굽힘 : 100°

3) 안정된 몸통의 자세
- 직립자세가 가장 이상적임

4) 동기 유발
- 환자의 사용하고자하는 동기가 있어야 함

83

BFO(Balanced Forearm Orthosis)를 사용해서 가장 큰 도움을 받을 수 있는 척수손상 환자의 기능적 수준은?

1) C_4　　2) C_6
3) C_8　　4) T_1
5) T_4

84

'BFO'를 사용해야 하는 대상이 아닌 경우는?

1) C_4 레벨의 SCI 환자
2) 팔꿈관절 근력이 'Good'인 환자
3) 동통이 없는 환자로 ROM이 필요한 경우
4) 몸통과 경부에 충분한 안정성이 있는 경우
5) MS, ALS 등 중추신경계 손상이 있는 경우

문제해설

83 BFO(또는 MAS)
- 대상
- SCI 경추 4번, MD, 폴리오, ALS, 길랑－바레 증후군
- 기타
  - 염증으로 인한 상지의 통증 감소에도 사용됨

답 1)

84 BFO(또는 MAS)
- 목적
  - 힘이 없는 상지(어깨 및 팔꿈치)를 지지하므로 손의 사용을 가능하게 함
- 대상
  - SCI 경추 4번, MD, 폴리오, ALS, 길랑－바레 증후군
  - 기타
    - 염증으로 인한 상지의 통증 감소에도 사용됨
- 사용 기준
  - 적절한 운동조절이 가능해야함
  - ROM이 확보된 경우
    - 어깨관절 굽힘 및 벌림 : 90°
    - 어깨관절 바깥돌림 : 30°
    - 어깨관절 안쪽돌림 : 정상
    - 팔꿈치 관절 굽힘 : 정상
    - 아래팔의 엎침(pronation) : 80°
    - 엉덩관절 굽힘 : 100°
  - 안정된 몸통의 자세
    - 직립자세가 가장 이상적임
  - 동기 유발
    - 환자의 사용하고자하는 동기가 있어야 함

답 2)

85

다음 보기는 스플린트 재료의 특징에 대한 설명이다. 무엇인가?

- 쉽게 늘어지는 성질로 스플린트 제작 중 비협조적인 환자에게는 부적합한 성질이다
- 최소의 압력으로 적용이 가능한 성질을 말한다

1) 적합성
2) 복원력
3) 접착성
4) 신장 저항
5) 강도 및 유연성

문제해설

85 해설내용 참조

답 1)

스플린트 재료의 특징

Explanation

1. 신장 저항

1) 신장의 내성을 말함이 높은 재료
2) 신장력의 이점
   - 스플린트 제작의 적은 노력으로 높은 적합성을 얻을 수 있음

2. 적합성 또는 신장성

1) 소재가 신장되기 쉽고 잘 늘어짐
2) 늘어지기 쉬운 소재
   (1) 스플린트 제작 중 협조적이지 못한 환자에게 부적합함
   (2) 최소한의 압력으로 적용 가능함
   예) 수술 후 스플린트를 적용함
   (3) 적합성을 확보하는 동적 스플린트에 적합함

3. 복원력(memory)

1) 신장 후나 처음의 형상으로 다시 되돌아가는 능력을 말함
2) 높은 복원력을 가진 소재의 이점
   (1) 두께가 얇아지지 않음
   (2) 강도가 저하되지 않음
   (3) 외관(미적 가치)이 잘 손상되지 않음
   (4) 스플린트의 수정과 재사용이 가능함

4. 강도와 유연성

1) 강도는 힘이 작용했을 때 저항하는 양을 말함
   (1) 높은 강도를 가진 소재는 힘을 가해도 잘 저항함
   (2) 하지만 일정 이상의 힘을 가하면 깨지기 쉬움
2) 유연성은 휘어지는 능력을 말함
   (1) 높은 유연성을 가진 소재는 약간의 힘에도 쉽게 구부러짐
   (2) 큰 스트레스를 가해도 잘 부러지지 않음
   (3) 유연한 재료의 스플린트는 입고 벗기가 쉬움

5. 접착성

1) 자기 접착성
   • 재료가 스스로 접착하는 능력을 말함
2) 코팅
   • 대부분 재료는 붙는 것을 방지하기 위해 코팅 처리함

6. 자기 밀봉형(self edged) 모서리

1) 열을 가하면 날카롭게 잘라진 모서리의 절단면이 부드러운 곡면이 되는 능력을 말함
   • 제작 시에 끝마무리를 하지 않더라도 절단면이 매끈하게 만들어짐
2) 복원력이 적은 것이 가장 잘 처리됨
3) 복원력이 높은 재료 또는 신장력이 높은 재료
   (1) 자기밀봉 능력이 가장 적음
   (2) 추가적인 마무리 필요

7. 부드러운 재료

1) 면, 네프린, 니트, 신축성 있는 소재가 포함된 재료를 말함
2) 유연성 높은 스플린트를 만들기 위해 사용함
   • 관절에 약간의 움직임을 허락함
3) 스포츠 활동이나 만성통증 환자의 기능적 회복을 도움
4) 단단한 스플린트를 잘 견디지 못하는 환자 및 관절염 환자에게 사용됨

86

BFO에 대한 설명으로 옳은 것은?

1) 남아있는 근력을 사용한다
2) 편마비 환자의 ADL을 돕는다
3) 관절염 환자의 관절을 보호한다
4) 절단환자의 상지근력을 보상한다
5) 팔꿉관절 굽힘과 폄의 각도를 이용한다

87

'resting splint'의 자세로 옳은 것은?

1) 손목 염증 : wrist flexion
2) 손바닥의 화상 : IP flexion
3) 손의 외상 : MP 60° flexion
4) 염증성 관절 질환 : IP extension
5) 염증성 관절 질환 : MP extension

88

다음 보조기들이 가장 필요한 질환은?

- Resting hand splint
- Wrist immobilization splint
- MP ulnar deviation splint

1) RA
2) OA
3) BPI
4) SCI
5) CVA

문제해설

86 BFO(또는 MAS)

- 특징
  - 휠체어에 고정
  - 보행 시 벨트에 연결함
  - 볼베어링 시스템
- 목적
  - 힘이 없는 상지(어깨 및 팔꿈치)를 지지하므로 손의 사용을 가능하게 함
- 대상
  - SCI 경추 4번, MD, 폴리오, ALS, 길랑－바레 증후군
  - 기타
    - 염증으로 인한 상지의 통증 감소에도 사용됨

답 1)

87 resting splint

- 'volar hand splint'
  - 처방 대상
    - 손에 심한 부종이 있는 경우
    - 능동적(active) 움직임이 제한된 경우
    - 특정 움직임을 예방할 경우
  - 손목은 30° 폄＋중손가락(MP) 관절의 50～70° 굽힘＋지절간(IP) 관절의 완전(full) 폄＋엄지(thumb)의 벌림과 폄
  - 손등의 화상일 경우
    - IP 관절의 굽힘이 필요
- 스플린트 적용 시 고려사항
  - 압박이 주어질 수 있는 지점 확인

답 3)

88 RA에 필요한 스프린트

- esting hand splint
  - 목과 손의 급성기 활액막염(synovitis)에 유용함
  - 주요 기능은 손상된 관절에 휴식을 제공함
  - 통증감소, 근육 연축(spasm)의 감소, 구축 및 변형예방 등을 위해 사용됨
  - ulnardrift 예방, 엄지의 webspace 유지를 도움
- Wrist immobilization splint
  - 손목의 안정성 제공을 위해 사용됨
  - 통증 감소를 위해 사용됨
  - 기능을 향상시키기 위해 사용됨
  - 착용감이 매우 중요한 요소가 됨
- MP ulnar deviation splint : 통증 감소, 안정성(stability) 제공, 관절의 정렬(alignment), 관절에 발생되는 스트레스 감소

답 1)

89

다음 중 부목(splint)에 의한 견인(traction) 중 정적 견인의 목적과 거리가 먼 것은?

1) 자세를 안정시킨다
2) 상처 재형성을 돕는다
3) 구축을 개선할 수 있다
4) 저하된 근력을 보조한다
5) 견인력을 이용해 운동을 제한한다

문제해설

89 해설내용 참조

답 4)

견인(Traction)의 종류

Explanation

1. 동적 견인

1) 외부 당김 장치(outrigger)를 지님
   (1) 관절의 움직임을 제공함
   (2) 탄성력을 지닌 재료를 사용함
      예 스프링, 코일, 고무줄 등
2) 목적
   (1) 저하된 근력의 보조 및 마비근을 보상함
   (2) 구축을 예방함 등

2. 정적 견인

1) 목적
   (1) 스플린트의 견인력을 이용한 고정 또는 운동제한을 위함
   (2) 정적 스플린트에 의한 고정 또는 자세 안정을 위함
   (3) 움직임 차단, 관절 정렬, 움직임 제한, 구축 개선 등을 위함
   (4) 상처의 재형성을 도움을 위함

3. 기타

1) 점진적 정적 견인
2) 점진적 진전 견인

90

스플린트(splint) 제작 과정에 대한 설명으로 가장 타당한 것은?

1) 길이는 아래팔의 1/3 정도가 적당하다
2) 뾰족한 모서리 부분은 둥글게 수정해야 한다
3) 패턴의 수정은 불가능하므로 정확히 그려야 한다
4) 패턴을 그리기 전 먼저 대상자의 손을 그리지 않는다
5) 아래팔 측면(trim line)의 높이는 1/3 정도가 적당하다

문제해설

90 해설내용 참조

답 2)

스플린트 제작

Explanation

1. 제작 과정

1) 손 따라 그리기 및 패턴 만들기
   (1) 손을 평평하게 내려놓고 손 모양을 따라 그리기
   (2) 그려진 손위에 적절한 패턴 그리기
2) 스플린트 트림라인 만들기
   (1) 팔, 손, 다리 등이 중앙에 위치해야함
   (2) 아래팔의 트림라인은 1/2 정도가 적당함
3) 아래팔의 길이
   (1) 아래팔의 2/3 정도까지
      • 팔을 구부렸을 때 아래팔과 이두박근이 만나는 지점
4) 마무리
   (1) 뾰족한 각을 둥글게 함
   (2) 적절히 스플린트를 수정함

2. 패턴의 수정

1) 패턴을 종이에 그리고 오린 다음 직접 손에 적용해보므로 수정이 가능함
2) 스플린트 적용 후 어느 정도의 수정이 필요함

91

휠체어 부품 중 'anti-tipper'의 역할은?

1) 욕창 예방
2) 추진력 상승
3) 승차감 증진
4) 좌우 균형 확보
5) 후방 넘어짐 방지

92

휠체어 측정 방법으로 옳은 것은?

1) 팔걸이 높이 : 좌석~팔꿈치 −1~2인치
2) 등받이 높이 : 좌석면~어깨뼈 밑각 +1~2인치
3) 좌석 높이 : 오금~발뒤꿈치 바닥면까지 −1~2인치
4) 좌석 깊이 : 엉덩이 후면~구부린 무릎의 뒷면 −1~2인치
5) 좌석 너비 : 엉덩관절이나 넙다리의 넓은 부위 +1~2인치

93

다음 증상을 지닌 환자에게 적절한 보행보조도구는?

> • 손목굴증후군을 동반하고 있는 양하지마비 환자
> • 관절염으로 인한 변형이 예상되는 환자

1) 플랫폼 크러치
2) 네발형 지팡이
3) 워커형 지팡이
4) 캐네디안 크러치
5) 겨드랑형 크러치

문제해설

91 anti-tipper
- 휠체어 후면에 부착된 소형바퀴와 바(small extra wheels and bar)로 구성
  - 휠체어가 뒤로 넘어지는 것을 막아줌

답 5)

92 1) 팔걸이 높이 : 좌석~팔꿈치 +1
2) 등받이 높이 : 좌석면~어깨뼈 밑각까지의 길이
3) 좌석 높이 : 오금~발뒤꿈치 바닥면까지의 길이
5) 좌석 너비 : 엉덩관절이나 넙다리의 넓은 부위 +1인치

답 4)

93 손목굴증후군이 있는 소아마비 환자는 손목에 과한 압력이 주어지지 않도록 해야 하므로 아래팔 전체로 체중을 지지하는 형태의 플랫폼 크러치가 적합하다.

답 1)

2024 OCCUPATIONAL THERAPY

6

C·H·A·P·T·E·R

운전재활

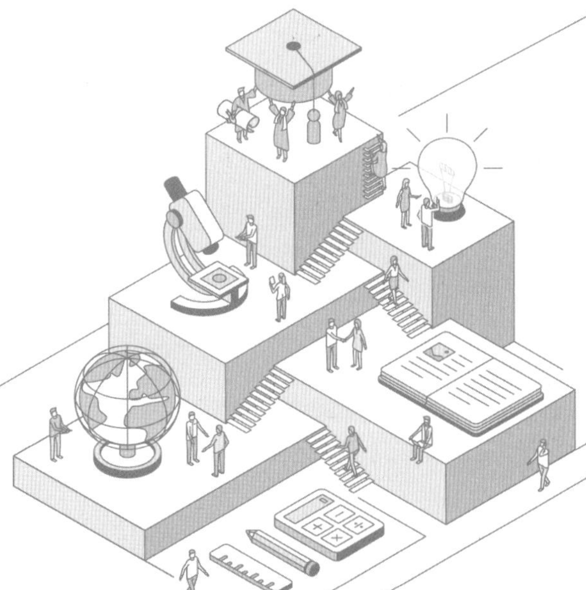

예·상·문·제·풀·이

01

문고리를 돌릴 때 필요한 주요 동작은?

1) 손목 굽힘 및 폄
2) 손목의 좌/우 편위
3) 손가락 굽힘 및 폄
4) 어깨관절 굽힘 및 폄
5) 아래팔 엎침 및 뒤침

02

뇌졸중 환자인 65세 남성은 오른쪽 편마비가 특징이다. 이 남성에게 필요한 운전보조도구의 내용으로 가장 타당한 것은?

1) Bi-pin이 필요하다
2) Tripin이 필요하다
3) 오른쪽 가속 페달이 필요하다
4) 왼쪽 브레이크 페달이 필요하다
5) 하지의 사용이 불가하므로 상지 가속 페달 장치를 설치한다

03

다음과 같은 운전보조 장치가 필요한 대상은?

- Tripin
- mechanical hand control

1) CVA
2) TBI
3) SCI
4) LBP
5) COPD

문제해설

01 문고리 돌리기

- 상지의 근위부(몸쪽)는 고정되어 있으며 상지의 원위부(먼쪽)에서 움직임이 발생됨
  - 아래팔의 뒤침 및 엎침 움직임이 발생됨
  - 손가락은 굽힘 상태가 유지됨

답 5)

02 뇌졸중 환자이므로 편측의 기능을 이용한 가속 페달 및 브레이크 페달을 사용할 수 있다. 상지 및 하지를 모두 이용할 수 있으며, 오른쪽 편마비이므로 왼쪽에 가속 페달 및 브레이크가 위치해야 한다.

답 4)

03 상지의 사용이 제한되는 척수손상 환자 또는 하지의 사용이 어려운 척수손상 환자들을 위한 운전보조도구이다.

답 3)

04

SCI T10 완전손상 환자에게 필수적인 운전보조 도구 및 장치는?

1) V형 손잡이
2) 세 개의 핀 손잡이
3) 손 조작 가속제동장치
4) 길이연장 주차 브레이크
5) 휠체어 탑재 전동시스템

05

운전재활을 위한 주행평가 시 가장 마지막에 시도해야 하는 곳은?

1) 시내 운전
2) 아파트 단지
3) 평지의 공터
4) 건물밀집구역
5) 고속도로 운전

06

오른쪽 하지가 마비된 환자에게 필요한 운전보조도구로 옳은 것은?

1) 3핀 손잡이
2) 연장형 패들
3) 버튼식 지시등
4) 두꺼운 열쇠손잡이
5) 긴손잡이 브레이크

07

다음 중 Electroserver hand control을 사용해 운전을 해야 하는 대상으로 가장 타당한 경우는?

1) 팔꿈치 굽힘이 불가능한 경우
2) 어깨 관절의 움직임이 불가능한 경우
3) 손가락과 어깨의 움직임이 가능한 경우
4) 사지마비로 인해 손과 어깨의 움직임이 없는 경우
5) 편마비로 인해 한쪽 팔과 다리를 움직여 운전해야 할 경우

문제해설

04
- 세 개의 핀 손잡이, V형 손잡이 $-C_7-C_8$ 수준의 사지마비 환자이게 필요한 도구
- T10 수준의 환자는 하반신 마비이므로 손 조작 가속제동장치가 필요하다.

답 3)

05 운전재활을 위한 주행평가는 가장 먼저 평지의 공터 → 신호등이 없는 아파트 단지 → 시내운전 → 건물밀집구역 → 고속도로운전으로 주행을 시도해야 한다.

답 5)

06 **연장 패들**

오른쪽 하지가 마비되었으므로 왼발로 가속과 감속 브레이크를 작동할 수 있도록 연장 패들을 설치해야 한다.

답 2)

07 Electroserver hand control 장치는 어깨 및 팔꿈치의 MMT 등급이 3 이상이어야 하며 4인치 이상의 움직임이 있어야 한다. 손가락과 어깨의 움직임으로 작동시킬 수 있다.

답 3)

08

척수손상 환자가 자동차 핸들에 'spinner knob'을 사용하여 운전한다면 어떤 문제를 보상하는 것인가?

1) 상지 전체의 근력
2) 하지 전체의 근력
3) 팔꿉 관절의 ROM
4) 손목 관절의 ROM
5) 손가락 전체의 근력

09

다음 사례의 운전능력 평가에서 가장 필요한 시지각 기술은?

> 구조화되지 않은 숫자의 정렬이 있는 넓은 판을 피검자의 눈높이에 위치시킨 후 숫자에 불이 들어오면 피검자는 그 숫자를 말한다. 숫자는 무작위로 진행되며 연속적으로 빠르게 다음 숫자에서 그 다음 숫자로 진행된다.

1) 수렴
2) 시야
3) 눈추적
4) 시각응시
5) 도약 안구 운동

문제해설

08 손가락을 사용해 핸들 잡기가 어려운 대상에게 적용하는 보조도구이다.

핸들 보조도구

- 핸들 조작능력을 향상시킴
- 두 손으로 핸들을 조절하기 어려울 경우 사용됨
- 종류 : spinner knob, V-grip, tri-pin, palmar cuff, amputee ring

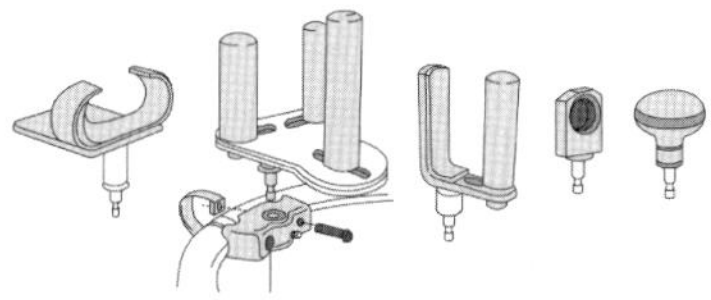

답 5)

09 빠른 눈동자의 움직임과 적절한 시각 탐색 기능이 있어야 한다.

- 눈 추적(ocular pursuit)
  - 느리게 움직이는 목표물(slow-moving target)을 따라가는 눈의 능력을 말함
  - 손상 시 증상
    - 목표물의 응시가 어려움
    - 너무 빠르거나 느린 눈동자의 움직임이 나타남
    - 비대칭적인 눈의 움직임(한 눈이 더 빠르거나 느림)이 나타남 : 검사자는 물체의 움직임 정도에 따른 눈 추적 정도를 평가함
- 도약 안구 운동(saccadic eye movement)
  - 하나의 고정된 물체를 응시하다 다른 물체로 전환하는 빠른 눈동자의 움직임
  - 주어진 자극에 빨리 대응하는 능력이기도 함
  - 읽기 시 또는 지시에 따라 두 물체 사이를 움직임일 때 나타남
- 수렴 : 눈 동자를 모으는 능력
- 시야
  - 지정된 부분에 집중할 때 눈이 물체를 발견 할 수 있는 범위를 말함
  - 시야 범위의 손상은 매우 다양함 : 뇌 손상의 영역과 크기에 의해 결정됨
  - 환경에 적응하는 능력과 독립적인 일상생활에 있어 중요한 역할을 함
  - 정상 시야 : 위 60°, 아래 70~75°, 안쪽 60°, 바깥쪽 100~110°

답 5)

10

다음 보조도구들이 사용되는 IADL 영역은?

가. V grip	나. Tri pin

1) 쇼핑
2) 긴급상황
3) 가사관리
4) 의사소통
5) 지역사회이동

문제해설

10 해설내용 참조

답 5)

운전 보조도구들의 사례

Explanation

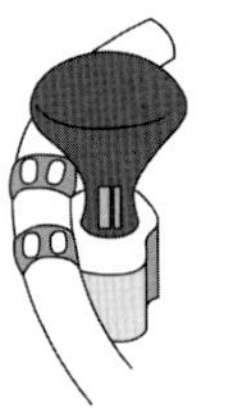

Spinner knob

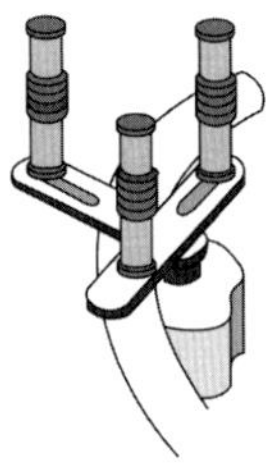

Tri-pin

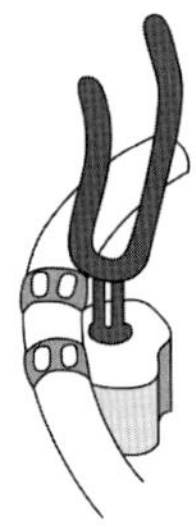

Bi-pin

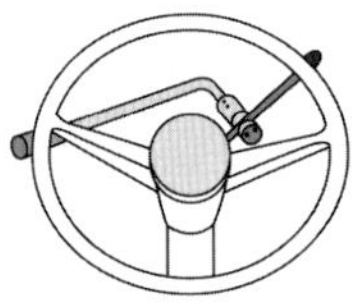

Left hand gear-shift

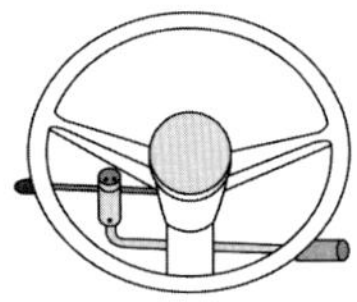

Right hand turn lever

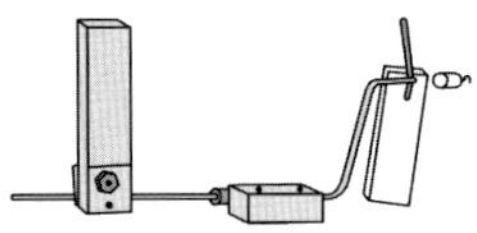

Left foot gas pedal

11

척수손상(SCI) 환자인 40세 남성은 독립적인 운전이 가능하며, 수동(manual) 휠체어를 이용해 실외에서도 독립적으로 사용할 수 있다. 이 남성의 기능적 수준은?

1) C_5~C_7
2) C_7~C_8
3) T_1~T_9
4) T_{10}~L_1
5) L_2~S_5

문제해설

11 해설내용 참조

답 3)

SCI 환자의 기능

Explanation

$T_{1\sim9}$	• 식사 : 독립적 • 이동(transfer) : 독립적 이동(트랜스퍼 보드의 사용 또는 비사용) • 옷 입기 : 상하지 모두 독립적, 하지는 독립적 또는 약간의 도움(변형된 도구)의 사용 • 치장(grooming) : 독립적 • 목욕 : 상·하체 모두 독립적(bench, chair, 보조도구 등의 사용) • 휠체어 : 수동 휠체어 사용에 있어 실내외 모두 독립적 • 서기 및 걷기 – 서기 : 독립적 – 걷기 : 기능 없음 • 의사소통 : 독립적 • 운전이 독립적(보조장치 필요함) • 가사일 : 단순하지 않은 식사 준비 및 가벼운 청소에 독립적 • 대·소변 관리하기(bladder and bowel) : 대·소변 모두 독립적(변형된 도구 사용)
T_{10}~L_1	• 이동(transfer) : 독립적 • 옷 입기 : 상·하체 모두 독립적 • 목욕 : 독립적(bench, hand held shower) • 휠체어 : 수동 휠체어 사용이 실내외 모두 독립적 • 서기 및 걷기 – 서기 : 독립적 – 걷기 : 기능적, 약간의 도움 또는 독립적 • 운전 : 독립적(휠체어 올리기 내리기를 포함) • 가사일 : 단순하지 않은 식사 준비 및 가벼운 청소에 있어 독립적 • 대·소변 관리하기(bladder and bowel) : 대·소변 모두 독립적(변형된 도구 사용)

12

SCI 환자의 퇴원 시 필요한 보호자 교육에 대한 내용으로 타당한 것은?

1) 흉터관리
2) 관절 보호
3) 안전과 이동
4) 대소변 처리
5) 휠체어 정비

13

SCI C_6 환자에게 기대되는 기능적 결과로 타당한 것은?

1) 운전은 완전 의존적이다
2) 치장은 완전 의존적이다
3) 테노데시스(tenodesis) 잡기가 불가능하다
4) 옷 입기는 상지가 독립적, 하지가 의존적이다
5) 평평한 실외에서 수동 휠체어를 독립적으로 운전한다

문제해설

12 SCI 환자의 퇴원

- 가옥 평가(home evaluation)가 수행되어야 함
  - 집안 구조(경사로, 난간, 욕조, 가드레일 등) 개선 할 것을 권고
- 다양한 환경에 대한 안전과 접근성에 대한 교육
- 보호자 교육
  - 피부 관리, 특수 장비의 사용, 침대 이동, 자세, 이동, 옷 입기, 대·소변 처리 등
- 운전 재활, 가사 돌보기, 여가 활동 탐구, 직업 능력 평가 등

답 3)

13 C_6의 운전

리프트 등이 있는 밴을 사용할 경우 독립적임

답 4)

OCCUPATIONAL THERAPY

7

C·H·A·P·T·E·R

감각기능장애의 평가와 중재

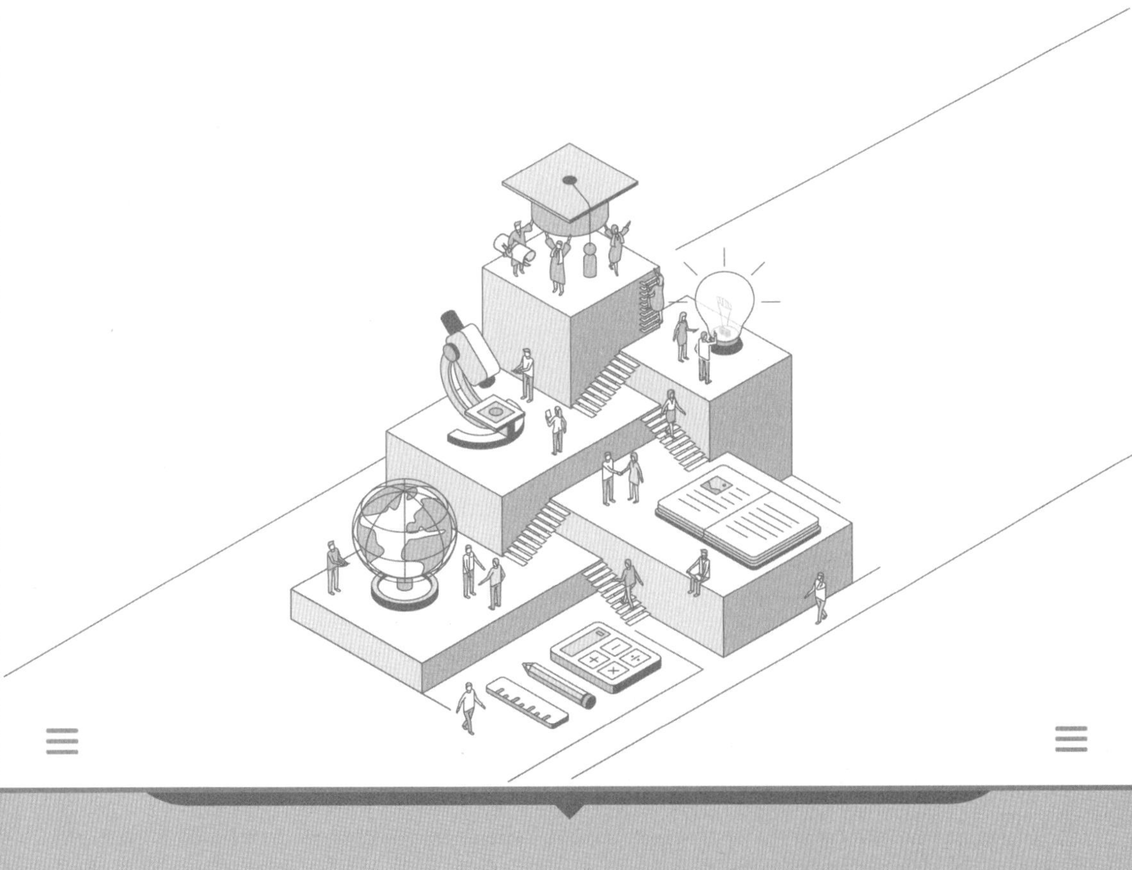

예·상·문·제·풀·이

01

다음 검사로 알 수 있는 내용은?

> 발바닥에 모노필라멘트를 검사를 시행하여 4.56에서 감각인식이 가능하였다

1) 정상
2) 촉감 감소
3) 보호감각 감소
4) 보호감각 소실
5) 깊은 압력감각만 인식가능

02

Semmes Weinstein Monofilament의 측정 결과가 2.83(prob)이었다면 사용된 막대의 색은?

1) 적색
2) 녹색
3) 청색
4) 보라색
5) 적색 줄

문제해설

01
- 정상 : 3.61 이하
- 촉감 감소 : 4.31 이하
- 보호감각 감소 : 4.93 이하
- 보호감각 소실 : 6.45 이하

답 3)

02 해설내용 참조

답 2)

Semmes Weinstein Monofilament 결과 해석

Explanation

색(color)	해석(interpretation)	범위(marking)
녹색(green)	정상(normal)	1.62~2.83 marking
청색(blue)	감소된 'light touch'	3.22~3.61 marking
보라색(purple)	감소된 'protective sensation'	3.84~4.31 marking
적색(red)	상실된 'protective sensation'	4.56~6.65 marking
붉은줄(red lined)	측정불가	>6.65 marking

03

엄지와 검지 끝에서 나타나는 정적이점구별의 정상치 범위는?

1) 1mm 이하
2) 2～3mm
3) 3～4mm
4) 4～5mm
5) 5～6mm

04

정적 두점구별(static two point discrimination) 평가의 올바른 반응의 기준은?

1) 10회 적용 중 6번을 답한 경우
2) 10회 적용 중 7번을 답한 경우
3) 10회 적용 중 8번을 답한 경우
4) 10회 적용 중 9번을 답한 경우
5) 10회 적용 중 10번 모두를 답한 경우

05

다음 중 모노필라멘트(monofilament)의 결과로 옳은 것은?

1) 블루(3.22에서 3.61)는 정상감각을 의미한다
2) 초록(1.65에서 2.83)은 과감각 상태를 의미한다
3) 보라(3.84에서 4.31)는 보호감각의 정상을 의미한다
4) 레드(4.56에서 6.65)는 상태는 보호감각의 상실을 의미한다
5) 측정불가(untestable)는 가장 작은 모노필라멘트에 무반응일 경우이다

문제해설

03 이점구별 정상 기준치

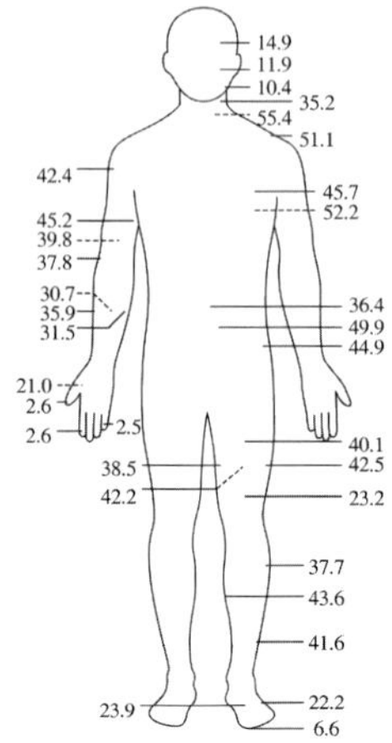

답 2)

04 적용 및 반응

- 10mm 간격으로 시작함
  - 엄지 및 손가락의 패드(pad)에만 적용함
  - 가벼운 압박을 적용함
  - 장축을 따라가며 적용함
- 두 점의 거리는 15mm까지만 늘림
- 정확한 반응
  - 10번 중 7번을 정확히 답해야 함

답 2)

05 점수

- 초록(1.65에서 2.83)의 상태는 표준 정상감각 상태
- 블루(3.22에서 3.61)의 상태는 정상감각의 무뎌짐 상태
- 보라(3.84에서 4.31)의 상태는 보호감각의 감소 상태
- 레드(4.56에서 6.65)의 상태는 보호감각의 상실 상태
- '측정불가(untestable)'는 가장 큰 모노필라멘트에 무반응 상태

답 4)

06

다음 평가의 결과 해석으로 옳은 것은?

• 평가 도구 : Boley gauge
• 평가 결과 : 8mm

1) Fair
2) Poor
3) Normal
4) Protective
5) Anesthetic

07

다음 사례의 정적 2점구별(static 2 point discrimination) 검사의 결과는?

두 점의 거리가 8mm일 때 정확한 반응의 횟수는 10회 중 5회이었고, 두 점의 거리가 12mm일 때는 10회 중 9회였다

1) Fair
2) Poor
3) Normal
4) Protective
5) Anesthetic

08

다음 중 자신경(ulnar nerve)이 지배하는 손바닥의 피부감각 부위로 옳은 것은?

1) 엄지(첫번째)손가락 전체
2) 검지(두번째)손가락 전체
3) 중지(세번째)손가락 전체
4) 약지(네번째)손가락 전체
5) 소지(다섯번째)손가락 전체

문제해설

06 **2점 분별 결과**

- Normal : <6mm
- Fair : 6~10mm
- Poor : 11~15mm
- Protective : 한 점으로 인식
- Anesthetic : 점을 인식하지 못함

답 1)

07 10회 적용 중 7회 이상을 정확히 답해야 한다.

결과	• 정상(normal) : <6mm • Fair : 6~10mm • Poor : 11~15mm • Protective : 한 점으로 인식함 • Anesthetic : 점을 인식하지 못함

답 2)

08 정중신경이 엄지부터~약지의 2/1까지 지배한다.

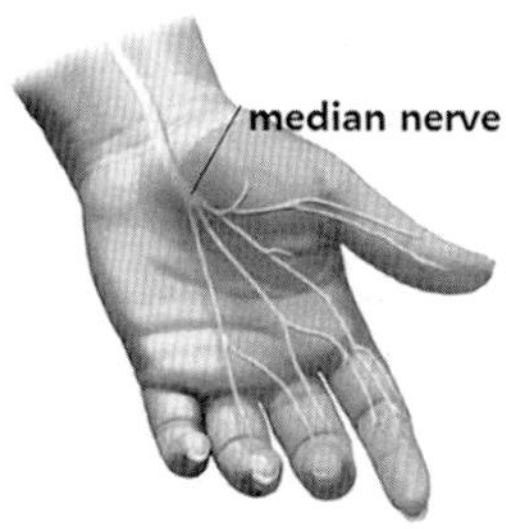

답 5)

09

혀의 맛감각검사를 통해 확인할 수 있는 뇌신경은?

1) 삼차신경, 얼굴신경
2) 얼굴신경, 혀밑신경
3) 삼차신경, 혀밑신경
4) 삼차신경, 혀인두신경
5) 얼굴신경, 혀인두신경

10

Nipple point의 감각에 해당하는 피부분절(dermatome)은?

1) T3
2) T4
3) T5
4) T6
5) T7

11

두 점 식별검사에 대한 설명이 옳은 것은?

1) 검사는 모노필라멘트로 한다
2) 동적 두 점 식별보다 정적 두 점 식별이 먼저 회복된다
3) 클라이언트는 도구가 느껴지면 "느껴진다"라고 말한다
4) 동적 두 점 식별검사는 근위부에서 원위부로 진행을 한다
5) 정적 두 점 식별검사에서 한 점으로만 인식하면 보호감각 소실을 의미한다

12

정적 두점판별검사에서 양호(fair)라는 결과를 얻었다면 예상되는 측정 결과의 값은?

1) 5mm
2) 8mm
3) 11mm
4) 14mm
5) 20mm

문제해설

09
- 삼차신경 : 혀 앞쪽 2/3의 일반감각을 담당
- 혀인두신경 : 혀 뒤쪽 1/3의 맛감각 담당
- 얼굴신경 : 혀 앞쪽 2/3의 맛 감각 담당
- 혀밑신경 : 혀의 운동에만 관여함

답 5)

10 감각분절로 젖꼭지의 감각 지배신경을 T4이다.

답 2)

11
1) 검사는 모노필라멘트로 한다. → Disk-Criminator Boley를 사용한다.
2) 동적 두 점 식별보다 정적 두 점 식별이 먼저 회복된다. → 동적 두 점 식별검사가 먼저 회복된다.
3) 클라이언트는 도구가 느껴지면 "느껴진다"라고 말한다. → "하나", "둘", "모르겠음"으로 표현한다.
5) 정적 두 점 식별검사에서 한 점으로만 인식하면 보호감각 소실을 의미한다. → 한 점으로만 인식하면 보호감각만 있는 것을 의미한다.

답 4)

12 정적 두점판별검사

분류	거리
정상(Normal)	1~5mm
양호한(Fair)	6~10mm
어려운(Poor)	11~15mm
보호감각(Protective)	한 점으로 지각
무감각(Anesthetic)	지각 불가

답 2)

13

다음은 어떤 평가도구에 대한 설명이다. 이 평가의 적용과 결과로 틀린 것은?

- '가벼운 촉각'과 '깊은 촉각'을 평가한다
- 피부 압박의 역치 측정에 가장 정확한 도구이다
- 플라스틱 손잡이 막대에 20개(monofilament)로 되어있다

1) 정상 범위는 2.44~2.83이다
2) 측정 범위는 1.65~6.65prob이다
3) 1.65~2.83은 세 번 통통 튀겨서 적용한다
4) 3.22~6.65는 구부러질 정도로 3번 적용한다
5) monofilamnet를 수직으로 해서 구부러질 때까지 적용한다

문제해설

13 해설내용 참조

답 4)

Semmes Weinstein Monofilament

Explanation

1. 구성

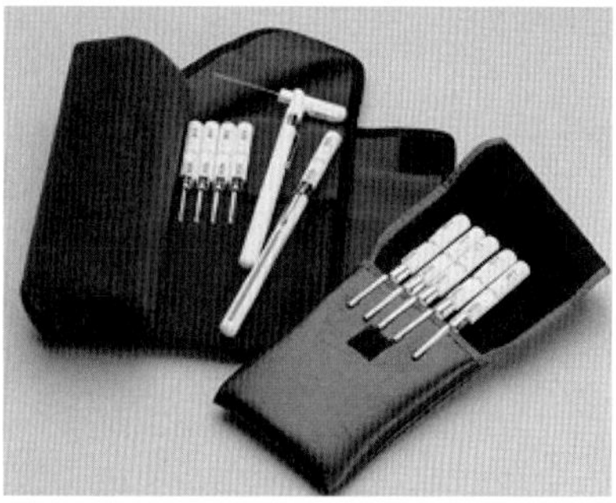

- 플라스틱 손잡이 막대 20개

2. 범위

1) 1.65~6.64prob범위
2) 정상범위 : 2.44~2.83

3. 적용 방법

1) 'monofilament'를 수직으로 해서 'monifilament'가 구부러질 때까지 적용한다.
2) 피부가 창백해질 때까지 적용하면 안 됨

4. 범위별 사용방법

1) 1.65~2.83 : 세 번 통통 튀겨줌
2) 3.22~4.08 : 구부러질 정도로 3번 적용
3) 4.17~6.65 : 한번 적용

5. 굵은 filament적용 시 주의사항

1) monofilament가 구부러지지 않음
2) 누르는 정도를 결정하기 위해 피부색을 잘 관찰해야 한다.

14

교통사고로 인해 정중신경 손상을 입은 20대 여성에게 이점구별(two point discrimination) 검사를 실시하고자 한다. 시작할 때 두 점의 거리는?

1) 2mm
2) 4m
3) 6mm
4) 8mm
5) 10mm

15

정적 이점분별(static two point discrimination) 검사의 시작 거리는?

1) 3mm
2) 5mm
3) 8mm
4) 10mm
5) 15mm

문제해설

14 환자의 시야를 가리고 캘리퍼(caliper)를 10mm 간격으로 벌려 측정한다.

답 5)

15 해설내용 참조

답 2)

이점분별(static two point discrimination)

Explanation

정적 방법	• 환자의 시야를 가림 • 무딘 캘리퍼(blunt calipers), 구부린 종이 클립(bent paper clip), disk discriminator, Boley gauge 등을 사용함 – 도구는 가볍고 무딘 것이어야 함 • 5mm 간격으로 시작함 – 엄지 및 손가락의 패드(pad)에만 적용함 – 가벼운 압박을 적용함 – 장축을 따라가며 적용함 • 두 점의 거리는 15mm까지만 늘림 • 정확한 반응 – 10번 중 7번을 정확히 답해야 함 • 결과 – 정상(normal) : <6mm – Fair : 6～10mm – Poor : 11～15mm – Protective : 한 점으로 인식 – Anesthetic : 점을 인식하지 못함

16

다음 검사의 목적은?

> 뾰족하거나 무딘 안전핀을 피부에 직각으로 자극하며, 침범되지 않은 부위에 정반응을 유발하도록 충분한 압력을 가한다

1) 보호감각 검사
2) 촉각역치 검사
3) 촉각인식 검사
4) 정적 두점식별 검사
5) 동적 두점식별 검사

17

'monofilament'를 이용한 촉각-압박 검사 시 결과로 옳은 것은?

1) 빨강색은 측정불가를 의미한다
2) 파랑색은 정상 감각을 의미한다
3) 초록색은 무디어진 감각을 의미한다
4) 보라색은 보호감각의 감소를 의미한다
5) 가장 큰 모노필라멘트에 무반응일 경우에는 재평가를 해야 한다

18

감각처리(sensory processing)에 대한 설명으로 옳은 것은?

1) 역치 수준과 아동의 행동적 반응은 연관성이 없다
2) 역치 수준이 높을수록 아동은 항상 축 처진 모습만을 보인다
3) 역치 수준이 높으면서 그 역치에 순응하지 않고 적극적인 행동을 보이는 아동은 감각추구(sensory seeking) 행동을 보인다
4) 역치 수준이 낮으면서 그 역치에 순응하는 수동적 행동을 보이는 아동은 감각자극에 낮은 등록(low registration)행동을 보인다
5) 역치 수준이 낮으면서 그 역치에 순응하지 않고 적극적인 행동을 보이는 아동은 불편한 감각자극에 단지 얼어붙은 듯한 감각예민(sensory sensitivity) 행동을 보인다

문제해설

16 날카로운 자극에 대한 정반응은 보호감각이 정상임을 암시하고, 날카로운 자극의 오반응의 압력에 대한 인식은 있으니 보호 반응의 부재를 나타낸다.

답 1)

17
- 초록색은 정상감각을 의미한다.
- 파랑색은 무디어진 감각을 의미한다.
- 보라색은 보호감각의 감소를 의미한다.
- 빨강색은 보호감각의 상실을 의미한다.
- 가장 큰 모노필라멘트에 무반응일 경우는 측정불가이다.

답 4)

18 Dunn의 감각처리 모델에 대한 설명이다.

역치수준	역치수준에 순응하는 수동적 행동	역치수준에 순응하지 않는 능동적 행동
높음	저등록 (Low registration)	감각추구 (Sensory seeking)
낮음	감각예민 (Sensory sensitivity)	감각회피 (Sensory avoiding)

답 3)

작업치료 기초 이론

19

촉각－압박(touch-pressure) 감각 평가를 위해 Semmes-Weinstein monofilament를 사용하였다. 정상을 의미하는 색은?

1) 적색(red)
2) 청색(blue)
3) 녹색(green)
4) 보라색(purple)
5) 붉은 줄(red lined)

20

대뇌겉질 손상 환자를 위한 감각검사 방법으로 옳은 것은?

1) 일반적으로 뇌손상 부위와 같은 쪽 부위를 정밀 평가한다
2) 감각이상이 있는 부위를 먼저 평가한 후 정상 부위를 평가한다
3) 각 피부분절의 주요 감각점(key sensory point)를 중심으로 검사해야 한다
4) 중증 겉질손상 환자는 가벼운 촉각과 고유수용성 감각을 먼저 평가해야 한다
5) 가벼운 촉각과 고유수용성 감각이 정상이라면 온도감각의 평가는 불필요하다

21

혀 맛감각을 느끼게 해주는 신경끼리 올바르게 묶인 항목은?

1) 혀 앞쪽 : 2/3 얼굴신경 / 혀 뒤쪽 : 1/3 미주신경
2) 혀 앞쪽 : 1/3 얼굴신경 / 혀 뒤쪽 : 2/3 삼차신경
3) 혀 앞쪽 : 1/3 얼굴신경 / 혀 뒤쪽 : 2/3 미주신경
4) 혀 앞쪽 : 1/3 얼굴신경 / 혀 뒤쪽 : 2/3 혀인두신경
5) 혀 앞쪽 : 2/3 얼굴신경 / 혀 뒤쪽 : 1/3 혀인두신경

문제해설

19

색	해석	범위
녹색	정상(normal)	1.62～2.83 marking
청색	감소된 'light touch'	3.22～3.61 marking
보라색	감소된 'protective sensation'	3.84～4.31 marking
적색	상실된 'protective sensation'	4.56～6.65 marking
붉은줄	측정불가	>6.65 marking

답 3)

20 가벼운 촉각과 고유수용성 감각이 정상이라면, 온도감각과 통각과 같은 보호감각 역시 정상일 것이므로 이에 대한 평가는 필요하지 않다. 경증 겉질손상 환자의 경우, 가벼운 촉각 및 고유수용성감각 평가를 우선 실시한다.

답 5)

21
- 혀 앞쪽은 얼굴신경의 가지인 고실끈신경이 담당을 한다. 범위는 혀의 앞쪽 2/3이다.
- 남은 혀의 1/3의 맛감각은 혀인두신경이 한다.

답 5)

22

다음 중 정적 2점분별(2 point discrimination) 평가의 적용 횟수와 반응횟수에 대한 설명으로 옳은 것은?

1) 5회 적용 중 5회를 올바르게 반응하면 적절한 반응이다
2) 5회 적용 중 4회를 올바르게 반응하면 적절한 반응이다
3) 7회 적용 중 7회를 올바르게 반응하면 적절한 반응이다
4) 7회 적용 중 5회를 올바르게 반응하면 적절한 반응이다
5) 10회 적용 중 7회를 올바르게 반응하면 적절한 반응이다

23

정적 2점 분별(2 point discrimination) 평가의 결과가 'Protective'이었다. 결과를 바르게 해석한 것은?

1) 정상이다
2) 양호하다
3) 한 점으로 인식한다
4) 두 점을 인식한다
5) 전혀 인식이 없다

24

치료사는 평가 결과에 'Protective'라고 기록하였다. 시행된 평가 내용은?

1) Kinesthesia
2) Light touch
3) Temperature
4) Proprioception
5) Two-point discrimination

문제해설

22 정적 두점판별검사(Test for static two-point Discrimination)

- 과정
  - 'Disk-Criminator'나 'Boley 게이지'를 사용함
  - 검사는 손가락과 엄지의 패드부분에만 실시함
  - 시작은 5mm 거리로 해서 시작함 (15mm까지만 진행함)
  - 무작위적으로 한 번 또는 두 번에 자극을 주고 그리고 자측면에 각각의 손가락에 10번을 적용함
  - 가벼운 압박감각을 적용하고, 접촉된 피부 표면이 하얗게 되면 멈춤
- 반응
  - 클라이언트의 반응이 "한번 또는 두 번 또는 모르겠다"라는 반응을 보임
- 점수화
  - 10번의 자극에서 7번을 맞히면 적절한 반응임
  - 적절한 반응이 계속될 때까지 두 점간의 간격을 늘려나감
- 표준거리
  - 1~5mm : 정상상태의 두점판별검사임
  - 6~10mm : 과한상태의 두점판별검사임
  - 11~15mm : 부족한상태의 두점판별검사임

답 5)

23 정적 2점 분별 평가의 결과

Normal	<6mm
Fair	6~10mm
Poor	11~15mm
Protective	한 점으로 인식
Anesthetic	점을 인식하지 못함

답 3)

24 Two-point discrimination 평가결과는 Normal, Fair, Poor, Protective, Anesthesia로 나뉘며, 나머지는 Intact, Impaired, Absent로 나뉜다.

답 5)

작업치료 기초 이론

OCCUPATIONAL THERAPY

8

C·H·A·P·T·E·R

안전과 감염관리

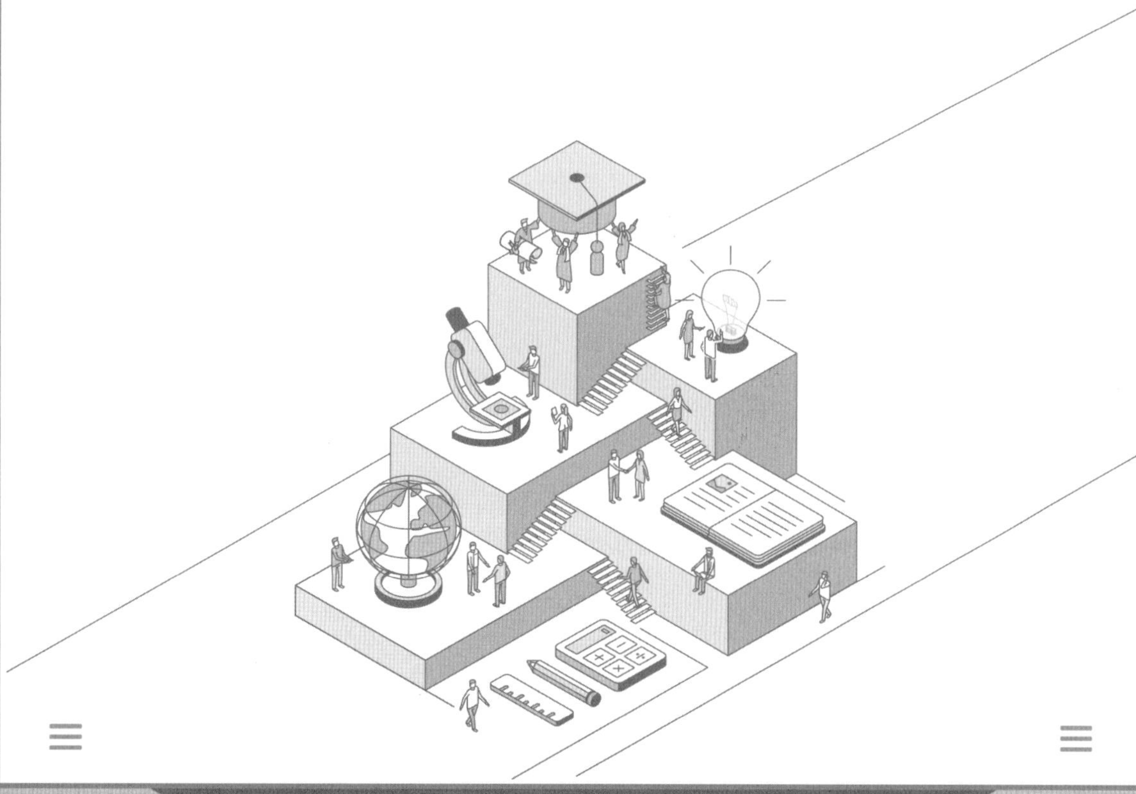

2024 OCCUPATIONAL THERAPY

예·상·문·제·풀·이

01

저혈압으로 인한 쇼크(shock) 환자의 응급처치 방법으로 옳은 것은?

1) 머리를 다리보다 약간 높게 한다
2) 생명에는 위협이 없으므로 여유있게 대처한다
3) 가능한 환자를 눕히지 않고 의자에 앉게 하다
4) 필요할 경우 이불을 덮어주어 신체의 열 손실을 예방한다
5) 호흡 곤란이 있을 경우는 머리와 가슴을 약간 낮게 유지한다

02

치료사는 침상에 있는 클라이언트에게 허리를 앞으로 구부리고 팔을 탁자나 카운터에 기대는 자세와 높은 파울러 자세(high Fowler's position)를 알려주었다. 중재 목적은?

1) 혈압 관리
2) 호흡 관리
3) 요통 관리
4) 흉통 관리
5) 올바른 휴식 교육

문제해설

01 쇼크(Shock)

원인	• 혈압감소, 비효율적 심박출량 감소로 인해 발생
쇼크의 징후	• 창백함, 젖고 차가운 피부, 빠르고 불규칙한 호흡, 팽창한 동공, 약하거나 빠른 맥박, 어지러움 또는 메스꺼움, 의식의 변화 등
쇼크 환자의 처치 절차	• 생명에 위협을 줄 수 있으므로, 빠른 의료 지원이 필요함 • 원인을 찾은 후 가능할 경우 해결해야 함 – 클라이언트의 혈압, 호흡과 맥박 수를 감독함 • 클라이언트를 반듯하게 눕히고, 머리를 다리보다 약간 낮게 함 – 머리와 가슴에 부상이 있거나, 호흡 곤란이 있을 경우는 머리와 가슴을 약간 높게 유지함 • 열을 가하며 안 되지만 필요할 경우 이불을 덮어주어 신체의 열 손실을 예방함 • 의료지원이 도착할 때까지 클라이언트의 안정을 유지하고 긴장을 풀어줌

답 4)

02 호흡곤란 관리 자세

호흡곤란조절 자세 (Dyspnea control postures)	• 클라이언트의 호흡곤란 중 숨이 참을 줄이기 위해 사용됨 • 클라이언트의 기도 유지가 중요함
높은 파울러 자세 (high Fowler's position)	• 침상에 있는 클라이언트에게 사용할 수 있음 • 침대 머리가 90°이어야 함
앉아숨쉬기 자세 (orthopneic positioin)	• 앉아 있거나 서있는 클라이언트에게 사용됨 • 클라이언트는 허리를 약간 앞으로 구부리고 팔을 탁자나 카운터에 기댐
입술을 다문 채 숨쉬기(pursed -lip breathing)	• 호흡곤란을 완화하고 가빠진 숨을 안정시키는 방법 • 코로 서서히 숨을 들이쉬고 천천히 살짝 다문 입술 사이로 숨을 내쉬는 것임

답 2)

03

다음 증상 및 대처법에 대한 설명은?

> 주요증상은 고혈압, 두통 등이며, 일반적 원인은 방광에 소변이 가득 찼거나 요로 및 기타 감염, 욕창, 살로 파고든 발톱, 도뇨관이나 관장과 같은 배설자극, 통증 등이다

1) 환자를 앉히고 머리를 높인다
2) 침상에 오래 누워 있을수록 심해진다
3) T8보다 상위의 척수손상에서 나타난다
4) 등받이를 뒤로 뉘일 수 있는 의자를 사용해야 한다
5) 복대나 압력스타킹 등을 착용하여 배와 다리의 압력을 높여야 한다

04

CPR(Cardiopulmonary Resuscitation)의 순서로 옳은 것은?

> 가. 인공호흡을 2회 실시한다
> 나. 심정지가 있는지 확인한다
> 다. 가슴 압박을 30회 실시한다
> 라. 인공호흡과 가슴압박을 반복적으로 실시한다

1) 가－나－다－라
2) 가－다－나－라
3) 나－가－다－라
4) 나－다－가－라
5) 다－나－가－라

문제해설

03 2), 4), 5) 기립성저혈압 중재
3) T6보다 상위

답 1)

04 해설내용 참조

답 4)

CPR의 시행순서(C-A-B)

Explanation

1. 심정지 확인

먼저 환자의 양쪽 어깨를 가볍이 두드리며, 큰 목소리로 "여보세요, 괜찮으세요? 눈 떠 보세요."라고 소리친다. 환자의 몸 움직임, 눈 깜박임, 대답 등으로 반응을 확인하고(심정지－무반응), 동시에 숨을 쉬는지 또는 비정상 호흡을 보이는지 관찰한다(심정지－무호흡 또는 비정상호흡). 반응이 없더라도 움직임이 있거나 호흡을 하는 경우는 심정지가 아니다.

2. 도움 및 119신고

3. 가슴압박 30회 시행(C : chestcompression)

먼저 환자의 가슴 중앙에 깍지 낀 두 손의 손바닥 뒤꿈치를 댄다. 손가락이 가슴에 닿지 않도록 주의하여야 하며, 양팔을 쭉 편 상태에서 체중을 실어서 환자의 몸과 수직이 되도록 가슴을 압박한다. 가슴압박은 성인에서 분당 100~120회의 속도와 가슴이 5~6cm 깊이로 눌릴 정도로 강하고 빠르게 압박한다. 또한 '하나', '둘', '셋', …, '서른'하고 세어가면서 시행하며, 압박된 가슴은 완전히 이완되도록 한다.

4. 인공호흡 2회 시행

인공호흡을 시행하기 위해서는 먼저 환자의 머리를 젖히고, 턱을 들어 올려서 환자의 기도를 개방시킨다(A : airway). 머리를 젖혔던 손의 엄지와 검지로 환자의 코를 잡아서 막고, 입을 크게 벌려 환자의 입을 완전히 막은 뒤에 가슴이 올라올 정도로 1초 동안 숨을 불어넣는다(B : breathing). 숨을 불어넣을 때에는 환자의 가슴이 부풀어 오르는지 눈으로 확인한다. 숨을 불어넣은 후에는 입을 떼고 코도 놓아주어서 공기가 배출되도록 한다. 인공호흡 방법을 모르거나, 꺼려지는 경우에는 인공호흡을 제외하고 지속적으로 가슴압박만을 시행한다(가슴압박 소생술).

5. 가슴압박과 인공호흡의 반복

이후에는 30회의 가슴압박과 2회의 인공호흡을 119 구급대원이 현장에 도착할 때까지 반복해서 시행한다. 다른 구조자가 있는 경우에는 한 구조자는 가슴압박을, 다른 구조자는 인공호흡을 맡아서 시행하며, 심폐소생술 5주기(30:2 가슴압박과 인공호흡 5회)를 시행한 뒤에 서로 역할을 교대한다.

6. 회복자세

자동제세동기는 반응과 정상적인 호흡이 없는 심정지 환자에게만 사용하여야 하며, 심폐소생술 시행 중에 자동제세동기가 도착하면 지체 없이 적용해야 한다. 먼저 자동제세동기를 심폐소생술에 방해가 되지 않는 위치에 놓은 뒤에 전원 버튼을 누른다.

✽ CPR 자세

- 허리를 곧게 폄
- 팔꿈치를 굽히지 않고 4~5cm 정도의 압박
- 팔의 힘으로만 하지 않고 몸 전체를 이용해서 압박을 함
- 바닥이 평평한 곳에서 하지 않음

05

심폐소생술을 할 때 가장 먼저 해야 하는 것은?

1) 인공호흡
2) 맥박확인
3) 흉부압박
4) 기도확보
5) 안전확보

06

지혈에 대한 일반적 대처로 옳은 것은?

1) 손을 씻고 보호 장갑을 착용하지 않는다
2) 깨끗한 수건으로 상처에 직접 압력을 가한다
3) 상처를 심장보다 아래로 내려 혈액순환을 감소시킨다
4) 소독한 천이 없을 경우 장갑을 벗고 상처를 압박한다
5) 어떠한 경우에도 상처를 소독제 또는 물로 씻어내면 안된다

문제해설

05 무엇보다 중요한 것은 자신은 물론이고 환자의 안전확보이다. C→A→B 순이다. C는 가슴 정중앙을 빠르고 강하게 압박, A는 환자의 머리를 뒤로 젖혀 기도확보, B는 숨 불어넣기 순으로 실시한다.

답 5)

06 해설내용 참조

답 2)

지혈

Explanation

치료의 목적	• 상처의 오염을 막는 것과 지혈
지혈을 위한 절차	① 손을 씻고 보호 장갑을 착용함 • 상처를 치료하는 동안 보호 장갑을 계속 착용함 ② 깨끗한 수건 또는 소독한 천을 상처 위에 놓고 상처에 직접 압력을 줌 • 만약 천이 없다면 장갑 낀 손을 이용함 ③ 상처를 클라이언트의 심장보다 위로 들어 상처 영역의 혈액순환을 감소시킴 ④ 경우에 따라 상처를 소독제(antiseptic) 또는 물로 씻어낼 수 있음 ⑤ 클라이언트가 안정을 유지하도록 하고 극단적 행동을 피함 ⑥ 만약 동맥 출혈이 있다면, 상처보다 위에 위치한 동맥에 간헐적 압력을 제공함 • 팔 동맥을 위한 압력 지점 – 팔의 안쪽 팔꿈치와 겨드랑이의 중간 지점 • 넙다리 동맥의 압력 지점 – 엉덩이 관절의 접힌 부분 즉 두덩뼈의 바로 옆쪽 ⑦ 훈련되지 않았다면 지혈대의 사용은 피해야 함

07

작업치료사의 안전과 감염예방을 위한 조치로 가장 타당한 것은?

1) 바닥은 가능한 자주 닦아야 한다
2) 가능한 모든 장비는 어깨보다 높은 위치에 두어야 한다
3) 위험 가능성이 있는 장비는 잘 보이는 곳에 두어야 한다
4) 클라이언트가 도착한 즉시 치료 공간과 준비물을 준비해야 한다
5) 교차 오염을 줄이기 위해 치료 전후 최소 5초 동안 손씻기를 해야 한다

문제해설

07 해설내용 참조

답 3)

안전과 감염예방

Explanation

1. 교차 오염(cross-contamination)을 줄이기 위해 각 클라이언트의 치료 전후에 최소 15초 동안 손을 씻어야 한다.
2. 장비를 움직일 수 있는 적당한 공간을 확보해야 한다.
   - 사람이 지나다니거나 장비와 충돌할 수 있는 곳에 클라이언트를 두지 않음
   - 치료공간을 혼란스럽지 않게 유지시켜야 함
3. 클라이언트를 혼잡한 공간 또는 보이지 않는 곳에 두지 않아야 한다.
4. 장비가 제대로 작동하는지 일정하게 체크해야 한다.
5. 임상에서의 장비와 시설이 안정적이게 해야 한다.
   - 치료도구를 사용하지 않을 시에는 치료 영역 밖에 둬야 함
6. 바닥에 전선, 깔개, 쓰레기, 엎지른 물 등이 없도록 유지시켜야 한다.
   - 너무 잘 닦은 바닥은 매우 미끄러울 수 있으므로 너무 많이 닦지 않아야 함
7. 클라이언트가 혼자 있지 않도록 해야 한다.
   - 가까운 곳에서 클라이언트를 관찰할 수 없을 경우, 움직임을 제한하는 도구(restraint equipment)를 적절하게 사용해야 함
     - 예 bed rails, vests, belts 등
8. 클라이언트가 도착하기 전 치료 공간과 준비물을 준비해야 한다.
9. 정확하게 훈련받은 사람만이 클라이언트 관리하도록 해야 한다.
10. 위험 가능성이 있는 장비는 사용 설명서에 따라 사용하고 보관해야 한다.
    - 잘 보이는 곳에 둬야 함
    - 어깨보다 높은 위치에 두지 않아야 함
11. 비상구와 탈출 방향을 명확하게 표시해야 한다.
12. 소화기와 구급함과 같은 응급 장비를 손쉽게 사용할 수 있도록 준비해야 한다.

08

다음 설명에 해당하는 호흡운동기법은?

> 기도쪽으로 역압(backpressure)을 발생시켜 천천히 공기를 배출하게 한다

1) 분절성 호흡법(Segmental breathing)
2) 가로막 호흡법(Diaphragmatic brathing)
3) 설인 호흡법(Glossopharygeal breathing)
4) 오므린 입술 호흡법(Pursed-lip breathing)
5) 호흡 근육 훈련(Ventilatory muscle training)

09

출혈 환자에 대한 응급처치로 옳은 것은?

1) 상처를 물로 씻는 것은 금기이다
2) 손을 씻고 장갑 착용 없이 지혈한다
3) 상처를 클라이언트의 심장보다 낮게 유지해 혈액순환을 증가시킨다
4) 깨끗한 수건 또는 소독한 천을 상처 위에 놓고 직접 압력을 가한다
5) 동맥 출혈일 경우 상처보다 아래에 위치한 동맥에 압력을 제공한다

문제해설

08 만성 폐색성 폐질환 환자에게 코로 천천히 깊게 숨을 들이쉬도록 하고 입술을 오므리고 천천히 숨을 내쉬게 하는 방법으로 기도쪽으로 역압(backpressure)을 발생시켜 천천히 공기를 배출하는 것

답 4)

09 출혈에 대한 응급 처치

치료 목적	• 상처의 오염을 막는 것과 지혈
지혈을 위한 절차	① 손을 씻고 보호 장갑을 착용함 • 상처를 치료하는 동안 보호 장갑을 계속 착용함 ② 깨끗한 수건 또는 소독한 천을 상처 위에 놓고 상처에 직접 압력을 줌 • 만약 천이 없다면 장갑 낀 손을 이용함 ③ 상처를 클라이언트의 심장보다 위로 들어 상처 영역의 혈액순환을 감소시킴 ④ 경우에 따라 상처를 소독제(antiseptic) 또는 물로 씻어낼 수 있음 ⑤ 클라이언트가 안정을 유지하도록 하고 극단적 행동을 피함 ⑥ 만약 동맥 출혈이 있다면, 상처보다 위에 위치한 동맥에 간헐적 압력을 제공함 • 팔 동맥을 위한 압력 지점 : 팔의 안쪽 팔꿈치와 겨드랑이의 중간 지점 • 넙다리 동맥의 압력 지점 : 엉덩이 관절의 접힌 부분 즉 두덩뼈의 바로 옆쪽 ⑦ 훈련되지 않았다면 지혈대의 사용은 피해야 함

답 4)

10

일상생활활동 수행 중 천식이 발생할 때 응급조치는?

1) 누운 자세
2) 엎드린 자세
3) 길게 앉은 자세
4) 옆으로 누운 자세
5) 무릎구부리고 앉은 자세

11

다음은 치료사가 치료이후 손씻기를 수행하는 순서이다. 감염위험이 있는 과정은?

가. 손으로 수도열기
나. 손으로 누르는 손 세정제 짜기
다. 손세정제로 손등, 손가락 사이, 손톱 등 3분 이상 닦기
라. 흐르는 물에 헹군 후 종이타월을 뽑아 닦기
마. 손으로 수도 잠그기

1) 가
2) 나
3) 다
4) 라
5) 마

12

심장마비 환자의 CPR 순서로 옳은 것은?

가. 압박(Compressions) : 가슴의 중앙을 빠르게 부지런히 눌러줌
나. 기도(Airway) : 피해자의 머리를 뒤로 기울여 기도를 확보함
다. 호흡(Breathing) : 입과 입을 맞대고 숨을 불어넣어줌

1) 가－나－다
2) 가－다－나
3) 나－가－다
4) 나－다－가
5) 다－나－가

문제해설

10 무릎 구부리고 앉은 자세는 기침감소에 도움이 된다.

답 5)

11 마지막에 수도를 잠글 때 스위치에서 감염이 될 수 있으므로 손을 닦은 종이타월로 잠그고 종이타월을 버려 감염을 예방할 수 있다.

답 5)

12 CPR의 순서는 C(압박)－A(기도)－B(호흡)이다.

답 1)

작업치료 기초 이론

13

감염예방을 위한 효과적인 손 씻기로 옳은 것은?

1) 흐르는 물에는 손을 씻지 않도록 한다
2) 손 씻기는 최소 1분 이상 실시해야 한다
3) 밴드형 반지를 제외하고 모든 장신구를 제거한다
4) 물을 틀어서 뜨거운 온도로 맞추고 물을 강하게 틀어야 한다
5) 손가락을 이용하여 물로 씻으며 물비누나 가루비누의 사용은 피한다

문제해설

13 해설내용 참조

답 3)

효과적인 손 씻기(Technique for Effective Hand-Washing)

Explanation

1. 밴드형 반지를 제외하고 모든 장신구를 제거함
2. 싱크대에 다가서고 싱크대나 주변의 물건을 만지지 않음
3. 물을 틀어서 미지근한 온도로 맞추고 물이 튀지 않는 중간 정도로 흐르게 함
4. 손이 아래로 향하게 한 후 손목과 손에 손가락을 이용하여 물을 적시고 물비누나 가루비누를 바름
5. 손의 모든 부분(손바닥, 옆, 뒤)을 씻고, 손가락, 마디, 손가락 사이를 세게 문지르고 돌려서 씻음
6. 반지를 착용하고 있다면 그 밑을 닦을 수 있도록 반지를 움직이고 문질러서 닦음
   - 손가락 사이는 깍지를 끼워서 세게 문지름
7. 최소 15초를 씻음
   - 손과 아래팔의 높이는 팔꿈치보다 아래에 위치시키며, 손끝은 아래를 향해야 함
   - 감염이 있는 클라이언트를 치료하였다면 좀 더 오랫동안 씻음
8. 흐르는 물에 손을 헹굼
9. 손목과 아래팔 등 오염에 노출됐다면 그 해당 높이까지 씻음
10. 흐르는 물에 손, 손목 팔을 헹굼
11. 일하기 전 막대나 손톱용 솔을 사용하여 손톱 밑을 적어도 하루에 한 번 이상 청소함
    - 오염이 많이 되었다고 생각될 때는 그때마다 청소함
    - 흐르는 물에 손톱을 헹굼
12. 종이 타월로 손, 손목, 팔을 깨끗이 닦음
    - 수돗물은 손을 말리는 동안 계속 흐르게 놓아두어야 함
13. 새로운 종이타월로 수도꼭지를 잠금

14

항문 괄약근의 기능저하가 있는 환자의 배변훈련 시 복압증가를 위한 자세로 가장 적절한 것은?

1) prone
2) sitting
3) supine
4) squatting
5) side lying

15

감염예방을 위한 표준예방조치의 내용으로 옳은 것은?

1) 보호의복은 가능한 많이 착용한다
2) 장갑의 착용 유무와 관계없이 손을 자주 씻는다
3) 점액이나 상처가 있는 피부를 만질 때는 장갑을 벗는다
4) 가능하면 보호의복 외 다른 보호수단은 사용하지 않는다
5) 체액이 튈 것으로 예상되면 가운을 벗고 마스크와 고글을 착용한다

문제해설

14 squatting 자세
- 쪼그리고 앉은 상태
- 복부를 압박함
  - 복압의 증가

답 4)

15 해설내용 참조

답 2)

감염예방

Explanation

표준예방조치	• 날카로운 도구에 의한 부상을 예방하기 위해 극도로 조심한다. • 작고 고름이 없는 비감염성 반창고로 감싼다. • 고름과 같이 체액이 있거나 감염성 손상이 있는 피부염은 보고한다. • 구강 점막과 신체 표면이 접촉할 수 있는 습관(예 손톱을 물어뜯는)을 피한다. • 체액을 처리할 때 튀거나 분사되지 않도록 조심한다. • 체액이 튀는 경우가 생길 수 있으므로 보호수단을 설치한다. • 장갑의 착용 유무와 관계없이 손을 자주 씻는다. • 보호의복을 필요 이상 착용하지 말며 가능하면 다른 보호수단을 사용한다. • 점액이나 상처가 있는 피부를 만질 때는 장갑을 착용한다. • 체액이 튈 것으로 예상되면 가운, 마스크, 고글과 같은 보호의를 착용한다. • 시설 환경과 장비들을 관리, 세척, 살균할 절차를 갖추어야 한다. • 더러워진 침구류를 깨끗이 관리하여 다른 곳으로의 미생물의 전염을 최소화한다. • 한번 사용된 치료 장비는 적절한 조치를 취하여 감염성 미생물의 전염을 방지한다. • 재사용이 가능한 장비는 올바르고 완전하게 세척한다.

16

감염관리에 대한 일반적 주의사항으로 가장 타당한 것은?

1) 장갑을 벗은 후 손은 가장 늦게 씻는다
2) 장갑의 교환은 매 환자마다 교체해야 한다
3) 응급시 입과 입으로 하는 인공호흡은 피할 수 없다
4) 주사바늘의 경우 폐기 전까지 가능한 손으로만 조작해야 한다
5) 혈액이 튈 수 있는 상황에서는 일회용 장갑과 모자를 반드시 착용해야 한다

17

응급환자의 인공호흡 자세로 옳은 것은?

1) 손의 사용없이 인공호흡을 한다
2) 두 손으로 머리를 잡고 인공호흡을 한다
3) 한 손을 이마에 대고 머리를 뒤로 젖힌다
4) 한 손으로 머리를 들어 목을 굽힘으로 만든다
5) 한 손은 가슴에 올려 흉부를 압박하고 다른 한 손은 이마를 압박한다

18

수업시간에 아동이 발작을 일으켰을 경우 우선 조치사항으로 가장 적절한 것은?

1) 아동이 정신을 차리도록 계속 흔든다
2) 담임선생님과 양호선생님을 호출한다
3) 아동의 몸을 압박해 떨리지 않도록 한다
4) 치아보호를 위해 아동의 입에 수건을 넣어준다
5) 추가적인 손상을 일으킬 수 있는 물건을 치워 아동을 보호한다

문제해설

16 1) 장갑을 벗은 후 즉시 손을 씻어야 한다.
2) 장갑의 교환은 매 환자마다 교체해야 한다.
3) 입과 입으로 하는 인공은 최대로 피해야 한다.
4) 주사바늘은 폐기 전까지 손으로 조작하지 않는다.
5) 혈액이 튈 수 있는 상황에서는 마스크와 보호안경이 필수이다.

답 2)

17 인공호흡 방법

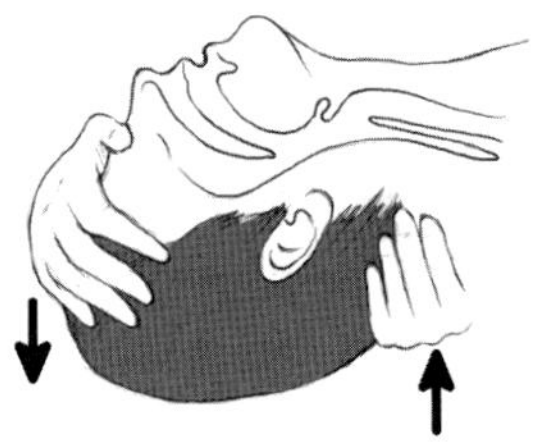

답 3)

18 간질발작이 일어난 경우 가장 먼저 할 일은 추가적인 손상으로부터 아동을 보호 하는 것이다. 주변에 위험할 수 있는 물건은 다 치우고 주위를 조용하게 유지한 후 응급상황에 대처할 필요가 있는지에 대해 확인한다.

답 5)

19

치료도중 발생하는 응급상황에 대한 조치로 옳은 것은?

1) 화상이 심할 경우 즉시 화상 연고를 발라준다
2) 심장마비 환자의 경우 인공호흡을 즉시 실시한다
3) 기립성 쇼크가 발생한 경우 환자를 빠르게 눕힌다
4) 간질이 발생한 경우 설압자에 거즈를 감아 입에 넣어준다
5) 출혈이 발생한 경우 상처 부위를 심장보다 아래에 위치시킨다

20

임상에서의 안전 및 감염관리에 대한 내용으로 옳은 것은?

1) 바닥을 항상 잘 닦아 미끄럽게 유지해야 한다
2) 클라이언트를 가능한 혼잡한 공간에 위치하는 것이 좋다
3) 위험 가능성이 있는 장비는 어깨보다 높은 곳에 두어야 한다
4) 치료도구를 사용하지 않을 시에는 치료 영역 밖에 두어야 한다
5) 교차 오염을 줄이기 위해 매 치료 전후에 최소 3초 이상 손을 씻어야한다

문제해설

19 심장마비환자는 의사에게 즉시 보고하며 분당 100회 속도로 CAB해야 하며 화상 시에는 차가운 물로 씻고 상태관찰에 혼란을 줄 수 있으므로 연고는 바르지 않도록 한다. 출혈 시에는 상처부위가 심장보다 높게 해야 한다. 간질 환자에게는 입에는 아무것도 넣어서는 안 된다.

답 3)

20 **안전과 감염관리 예방법**

- 교차 오염(cross-contamination)을 줄이기 위해 각 클라이언트의 치료 전후에 최소 15초 동안 손을 씻어야한다.
- 장비를 움직일 수 있는 적당한 공간을 확보해야 한다.
  - 사람이 지나다니거나 장비와 충돌할 수 있는 곳에 클라이언트를 두지 않음
  - 치료공간을 혼란스럽지 않게 유지시켜야함
- 클라이언트를 혼잡한 공간 또는 보이지 않는 곳에 두지 않아야 한다.
- 장비가 제대로 작동하는지 일정하게 체크해야 한다.
- 임상에서의 장비와 시설이 안정적이게 해야 한다.
  - 치료도구를 사용하지 않을 시에는 치료 영역 밖에 둬야함
- 바닥에 전선, 깔개, 쓰레기, 엎지른 물 등이 없도록 유지시켜야 한다.
  - 너무 잘 닦은 바닥은 매우 미끄러울 수 있으므로 너무 많이 닦지 않아야함
- 클라이언트가 혼자 있지 않도록 해야 한다.
  - 가까운 곳에서 클라이언트를 관찰할 수 없을 경우, 움직임을 제한하는 도구(restraint equipment)를 적절하게 사용해야함
    예) bed rails, vests, belts 등
- 클라이언트가 도착하기 전 치료 공간과 준비물을 준비해야 한다.
- 정확하게 훈련받은 사람만이 클라이언트 관리하도록 해야 한다.
- 위험 가능성이 있는 장비는 사용 설명서에 따라 사용하고 보관해야 한다.
  - 잘 보이는 곳에 둬야함
  - 어깨보다 높은 위치에 두지 않아야함
- 비상구와 탈출 방향을 명확하게 표시해야 한다.
- 소화기와 구급함과 같은 응급 장비를 손쉽게 사용할 수 있도록 준비해야 한다.

답 4)

작업치료 기초 이론

21

감염예방을 위한 표준예방조치의 내용으로 옳은 것은?

1) 장갑 착용 시 손은 씻지 않는다
2) 보호의복을 가능한 많이 착용한다
3) 구강 점막과 신체 표면의 접촉을 늘린다
4) 날카로운 도구보다 무딘 도구를 극도로 조심한다
5) 점액이나 상처가 있는 피부를 만질 때는 반드시 장갑을 착용한다

문제해설

21 표준예방조치

- 날카로운 도구에 의한 부상을 예방하기 위해 극도로 조심한다.
- 작고 고름이 없는 비감염성 반창고로 감싼다.
- 고름과 같이 체액이 있거나 감염성 손상이 있는 피부염은 보고한다.
- 구강 점막과 신체 표면이 접촉할 수 있는 습관(예, 손톱을 물어뜯는)을 피한다.
- 체액을 처리할 때 튀거나 분사되지 않도록 조심한다.
- 체액이 튀는 경우가 생길 수 있으므로 보호수단을 설치한다.
- 장갑의 착용 유무와 관계없이 손을 자주 씻는다.
- 보호의복을 필요 이상 착용하지 말며 가능하면 다른 보호수단을 사용한다.
- 점액이나 상처가 있는 피부를 만질 때는 장갑을 착용한다.
- 체액이 튈 것으로 예상되면 가운, 마스크, 고글과 같은 보호의를 착용한다.
- 시설 환경과 장비들을 관리, 세척, 살균할 절차를 갖추어야 한다.
- 더러워진 침구류를 깨끗이 관리하여 다른 곳으로의 미생물의 전염을 최소화한다.
- 한번 사용된 치료 장비는 적절한 조치를 취하여 감염성 미생물의 전염을 방지한다.
- 재사용이 가능한 장비는 올바르고 완전하게 세척한다.

답 5)

22

다음에서 설명하는 호흡법의 종류는?

> 바로 누운 자세에서 칼돌기 끝 부위에 책을 올려놓고 책이 올라가는 것을 눈으로 확인하며 호흡을 연습한다

1) 비오호흡
2) 흉식호흡
3) 가로막호흡
4) 입술 모아 내쉬기
5) 체인－스트로크 호흡

22 바로 누운 자세에서 명치 아래 책을 올려놓고 시각적 피드백을 활용하며 호흡을 훈련하는 것은 가로막의 움직임을 통해 이루어지는 가로막호흡(＝복식호흡) 훈련이다. 비오호흡과 체인－스트로크호흡은 비정상적인 호흡의 형태이며, 입술 모으고 내쉬는 호흡은 호기 시의 저항을 줄여주기 위한 호흡 방법이다.

답 3)

9

C·H·A·P·T·E·R

수공예

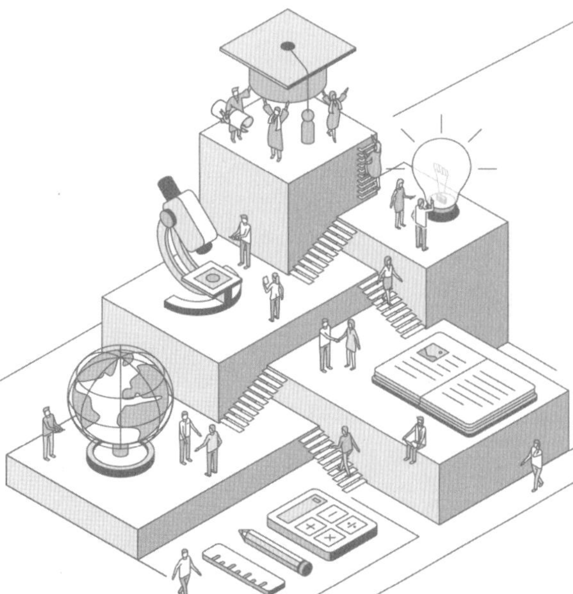

예·상·문·제·풀·이

01

환자에게 칭찬을 해줌으로써 활동을 촉진했다면 증가되는 능력은?

1) 지남력
2) 의존성
3) 자존감
4) 인내력
5) 독립성

02

자신감이 부족한 편마비 환자의 수공예 작업의 사례로 적절한 것은?

1) 성취하기 쉬운 금속공예를 제공한다
2) 복잡한 패턴을 지닌 종이접기를 실시한다
3) 화려하며 고난이도의 타일공예를 제공한다
4) 큰 근육의 사용이 필요한 목공예를 제공한다
5) 다양한 색을 이용한 풍경화 그리기를 실시한다

03

만 5세의 아동에게 찰흙을 이용한 놀이 활동을 실시하려 하자 아동은 자신의 손에 흙이 묻는 것을 매우 불쾌하게 여기며 찰흙놀이를 거부한다. 과학적 추론을 이용해 이 아동이 가지고 있는 문제가 무엇인지 추론한다면 다음 중 원인으로 타당한 것은?

1) 환각
2) 망상
3) 조증
4) 과감각
5) 중력불안감

문제해설

01 자존감

자존감(self esteem)이란 스스로를 존중하는 마음이며, 자신에 대한 긍정적 심념이다. 칭찬은 자존감을 높여주는 대표적인 사례가 된다.

답 3)

02 자신감

자신감 향상을 위해서는 동기유발, 작업성취, 도전(just challenge) 등의 요소가 필수적이다. 복잡한 패턴, 고난이도, 다양한 색 등은 수행을 어렵게 만드는 요소이며, 큰 근육은 신체적 능력의 향상을 기대할 수 있는 요소이다. 또한 금속공예의 해머링은 편마비 환자가 성취하기 쉬운 작업인 반면 타일공예, 종이접기 등은 양손사용이 필요한 수공예이다.

답 1)

03 과감각

- 과감각으로 인한 촉각방어(tactile defensiveness)이다. 평범한 촉각 자극에 대해서도 과도하게 반응하며, 아동에게 있어 가장 일반적으로 관찰되는 감각통합의 문제이다. 일반인에게는 문제가 되지 않는 감각에 대해 민감하고(irritation) 불편한(discomfort) 반응을 보인다. 특히 가벼운 접촉(light touch)을 더 견디기 어려워한다. 다음은 사례들이다
  - 부정적 반응을 보이는 사례들
    - 옷에 대한 특정 질감들
    - 잔디나 모래가 맨살에 닿았을 때
    - 풀칠이나 페인트에 대한 접촉
    - 다른 사람에 의한 가벼운 솔질
    - 빗질 또는 이를 닦을 때 발생되는 감각
    - 음식의 특정 질감들

답 4)

04

구슬 끼우기 활동으로 환자의 잡기 능력을 증가시켰다면, 어떤 잡기 능력의 증가인가?

1) 측면잡기
2) 구형잡기
3) 손끝잡기
4) 후크잡기
5) 원통형잡기

05

40세의 남성은 나무의자 만들기를 실시하고 있다. 의자에 안정적인 자세로 앉아 한 손으로는 나무토막을 다른 한 손으로는 톱을 잡고 있다. 미리 그어진 선을 따라 나무를 자른 후 잘려진 나무토막을 다음 작업을 위해 옆 공간에 치워두었다. 이 남성이 사용한 운동기술(motor skills)과 거리가 먼 것은?

1) 정렬(aligns)
2) 뻗기(reaches)
3) 안정화(stabilize)
4) 협응(coordinates)
5) 협력(collaborates)

문제해설

04 손끝잡기(tip pinch)

- 엄지와 검지를 각각의 굴곡(partly flexed)시켜 작은 물체 잡기
- 구슬 끼우기, 작은 시리얼 잡기, 작은 페그 잡기 등이 사례가 됨

답 3)

05 해설내용 참조

답 5)

운동기술

Explanation

1. 운동기술(motor skill)

- 업무(task), 물체(objects), 그리고 환경(environments)과 동시 상호작용하고 움직이는 기술들

1) **자세**(Posture)

(1) 안정화(Stabilizes) : 물체(objects)와 상호작용하여 몸을 조절하고 균형을 유지하는 능력

(2) 정렬(Aligns) : 업무 수행 시 지속적 지지 없이 바로 앉거나 서기 자세를 유지하는 능력

(3) 위치시키기(Positions) : 수행 중 효과적으로 팔의 움직임, 물체의 위치 등을 조절하고, 유지하는 능력

2) **이동성**(Mobility)

(1) 걷기(Walks)

- 업무 도중 외부적 도움이나 보조도구 없이 걷고 방향바꾸기

(2) 보조도구 : 지팡이(cane), 워커(walker), 휠체어 등

- 발을 질질 끌거나 비틀림 없이 지면을 걸어서 이동함

(3) 뻗기(Reaches)

① 물체(objects)를 효과적으로 잡거나 위치시키기 위해 팔 뻗기

• 몸통도 적절히 사용함

② 물체를 잡기 위해 능숙한 뻗기 사용하기

(4) 구부리기(Bends) : 업무에 적합한 능동적 몸통 굽히기, 돌리기, 비틀기

3) **협응력**(Coordination)

(1) 협응하기(Coordinates) : 양측 업무를 수행하는 중 물체를 안정적으로 다루기 위해 여러 신체 부위를 함께 사용하는 것

(2) 조작하기(Manipulates)

① 물체(objects)를 때 민첩하게 쥐고 놓기

② 개별적 손가락의 움직임, 손안에서 협응 패턴 사용하기

(3) 유연성(Flows) : 물체(objects)를 다룰 때 부드럽고 유연하게 팔과 손을 움직임

4) **근력과 노력**(Strength and effort)

(1) 움직임(Moves) : 지지면을 따라 대상(objects)을 밀고, 당기고, 끌기

(2) 운반(Transports) : 걷기, 휠체어 타기, 워커 사용 등을 통해 물체를 한 장소에서 다른 장소로 운반하기

(3) 들어올리기(Lifts)

① 물체를 수직 위로 들어올리기

② 이동 없이 한 장소에서 다른 장소로 물체 들어올리기

(4) 조절(Calibrates) : 대상과 상호작용 시 힘(force), 속도(speed), 범위 등을 적절히 조절함

(5) 쥐기(Grips) : 미끄러짐 없이 물체 잡기 및 쥐기

5) **에너지**(Energy)

(1) 지구력(Endures) : 멈춤 없이 과제를 지속해서 수행하거나 완성시키기

(2) 속도조절(Paces) : 과제 수행 모든 단계에 걸쳐 지속적인 속도 또는 템포(tempo) 유지하기

2. 의사소통 및 상호작용 기술(communication/interaction skills)

• 자신의 의도나 욕구들을 전달하고 사람들과 함께 행동하기 위해 사회적 행동을 조절하는 것

1) **신체**(Physicality)

2) **정보 교환**(Information exchange)

3) **관계**(Relations)

(1) 협력(Collaborates) : 최종 공동 목표를 위해 타인과 함께 협력하기

(2) 순응(Conforms) : 내외적 사회규범 따르기

(3) 포커스(Focuses) : 현재 진행 중인 사회적 활동에 대화와 행동에 포커스 맞추기

(4) 관계(Relates) : 타인과의 관계형성을 위해 노력하기

(5) 존중(Respects) : 타인의 반응과 요구에 순응하기

06

고유수용성 감각의 손상이 있는 환자에게 발생할 수 있는 것은?

1) 냄새를 잘 구별하지 못한다
2) 옷의 앞뒤를 구별하지 못한다
3) 종이접기 활동 시 종이가 찢어진다
4) 학습 활동 시 주위 환경에 쉽게 이끌린다
5) 높은 곳에서 낮은 곳으로의 이동을 거부한다

문제해설

06 해설내용 참조

답 3)

고유수용성 감각(Proprioceptive sense)

Explanation

1. 개념

• 근육, 관절, 내부기관의 감각

2. 고유수용성 감각의 전형적 문제(proprioception problems)

1) 서툼(clumsy)
2) 산만함(distracted)
3) 어설픔(awkward)

3. 치료적 접근

• 고유수용성감각의 되먹임을 제공하는 무게 있는 도구의 사용
예 무거운 칫솔과 컵의 사용

4. Rood의 고유수용성감각 촉진 테크닉

1) 관절 중압박(heavy joint compression)
2) 저항(resistance)
3) 전정감각 자극(vestibular stimulation)
4) inversion
5) 신장 압박(stretch pressure)
6) 신장(stretch)
7) 내적 신장(intrinsic stretch)
8) secondary ending stretch
9) 태핑(tapping)
10) 치료적 진동(therapeutic vibration)
11) 골압박(osteopressure)

07

수공예 활동 중 헝겊 오려 붙여 디자인 구성하기는 어떤 능력과 관계가 깊은가?

1) 공간지각
2) 입체지각
3) 감각통합
4) 소운동 협응
5) 대운동 협응

08

심부전증 환자가 활동을 끝마치기 전에 쉬는 현상을 보였다면 어떤 문제에 속하는가?

1) 근력
2) 근긴장
3) 지구력
4) 활동의 시작
5) 관절가동범위

09

매듭공예 시 단계별로 난이도를 높이는 방법은?

1) 실의 길이를 늘린다
2) 실의 무게를 늘린다
3) 실의 질감을 바꾼다
4) 실의 굵기를 확대한다
5) 여러 가지 실을 사용한다

문제해설

07 헝겊 오려 붙이기

헝겊을 오려 디자인 구성하기는 시지각 능력 및 공각지각 능력을 요구하는 활동이다.

답 1)

08 지구력 증진 방법

- 시간의 증진
- 반복 횟수의 증진
- 수행 거리의 증진
- 무게의 증진

답 3)

09 매듭공예

- 매듭공예의 난이도 증진의 사례
  - 보다 복잡한 패턴의 고리 만들기
  - 실의 길이를 늘려 보다 긴 작품 만들기
  - 실을 보다 가늘게 하므로 소운동 조작의 난이도를 높임
- 매듭공예의 신체적 적응
  - 신체적 장애 또는 소뇌의 기능 손상이 있는 환자
    - 시작하기, 멈추기, 균형 유지하기와 같은 활동을 연습할 수 있음 : 대뇌 및 소뇌 관련 기능
  - 부분적 마비 환자
    - 양손 사용 활동을 훈련할 수 있음
  - 시각 장애 또는 청각 장애를 지닌 환자
    - 촉각을 향상시킬 수 있음
  - 알레르기 또는 호흡의 문제를 지닌 환자
    - 먼지가 적은 실을 선택해야 함

답 1)

10

지점토 활동 종결 후 도구를 제자리에 다시 가져다 놓는 것은 어느 것에 해당하는가?

1) 복원력
2) 유연성
3) 조직력
4) 분류력
5) 지남력

11

은행잎을 보고 그리기 활동을 할 때, 환자가 단풍잎을 그렸다면 어떤 문제인가?

1) 시야
2) 시력
3) 시각 식별
4) 공간 지각
5) 동안 조절

문제해설

10 복원력

활동 종결 후 사용한 재료를 제자리로 가져다 놓는 것은 복원력(memory)에 해당된다.

답 1)

11 해설내용 참조

답 3)

시각

Explanation

1. 시각 인지 기능(visual-cognitive functions)

1) **시각 집중**(visual attention)
   (1) 시각 입력의 선택을 포함함
   (2) 시각적 정보가 눈을 통해 뇌로 전달 될 때 적절한 시간적 틀(time frame)을 제공함

시각 집중	각성	Alertness	자연스런 각성의 상태를 나타내는 것
		Alerting	능동적 학습 및 적응행동에 필요한 각성으로 이어지는 것
	선택적 집중(selective attention)		관련된 정보에만 집중하는 것(기타 정보는 무시함)
	시각적 경계(visual vigilance)		시각적 업무에 집중과 지속적 수행이 가능하게 만드는 정신적 노력을 말함
	분리된 집중(divided attention)		두 가지 이상의 자극에 대응할 수 있는 능력을 말함

2) **시각 기억**(visual memory)

(1) 이전에 경험한 시각적 정보의 통합을 내포함

(2) 단기 기억(shot term memory)

- 약 30초 동안의 작은 정보를 가지게 되는 것

3) **시각 분별/식별**(visual discrimination)

(1) 재인식(recognition), 매칭(matching), 분류(categorization)에 필요한 자극의

- 형태(features of stimuli)를 추정하는 능력을 말함

시각적분별	형태 지각 (object or form perception)	• 형태 항상성(form constancy) • 시각 차단(visual closure) • 전경 배경(figure ground)
	공간 지각 (spatial perception)	• 공간 내 위치(position in space) • 깊이 지각(depth perception) • 지리적 지남력(topographic orientation)

2. 시각 기술 발달 순서

1) **시각 기초 기술**

(1) 동안 조절(oculomotor control)

(2) 시야(visual field)

(3) 시력(visual acuity)

2) **시각집중**(visual attention)

- 모든 스캔(scan) 방식은 시각집중에 의해 발생됨

3) **스캐닝**(scanning)

- 패턴 재인식(pattern recognition)은 시각적 환경을 스캐닝 하므로 이루어짐

4) **패턴 재인식**(pattern recognition)

(1) configural aspect

- 모양, 굴곡, 일반적 형태를 말함

(2) 사물의 특정 형태(specific feature of object)

- 정교한 색, 질감, 음영을 말함

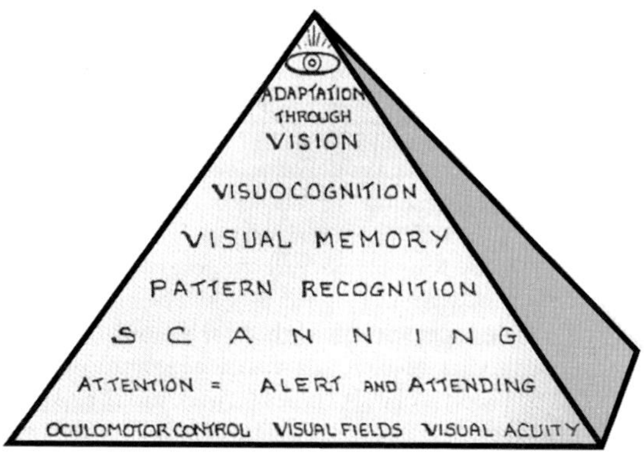

5) **시각 기억**(visual memory)

- 시각적 정보를 기억하는 것을 말함

6) **시각 인지**(visual cognition)

(1) 시각적 정보를 정신적으로 조작하는 능력을 말함

(2) 문제 해결, 계획하기, 결정하기 과정에 다른 감각 정보들을 통합하는 능력을 말함

12

정신과 질환 환자에게 밀가루 반죽 활동을 통해서 얻을 수 있는 것은?

1) 투사
2) 억압
3) 전치
4) 해리
5) 승화

문제해설

12 해설내용 참조

답 5)

자기방어기제

Explanation

1. 자기방어기제(defense mechanism)의 정의

- 사람은 욕구불만이 되면 어쨌든 공격적이 되고, 그 화살이 불만의 원인과 전혀 관계가 없는 것으로 향하게 된다. 평소 같으면 그냥 지나쳐 버릴 수 있는 조그마한 자극에도 신경질적으로 싸우려 들게 된다. 혼자 중얼거리며 비웃거나 기물을 내던지는 등의 난폭한 행동을 일으키게 된다. 이런 행위는 무의식적으로 내면의 욕구불만을 발산시켜서 정신적 긴장을 해소하려는 데서 온다. 이러한 적응을 위한 마음의 조정 작용을 자기방어기제라고 한다.

2. 자기방어기제(defense mechanism)의 대표적 사례

1) **억압**

(1) 억압은 불안에 대한 1차적 방어기제

(2) 가장 흔히 쓰는 방어기제로 의식에서 용납하기 어려운 생각, 욕망, 충동들을 무의식 속으로 눌러 넣어버리는 것

(3) 억압을 통해서 자아는 위협적인 충동, 감정, 소원, 상상, 기억 등이 의식되는 것

- 죄의식, 창피 또는 자존심의 손상을 일으키는 경험들은 고통스러운 불안을 일으키므로 특히 억압의 대상이 됨

2) **동일화**

- 부모, 윗사람 등 중요한 인물들의 태도와 행동을 만들면서 닮는 것

예 아빠가 의사인 아들이 청진기와 주사기를 갖고 놀기를 좋아하는 것

3) **투사**

- 무의식에 품고 있는 공격적 계획과 충동을 남의 것이라고 떠넘겨 버리는 것

예 자신의 실패를 남의 탓으로 돌리는 것

4) 전치

- 원래의 무의식적 대상에게 주었던 감정을 다른 대상에게로 옮기는 것
  - 예 – 도덕적 타락으로 죄책감에 휩싸인 사람이 더러워지는 것을 무서워해 강박적으로 손을 씻는 것
    – 시내버스 손잡이도 장갑을 껴야 잡을 수 있는 것처럼 도덕적 불결에 대한 죄책감이 물리적 불결로 전치된 것

5) 부정(Denial)

- 부정이란 의식화된 상태에서 도저히 감당하지 못할 어떤 생각, 욕구, 형식적 존재를 무의식적으로 인정하지 않으려고 하는 것을 말함
  - 예 심각한 질병을 진단받은 사람이 질병의 존재를 부인하는 것

6) 합리화

(1) 인식하지 못한 동기에서 나온 행동을 그럴 듯하게 이치에 닿는 이유를 내세우는 방어기제

(2) 변명하여 정당화 하려는 방어기제

- 시험공부를 하지 않고 몸 상태가 좋지 않아 시험을 망쳤다고 변명함

예 행동 속에 숨어 있는 실제 원인은 의식에서 용납할 수 없는 내용이므로 환자는 모르고 있으며 그로 인해 가장 도덕적이고 합리적인 설명을 함. 하지만 실제의 동기를 지적당하면 화를 냄

7) 퇴행

- 심한 좌절을 당했을 때 현재보다 유치한 과거수준으로 후퇴하는 것
  - 예 대소변을 잘 가리던 아이가 동생이 태어나자 오줌을 싸게 되는 경우

8) 해리

- 마음을 편치 않게 하는 성격의 일부가 그 사람의 지배를 벗어나 하나의 독립된 성격인 것처럼 행동하는 경우
  - 예 몽유병, 이중인격(지킬박사와 하이드)

9) 승화

- 사회적으로 용납되지 않는 이드의 욕구를 바람직한 행동으로 욕구를 만족시키고 긴장을 완화하는 방어기제
  - 예 분노를 예술로 승화시킴

10) 기타

- 보상, 주지화, 반동형성, 격리, 상징화 등

13

52세 남성은 오른쪽 편마비와 브로카 실어증(Broca's aphasia)을 가지고 있다. 이 남성을 위한 수공예 지도방법으로 타당한 것은?

1) 수용성 언어가 좋으므로 말로 직접 교육한다
2) 보청기 또는 확성기를 이용해 잘 들을 수 있도록 한다
3) 노래를 할 수 없으므로 배경음악의 사용은 바람직하지 않다
4) 양손 사용 시 마비된 팔에는 움직임을 마비되지 않은 팔에는 고정(support)의 역할을 맡긴다
5) 문법에 맞게 언어를 구사하므로 자신의 결과물을 논리적으로 설명할 수 있는 기회를 제공한다

14

다음 설명하는 증상을 지닌 환자의 수공예로 적절한 것은?

- 젊은 여성에게 호발한다
- 작은 관절에 발생되는 염증이 특징이다
- 통증, 발적, 염증, 예민함, 관절변형, 조조강직(morning stiffness) 등이 증상이다

1) 목공예
2) 종이공예
3) 금속공예
4) 가죽공예
5) 바느질공예

15

뇌성마비를 지닌 10세의 아동은 나무 블록을 이용해 '도미노 퍼즐 만들기'를 하고 있다. 이 아동의 실패를 최소화하기 위해 작업치료사는 무겁고 큰 나무 토막을 제공하였다. 어떤 요소를 보상하기 위한 전략인가?

1) 근력
2) 시력
3) 지남력
4) 공간지각력
5) 소운동 협응력

문제해설

13 브로카 실어증

- 브로카 실어증은 수용성 언어가 좋으며, 노래가 가능하다. 양손 사용 시 마비된 팔에는 고정을 마비되지 않은 팔에는 움직임을 제공한다. 문법에 맞게 언어를 구사가 어려우므로 자신의 결과물을 논리적으로 설명하기 어렵다. 다음은 브로카 실어증의 특징들이다.
  - 운동성 실어증, 표현성 실어증
  - 말이 유창하지 못하고 전보식 문장을 사용
  - 따라 말하기가 어렵지만, 노래하기는 가능함
  - 문법에 맞지 않는 문장을 사용하나 청각적 이해 능력은 좋은 편임
  - 쓰기 능력이 손상되는 경우가 많음
  - 우세반구(주로 좌반구)의 전두엽 아래쪽 뒷부분(브로카 영역)의 손상

답 1)

14 RA

설명하는 질환은 RA이며, 관절에 큰 스트레스가 발생하는 활동들은 피해야 한다.

답 2)

15 뇌성마비 아동

손의 협응력이 부족한 아동들은 일반적으로 가볍고 작은 물건을 조작하기 어렵다.

답 5)

16

25세 남성은 목공작업 중 자신경(ulnar nerve)이 완전 절단(rupture)되는 사고를 당했다. 미세 접합술을 시행한 이 남성은 교감신경 기능이 완전히 상실되었다. 이 남성의 손에서 볼 수 있는 내용으로 옳은 것은?

1) 자뼈쪽 손바닥에 땀 분비가 없다
2) 노뼈쪽 손바닥에 땀 분비가 없다
3) 손바닥 전체에 과도한 땀 분비가 있어난다
4) 자뼈쪽 손등에 소름(gooseflesh)이 발생한다
5) 노뼈쪽 손등에 소름(gooseflesh)이 발생한다

17

다음 중 찰흙공예를 추천할 수 있는 가장 타당한 경우는?

1) 손에 관절염이 있는 경우
2) 개방성 상처가 있는 경우
3) 감염의 위험이 있는 경우
4) 심한 적대감을 지닌 경우
5) 혈액순환의 장애가 있는 경우

18

자신경(ulnar nerve)의 손상이 있는 32세의 남성은 수공예 참여 시 특별한 주의가 필요하다. 이 남성이 목공예에 참여했다면 다음 중 주의해야할 내용은 무엇인가?

1) 먼지 흡입을 예방해야 한다
2) 손목의 처짐을 감소시켜야 한다
3) 자뼈쪽 손바닥을 수시로 관찰해야 한다
4) 섬세한 소운동 활동은 좌절하기 쉬우므로 피해야 한다
5) 손등에 상처가 생기지 않도록 등쪽에 두터운 장갑을 착용해야 한다

문제해설

16 자신경

자신경의 감각지배는 자뼈쪽 손바닥이며, 자율신경계의 손상으로 인해 땀분비, 소름 등이 사라지게 된다.

답 1)

17 찰흙공예의 금기대상

- 개방된 상처가 있을 경우, 감염 또는 상처의 확장이 발생될 수 있음
- 관절염을 가진 환자의 경우 더 악화될 수 있음
- 당뇨와 같은 혈액순환의 장애를 가진 환자
  - 피부에 손상이 발생할 수 있음
- 수부의 말초신경 손상이 있는 환자
  - 느낌이 없으므로 손을 다칠 수 있음

답 4)

18 자신경

자신경이 지배하는 감각 영역은 자뼈쪽 손바닥 하부이기 때문에 감각손상으로 쉽게 손상을 입을 수 있다. 수시로 손바닥을 관찰하므로 상해는 예방해야 한다.

답 3)

작업치료 기초 이론

19

작업의 강도를 증가시키는 내용으로 옳은 것은?

1) 쉬는 시간을 늘린다
2) 무게를 가볍게 한다
3) 색상의 수를 줄인다
4) 손잡이 굵기를 줄인다
5) 프로젝트의 수준을 쉽게 구성한다

20

다음 중 핑거페인팅(finger painting)의 효과로 가장 거리가 먼 것은?

1) 성취감
2) 감각경험
3) 양측통합
4) 기억력 향상
5) 집중력 향상

21

다음 보기의 환자들이 공통으로 피해야 하는 수공예는?

• 편마비 환자	• 호흡기 질환자

1) 목공예, 종이공예
2) 금속공예, 타일공예
3) 타일공예, 털실공예
4) 종이공예, 금속공예
5) 털실공예, 종이공예

22

하반신 마비(paraplegia) 환자의 목공예 수행 시 가장 중요한 목적이 되는 것은?

1) 지능개발
2) 직업개발
3) 지각기능 향상
4) 소운동 증진
5) 눈손 협응력 증진

문제해설

19 작업의 강도증진

- 인지 및 지각
  - 보다 복잡하고 난해하게
  - 과정의 단순화는 보다 쉬운 작업이 됨
- 지구력
  - 시간과 횟수의 증가
- 근력
  - 저항의 증가
- 손잡이 크기 감소
  - 크기의 증가 및 무게 감소는 작업 강도를 낮추는 것

답 4)

20 핑거페인팅의 효과

- 좌절감의 배출
- 자기표현의 기회제공
- 감각경험
- 양측통합
- 집중력 향상
- 성취감
- 자신감 향상

답 4)

21 양손을 사용하는 수공예

먼지가 나며, 양손을 사용해야 하는 작업을 피해야 한다. 타일공예와 털실공예는 먼지가 많이 나며 양손을 사용해야 한다.

답 3)

22 목공예의 장점

- 상지의 근력을 강화시킴
- 취미 및 직업 개발이 가능함
- 상지의 움직임을 촉진함
- 창의성을 향상시킴 등

답 2)

23

천식(asthma)을 지닌 7세의 아동에게 가장 추천하기 어려운 수공예는?

1) 종이학 접기
2) 금속 해머링
3) 타일모자이크
4) 가죽 고리 만들기
5) 찰흙 코일 만들기

24

목공을 통해 젠가(Jenga) 작업을 마친 후 결과물을 가지고 놀이를 했다면 어떤 목적의 테이블 활동인가?

1) 근력증진
2) 지구력증진
3) 기억력 증진
4) 지남력 향상
5) 구성능력의 향상

25

12세 편마비 아동에게 또래 아이들과 함께 그림그리기 활동을 제공하였다. 이 아동이 얻을 수 있는 치료 효과로 거리가 먼 것은?

1) 집중력 증가
2) 인내력 향상
3) 성취감 향상
4) 사회성 향상
5) 입체지각 능력 향상

26

타일 모자이크를 준비하는 32세 여성은 필요 없는 도구들을 치우고, 잘못 놓인 도구들과 재료들을 재배치시켰다. 이 여성이 사용한 처리기술은?

1) 모으기(gather)
2) 다루기(handle)
3) 속도유지(pace)
4) 주의력(attention)
5) 시작하기(initiate)

문제해설

23 천식

천식은 하기도의 수축으로 인한 호흡곤란, 거친 호흡, 마른기침 등이 특징이며, 기관지의 평활근이 과민하게 반응하는 만성염증성 질환이다. 초기 증상은 5세 이전에 나타나며, 유전적 성향을 가진다. 유발 원인으로는 먼지, 흡연, 찬 공기, 바이러스 등이 있으며, 타일모자이크의 경우 시멘트를 만드는 과정 중 많은 먼지가 발생되므로 천식 환자에게 추천하기 어려운 수공예이다.

답 3)

24 젠가

젠가는 쌓기 놀이를 할 수 있는 작은 나무토막이다.

답 5)

25 그림그리기

- 입체지각
  - 물건을 보지 않고 만져도 그 물체가 무엇인지 알아내는 능력을 말한다.
- 그림그리기의 치료효과
  - 양손협응 증가
  - 집중력 증가
  - 인내역 향상
  - 성취감 향상
  - 사회성이 증가

답 5)

26 모으기(gather)

모으기란 필요한 도구와 잘못 놓인 도구 및 재료들을 찾아 재배치하는 능력이다.

답 1)

작업치료 기초 이론

27

도자기공예에 대한 설명으로 옳은 것은?

1) 정신분열병(조현병) 환자에게는 부적절하다
2) 적대감이 있는 환자에게는 부적절하다
3) 감염의 위험이 높은 환자에게 적절하다
4) 손에 상처가 있는 환자에게는 부적절하다
5) 인지력이 부족한 환자에게 다양한 샘플을 보여준다

문제해설

27 금기 대상

- 개방된 상처가 있을 경우 감염 또는 상처의 확장이 발생될 수 있음
- 관절염을 가진 환자의 경우 더 악화될 수 있음
- 당뇨와 같은 혈액순환의 장애를 가진 환자
  - 피부에 손상이 발생할 수 있음
- 수부의 말초신경 손상이 있는 환자
  - 느낌이 없으므로 손을 다칠 수 있음

답 4)

28

도자기공예의 효과로 가장 거리가 먼 것은?

1) 손가락 조절
2) 장악력 증진
3) 협응력 증진
4) 정중선 교차
5) 대운동 강화

28 도자기공예의 신체장애 적용

- 상지의 기능 향상에 도움
  - 쥐기, 짜기, 밀기, 굴리기, 손조작 등의 동작을 사용
  - 근력을 강화할 수 있음
  - 소운동 동작과 대운동 동작이 모두 강화됨
  - 찰흙 떼기(wedging)
    - 어깨관절의 굽힘 및 폄 운동이 일어남
  - 찰흙 밀기(rolling)
    - 팔꿉관절의 굽힘근과 폄근이 강화됨
    - 복부의 근육들이 강화됨
  - 소운동 조절 및 협응 능력의 강화
    - 코일로 만들기, 그릇 표면 장식하기 등

답 4)

Explanation 도자기공예의 치료적 적용

1. 신체장애

1) **상지의 기능 향상에 도움**
   (1) 쥐기, 짜기, 밀기, 굴리기, 손조작 등의 동작을 사용
   (2) 근력을 강화할 수 있음
   (3) 소운동 동작과 대운동 동작이 모두 강화됨
   (4) 찰흙 떼기(wedging)
   - 어깨관절의 굽힘 및 폄 운동이 일어남

(5) 찰흙 밀기(rolling)

① 팔꿉관절의 굽힘근과 폄근이 강화됨

② 복부의 근육들이 강화됨

(6) 소운동 조절 및 협응 능력의 강화

• 코일로 만들기, 그릇 표면 장식하기 등

2) 물레의 사용

(1) 하지로 물레 돌리기

• 무릎관절의 폄근 강화에 매우 좋음

(2) 물레 위에서의 작업

① 상당한 집중력을 요구함

② 상지의 협응 능력이 매우 중요함

3) 찰흙의 특징

(1) 소음이 발생하지 않음

(2) 침대에 있는 환자에게도 적합함

(3) 물로 쉽게 세척할 수 있음

(4) 독성이 없음

(5) 치료용 퓨티(putty)보다 저렴함

4) 감염성 질환을 지닌 환자

(1) 금기대상이 될 수 있음

(2) 만약 감염성 환자가 작업을 했을 경우

• 감염 가능성이 있는 재료들은 불로 태워버림

5) 시력의 문제를 지닌 환자

(1) 시각장애를 가진 사람들에게 적합함

• 완전 시력 손상 또는 부분적 시력 손상을 가진 사람들이 대상

(2) 손으로 만지고 느낄 수 있음

6) 화상환자

(1) 상처가 완전히 회복된 환자에게 적용

(2) 구축(contracture) 감소를 위해 적용

(3) 활동 후 핸드로션을 사용하여 피부가 건조해지는 것을 방지해야함

7) 금기 대상

(1) 개방된 상처가 있을 경우 감염 또는 상처의 확장이 발생될 수 있음

(2) 관절염을 가진 환자의 경우 더 악화될 수 있음

(3) 당뇨와 같은 혈액순환의 장애를 가진 환자

• 피부에 손상이 발생할 수 있음

(4) 수부의 말초신경 손상이 있는 환자
- 느낌이 없으므로 손을 다칠 수 있음

2. 정신건강

1) 정신과 환자에게 매우 유익함
- 찰흙을 통해 생각과 감정의 표현의 기회를 얻음

2) 적대감을 지닌 환자들
(1) 마른 찰흙을 깨뜨리므로 욕구의 성취가 이루어짐
(2) 찰흙이 무기가 될 수도 있으므로 경계해야함

3. 소아

1) 아동에게 찰흙은 자연적인 도구임
2) 비구조화된 탐색 도구가 됨
3) 항문기와 연관된 이론이 많음
- 대변의 색과 질감이 유사함

4) 찰흙으로 더렵혀짐
(1) 처음에는 더렵혀짐에 대한 징계를 경험하게 됨
- 결국 대부분의 아동들은 그런 감정들을 극복하고 찰흙에 대해 즐거움을 경험하게 됨

5) 주의할 점
(1) 아동이 먹지 않도록 주의해야함
① 찰흙은 독성이 없으나 유약(glaze)은 매우 위험함
② 가장 좋은 예방법은 가까이에서 감독하는 것

4. 노인

1) 많은 경우 신체적 장애를 가진 노인들에게 적합함
(1) 몰드(mold)보다는 손으로 만들 수 있는 단순한 것들이 바람직함
(2) 아름다운 결과물보다는 무엇인가 만들 수 있는 것이 더 중요함

2) 많은 노인들이 관절의 제한을 가지고 있음
- 때문에 프로젝트를 몸 가까이에 위치시키는 것이 중요함

29

3차원 구성실행증에 대한 치료적 공작활동으로 적합하지 않은 것은?

1) 찰흙
2) 베틀
3) 종이접기
4) 손가락 그림
5) 성냥으로 집 만들기

문제해설

29 손가락 그림
2차원적 활동

답 4)

Explanation

실행증(Apraxia)

1. 손가락 그림

- 2차원적 활동

2. 실행증(apraxia)의 종류

1) **사지운동성 실행증**(limb-kinetic apraxia)
   (1) 실행증과 마비의 중간 이행단계
   (2) 행위의 의미는 이해하지만 분석과 종합을 못해 목적적인 운동을 수행 못함
2) **관념운동성 실행증**(idemotor apraxia)
   - 자동적인 운동은 가능하지만 명령을 받아 의도적으로 하는 운동은 못함
3) **관념성 실행증**(ideational apraxia)
   - 개개의 부분적인 행위는 가능하지만 운동의 순서에 혼란이 일어남
4) **구성실행증**(constructional apraxia)
   (1) 구성행위에 장애가 있는 것
      - 토막 쌓기로 물건의 모양을 만드는 것이 불가능
5) **착의실행증**(dressing apraxia)
   (1) 뇌의 비우세반구의 두정엽－후두엽에 병소가 있을 때 나타남
   (2) 의복을 입거나 벗는 것이 불가능한 상태

30

45세의 남성은 교통사고로 척수손상(SCI)을 입었다. 이 남성은 자발적으로 팔꿉 관절을 굽힐 수 있지만 펼 수는 없다. 또한 손목 관절을 펼 수는 있지만 굽힐 수는 없다. 이 남성의 초기 재활치료의 내용으로 가장 적절한 활동은?

1) 종이학 만들기
2) 찰흙 코일빌딩
3) 나무의자 만들기
4) 입으로 촛불 끄기
5) 작고 가벼운 공 던지기

31

치료적 작업의 특징이 아닌 것은?

1) 목적지향적 작업
2) 직업 재활 중심의 작업
3) 환자에게 의미있는 작업
4) 환자수준에 적합한 작업
5) 수정 또는 난이도 조절이 가능한 작업

32

길랭바래(GBS) 환자가 근력과 쥐기가 좋을 때 어깨관절의 근육 강화를 목적으로 치료활동을 하고자 한다. 가장 적절한 활동은?

1) 모자이크
2) 감자 깎기
3) 창문 닦기
4) 가구 광택내기
5) 진공청소기로 청소하기

문제해설

30 호흡재활

C_6 척수손상(SCI) 환자에 대한 설명이다. 사지마비 환자의 초기 단계에 호흡재활은 필수적이다

답 4)

31 치료적 작업

- 목적과 의미를 지님
- 지금 수행할 수 있는 수준인 동시에 도전이 있는 수준에서 시작
- 점진적인 등급화가 이루어져야 함
- 치료사 자신이 치료적 도구가 됨
- 적절한 피드백과 도움을 제공함
- 재활적 접근과 보상적 접근이 고려됨
- 환경의 수정 및 보호자 교육이 포함됨

답 2)

32 활동에 필요한 움직임

- 감자 깎기 : 양손의 사용 촉진
- 진공청소기 : 직립자세 및 팔꿉관절의 사용 촉진
- 창문 닦기 : 어깨관절의 굴곡 및 팔꿈치 관절의 폄 촉진
- 가구 광택 : 팔꿉관절의 사용 촉진
- 모자이크 : 손가락 및 손목의 사용 촉진

답 3)

Guillain-barre Syndrome

Explanation

1. 정의

- 척수(spinal nerve)의 루트(root), 말초 신경(peripheral nerve), 뇌신경(cranial nerve)에 감염성 급성 신경염이 발생한 상태

2. 증상

1) 초기

(1) 열은 없지만 근육이 민감해지며 통증이 발생
(2) 일반적으로 힘이 없음(weak)
(3) 심부 힘줄 반사(deep tendon reflex)가 감소됨

2) 병의 진행

(1) 운동의 약화(motor weakness)
(2) 마비(paralysis)
(3) 감각 상실(sensory loss)
(4) 근 위축(muscle atrophy)
(5) 보행의 장애 또는 낙상(fall)이 일어남
(6) 상지, 몸통 및 경부의 근육 침범
(7) 안면의 마비
(8) 안구허약(bulbar weakness)
(9) 연하곤란 및 실어증
(10) 호흡근과 뇌신경은 가장 늦게 손상됨

3. 작업 치료

1) 초기 단계

(1) 환자가 의학적으로 안정적인 상태가 되었을 때 시작
(2) 텔레비전 보기와 같은 수동적 활동
(3) 친구의 방문과 같은 가벼운 사회활동
(4) PROM 운동, 자세 유지(positioning), 구축(contracture) 예방
(5) 변형(deformity) 예방
(6) 약화된 근육에 스플린트(splint) 적용

2) 증상이 호전되었을 경우

(1) 좀 더 능동적인 동작(active motion)이 가능함
(2) 부드러우며 저항이 없는 가벼운 활동이 가능함
(3) 관절 경직(joint stiffness), 근 위축(muscle atrophy), 구축(contracture) 등의 예방을 위한 가벼운 ADL 소개
(4) 환자의 지구력(physical tolerance) 수준에 따라 활동 프로그램(activity program)을 조절

33

구술공예가 취미인 30대 여성이 말초신경 손상으로 다음 보기의 근육들을 사용할 수 없어 작업을 지속할 수 없었다면 어떤 신경의 손상인가?

- palmaris longus
- pronater quadratus
- opponens pollicis

1) ulnar nerve
2) radial nerve
3) median nerve
4) axillary nerve
5) musculocutaneous nerve

34

호흡기 환자의 수공예 시 가장 중요한 고려사항은?

1) 크기
2) 모양
3) 색깔
4) 재질
5) 소리

35

가죽지갑 만들기 시 집중력을 높이는 방법으로 옳지 않은 것은?

1) 구멍에 끈 끼우기를 한다
2) 수정할 부분을 찾아 정한다
3) 가죽공예 시간을 증가시킨다
4) 가죽에 각인을 다양하게 한다
5) 가죽은 두꺼운 것을 사용한다

문제해설

33 'median nerve' 지배하는 근육들

- pronator teres(forearm pronation)
- palmaris longus
- flexor carpi radialis(팔목의 굴곡)
- 검지와 중지의 flexor digitorum profundus(DIP flexion)
- flexor digitorum superficialis(PIP 굴곡)
- flexor pollicis longus(엄지의 IP 굴곡)
- pronater quadratus
- abductor pollicis brevis(엄지의 외전)
- opponens pollicis(엄지의 대립)
- flexor pollicis brevis의 superfical head
- 1st, 2nd lumbricals

답 3)

34 호흡기 환자의 수공예

- 먼지가 많거나 자극적인 냄새가 있는 재질은 피하는 것이 좋음
- 적은 노력으로 가능한 활동을 선택함
- 페인트의 자극적인 냄새는 호흡기 환자에게 해로움
- 시멘트 풀과 같이 먼지가 있는 활동은 금기
- 수공예 시 호흡의 문제를 지닌 환자를 위해 먼지가 적은 실을 선택해야 함

답 4)

35 가죽의 두께 증가하기

근력의 증가 시 사용하는 등급법(grading)

답 5)

36

어깨관절의 LOM(limitation of motion)이 있을 때 가장 좋은 치료 효과를 기대할 수 있는 작업은?

1) 찰흙
2) 매듭
3) 베틀
4) 비누공예
5) 양초공예

문제해설

36 활동에 필요한 운동

- 베틀
  - 어깨관절의 굽힘과 몸통의 폄이 특징
- 찰흙
  - 쥐기, 짜기, 밀기, 굴리기, 손 조작 등의 동작을 사용
  - 근력을 강화할 수 있음
  - 소운동 동작과 대운동 동작이 모두 강화됨
- 매듭
  - 신체적 장애 또는 소뇌의 기능 손상이 있는 환자
    - 시작하기, 멈추기, 균형 유지하기와 같은 활동을 연습할 수 있음
  - 부분적 마비 환자에게 적용
    - 양손 사용 활동을 훈련할 수 있음
  - 시각장애인은 촉각을 향상시킬 수 있음

답 3)

Explanation

SCI 환자

1. 척수손상

1) 발생 : 척수의 압박, 탈골에 의해 손상
2) 손상된 레벨(level) 이하의 상·하지의 부분적 또는 완전 마비가 발생
3) 사지마비(quadriplegia, tetraplegia), 하반신마비(paraplegia)가 발생
4) 완전(complete)손상과 불완전(incomplete)손상으로 분류

2. SCI환자의 일반적인 치료목표

1) ROM의 유지 및 증가, 변형 방지
2) 사용 가능한 근육의 지속적 사용 및 목적 있는 활동을 통한 근력 증진
3) 기능적 활동들을 통한 신체 지구력(physical endurance) 증진
4) 모든 영역에서의 독립성 최대 확보(self-care, mobility, home making 등)
5) 레저 및 직업 탐색
6) 장애에 대한 정신 사회적 적응 돕기

37

언어장애가 있으며, IQ가 110인 10세 경증 뇌성마비 아동의 활동이다. 어떤 종류의 작업인가?

- 창작물은 아동의 장난감이 될 수 있다
- 시각적, 지각적 운동 수행기술을 학습할 수 있다
- 공상을 표현할 수 있다

1) 매듭장식
2) 종이공예
3) 컴퓨터그래픽
4) 점토그릇 만들기
5) 가죽지갑 만들기

문제해설

37 종이공예

- 아동들에게 좋은 활동
  - 창작물은 아동의 장난감이 될 수 있음
- 매우 어린 아동
  - 종이를 찢어버리지만 가위 사용에 대한 욕구가 빨리 시작됨
- 의사소통에 어려움을 가지고 있는 아이
  - 언어 형성을 도움
  - 작품을 만들고 부수며 공상을 표출할 수 있음

답 2)

종이공예의 적용

Explanation

1. 신체장애

1) 대부분의 환자들에게 적용할 수 있음
2) 재가 장애인에게도 적절함
   (1) 재료를 구하기 쉬움
   (2) 저렴함
3) 종이공예에서 강조되는 동작들
   (1) 손가락의 움직임
   (2) 손목의 움직임
   (3) 팔꿉관절 및 아래팔의 움직임
4) 적은 노력으로 수행할 수 있음
   - 심장병 환자와 호흡기계 환자에게 매우 적절한 활동
5) 모든 종이공예는 양손 사용을 필요로 함

2. 정신건강

1) 종이는 찢어지거나 구겨질 가능성이 있음
   (1) 실패를 예방하기 위해 특별한 감독이 필요함
   (2) 좌절할 수 있음
2) 단순한 종이 접기
   - 인지 기능을 평가할 수 있음

3. 소아

1) 아동들에게 좋은 활동
   • 창작물은 아동의 장난감이 될 수 있음
2) 매우 어린 아동
   • 종이를 찢어비리지만 기위 사용에 대한 욕구가 빨리 시작됨
3) 의사소통에 어려움을 가지고 있는 아이
   (1) 언어 형성을 도움
   (2) 작품을 만들고 부수며 공상을 표출할 수 있음
4) 가장 큰 단점
   • 너무 많은 풀의 사용

38

안면근육 마비 환자에게 적용되는 활동으로 거리가 먼 것은?

1) 촛불끄기
2) 풍선불기
3) 호루라기 불기
4) 탁구공 입으로 불기
5) 진흙으로 동물 만들기

문제해설

38 해설내용 참고

답 5)

불기와 입의 근육

Explanation

1. 불기

• 입관련 근육을 사용함(예 풍선불기, 촛불끄기 등)

2. 입의 근육

1) orbicularis oris : 입술을 좁히고 압축함
2) levator labil superioris and zygomaticus minor : 윗입술을 내밀고 들어올림
3) zygomaticus major : 입의 외각을 상방과 외방으로 끌어올림, 미소(smiling)
4) risorius : 입술을 좁히고 입 끝을 외방으로 당김, 삐쭉거리는 표정(grimacing)
5) buccinator : 입술을 좁히고 뺨을 압축함, 휘파람 부는 표정(blowing)
6) depressor labii inferioris and mentalis : 턱 끝을 들어 올려 아랫입술을 내밈, 뿌루퉁한 표정(pouting)

39

중기 헌팅턴 병(Huntington's disease)을 앓고 있는 42세의 여성은 이 질환의 특징인 전형적 감정변화를 겪고 있다. 이 여성의 수공예 활동으로 바람직하지 않은 것은?

1) 다양한 운동이 적용될 수 있다
2) 나무 조각과 같은 창의성 있는 활동이 좋다
3) 즐거움을 줄 수 있는 레저 활동이 바람직하다
4) 가능한 쉽게 성취할 수 있는 활동을 제공한다
5) 의미 있는 활동에 참여하는 것이 핵심적 요소가 된다

40

하지마비 환자의 이동을 위해 위팔세갈래근(triceps)과 넓은등근(latissimus dorsi)을 강화하고자 한다. 가장 적절한 활동은 무엇인가?

1) 베틀 활동
2) 목공예 활동
3) 대패질 활동
4) 앉아서 push-up하기
5) 상지에 pulley exercise 제공하기

문제해설

39 나무 조각에 사용되는 날카로운 도구들이 우울증을 겪고 있는 헌팅턴 병 환자들에게 자살의 도구로 사용 될 수 있기 때문에 금기 활동이 된다.

답 2)

40 해설내용 참조

답 4)

기능적 움직임

Explanation

1. 두 근육의 기능적 움직임

1) triceps : 팔꿉관절의 폄
2) latissmus dorsi : 어깨관절의 폄 외(위팔의 모음 및 안쪽돌림)

2. Push Up

• 팔꿉관절의 폄근과 어깨관절의 폄근이 필요한 운동

41

시각운동 조절이 요구되는 공작과 가장 거리가 먼 것은?

1) 구슬목걸이
2) 개구리 접기
3) 찰흙 도넛 만들기
4) 점토로 새알 만들기
5) 티셔츠에 별모양 달기

42

환자에게 알맞은 작업으로 잘못 연결된 것은?

1) 감각손상 환자가 여러 재질의 모자이크를 한다
2) RA 환자에게 나무토막 자르기 활동을 제공한다
3) 정신과 환자가 흥미와 동기유발을 위해 탈 만들기를 한다
4) 경한 편마비 아동이 두 손 사용을 위해 그림 오리기를 한다
5) 하반신마비 성인 환자가 취미 개발을 위해 목각인형을 만든다

문제해설

41 점토로 새알 만들기 작업의 특징

- 주로 양손의 협응력이 필요한 작업
- 시각적 정보에 의한 피드백은 상대적으로 적은 작업
- 대운동 협응 능력이 필요한 작업
- 고유수용성감각이 촉진될 수 있는 작업

답 4)

42 목공예

손에 관절염이 있는 환자에게는 금기활동임

답 2)

RA의 손상된 관절에 스트레스 피하는 방법

Explanation

1. 강한 쥐기(tight grip)는 손잡이가 보강된 굵은 것을 사용하므로 피함
2. 손잡이가 굵은 단검이나 피자 칼 사용
3. 버터 칼을 이용하여 종이 우유팩 열기에 사용
4. 손바닥은 의자에서 일어날 때(손가락이 아닌 손바닥으로 밀면서) 사용
5. 강한 쥐기(tight pinch), 짜기, 비틀기는 피함
6. 먼지 털이 장갑은 먼지 털이 동안 손가락의 폄(finger extension)을 도움
7. 스펀지나 걸레는 평평하게 펴서 짜거나 손바닥 사이에 넣어 짜기
8. 용기의 뚜껑(screw-top jar)은 손바닥을 용기 뚜껑에 밀착하여 열기
9. 자뼈 쪽 드리프트 변형(ulnar drift deformities)의 방지를 위해 용기의 뚜껑을 열 때는 오른손으로 그리고 닫을 때는 왼손을 사용
10. 휘저을 때(stirring)는 오른손 사용의 경우 스푼을 시계 반대 방향으로, 왼손 사용의 경우는 시계 방향으로 휘저음
11. 머그컵을 잡을 때는 손가락을 사용하지 않기
12. 손이나 손가락을 이용하여 턱을 지지하지 않도록 함

43

테이블에 앉아 금속을 이용해 '촛대 만들기' 활동을 하고 있다. 필요한 감각기능으로 거리가 먼 것은?

- 금속판에 밑그림 그려서 자르고 다듬기를 한다
- 필요한 문양 그려 넣는다

1) 촉각
2) 시지각
3) 전정감각
4) 신체지각
5) 고유수용성 감각

문제해설

43 해설내용 참조

답 3)

금속공예와 전정감각

Explanation

1. 금속공예의 특징

1) **신체장애**
   (1) 손 : 손가락과 손의 굽힘근 강화, 3점 집기의 강화
   (2) 한 손의 사용 : 두 손 사용이 어려운 환자에게도 가능한 활동
   (3) 금속판의 망치질 : 자뼈와 노뼈의 움직임 증진, 팔꿉관절의 굽힘근과 폄근의 강화 등

2) **정신건강**
   (1) 자아존중감이 성취감에 의해 형성됨
   (2) 인지 : 주의력 향상, 순서화 능력 향상, 문제해결능력 향상
   (3) 우울증 환자 : 실패에 대한 염려 없음
   (4) 정신분열을 가진 환자 : 많은 집중과 사고를 요구하지 않음, here and now의 특성
   (5) 즉각적인 결과를 얻을 수 있음
   (6) 조증 상태의 환자
   (7) 전통적인 목표 : 적대감과 분노의 표출

2. 전정감각

1) 머리의 위치와 움직임에 대한 해석
2) 내이의 전정감각계에서 감지함

44

요리활동에 대한 설명으로 틀린 것은?

1) 자기표현을 할 수 있다
2) 우울증 환자는 그룹에 참여시킨다
3) 경증 정신지체인의 일상생활훈련에 도움이 된다
4) 청소년들에게 사회적 활동을 위한 기회를 제공한다
5) 치매환자의 치료에서 성공을 촉진시키는 활동이 된다

45

뇌성마비 아동의 작업치료 시 안면근 및 호흡근 훈련 중 난이도가 가장 높은 것은?

1) 풍선불기
2) 빨대불기
3) 촛불 끄기
4) 비누방울 불기
5) 평면에서 탁구공 불기

문제해설

44 치매환자의 요리활동

- 재료 선택의 실수를 하기 쉬움
  - 엉뚱한 재료를 넣을 수 있음
- 가까이에서 항상 감독을 해야 함

답 5)

45 해설내용 참조

답 1)

치료 연속체(Treatment continuum)

Explanation

1. 풍선 불기

1) 가장 많은 호흡근의 근력이 필요함
2) 풍선의 저항을 이겨야 하기 때문임

2. 입 오므리기 근육

1) orbicularis oris
   - 입술을 좁히고 압축함
2) buccinator
   (1) 입술을 좁히고 뺨을 압축함
   (2) 휘파람 부는 표정(blowing)

46

아동의 목공예 활동을 통해 얻을 수 있는 효과가 아닌 것은?

1) 창의성 향상
2) 숫자 사용의 학습
3) 아동의 관절염 감소
4) 물체 조작 능력 향상
5) 눈-손의 협응력 증진

문제해설

46 아동의 목공예 효과
- 눈손 협응력 증진
- 근육조절 향상
- 물체 조작 능력 향상
- 동일시를 도움 : 남성
- 창의성 향상
- 측정을 통한 숫자의 사용

답 3)

47

바늘공예의 치료적 적용으로 바르지 못한 것은?

1) 관절염 환자는 금기대상이다
2) 공격적인 환자에게 적절하다
3) 정신지체 환자에게 적절하다
4) 대부분의 관절 및 근육이 참여한다
5) 전염의 위험이 있는 환자는 금기대상이다

47 해설내용 참조

답 5)

바늘공예의 치료적 적용

Explanation

1. 신체장애

1) 신체적으로 약한 환자들에게 적용가능 함
2) 손가락 및 손
   - 대부분의 관절 및 근육이 참여함
3) 어깨관절
   - 안쪽돌림 및 바깥돌림
4) 팔꿉관절
   - 굽힘 및 폄
5) 아래팔
   - 엎침 및 뒤침
6) 손목 관절
   (1) 굽힘 및 폄
   (2) 요측 및 척측 편위

7) 관절염이 있는 환자의 참여가 가능함
   (1) 큰 근력이 필요하지 않음
   (2) 관절에 큰 스트레스를 주지 않음
   (3) 같은 자세로 관절을 사용하는 것은 금기

2. 정신건강

1) **우울증**
   - 타 활동에 비해 피로감이 적은 활동이 됨
2) **공격적인 환자**
   - 자르고 구멍 냄을 통해 적대감을 해소시킴
3) **히스테릭한 환자**
   - 퀼트(quilting)를 통해 이완(relaxation)을 얻을 수 있음
4) **강박관념 환자**
   - 바늘공예로 만족감을 얻을 수 있음
5) **정신지체 환자**
   - 즐거움과 유익을 얻을 수 있음

3. 아동

1) 지각 및 소운동의 발달에 필요한 활동
2) 손과 눈의 협응력이 필요함

4. 노인

1) **여성들이 주로 해왔던 활동**
   - 보다 쉽고 자연스럽게 참여하는 활동이 됨
2) **시각의 문제를 지닌 노인**
   (1) 명도가 높은 색을 사용하는 것이 도움이 됨
   (2) 대비를 이루는 색상의 사용
   (3) 확대경의 사용이 필요할 수도 있음
3) **전염의 위험**
   (1) 바늘에 찔리지 않도록 주의해야 함
   (2) 당뇨병과 같은 혈액순환의 문제를 지닌 노인에게는 주의를 요함
4) **치매노인의 가위사용**
   - 가구, 침대, 자신의 옷 등을 손상시킬 수 있으므로 주의를 요함

48

뇌손상 환자에게 콩 모자이크를 제공할 때 효과로 거리가 먼 것은?

1) 집중력
2) 의사소통
3) 소근육 조절
4) 계획 세우기
5) 공간관계 이해

문제해설

48 해설내용 참조

답 2)

모자이크의 적용

Explanation

1. 신체장애

1) 모자이크 전체 과정에 소동작 협응이 요구됨
2) 타일 집어 올리기
   • 집기의 향상
3) 타일 니퍼의 사용
   • 원통형잡기(cylindrical grasp) 근력의 강화가 이루어짐
4) 뇌 손상 환자의 기능향상
   (1) 디자인의 계획
   (2) 구성능력

2. 정신건강

1) 다양한 기능향상
   (1) 주의력, 집중력
   (2) 계획
   (3) 공간관계
   (4) 인과관계 추리
2) 매우 기능이 낮은 상태의 환자에게도 적용가능
   • 긍정적인 결과물을 창출할 수 있음
3) 난이도의 조절이 가능
   (1) 색, 모양, 크기의 조절
   (2) 과제의 난이도 조절

3. 소아

1) 소근육 운동 수행
   (1) 조절능력의 증진
   (2) 기술개발의 기회제공
   (3) 집중시간 유도
2) 씨앗이나 콩으로 대신할 수 있음

4. 노인

1) 노인에게 맞는 모자이크의 적응(adaptation)이 필요
   (1) 더 큰 사이즈의 타일 사용
   (2) 대조적인 색의 사용
   (3) 잘 깨지지 않는 타일의 사용
2) 노인들은 균형의 문제를 가질 수 있음
3) 걷기 또는 의자에 앉고 서기의 어려움

49

금속공예 중 해머링(hammering)에 대한 설명으로 거리가 먼 것은?

1) 성취감을 쉽게 얻을 수 있다
2) 우울증 환자에게 추천할 수 있다
3) 어린 아동의 창조성을 증가시킨다
4) 상지의 근력과 지구력을 증가시킨다
5) 공격성을 지닌 환자에게 환기 활동이 된다

50

그림을 그릴 때 'deltoid aid'가 필요한 대상과 거리가 먼 질환은?

1) MS
2) ALS
3) GBS
4) Paraplegia
5) hemiplegia

문제해설

49 해머링

단순한 때리기 작업이므로 어린 아동의 창조성을 증가시키기는 어렵다.

답 3)

50 deltoid aid

- 대상
  - 상지의 근력 약화가 있는 질환을 가진 사람들
- 종류
  - MAS, Overhaed sling 등

답 4)

51

모자이크 공작에서 타일 절단기(tile nipper) 사용 시 필요한 쥐기 형태는?

1) hook grasp
2) lateral grip
3) palmar grip
4) tripod pinch
5) cylindrical grasp

문제해설

51 타일 니퍼의 사용

원통형잡기(cylindrical grasp) 근력의 강화가 이루어짐

답 5)

모자이크 공작

Explanation

1. 과정

1) 완성된 작품의 샘플을 환자에게 보여줌
2) 계획, 디자인 선택, 타일 색의 선택 등
3) 타일의 절단이 필요할 경우 보호안경과 니퍼(nipper)가 필요함
4) 각각의 타일에 접착제를 발라 붙이기
5) 디자인 완성하기 및 말리기
6) 타일 사이에 그라우트(grout)로 메우기
7) 그라우트 제거를 위해 전체 타일 가볍게 문지르기
8) 그라우트 말리기
9) 완성된 타일을 틀에 맞추기

2. 신체장애 적용

1) 모자이크 전체 과정에 소동작 협응이 요구됨
2) 타일 집어 올리기
    - 집기의 향상
3) 타일 니퍼의 사용
    - 원통형잡기(cylindrical grasp) 근력의 강화가 이루어짐
4) 뇌 손상 환자의 기능향상
    (1) 디자인의 계획
    (2) 구성능력

52

가죽끈 끼우기 활동과 가장 거리가 먼 내용은 무엇인가?

1) 실행력 훈련
2) 집중력 훈련
3) 분류능력 훈련
4) 순서능력 훈련
5) 문제해결능력 훈련

문제해설

52 해설내용 참조

답 3)

가죽끈 끼우기

Explanation

1. 가죽 레이싱에 필요한 능력

1) 시지각능력
2) 촉각
3) 집중시간
4) 시각 인식 및 처리
5) 기민성
6) 문제 해결 능력
7) 자아의식 증진

2. 신체장애의 치료적 적용

1) 침대 생활을 하는 환자들에게 적용가능
2) 전염성을 지닌 환자
3) 격리되어 있어도 가능
4) 상지의 근력 및 지구력 증진
5) 상지 : 엄지 및 손가락의 굽힘근과 폄근 사용
6) 아래팔의 뒤침 및 엎침
7) 어깨관절의 신근
8) 집기
9) 시각장애를 지닌 환자 : 촉각 인식을 향상시킴

53

뜨개질의 적용에 해당하지 않는 것은?

1) 집중력 증진의 효과
2) 우울증 개선의 효과
3) 눈과 손의 협응력 증진의 효과
4) 상지 몸쪽 관절가동범위 증진의 효과
5) 상지 먼쪽 관절가동범위 증진의 효과

문제해설

53 해설내용 참조

답 5)

뜨개질 적용대상

Explanation

1. 신체장애

1) 신체적 장애 또는 소뇌의 기능 손상이 있는 환자
   - 시작하기, 멈추기, 균형 유지하기와 같은 활동을 연습할 수 있음
2) 부분적 마비 환자에게 적용
   - 양손 사용 활동을 훈련할 수 있음
3) 시각 장애 또는 청각 장애를 지닌 환자
   - 촉각을 향상시킬 수 있음
4) 알레르기 또는 호흡의 문제를 지닌 환자
   - 먼지가 적은 실을 선택해야 함
5) 상지
   - 근위부(몸쪽)의 관절 가동범위 증진

2. 정신건강

1) 대상
   (1) 집중력이 떨어지는 환자에게 적용
   (2) 조증이나 정신분열증 환자에게 적용
      - 즉각적인 만족감 제공
2) 금기대상
   - 자살의 가능성 있는 환자

3. 소아

1) 대부분의 어린 아동들에게는 어려운 과제
2) 남아에게는 nautical skill을 향상

4. 노인

1) 여성 노인에 의해 주로 사용됨
2) 남성들은 매듭을 배움
   • 가사 활동 또는 남성적인 직업에 사용됨
3) 균형감각에 문제가 있는 환자에 적용
   • 섬유조직의 재료가 떨어져도 깨지지 않음

작업치료 기초 이론

54

도자기공예에 대한 설명이다. 틀린 것은?

1) 다리의 폄근을 강화한다
2) 팔꿉관절의 굽힘 및 폄을 촉진한다
3) 급성기 화상환자에게 촉촉한 점토가 좋다
4) 반죽을 통해 어깨관절의 굽힘과 폄운동을 향상시킨다
5) 테이블과 의자를 적당한 높이로 배열하는 것이 중요하다

문제해설

54 금기 대상

- 개방된 상처가 있을 경우 감염 또는 상처의 확장이 발생될 수 있음
- 관절염을 가진 환자의 경우 더 악화될 수 있음
- 당뇨와 같은 혈액순환의 장애를 가진 환자
  - 피부에 손상이 발생할 수 있음
- 수부의 말초신경 손상이 있는 환자
  - 느낌이 없으므로 손을 다칠 수 있음

답 3)

화상의 신체장애 적용

Explanation

1. 상지의 기능 향상에 도움

1) 쥐기, 짜기, 밀기, 굴리기, 손 조작 등의 동작을 사용함
2) 근력을 강화할 수 있음
3) 소운동 동작과 대운동 동작이 모두 강화됨
4) 찰흙 떼기(wedging)
   • 어깨관절의 굽힘 및 폄 운동이 일어남
5) 찰흙 밀기(rolling)
   (1) 팔꿉관절의 굽힘근과 폄근이 강화됨
   (2) 복부의 근육들이 강화됨
6) 소운동 조절 및 협응 능력이 강화됨
   • 코일로 만들기, 그릇 표면 장식하기 등

55

종이 직조 시 2/3만 잘라야 하는데 끝까지 자르는 신경행동학적 문제는?

1) 실행증(apraxia)
2) 무시증(neglect)
3) 보속증(perseveration)
4) 자가국소실인증(somatoagnosia)
5) 공간관계 손상(spatial relation disorder)

문제해설

55 보속증(perseveration)

- 자신은 다른 행동이나 말을 하려고 하지만 정신기능의 장애로 새로운 동작이나 말로 넘어가지 못하고 반복적으로 같은 행동을 하는 것
- 한 관념이 지속적으로 반복 표현
- 화제를 바꾸려는 노력과 새로운 자극에도 불구하고 떠올랐던 생각이 계속해서 떠올라 사고의 진행이 제자리에서 맴돌고 더 이상 진전되지 않는 현상
- 활동의 시작과 종료(initiation/termination of activities)의 손상이 발생

답 3)

시각 및 행동의 문제

Explanation

1. 실행증(apraxia)

1) 정의 : 운동마비나 운동장애가 아니면서 행위를 이해하지 못함
   (1) 수의적 행위가 불가능한 상태
   (2) 사지운동성 실행증(limb-kinetic apraxia)
2) 실행증과 마비의 중간 이행단계
3) 행위의 의미는 이해하지만 분석과 종합을 못해 목적적인 운동을 수행 못함
   • 관념운동성 실행증(idemotor apraxia)
4) 자동적인 운동은 가능하지만 명령을 받아 의도적으로 하는 운동은 못함
   • 관념성 실행증(ideational apraxia)
5) 개개의 부분적인 행위는 가능하지만 운동의 순서에 혼란이 일어남
   • 구성실행증(constructional apraxia)
6) 구성행위에 장애가 있는 것
   (1) 토막 쌓기로 물건의 모양을 만드는 것이 불가능
   (2) 착의실행증(dressing apraxia)
7) 뇌의 비우세반구인 두정엽-후두엽에 병소가 있을 때 나타남
8) 의복을 입거나 벗는 것이 불가능한 상태

2. Neglect Syndrome

1) 한쪽으로부터 지각의 통합에 실패함
2) 우 두정엽(right parietal lobe)의 손상
   예) 환자는 오른쪽만 면도를 함
3) 신체 구조 인식의 장애

4) 재활적(rehabilitation) 접근
   (1) 모든 ADL에서 무시되는 사지의 사용을 촉진시킴
   (2) 방의 재배치를 통해 무시되는 부위를 자극
      예 TV를 손상된 쪽으로 놓음
5) 보상적(compensatory) 접근
   (1) 무시되는 쪽에 색(color) 제공
      예 식판의 한 쪽에 색 테이프를 붙여주므로 손상된 쪽을 인식시킴
      책의 왼쪽에 색 테두리(border)를 제공하므로 책읽기를 촉진
   (2) 안전을 보상하기 위해 가구의 재배치
      • 부딪칠 수 있는 사물들을 정상 쪽(non neglect side)으로 배치

3. 보속증(perseveration)

1) 자신은 다른 행동이나 말을 하려고 하지만 정신기능의 장애로 새로운 동작이나 말로 넘어가지 못하고 반복적으로 같은 행동을 하는 것
2) 한 관념이 지속적으로 반복 표현
3) 화제를 바꾸려는 노력과 새로운 자극에도 불구하고 떠올랐던 생각이 계속해서 떠올라 사고의 진행이 제자리에서 맴돌고 더 이상 진전되지 않는 현상
4) 활동의 시작과 종료(initiation/termination of activities)의 손상이 발생

4. 실인증(agnosia)

1) 기질적 뇌장애 때문에 사물을 인지하거나 감각자극의 의미를 해석하지 못하는 것
   • 신체실인증(anosognosia)
2) 자신의 병을 인정하지 않는 것
   • 자가국소실인증(somatoagnosia)
3) 자신의 신체부분을 인정하지 않는 것
   • 입체감각실인증(astereognosia)
4) 촉각으로 사물을 인식하지 못하는 것
   • 시각실인증(visual agnosia)
5) 사물이나 사물을 보고도 몰라보는 것
   • 상모실인증(prosopagnosia)
6) 얼굴을 인식하지 못하는 것

5. Spatial Relations

• 물체들의 자세를 상대적 관계로 구별해내는 것

56

다른 사람과의 대화 능력을 향상시키고, 몸동작 표현을 증진하며, 문제상황을 재연하는 것에 중점을 두는 활동은?

1) 마술
2) 얼굴회화
3) 광대놀이
4) 판토마임
5) 낙하산게임

57

심장 질환 및 호흡계 질환을 가진 환자에게 가장 적합한 활동은?

1) 직물짜기
2) 가죽공예
3) 종이접기
4) 도자기공예
5) 타일모자이크

문제해설

56 작업 분석

- 얼굴회화 : 시운동 능력 및 소운동 기술의 훈련
- 광대놀이 : 상호 인간관계를 통한 대화가 적음
- 마술 : 문제 상황의 재현이 어려움
- 낙하산게임 : 사회 상호작용은 일어나지만 몸동작 표현 및 문제 상황의 재현이 어려움
- 판토마임 : 제스처를 통한 표현 능력의 향상 및 문제 상황 재연이 가능함

답 4)

57 해설내용 참조

답 3)

에너지 소비와 종이공예

Explanation

1. 에너지 보존

1) **에너지 보존 및 작업 단순화**(work simplication)
   (1) 다양한 심폐기능적 요소에 대한 지식이 필요함
   (2) 에너지 보존은 개인마다 다르게 적용되어야 함
   (3) 시간 관리에 대한 계획이 필요함
      ① 에너지 소비가 많은 활동들을 분산시킴
      ② 휴식시간의 제공

2) **에너지 소비**
   (1) 상지의 활동이 하지의 활동보다 더 많은 심혈관 출력이 요구됨
   (2) 서서하는 활동이 앉아서하는 활동보다 더 많은 심혈관 출력이 요구됨

2. 종이공예의 신체장애에 대한 적용

1) 대부분의 환자들에게 적용할 수 있음
2) 재가 장애인에게도 적절함

(1) 재료를 구하기 쉬움
(2) 저렴함

3) 종이공예에서 강조되는 동작들
(1) 손가락의 움직임
(2) 손목의 움직임
(3) 팔꿉관절 및 아래팔의 움직임

4) 적은 노력으로 수행할 수 있음
• 심장병 환자와 호흡기계 환자에게 매우 적절한 활동

5) 모든 종이공예는 양손 사용을 필요로 함

3. 물레의 사용

1) 하지로 물레 돌리기
2) 무릎관절의 폄근 강화에 매우 좋음

4. 감염성 질환을 지닌 환자

1) 금기대상이 될 수 있음
2) 만약 감염성 환자가 작업을 했을 경우
• 감염 가능성이 있는 재료들은 불로 태워버림

5. 시력의 문제를 지닌 환자

1) 시각장애를 가진 사람들에게 적합함
• 완전 시력 손상 또는 부분적 시력 손상을 가진 사람들이 대상
2) 손으로 만지고 느낄 수 있음

6. 화상환자

1) 상처가 완전히 회복된 환자에게 적용 : 초기 환자에게는 금기해야 함
2) 구축(contracture) 감소를 위해 적용함
3) 활동 후 핸드로션을 사용하여 피부가 건조해 지는 것을 방지해야함

7. 금기 대상

1) 개방된 상처가 있을 경우 감염 또는 상처의 확장이 발생될 수 있음
2) 관절염을 가진 환자의 경우 더 악화될 수 있음
3) 당뇨와 같은 혈액순환의 장애를 가진 환자
• 피부에 손상이 발생할 수 있음
4) 수부의 말초신경 손상이 있는 환자
• 느낌이 없으므로 손을 다칠 수 있음

58

시각 장애인이 금속판에 문양을 새길 때 얻을 수 있는 효과로 가장 적절한 것은?

1) 지남력(orientation)
2) 입체지각(stereognosis)
3) 고유수용성감각(proprioception)
4) 형태항상성(form constancy)
5) 지리적지남력(topographical orientation)

59

소운동 협응(fine motor coordination) 능력을 증진시키는 활동은?

1) 톱질
2) 망치질
3) 가마니 짜기
4) 손가락 그림
5) 시멘트 풀작업

문제해설

58 stereognosis
촉각으로 사물을 구별하는 것
답 2)

59 해설내용 참조
답 3)

가마니 짜기의 적용

Explanation

1. 직물 짜기와 같은 신체적 요소가 필요함

2. 신체적 장애 또는 소뇌의 기능 손상이 있는 환자

1) 시작하기, 멈추기, 균형 유지하기와 같은 활동을 연습할 수 있음
2) 대뇌 및 소뇌 관련 기능

3. 부분적 마비 환자에게 적용

- 양손 사용 활동을 훈련할 수 있음(소운동)

4. 시각 장애 또는 청각 장애를 지닌 환자

- 촉각을 향상시킬 수 있음

5. 알레르기 또는 호흡의 문제를 지닌 환자

- 먼지가 적은 실을 선택해야 함

60

작업치료사 K씨는 꽃모양의 수놓기 활동을 특정 환자에게 제공하고자 한다. 이 활동에 대한 설명으로 타당한 것은?

1) 근력 강화에 적합하다
2) 지남력 향상을 촉진한다
3) 어깨관절의 폄 운동을 촉진한다
4) 관절염 환자에게 추천되지 않는 수공예이다
5) 대부분의 상지 관절과 근육을 사용할 수 있어 상지 움직임에 효과적이다

61

나무의자 만들기의 효과로 거리가 먼 것은?

1) 손목 폄의 강화
2) 자뼈 편위의 강화
3) 엄지의 대립 강화
4) 소운동 협응의 강화
5) 큰 쥐기(gross grasp)의 강화

문제해설

60 바늘공예는 근력강화보다는 협응력과 소운동 강화에 적용한다. 관절염이 있는 환자에게도 추천이 가능하다. 상지 대부분의 근육을 사용할 수 있어 상지의 지구력 증진에 효과적이다. 어깨관절은 주로 안쪽돌림 및 가쪽 돌림 운동을 촉진한다.

답 5)

61 해설내용 참조

답 4)

목공예의 신체장애 적용

Explanation

1. 효과

1) 손의 자유로운 움직임
2) 엄지의 대립(thumb opposition) 및 모음(adduction)
3) 손가락의 굽힘(finger flexion)
4) 큰 쥐기(gross grasp) 등
5) 손목 폄 및 자뼈 편위(ulnar deviation)
   • 망치질과 조각에 필요
6) 팔꿉관절의 굽힘과 폄
   • 사포질, 망치질, 조각 등에 필요
7) 하지의 기능 향상
   • 자전거 페달을 이용한 도구
8) 관절 및 근육의 운동
   • 목재 및 도구의 위치 변경에 사용

62

급성 편집증 환자에게 가장 적합한 집단 활동은?

1) 요리
2) 토론
3) 염색공예
4) 손가락 그림
5) 일일 생활표 짜기

문|제|해|설

62 염색공예

정신적 사고 과정이나 상호간 의사소통 과정을 요구하지 않는 활동이 됨

답 3)

Explanation

망상(편집증)

1. 망상(편집증)의 종류

1) **과대망상**(delusion of grandeur)
   (1) 자신이 위대하다, 전능하다, 부자라고 믿는 망상임
   (2) 열등감, 불안정감에서 나옴

2) **피해망상**(delusion of persecution)
   (1) 누군가 자신을 해치려 한다는 망상임
   (2) 대개 자신의 증오, 공격성이 투사된 결과

3) **관계망상**(delusion fo reference)
   (1) 주변의 일이 자기 자신과 관련되었다는 망상임
   (2) 누군가가 또는 신문, 라디오가 내말을 하고 있다는 망상임

4) **자책망상**(delusion of self-accusation)
   (1) 죄의식과 자기징벌을 내용으로 하는 망상임
   (2) 초자아가 심하게 비판적일 때 나타남
      • 죄망상, 빈곤망상, 병망상, 허무망상 등이 있음
   (3) 죄의식, 자존심손상, 자기징벌, 적개심 등이 투사된 결과임

5) **조종망상**(idea of control)
   (1) 자신이 타인에 의해 또는 미지의 존재에 의해 조종당한다는 망상
   (2) 사고흡입, 사고탈취, 사고 전파 등

6) **질투망상**(delusion of loving)
   • 자신의 배우자나 사랑하는 사람이 부정하다고 믿는 것

7) **연애망상**(delusion of loving)
   (1) 누군가 자기를 몹시 사랑하고 있다는 믿음
   (2) 존재하지 않는 사람 또는 죽은 사람이 자신을 사랑한다는 믿음
   (3) 유명인사가 신분 때문에 몰래 자기를 사랑한다고 믿음

8) **빙의망상**(delusion of possession)
   • 귀신, 악령, 동물이 자신의 몸속에 들어와 지배한다는 망상

2. 치료

1) 의심이 많고 냉담하므로 치료관계를 형성하기가 매우 어려움
2) 긴 시간과 인내가 필요함
3) 망상에 대해 비판해도 안 되고 망상내용에 동조해서도 안됨
4) 환자의 비밀을 전적으로 지킨다는 확신을 주어야 함
5) 가족들의 협조가 필요함

63

가죽공예(leather work) 도구로 거리가 먼 것은?

1) skife
2) hand saw
3) strap cutter
4) swivel knife
5) rotatory punch

64

목공예의 금기대상이 아닌 경우는?

1) 정신과 환자
2) 근력이 감소된 환자
3) 감각에 문제가 있는 환자
4) 혈액순환이 좋지 않은 환자
5) 면역계에 문제가 있는 환자

문제해설

63 hand saw

목공예에 사용되는 대표적인 도구

답 2)

64 목공예의 금기 대상

• 감각이 떨어지는 환자
• 혈액순환이 좋지 않은 환자
• 면역계에 문제가 있는 환자
• 정신과 환자
  – 다양한 기능적 단계에 사용됨
  – 그룹 활동을 통한 대인관계 기술 향상

답 2)

65

굵은 털실로 벙어리장갑을 만드는 활동을 하고자 한다. 금기대상 환자는?

1) 편마비 환자
2) 호흡기 환자
3) 정신지체 환자
4) 협응장애 환자
5) 척수손상 환자

문제해설

65 털실 매듭

작업 중 먼지를 유발하므로 호흡기 질환자에게 금기활동이 됨

답 2)

매듭공예의 적용

Explanation

1. 신체적 장애 또는 소뇌의 기능 손상이 있는 환자

- 시작하기, 멈추기, 균형 유지하기와 같은 활동을 연습할 수 있음

2. 부분적 마비 환자에게 적용

- 양손 사용 활동을 훈련할 수 있음

3. 시각 장애 또는 청각 장애를 지닌 환자

- 촉각을 향상시킬 수 있음

4. 알레르기 또는 호흡의 문제를 지닌 환자

- 먼지가 적은 실을 선택해야 함

5. 정신과 환자

1) 집중력이 떨어지는 환자에게 적용
2) 조증이나 정신분열증 환자에게 적용
   - 즉각적인 만족감 제공
3) 금기대상
   - 자살 가능성이 높은 환자

6. 노인

- 여성 노인에 의해 주로 사용됨

66

추체외로 손상(extrapyramidal disorders)으로 인해 발생되는 증상은?

1) 운동 실조증(Ataxia)
2) 운동측정 장애(Dysmetria)
3) 협동운동이상(Dyssynergia)
4) 반복 불능증(Adiadochokinesis)
5) 무정위성 움직임(Athetoid movement)

67

다음 단어와 가장 관계 깊은 것은?

tow prong needle, 더블 코르도반, running stitch

1) 레이싱
2) 목공예
3) 금속공예
4) 찰흙공예
5) 모자이크공예

문제해설

66
- 추체외로 손상(Extrapyramidal disorders)으로 인한 증상들
  - 무정위성 움직임(느린 비틀림 운동, Athetoid movement)
  - 근긴장 이상(Dystonia)
  - 발리즘(Ballism)
  - 떨림(진전, Tremor)
- 소뇌손상으로 인한 증상들
  - 운동 실조증(Ataxia)
  - 운동측정 장애(Dysmetria)
  - 협동운동이상(Dyssynergia)
  - 반복 불능증(Adiadochokinesis)
  - 홈즈의 반동현상(Rebound phenomenon of Homes)
  - 안구 진탕증(Nystagmus)
  - 조음장애(Dysarthria)

답 5)

67 레이싱의 종류
- 싱글 코르도반 레이싱
- 더블 코르도반 레이싱
- running stitch
- whip stitch 등

레이싱에 사용하는 도구
- two prong needle
- racing pony
- life-eye lacing needle

답 1)

가죽공예에 사용되는 도구들

Explanation

1. rotatory punch
2. strap cutter
3. thonging chisel
4. skife
5. pear shader
6. veiner
7. background tool
8. camouflage
9. swivel knife
10. beveler
11. seeder

68

레이싱의 치료적 적용으로 옳은 것은?

1) 정신지체 아동에게 바람직하지 않다
2) 시각장애를 지닌 환자에게 바람직하지 않다
3) 전염성으로 격리된 환자에게 바람직하지 않다
4) 도구 잡기는 관절염 환자에게 바람직하지 않다
5) 상지 근력 증진에 사용되는 것은 바람직하지 않다

문제해설

68 해설내용 참조

답 4)

레이싱의 치료적 적용

Explanation

1. 신체장애

1) 침대 생활을 하는 환자들에게 적용가능
2) 전염성을 지닌 환자(격리되어 있어도 가능)
3) 상지의 근력 및 지구력 증진
4) 시각장애를 지닌 환자(촉각 인식을 향상시킴)

2. 정신 건강

1) 효과 : 집중시간, 기억력, 시각 인식 및 처리, 소근육 조절, 기민성, 자아개념, 문제 해결 능력, 자존감, 자아의식 증진, 정신지체
2) 소근육 조절, 기민성, 집중력 등 증진

3. 소아

• 금기 : 소리 및 촉각에 민감한 아동은 피함

4. 노인

1) 연장 등에 의한 상처에 주의해야 함
2) 도구의 잡기(관절염을 악화시킬 수 있음)

69

TBI 환자인 50대 여성은 바느질을 활동을 통해 작품을 완성했다면 이 여성에게 가장 필요한 기능은?

1) hook grasp
2) power grasp
3) lateral prehension
4) intrinsic plus grasp
5) pad to pad prehension

70

레이싱의 치료적 적용으로 틀린 것은?

1) 문제해결능력을 키워준다
2) 아래팔의 뒤침 및 엎침을 촉진한다
3) 침대 생활을 하는 환자들에게 적절하다
4) 소리 및 촉각에 민감한 아동에게 적절하다
5) 전염성을 지닌 환자로 격리된 경우 적절하다

문제해설

69 핀서 집기 또는 pad to pad 집기는 손끝으로 물건을 집는 집기이다. tip pinch(or prehension)도 손끝으로 잡는 집기이지만 더 작은 물체를 집는 동작이다.

답 5)

70 레이싱

- 금기대상 아동
  - 소리 및 촉각에 민감한 아동은 피함

답 4)

레이싱의 적용

Explanation

1. 신체장애

1) 침대 생활을 하는 환자들에게 적용가능
2) 전염성을 지닌 환자(격리되어 있어도 가능함)
3) 상지의 근력 및 지구력 증진시킴
4) 상지
   (1) 엄지 및 손가락의 굽힘근과 폄근 사용
   (2) 아래팔의 뒤침 및 엎침
   (3) 어깨관절의 신근
   (4) 집기
   (5) 손목의 요척측 편위 등
5) 시각장애를 지닌 환자(촉각 인식을 향상시킴)

2. 소아

- 금기대상 아동(소리 및 촉각에 민감한 아동은 피함)

71

금속공예의 신체장애 적용으로 틀린 것은?

1) 손의 굽힘근을 강화할 수 있다
2) 감염의 위험이 있는 환자에게는 금기활동이다
3) 두 손의 사용이 어려운 환자에게 어려운 활동이다
4) 금속판 망치질은 팔꿉관절의 굽힘근과 폄근을 강화한다
5) 시력을 상실한 환자를 위해 날카로운 부분들을 모두 덜어주어야 한다

문제해설

71 해설내용 참조

답 3)

금속공예의 신체장애 적용

Explanation

1. 손

1) 손가락과 손의 굽힘근 강화
2) 3점 집기의 강화

2. 한 손의 사용

• 두 손 사용이 어려운 환자에게도 가능한 활동

3. 감염

• 감염의 위험이 있는 환자에게는 금기

4. 시력을 상실한 환자

1) 날카로운 부위를 모두 예방해줌
2) 테이프를 이용해 처리할 수 있음

5. 금속판의 망치질

1) 자뼈와 노뼈의 움직임 증진됨
2) 팔꿉관절의 굽힘근과 폄근이 강화됨
3) 염증의 발생에 주의해야 함
4) 과도한 충격으로 염증이 생길 수 있음

72

금속공예의 정신장애 적용으로 틀린 것은?

1) 주의력 향상을 기대할 수 있다
2) 자살 위험이 있는 환자에게 적절하다
3) 성취감에 의해 자아 존중감이 형성된다
4) 적대감과 분노의 표출이 전통적인 목적이 된다
5) 실패에 대한 염려가 없어 우울증 환자에게 적절하다

문제해설

72 해설내용 참조

답 2)

금속공예의 정신장애 적용

Explanation

1. 자아존중감

• 성취감에 의해 형성됨

2. 우울증 환자

• 실패에 대한 염려 없음

3. 자살할 수 있는 환자

• 자살위험이 있는 환자는 늘 주의해야 함

4. 정신분열을 가진 환자

1) 많은 집중과 사고를 요구하지 않음
2) 틀을 제공하는 구조가 도움이 됨
3) 어려운 과정이 없음
4) here and now의 특성 : 즉각적인 결과를 얻을 수 있음

5. 조증 상태의 환자

1) 과도한 활동을 통제할 수 있음
2) 분명한 작업의 가이드라인은 과도한 에너지의 배출을 통제함
3) 빨리 완성할 수 있음

6. 전통적인 목표

• 적대감과 분노의 표출하게 하는 것

73

도자기 물레를 이용한 찰흙공예의 치료적 적용 중 금기대상이 아닌 경우는?

1) 당뇨가 있는 경우
2) 관절염이 있는 경우
3) 시각 손상이 있는 경우
4) 개방된 상처가 있는 경우
5) 수부에 말초신경 손상이 있는 경우

74

아동의 찰흙공예에 대한 내용으로 틀린 것은?

1) 항문기와 관련성이 깊다
2) 아동에게 찰흙은 자연의 도구이다
3) 찰흙은 대변과 색과 질감이 유사하다
4) 찰흙공예는 아동에게 안전하므로 감독이 필요 없다
5) 대부분의 아동들이 찰흙에 대해 즐거움을 경험하게 된다

문제해설

73 도자기 물레의 금기 대상

- 개방된 상처가 있을 경우 감염 또는 상처의 확장이 발생될 수 있음
- 관절염을 가진 환자의 경우 더 악화될 수 있음
- 당뇨와 같은 혈액순환의 장애를 가진 환자
  - 피부에 손상이 발생할 수 있음
- 수부의 말초신경 손상이 있는 환자
  - 느낌이 없으므로 손을 다칠 수 있음

답 3)

74 해설내용 참조

답 4)

아동의 찰흙공예 적용

Explanation

1. 아동에게 찰흙은 자연적인 도구가 됨

2. 비구조화된 탐색 도구가 됨

3. 항문기와 연관된 이론이 많음

- 대변의 색과 질감이 유사함

4. 찰흙으로 더렵혀짐

1) 처음에는 더렵혀짐에 대한 징계를 경험하게 됨
2) 결국 대부분의 아동들은 그런 감정들을 극복하고 찰흙에 대해 즐거움을 경험하게 됨

5. 주의할 점

1) 아동이 먹지 않도록 주의해야함
   (1) 찰흙은 독성이 없으나 유약(glaze)은 매우 위험함
   (2) 가장 좋은 예방법은 가까이에서 감독하는 것

75

매듭공예에서 작품을 길게 만드는 경우는 무엇을 증진시키기 위한 것인가?

1) 인지
2) 근력
3) 지구력
4) 협응력
5) 공간지각력

76

개방성 상처를 가진 환자에게 가장 부적절한 수공예는?

1) 목공예
2) 바느질
3) 종이접기
4) 가죽공예
5) 도자기공예

문제해설

75 지구력의 증진

- 시간과 횟수의 증진을 통해 지구력을 증진시킴
  - 실을 길게 할 경우 보다 많은 시간이 걸림

답 3)

76 해설내용 참조

답 5)

도자기공예 시 주의해야 할 환자

Explanation

1. 감염성 질환을 지닌 환자

1) 금기대상이 될 수 있음
2) 만약 감염성 환자가 작업을 했을 경우
   • 감염 가능성이 있는 재료들은 불로 태워버림

2. 화상환자

1) 상처가 완전히 회복된 환자에게 적용함
2) 구축(contracture) 감소를 위해 적용함
3) 활동 후 핸드로션을 사용하여 피부가 건조해지는 것을 방지해야함

3. 금기 대상

1) 개방된 상처가 있을 경우 감염 또는 상처의 확장이 발생될 수 있음
2) 관절염을 가진 환자의 경우 더 악화될 수 있음
3) 당뇨와 같은 혈액순환의 장애를 가진 환자
   • 피부에 손상이 발생할 수 있음
4) 수부의 말초신경 손상이 있는 환자
   • 느낌이 없으므로 손을 다칠 수 있음

77

노인을 위한 모자이크 적용으로 옳은 것은?

1) 균형이 많이 요구되는 자세가 바람직하다
2) 타일은 안전을 위해 잘 깨지는 것으로 한다
3) 큰 사이즈의 타일을 사용하는 것이 바람직하다
4) 재료는 먹을 수 있도록 빵으로 하는 것이 바람직하다
5) 눈의 피로를 막기 위해 색은 서로 비슷한 것으로 한다

78

모자이크의 정신과적 적용이 아닌 것은?

1) 색과 크기를 조절할 수 있다
2) 과제의 난이도를 조절할 수 있다
3) 긍정적인 결과물을 창출할 수 있다
4) 주의력 및 집중력을 향상시킬 수 있다
5) 인지기능이 좋은 환자에게만 적용 가능하다

79

찰흙공예의 신체적 적용으로 옳지 않은 것은?

1) 물레의 사용은 하지의 근력을 약화시킨다
2) 소운동 동작과 대운동 동작이 모두 강화된다
3) 개방된 상처가 있는 환자에게는 금기활동이다
4) 찰흙 밀기(rolling)는 복부의 근육들이 강화된다
5) 찰흙 밀기(rolling)는 팔꿉관절의 굽힘근과 폄근이 강화된다

문제해설

77 노인을 위한 모자이크 적용

- 노인에게 맞는 모자이크의 적응(adaptation)이 필요
  - 더 큰 사이즈의 타일 사용
  - 대조적인 색의 사용
  - 잘 깨지지 않는 타일의 사용
    - ◦ 노인들은 균형의 문제를 가질 수 있음
    - ◦ 걷기 또는 의자에 앉고 서기의 어려움

답 3)

78 모자이크의 정신과적 적용

- 다양한 가능향상
  - 주의력, 집중력, 계획, 공간관계, 인과관계 추리, 소근육 협응 등
- 매우 기능이 낮은 상태의 환자에게도 적용가능
  - 긍정적인 결과물을 창출할 수 있음
- 난이도의 조절이 가능
  - 색, 모양, 크기의 조절
  - 과제의 난이도 조절

답 5)

79 해설내용 참조

답 1)

자기 물레의 신체적 적용

Explanation

1. 상지의 기능 향상

1) 쥐기, 짜기, 밀기, 굴리기, 손 조작 등의 동작을 사용함
2) 근력을 강화할 수 있음

3) 소운동 동작과 대운동 동작이 모두 강화됨
4) 찰흙 떼기(wedging)
 • 어깨관절의 굽힘 및 폄 운동이 일어남
5) 찰흙 밀기(rolling)
 (1) 팔꿉관절의 굽힘근과 폄근이 강화됨
 (2) 복부의 근육들이 강화됨
6) 소운동 조절 및 협응 능력이 강화됨
 • 코일로 만들기, 그릇 표면 장식하기 등

2. 물레의 사용

1) 하지로 물레 돌리기
 • 무릎관절의 폄근 강화에 매우 좋음
2) 물레 위에서의 작업
 (1) 상당한 집중력을 요구함
 (2) 상지의 협응 능력이 매우 중요함

3. 찰흙의 특징

1) 소음이 발생하지 않음
2) 침대에 있는 환자에게도 적합함
3) 물로 쉽게 세척할 수 있음
4) 독성이 없음
5) 치료용 퓨티(putty)보다 저렴함

4. 감염성 질환을 지닌 환자

1) 금기대상이 될 수 있음
2) 만약 감염성 환자가 작업을 했을 경우
 • 감염 가능성이 있는 재료들은 불로 태워버림

5. 시력의 문제를 지닌 환자

1) 시각장애를 가진 사람들에게 적합함
 • 완전 시력 손상 또는 부분적 시력 손상을 가진 사람들이 대상
2) 손으로 만지고 느낄 수 있음

6. 화상환자

1) 상처가 완전히 회복된 환자에게 적용
2) 구축(contracture) 감소를 위해 적용
3) 활동 후 핸드로션을 사용하여 피부가 건조해 지는 것을 방지해야함

80

치료사 자신을 '치료적 도구'로 사용하는 것에 대한 설명으로 틀린 것은?

1) 작업치료의 핵심기술이라 할 수 있다
2) 환자와 물리적 환경 사이의 관계형성이라 할 수 있다
3) 아동의 흥미를 유발하기 위해 소방차 놀이를 치료에 접목하였다
4) 아동의 노력에 대해 아동이 긍정적 느낌을 받을 수 있도록 한다
5) 치료 과정 중 유머를 사용하여 아동을 즐겁게 해주는 것은 효과적인 치료방법이다

문제해설

80 해설내용 참조

답 2)

자신을 치료적 도구로 사용하기

Explanation

1. 작업치료의 핵심기술 및 합법적 도구(legitimate tool)

1) **작업치료사**
   (1) 환자와 치료 상황에 따라 유연성(flexible)을 지녀야 함
   (2) 혁신적이고(innovative) 책임감(responsive)을 지녀야 함
      ① 광범위한 기술(skill)을 지니고 있어야 함
      ② common skill & specific skill
         예 psychodrama

2) **핵심기술**(core skill)
   - 모든 작업치료사가 공통적으로 가져야 할 기술(skill)
   (1) 목적 있는 활동(purposeful activity), 의미 있는 작업(meaningful occupation)을 치료의 수단으로서 사용할 수 있는 능력
   (2) 환자의 일상생활 업무 및 역할을 탐색할 수 있게 하며, 그것을 성취하고 균형을 유지하게 하는 능력
   (3) 기능과 사회통합을 극대화하기 위한 신체/심리/사회 환경의 영향을 평가하고 조작하는 능력
   (4) 특정 치료 수단으로 작업을 해석하고, 선택하고, 적용하는 능력

3) **합법적 도구**(legitimate tools)
   (1) 목적 있는 활동(Purposeful activity)
      ① 환자의 목표와 의미를 고려
      ② 활동 선택을 위해 선행되어야 할 것

- 분석(analysis) : 활동에 대한 객관적 체계적 시각
- 리플랙션(reflection) : 활동이 환경에 미치는 영향에 대한 주관적 이해

(2) 환경(Environment)

① 인간 및 인간 외적 요소들을 모두 고려함

- 내용(content) : 환경을 구성하는 인간적 및 물리적 요소
- 요구(demand) : 행동에 영향을 미치는 환경적 요소
- 적응에 대한 가능성(potential for adaptation)

② 치료적 도구로서의 자아(therapeutic use of self)

- 치료사와 환자 사이의 인간관계형성
- Mosey가 제안한 치료사와 환자 사이의 효과적 관계 형성을 위한 요소
  - 환자를 독특한 한 인간으로 인식함
  - 각 개인의 존엄성과 권리에 대해 인정함
  - 공감 : 객관성을 잃지 않고 다른 사람의 경험을 수용함
  - 동정
  - 겸손 : 자신이 부족하다는 것을 인정함
  - 비판 없이 생각과 행동을 긍정적으로 수용해 줌
  - 정직
  - 편안한 매너
  - 융통성
    - 상황에 맞게 조절할 줄 아는 것
  - 자신에 대한 인식 및 이해
  - 유머 : 치료과정을 촉진(interpersonal skill을 적절히 사용)

2. 상호적 추론(interactive reasoning)의 치료적 도구

1) 치료사의 사용

(1) 자신을 치료적 도구로 사용하는 것이 중요함

(2) 작업치료사는 어떻게 아이와 연결될 수 있을지 분석함

① 아동이 무엇을 좋아하는지?

② 아이가 무엇에 큰 관심을 보이는지?

③ 놀이와 즐거움은 무엇인지?

2) 사례

(1) 소방차를 좋아하는 Zach

① 소방차와 관련된 이야기만 들어도 얼굴이 밝아짐

② 치료활동

- 가상의 소방차를 이용
- 아동이 오르고 넘어는 것을 소방차로 비유함

(2) 자폐증을 진단받은 Cory
① 촉각과 청각 자극에 과도하게 반응함
② 치료 활동
• 의사소통 시 부드럽고 낮은 목소리의 사용
• 자극에 대해 준비되었을 때 조심스럽게 접촉함

3. 아동작업치료의 치료전략(strategies)

1) **목표** : 수행 증진(improving performance)

2) **전략**

(1) 작업을 치료적 도구로 사용(using occupation as means)
① 새로운 기술의 개발을 위해 작업치료사는 도구로서의 작업(occupation)을 사용함
② 활동은 아동에게 의미 있고 성공적인 참여가 있는 것을 선택함
• 일반적으로 활동은 각각의 아동에게 가치 있는 동기와 목표를 가짐

(2) 자기 자신을 치료적 도구로 사용하기(therapeutic use of self)
① 작업치료사
• 아동에게 용기를 제공함
• 동기 유발을 통해 아동과의 관계를 형성함
• 아동의 성공을 유도함
• 아동의 노력에 대해 아동이 긍정적인 느낌을 받을 수 있도록 만들어 줌
② 신뢰관계 형성을 위한 방법
• 아동이 실패했을 경우 괜찮다는 지지와 촉진을 제공함
• 흥미유발, 성격, 개성, 관심과 목표를 존중해줌
• 아동의 독특한 경향과 행동은 환경 참여에 기초가 됨
③ 도전의 유발
• 지금 도전할 수 있는 수준의 내용으로 구성해야 함
• 기술의 성취와 숙달된 일의 성공을 통해 자존감과 자아 이미지가 영향 받음

(3) 활동을 위한 준비(preparation for activities)
① shoulder girdle에 제한(tightness)이 있는 뇌성마비 아동
• ROM 및 움직임 향상을 위해 어깨관절 주변의 근육을 신장 및 이완을 위해 passive technique 사용

(4) 개별화된 되먹임(feedback)과 큐(cue) 제공(augmented and individualized sensory cueing and feedback)
① 활동 수행 동안 아동의 수행을 촉진하기 위해 치료사는 다양한 방법을 사용함
• 테크닉은 아동의 학습 방법과 수행 패턴에 기초하여 선택함
② Sensory feedback의 사용
• 특정 행동을 강화하기 위해 사용함

(5) 활동의 등급화(graded activities)

① 지금 당장 할 수 있는 수준의 도전("just right" challenge)

② 활동

- 아동을 참여시킴
- 동기를 유발시킴
- 아동의 최근 능력에 도전이 되어야 함
- 아동의 노력으로 완성할 수 있어야 함

(6) 보호자와 교사에 대한 교육 및 상담(caregiver and teacher education and consultation)

① 아동은 훈련(연습)을 통해서 기술을 습득할 수 있음

② 치료과정에서 습득된 아동의 높은 수준의 반응

- 자연스러운 주위 환경에서 연습되고 강화되어야 함

③ 아이와 함께하는 어른들과의 상담이 필수적임

81

찰흙공예의 정신과 적용으로 틀린 것은?

1) 적대감을 지닌 환자들에게 적용할 수 있다
2) 적대감을 지닌 환자들에게 찰흙은 무기가 될 수 있다
3) 마른 찰흙 깨뜨리기를 통해 욕구의 성취를 이룰 수 있다
4) 찰흙을 통해 생각과 감정의 표현의 기회를 얻을 수 있다
5) 찰흙에 대해 나쁜 감각경험이 있는 아동에게는 적용할 수 없다

82

직물 짜기의 신체적 적용으로 틀린 것은?

1) 한 손 사용 활동을 주로 훈련한다
2) 소뇌의 기능손상이 있는 환자에게 적용한다
3) 시각장애가 있는 경우 촉각을 향상시키기 위해 사용한다
4) 호흡의 문제를 지닌 환자의 경우 먼지가 적은 실을 선택한다
5) 시작하기, 멈추기, 균형유지하기와 같은 활동을 연습할 수 있다

문제해설

81 찰흙공예의 정신과 적용

- 정신과 환자에게 매우 유익함
  - 찰흙을 통해 생각과 감정의 표현의 기회를 얻음
- 적대감을 지닌 환자들
  - 마른 찰흙을 깨뜨리므로 욕구의 성취가 이루어짐
  - 찰흙이 무기가 될 수도 있으므로 경계해야함
- 아동
  - 처음에는 더렵혀짐에 대한 징계를 경험하게 됨
    - 결국 대부분의 아동들은 그런 감정들을 극복함
    - 찰흙에 대해 즐거움을 경험하게 됨

답 5)

82 직물 짜기의 신체적 적용

- 신체적 장애 또는 소뇌의 기능 손상이 있는 환자
  - 시작하기, 멈추기, 균형 유지하기와 같은 활동을 연습할 수 있음
- 대뇌 및 소뇌 관련 기능
- 부분적 마비 환자에게 적용
  - 양손 사용 활동을 훈련할 수 있음
- 시각 장애 또는 청각 장애를 지닌 환자
  - 촉각을 향상시킬 수 있음
- 알레르기 또는 호흡의 문제를 지닌 환자
  - 먼지가 적은 실을 선택해야 함

답 1)

83

금속공예가 금기인 대상자는?

1) RA 환자
2) 편마비 환자
3) 우울증 환자
4) 정신분열증 환자
5) 인지가 낮은 환자

84

저항적 특성을 가지고 있으며, 감정적 카타르시스를 가질 수 있는 작업은?

1) 매듭
2) 도자기
3) 바느질
4) 금속공예
5) 찰흙공예

문제해설

83 해설내용 참조

답 1)

84 해설내용 참조

답 4)

구리공예 및 금속공예(Copper tooling and metal craft)

Explanation

1. 종류

1) **두드리기**(hammering)
   (1) 나무 틀 위에 동판을 위치시킴
   (2) 원하는 모양이 나올 때까지 두드림

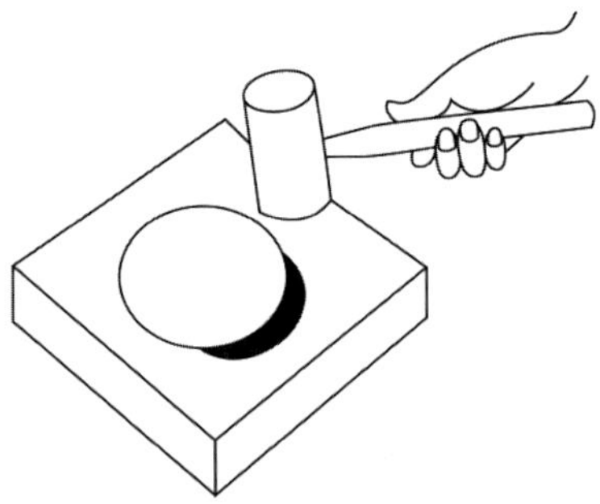

2) **무늬 새기기 및 구멍 내기**(chasing and piercing)
   (1) 순서
      ① 금속위에 디자인하기
      ② 나무판위에 고정하기
      ③ 무늬 새기기 또는 구멍 내기
      ④ 디자인 완성
3) **적용**
   (1) 신체장애
      ① 손
      - 손가락과 손의 굽힘근 강화
      - 3점 집기의 강화

② 한 손의 사용
- 두 손 사용이 어려운 환자에게도 가능한 활동

③ 감염 : 감염의 위험이 있는 환자에게는 금기

④ 시력을 상실한 환자
- 날카로운 부위를 모두 예방해줌(테이프를 이용해 처리할 수 있음)

⑤ 금속판의 망치질
- 척골과 노뼈의 움직임 증진
- 팔꿉관절의 굽힘근과 폄근의 강화
- 염증의 발생에 주의(과도한 충격으로 염증이 생길 수 있음)

(2) 정신건강

① 자아존중감 : 성취감에 의해 형성됨

② 인지 : 주의력 향상
- 순서화 능력 향상
- 문제해결능력 향상

③ 우울증 환자 : 실패에 대한 염려 없음

④ 자살할 수 있는 환자(자살위험이 있는 환자는 늘 주의해야 함)

⑤ 정신분열을 가진 환자
- 많은 집중과 사고를 요구하지 않음
- 틀을 제공하는 구조가 도움이 됨
- 어려운 과정이 없음
- here and now의 특성(즉각적인 결과를 얻을 수 있음)

⑥ 조증 상태의 환자
- 과도한 활동을 통제할 수 있음
- 분명한 작업의 가이드라인은 과도한 에너지의 배출을 통제함
- 빨리 완성할 수 있음

⑦ 전통적인 목표 : 적대감과 분노의 표출하게 하는 것

(3) 소아

① 효과는 있으나 창조성은 감소됨
- 어린 아동들은 단순히 그림그리기만을 더 좋아함
- 나이가 많은 아동들은 어린 아동들에 비해 창조성의 발휘가 가능함

② 자해의 위험
- 정신적 신체적 문제를 지닌 성인과 같이 아동 및 청소년에게도 주의가 필요

(4) 노인

① 다양한 보호시설(nursing home)에 적절함

② 최소의 인지를 사용하는 활동으로 만족감(gratification)을 제공함

③ 상처회복이 느림(각별한 주의가 요구됨)

④ 금속의 빛나는 성질(디자인을 구별하기 어려울 수 있음)

85

손가락 그림(finger painting)에 대한 설명으로 틀린 것은?

1) 찰흙을 사용할 수 있다
2) 자아 표현의 수단으로 사용된다
3) 감각통합치료의 도구로 사용된다
4) 아동은 놀이를 통해 창조적인 표현이 가능하다
5) 페인트에 독성이 있으므로 주로 인지 문제가 없는 아동들에게 사용한다

문제해설

85 해설내용 참조

답 5)

손가락 그림

Explanation

1. Finger painting

1) **목적**
   - 교육, 치료, 놀이 등

2) **교사, 치료사, 예술가들에 의해 현재 사용되고 있음**
   (1) 자아 표출(self-expression)
   (2) 심리적 치료(emotional healing) 도구
   (3) 감각 자극 제공
   (4) 다양한 연령에서 사용이 가능함

3) **정상발달 과정 중의 놀이 도구**
   - 물감, 찰흙, 모래 등을 가지고 놀기

4) **재료**
   (1) 독성이 없는 페인트 사용
   (2) 밀가루, 찰흙 등을 사용할 수 있음
   (3) 테이블, 특수 종이 등을 사용함

2. 단계별 놀이

1) 1 단계 : **감각/촉감/구강기/나르시즘**
   (1) 비눗방울 불기
   (2) 간단한 음식 만들기
   (3) tea-party 소꿉놀이

(4) 좀 더 수준 높은 아이들을 위한 음식준비
  • 실제 주방사용
(5) 음악 활동 또는 노래하기
(6) 마른 모래 놀이
(7) 대상관계 놀이를 위한 다양한 장난감

2) **2단계 : 운동 · 항문기 · 전 오디프스기**

(1) 실외 운동장을 이용하는 것이 이상적임
  • 지역의 놀이공원(local adventure playground)을 이용할 수 있음
(2) 실내
  • play tunnel과 같은 제한적 공간에서의 게임을 할 수 있음
(3) 망치질 놀이와 간단한 목공예 놀이
(4) 욕조에서의 물놀이
  • 물놀이용 장난감을 이용이 바람직함
(5) 찰흙 놀이
(6) finger painting, 물감 놀이
(7) 반죽놀이
(8) 인형놀이
(9) 촉촉한 모래 놀이

3) **3단계 : 표현 · 남근기 · 오디프스기**

(1) 그림이 있는 책
(2) 인형의 집과 인형 가구
(3) 농장 설계, 가상의 동물가족
(4) 광범위한 모델의 동물놀이 : 공룡과 같은 상상적 동물놀이
(5) 자동차 놀이
(6) 작은 모형의 인물 인형 : 경찰관, 소방관, 응급 구조사, 조종사 등
(7) 소꿉놀이, 반죽 놀이
(8) 웬디 하우스, 인형 침대, 의자, 탁자, 요리기구, 인형가족 등
(9) 옷 입히기 놀이, 소꿉놀이 기구, 장난감 전화기 등
(10) 꼭두각시 인형과 극장
(11) 병원놀이 및 장난감
(12) 그림 그리기 : 종이, 연필, 크레용, 펜, 붓 등

4) **4단계 : 구조적 · 잠재기 · 후 오디프스기**

(1) 구조적이고 창조적인 활동의 선택
(2) 건축 장난감(레고, 듀플로, 헬터 스켈터)
(3) able game(그림 맞추기, 그림 도미노)
(4) 찰흙으로 모형 만들기
(5) 콜라주(풀, 물감, 붓 등)

86

난이도를 높이는 방법으로 그 내용이 적절하지 않은 것은?

1) 근력–저항의 증가
2) 지각–패턴의 증가
3) 지구력–시간의 증가
4) 독립성–도움의 양 증가
5) 사회성–구성원 수의 증가

문제해설

86 해설내용 참조

답 4)

난이도 향상의 예

Explanation

1. 근력의 증진

1) 무게의 증가
2) 저항의 증가
3) 마찰의 증가

2. 지구력 증진

1) 시간의 증진
2) 반복 횟수의 증진
3) 수행 거리의 증진
4) 무게의 증진

3. 인지 및 지각의 증진

1) 난이도의 증진
2) 복잡성의 증진
3) 단계의 증진
4) 환경적 자극의 증진
5) 활동 대상자 수의 증가
6) 판단력의 증진
7) 도움의 양 감소

4. 기타

1) weighted cuff **사용의 두 가지 목적**

(1) 근력이 저하된 환자
- 근력 증진을 목적으로 사용

(2) 협응력이 낮은 환자
- 손의 떨림을 감소시킴

87

1900년대 초 공예치료의 목적은?

1) 창작활동을 통해 전문직에 종사하기
2) 정신과 환자들의 우울증을 개선하기
3) 생산품을 통한 경제적 위기를 극복하기
4) 전쟁에 필요한 물자를 단기적으로 공급하기
5) 작품들을 통해 신체적 효과와 심리적 만족감을 얻기

문제해설

87 해설내용 참조

답 5)

예술과 수공예 운동

Explanation

1. 배경

1) **1890년대의 산업혁명**
   - 산업혁명으로 인해 발생된 사회적 질환을 다루기 위한 움직임이 일어남

2) **경제의 변화**
   (1) 농업이 산업화(공업화)로 축소됨
   (2) 농부들은 도시의 삶을 살기 위해 이주하려고 함

3) **미국인의 삶**
   (1) 노동을 하는 장소에서 단순 반복적인 일을 함
   (2) 많은 노동자들이 산업재해를 당하므로 장애가 증가됨
   (3) 폴리오(poliomyelitis), 결핵의 유행

4) **결핵치료, 자동차 사고, 산업재해 등으로 의학의 발달이 초래됨**
   - 시대적 상황에 반응하여 예술과 수공예(art and craft) 운동이 시작됨

2. 내용

1) **대중화**
   - John Ruskin(영, 철학가)과 William Morris(영, 건축가)는 예술과 수공예(art and craft) 운동의 개념을 대중화시킴

2) **치료에 대한 신념**
   (1) 수공예 작업이 신체적, 정신적 건강에 유익하다는 믿음을 가짐
   (2) 자신의 손으로 만든 유용한 작품 또는 장식 가능한 작품들을 창조해 내는 것을 통해 신체적 운동과 심리적 만족감을 성취하게 됨

88

편마비를 지닌 환자에게 가장 바람직한 공예는?

1) 종이접기
2) 모자이크
3) 금속공예
4) 가죽공예
5) 도자기공예

문제해설

88 해설내용 참조

답 3)

구리공예의 신체장애 적용

Explanation

1. 손

1) 손가락과 손의 굽힘근 강화
2) 3점 집기의 강화

2. 한 손의 사용

- 두 손 사용이 어려운 환자에게도 가능한 활동

3. 감염

- 감염의 위험이 있는 환자에게는 금기

4. 시력을 상실한 환자

1) 날카로운 부위를 모두 예방해줌
    - 테이프를 이용해 처리할 수 있음

5. 금속판의 망치질

1) 척골과 노뼈의 움직임 증진
2) 팔꿉관절의 굽힘근과 폄근의 강화
3) 염증의 발생에 주의
    - 과도한 충격으로 염증이 생길 수 있음

89

소뇌 손상으로 인해 운동실조증이 있는 사람을 치료하고자 한다. 가장 적절한 수공예는?

1) 목공예
2) 매듭공예
3) 금속공예
4) 종이공예
5) 도자기공예

문제해설

89 해설내용 참조

답 2)

Explanation

직물공예

1. 직물 짜기, 코바늘, 매듭장식, 기타 섬유공예

1) **적용대상**

(1) 신체장애

① 신체적 장애 또는 소뇌의 기능 손상이 있는 환자
- 시작하기, 멈추기, 균형 유지하기와 같은 활동을 연습할 수 있음

② 부분적 마비 환자에게 적용
- 양손 사용 활동을 훈련할 수 있음

③ 시각 장애 또는 청각 장애를 지닌 환자
- 촉각을 향상시킬 수 있음

④ 알레르기 또는 호흡의 문제를 지닌 환자
- 먼지가 적은 실을 선택해야 함

(2) 정신건강

① 대상
- 집중력이 떨어지는 환자에게 적용
- 조증이나 정신분열증 환자에게 적용(즉각적인 만족감 제공)

② 금기대상
- 자살의 가능성 있는 환자

(3) 소아

① 대부분의 어린 아동들에게는 어려운 과제

② 남아에게는 nautical skill을 향상

(4) 노인

① 여성 노인에 의해 주로 사용됨

② 남성들은 매듭을 배움(가사 활동 또는 남성적인 직업에 사용됨)

③ 균형감각에 문제가 있는 환자에 적용(섬유조직의 재료가 떨어져도 깨지지 않음)

90

종이공예의 신체장애에 대한 치료적 적용으로 옳지 않은 것은?

1) 재료를 구하기 쉽다
2) 심장병 환자에게 적절한 활동이다
3) 호흡기계 환자에게 적절한 활동이다
4) 대부분의 환자들에게 적용할 수 있다
5) 한 손 사용을 훈련하는 데 적합한 활동이다

문제해설

90 해설내용 참조

답 5)

종이공예의 신체장애에 대한 치료적 적용

Explanation

1. 대부분의 환자들에게 적용할 수 있음

2. 재가 장애인에게도 적절함

1) 재료를 구하기 쉬움
2) 저렴함

3. 종이공예에서 강조되는 동작들

1) 손가락의 움직임
2) 손목의 움직임
3) 팔꿉관절 및 아래팔의 움직임

4. 적은 노력으로 수행할 수 있음

- 심장병 환자와 호흡기계 환자에게 매우 적절한 활동

5. 재료의 독성 냄새를 제거해야 함

6. 모든 종이공예는 양손 사용을 필요로 함

91

노인을 위한 금속공예의 내용으로 옳은 것은?

1) 자살위험이 있는 노인에게 적절하다
2) 상처에 대한 고려가 반드시 필요하다
3) 손에 관절염이 있는 노인에게 적절하다
4) 금속의 광택으로 인해 디자인을 식별하기 쉽다
5) 인지기능이 많이 요구되므로 인지기능이 낮은 노인에게 부적절하다

92

아동을 위한 모자이크의 적용으로 옳은 것은?

1) 주로 대근육 운동이 강화된다
2) 재료를 콩으로 대신할 수 있다
3) 집중시간은 가능한 짧게 유도한다
4) 사지마비 아동에게 적절한 활동이다
5) 시멘트 풀은 무해하므로 먹을 수 있다

93

목공예 수행 중 수행 배경이 아닌 것은?

1) 고졸
2) 작업실
3) 형광등
4) 작업순서
5) 오전 10시

94

다음 중 SCI로 인한 사지마비 환자의 재활 훈련의 내용으로 부적합한 것은?

1) 풍선불기
2) 촛불끄기
3) 바느질하기
4) 비눗방울놀이
5) 호루라기 불기

문제해설

91 노인의 금속공예
- 다양한 보호시설(nursing home)에 적절함
  - 최소의 인지를 사용하는 활동으로 만족감(gratification)을 제공함
- 상처회복이 느림
  - 각별한 주의가 요구됨
- 금속의 빛나는 성질
  - 디자인을 구별하기 어려울 수 있음

답 2)

92 아동을 위한 모자이크의 적용
- 소근육 운동 수행
  - 조절능력의 증진
  - 기술개발의 기회제공
  - 집중시간 유도
- 씨앗이나 콩으로 대신할 수 있음

답 2)

93 1) 물리적 배경
2) 시간적 배경
3) 물리적 배경
4) 수행패턴
5) 개인적 배경

답 4)

94 호흡의 문제를 지닌 SCI 환자의 호흡재활에 필요한 활동들이며, 바느질하기는 손의 사용이 어려운 사지마비 환자에게는 부적절하다.

답 3)

95

뇌손상환자가 시력, 소근육 기능이 정상인데 매듭공예를 할 때 매듭을 만들지 못하고 있다. 어떤 기능의 문제인가?

1) 협응력
2) 지구력
3) 집중력
4) 실행능력
5) 관절가동범위

96

톱질과 같이 정해진 ROM 내에서 저항이 일정한 운동이며, 최대 저항을 적용하는 운동이다. 어떤 종류의 운동인가?

1) 능동 보조 운동
2) 등장성 저항운동
3) 등척성 저항운동
4) 등장성 능동운동
5) 등척성 능동운동

문제해설

95 실행증은 목적있는 운동을 계획하고 수행하는 능력의 손실을 말한다. 운동, 감각, 협응력에는 손상이 없고 정상적인 이해력을 가지고 있다.

답 4)

96 해설내용 참조

답 2)

운동의 분류

Explanation

1. 등장성 저항 운동

1) 정해진 관절가동범위 내에서 저항이 일정한 운동
   • 저항은 운동이 가능한 근육에 최대로 적용함
2) 적용
   (1) 톱질 및 해머 사용 : 상지 근육에 저항 제공
   (2) 반죽덩어리 또는 점토 사용 : 손과 팔의 근육에 저항 제공

2. 진행성 저항 운동(PRE)

진행성 저항 운동(PRE)	• 운동 진 – 3세트마다 각각 10회 반복 • 저항 – 1세트 : 50% 최대저항 10회 반복 – 2세트 : 75% 최대저항 10회 반복 – 3세트 : 최대저항 10회 반복
• 일주일 동안 매일 4~5시간 수행함 – 각 세트는 10회씩 반복 후 2~4분의 휴식을 제공함 • 운동의 진행은 개인에게 적합하게 수정됨	

3. 등장성 능동 운동

1) 가능한 ROM 범위 내에서 환자 스스로 관절을 움직이는 운동
2) 활동 적용
   - 바느질–손목 폄근의 능동운동 제공

4. 능동보조 운동

- 부분적인 ROM 범위에서 치료사 또는 기계적 도구를 통해 관절을 움직이는 운동

5. 수동운동

1) 근수축 일어나지 않음
2) ROM 유지, 수축 및 고착을 예방하기 위해 사용함

6. 수동 신장

- 수동적으로 또는 강요된 운동으로 ROM을 증가시키는 운동

7. 능동 신장

- 길항근의 신장을 위해 주동근의 힘을 사용하는 운동

8. 저항 없는 등척성 운동

1) 길이의 변화가 없는 근육군의 등척성 수축을 이용한 운동
2) 석고붕대 착용 중 또는 수술 후에 유용함
   예) 관절염, 화상 등

9. 저항 있는 등척성 운동

1) 외부 저항에 등척성 근수축을 사용하는 운동
2) F^{+}, G, N 등급의 근육이 대상이 됨

10. 협응훈련

1) 보다 빠르고 정확한 움직임을 만들기 위해 사용함
   - 근육 운동 패턴을 향상시킴
2) 편안한 환경에서 훈련해야 함
3) 속도, 힘, 완성 정도에 따라 등급화를 실시함
   - 환자 협응 정도에 따라 노력을 증가시킴

97

동공반사(pupillary reflex)가 감소한 환자에게 가장 부적절한 수공예는?

1) 금속공예
2) 종이공예
3) 도기공예
4) 가죽공예
5) 판토마임

98

종이공예에 대한 일반적 내용으로 틀린 것은?

1) 재료의 가격이 저렴하다
2) 다양한 공예가 가능하다
3) 양손의 사용이 요구된다
4) 호흡기 장애 환자에게 적합하다
5) 3차원 공예품을 만들기는 어렵다

99

호흡기 환자에게 추천하기 가장 어려운 활동은?

1) 코일빌딩
2) 종이공예
3) 금속공예
4) 바늘공예
5) 타일 모자이크

문제해설

97 노인이나 동공반사가 떨어지는 환자는 반짝거리는 금속표면을 보는 것이 어려울 수 있다.

답 1)

98 3차원적 종이공예

- 3차원적 모형을 만들 수 있음
- 피나타(pinata)와 같은 놀이 도구를 만들 수 있음

답 5)

99 해설내용 참조

답 5)

모자이크의 적용

Explanation

1. 신체장애

1) 모자이크 전체 과정에 소동작 협응이 요구됨
2) 타일 집어 올리기
   - 집기의 향상
3) 타일 니퍼의 사용
   - 원통형잡기(cylindrical grasp) 근력의 강화가 이루어짐

4) 뇌 손상 환자의 기능향상
   (1) 디자인의 계획
   (2) 구성능력
5) 기타 적용
   (1) 모자이크는 침상생활을 하는 환자에게도 적용 가능함
   (2) 고립된 환자에게도 적절함
6) 호흡기 환자
   • 시멘트 풀과 물의 혼합 시 먼지가 발생하므로 금기 대상이 됨

2. 정신건강

1) 다양한 가능향상
   (1) 주의력, 집중력
   (2) 계획
   (3) 공간관계
   (4) 인과관계 추리
   (5) 소근육 협응
2) 매우 기능이 낮은 상태의 환자에게도 적용가능
   • 긍정적인 결과물을 창출할 수 있음
3) 난이도의 조절이 가능
   (1) 색, 모양, 크기의 조절
   (2) 과제의 난이도 조절

3. 소아

1) 소근육 운동 수행
   (1) 조절능력의 증진
   (2) 기술개발의 기회제공
   (3) 집중시간 유도
2) 씨앗이나 콩으로 대신할 수 있음

4. 노인

1) 노인에게 맞는 모자이크의 적응(adaptation)이 필요함
   (1) 더 큰 사이즈의 타일 사용
   (2) 대조적인 색의 사용
   (3) 잘 깨지지 않는 타일의 사용
      ① 노인들은 균형의 문제를 가질 수 있음
      ② 걷기 또는 의자에 앉고 서기의 어려움

100

45세 남성은 SCI C_6 완전손상 환자이다. 이 남성의 재활기에 가장 적절한 활동은?

1) 바둑
2) 종이접기
3) 구슬꿰기
4) 풍선불기
5) 나무의자 만들기

101

정신분열증을 지닌 25세 여성은 사고과정의 문제로 과제를 끝까지 수행하기 어렵다. 적절한 수공예는?

1) 금속공예
2) 종이접기
3) 코일빌딩
4) 가죽공예
5) 데칼코마니

102

정신과 환자인 45세 남성은 모자이크 작업에 필요한 니퍼를 사용해 타일을 잘라냈다. 이 남성이 니퍼를 잡을 때 사용한 집기의 형태로 타당한 것은?

1) hook grasp
2) pincer grasp
3) power grasp
4) cylindrical grasp
5) intrinsic plus grasp

103

치료사는 파킨슨병으로 인해 진전이 있는 60세 남성에게 타일 붙이기 작업을 제공하였다. 치료 목적으로 가장 타당한 것은?

1) ROM 증진
2) 근력 증진
3) 협응력 증진
4) 사회성 강화
5) 기억력 강화

문제해설

100 손가락의 사용이 어려운 사지마비 환자이므로 작은 물건 잡기는 적절하지 않다. 사지마비 환자의 재활기 치료 중 호흡 훈련은 매우 중요한 일부분이 된다.
답 4)

101 금속공예의 해머링은 쉽게 결과를 얻을 수 있으며, 사고과정이 최소화된 수공예의 한 종류이다.
답 1)

102 타일 니퍼를 잡는 모양은 원통형(cylindrical) 잡기이다. power grasp은 빵칼 잡기와 같이 엄지와 검지에 유동성이 나타나는 형태이며, 핀서 집기는 손 끝으로 작은 물건을 집을 때 나타난다.
답 4)

103 파킨슨 환자는 떨림(resting tremor)이 특징이며, 이로 인해 협응의 문제가 발생한다. 타일 모자이크는 파킨슨 환자의 손 협응 능력을 훈련시키는 치료 활동이 된다.
답 3)

104

다음 문제를 지닌 아동에게 가장 적절한 치료 활동은?

- 나이 : 10세
- 진단명 : 태아 알코올 증후군
- 문제점 : 낮은 인지, 시각추적 손상, 산만함, 낮은 집중력, 낮은 근긴장

1) 글씨 쓰기
2) 터치스크린 사용하기
3) 확대된 화면에서의 오락
4) 컴퓨터를 이용한 문제풀이
5) 압력 패드를 눌러 자동차 움직이게 하기

105

작업과 잡기 유형이 바르게 연결된 것은?

1) 대패질 — 손끝 쥐기(tip pinch)
2) 바느질 — 원형 잡기(spherical grasp)
3) 코바늘뜨기 — 손바닥 쥐기(palmar pinch)
4) 음영 새겨넣기 — 원통 잡기(cylindrical grasp)
5) 동판 두드리기 — 내재근 포함 잡기(intrinsic plus grasp)

106

50대 남성은 뇌종양으로 인해 운동성 실어증과 왼쪽 편마비 증상을 가지고 있다. 이 남성에게 수공예를 실시할 때 적절한 방법은?

1) 언어를 이해할 수 있으므로 말로 교육한다
2) 노래를 할 수 없기 때문에 배경음악의 사용은 자제한다
3) 말을 이해하지 못하므로 말을 하기보다는 주로 시범을 보여준다
4) 왼쪽 손을 사용하기 보다는 오른손으로 할 수 있는 작업을 제공한다
5) 말을 잘 이해하지 못하므로 조용한 환경에서 말을 크게, 입모양을 보면서 듣도록 한다

문제해설

104 인지기능이 낮은 아동에게는 단순한 원리를 적용하는 것이 가장 바람직하다.
답 5)

105 1) 대패질－내재근 포함 잡기(intrinsic plus grasp)
2) 바느질－손바닥 쥐기(palmar pinch)＋손끝 쥐기(tip pinch)
4) 음영 새겨넣기－손바닥 쥐기(palmar pinch)
5) 동판두드리기－원통 잡기(cylindrical grasp)
답 3)

106 운동성 실어증은 언어의 이해가 좋지만 말을 하지 못하는 유형이다.
답 1)

작업치료 기초 이론

107

인간작업 모델에 따른 수공예 활동분석이다. 의지 하위 시스템에 대한 설명은?

1) 항상 정리정돈을 잘한다
2) 가죽공예는 가치감을 준다
3) 요리는 미각과 후각이 중요하다
4) 모자이크는 침상에서는 수행할 수 없다
5) 목공예는 도구를 공유함으로써 의사소통을 촉진한다

문제해설

107 1) 습관화 하위 시스템
2) 의지 하위 시스템
3) 정신-뇌-신체 하위 시스템에서 감각과 지각 기술
4) 환경
5) 정신-뇌-신체 하위 시스템에서 의사소통과 상호작용 기술

답 2)

108

19세 대학생이 길을 걸을 때 보도블록의 금을 밟지 않으려고 노력하고, 손이 오염되었다고 생각되어 하루에도 수십 차례 손을 씻는 증상으로 고민하다가 스스로 정신과에 내원하였다. 이 환자에게 적용할 수 있는 수공예로 적절한 것은?

1) 바느질
2) 망치질
3) 양초공예
4) 케이크 만들기
5) 손가락 그림 그리기

108
- 강박장애 환자는 세부사항에 대한 반복과 몰두에 노력함으로써 흡족함을 얻게 할 수 있다.
- 망치질은 조증환자의 에너지 배출에 도움이 된다.
- 강박장애 환자는 양초를 만들고 사용할 때 스트레스를 받을 수 있다.
- 요리도 양초와 마찬가지로 반복적이지 않기 때문에 부적절하다.
- 손가락에 물감을 묻혀 그리는 것은 손이 오염되는 것을 싫어하는 환자에게 부적절할 것이다.

답 1)

109

수공예 작업을 할 때 보호감각이 저하된 환자에게 가장 많이 발생할 수 있는 내용은?

1) 물건을 잘 떨어뜨린다
2) 적절한 도구를 사용하지 못한다
3) 사물의 앞뒤를 구별하지 못한다
4) 종이접기 활동 시 종이가 잘 찢어진다
5) 수공예 작업 후 도구 정리를 잘 하지 못한다

109 보호감각이 저하된 환자에게 보이는 특징은 물건을 떨어뜨리는 경향을 보인다. 물건을 조작하는 손 사용기능이 저하되지만 온도와 통각의 기능은 기능적이다. 적절한 도구 사용하는 등의 인지능력이 있으며, 사물의 앞뒤는 시지각 능력으로 문제가 되지 않는다. 종이 접기 활동 시 종이가 찢어질 수 있으나 시각으로 보면서 작업하면 잘 찢어지지 않는다.

답 1)

110

안면 근육 마비 환자에게 치료 목적으로 적용할 수 있는 활동으로 거리가 먼 것은?

1) 풍선불기
2) 촛불끄기
3) 요리하기
4) 비눗방울놀이
5) 호루라기 불기

111

환자와 작업의 연결이 부적절한 것은?

1) 공격성 — 요리
2) 우울증 — 수영
3) 편집증 — 파일 정리하기
4) 조증 — 작은 가죽 손목밴드
5) 불안장애 — 소량의 목재작업 세트(하트상자 만들기)

112

그룹치료로 칼라믹스를 이용해 창작물을 만들려고 하려고 하는데 한 아동이 칼라믹스를 만지려고 하지 않고 거부했다. 그 원인으로 추정되는 것은?

1) 환각
2) 망상
3) 조증
4) 과감각
5) 중력불안감

113

뇌성마비 아동에게 비즈공예를 실시하였다. 큰 구슬로 목걸이를 만들다가 작은 구슬로 팔찌를 만드는 작업으로 바꾸어 제공하였다. 어떤 요소가 향상된 것인가?

1) 근력
2) 시력
3) 지남력
4) 공간지각력
5) 소운동협응력

문제해설

110 안면근육마비 환자에게 입관련근육과 관련된 활동을 제공하여 치료할 수 있다. 풍선불기, 촛불끄기, 비눗방울놀이, 호루라기 불기 등이 적용될 수 있다.

답 3)

111 1) 공격성이 환자가 칼을 사용하는 것은 부적절하다.
2) 유산소 운동은 우울증 환자의 증상 개선에 도움이 된다.
3) 구조적이며 문서로 된 안내가 있는 과제가 적절하다.
4) 조증 에피소드나 주의집중 기간이 짧은 사람에 적합한 과제이다.
5) 불안장애 환자에게는 조립이 간단하고 쉬운 작업이 적절하다.

답 1)

112 과감각으로 인한 촉각방어일 경우 나타나는 현상은 일반인에게 문제가 되지 않은 감각에 민감하고 불편한 반응을 보인다. 예로 특정 질감의 옷, 잔디나 모래가 맨살에 닿을 때, 음식의 특정 질감들이다.

답 4)

113 뇌성마비아동이 손의 협응력이 향상되어 큰 구슬에서 작은 구슬로 바꾸어 활동단계를 높여서 제공한 것이다.

답 5)

114

코일빌딩을 위해 찰흙 밀기를 실시하였다. 이 과정을 통해 얻을 수 있는 치료적 효과로 거리가 먼 것은?

1) 창의성을 증진시킬 수 있다
2) 팔꿈치 폄을 강화할 수 있다
3) 손가락 굽힘을 강화할 수 있다
4) 앉기 지구력을 강화할 수 있다
5) 소아기 아동에게 감각경험의 기회를 제공할 수 있다

115

척수손상 환자인 40대 남성은 'C5 complete'라는 진단을 받았다. 이 남성에게 적절한 활동은?

1) 종이학 만들기
2) 찰흙으로 화병 만들기
3) 구슬로 목걸이 만들기
4) 스케치북에 그림 그리기
5) 매듭을 이용해 열쇠고리 만들기

문제해설

114 찰흙을 밀어 코일을 만드는 동작이므로 손가락 폄근이 강화된다.

답 3)

115 해설내용 참조

답 4)

Explanation SCI 환자의 수준별 기능

• 손과 손목의 기능이 없는 C_5 환자들은 보조기를 이용해 글씨쓰기가 가능하다.

C_5	• 식사(준비는 의존적) – 적절한 컵이나 빨대로 독립적인 마시기(drink) 가능 – 보조 도구를 이용한 독립적 식사(utensil feeding) • 독립적 글씨 쓰기(handwriting) 및 타이핑(typing) – 보조 도구(long opponens splint 등)를 착용시켜주면(setting) 수행 • 고도의 기술을 지닌 장비를 통해 독립적 이동 • 독립적 전동 휠체어 사용 및 약간의 수동 휠체어 사용 – 수동 휠체어 : 카펫이 없는 실내의 편평한 바닥에서 가능할 수 있음

116

정신과 환자에게 해머링(hammering)과 같은 금속공예를 적용할 때 얻게 되는 치료적 효과로 타당한 것은?

1) 사회성 향상
2) 독립성 증진
3) 기억력 증진
4) 적대감 표출
5) 상지 근력 강화

문제해설

116 해설내용 참조

답 4)

해머링의 정신과 적용

Explanation

정신건강	• 자아 존중감 – 성취감에 의해 형성됨 • 인지 – 주의력 향상 – 순서화 능력 향상 – 문제해결능력 향상 • 우울증 환자 – 실패에 대한 염려 없음 • 자살할 수 있는 환자 – 자살위험이 있는 환자는 늘 주의해야 함 • 정신분열을 가진 환자 – 많은 집중과 사고를 요구하지 않음 – 틀을 제공하는 구조가 도움이 됨 – 어려운 과정이 없음 – 'here and now'의 특성 ∘ 즉각적인 결과를 얻을 수 있음 • 조증 상태의 환자 – 과도한 활동을 통제할 수 있음 – 분명한 작업의 가이드라인은 과도한 에너지의 배출을 통제함 – 빨리 완성할 수 있음 • 전통적인 목표 – 적대감과 분노를 표출하게 하는 것

117

테디베어 만들기 활동 시 조각난 헝겊들을 조립하여 인형을 만들 수 있는 능력과 가장 관계가 깊은 요소는?

1) 공간지각
2) 입체지각
3) 감각통합
4) 소운동협응
5) 대운동협응

118

감각통합 모델에서는 수공예가 여러 가지 감각자극을 제공하는 동시에 아동의 자존감과 독립감을 향상시키는 수단이라고 설명한다. 수공예를 통해서 제공할 수 있는 감각이 아닌 것은?

1) 시각
2) 촉각
3) 후각
4) 전정감각
5) 고유수용성 감각

119

목적으로서의 작업(occupation as end)에 대한 설명은?

1) 도기공예는 촉각인식을 증진한다
2) 보드게임은 협응력을 증가시킨다
3) 톱질은 팔꿈치 굽힘근과 폄근을 강화한다
4) 원예활동은 돌봄을 위한 기회를 제공한다
5) 컴퓨터 게임은 지각반응속도를 향상시킨다

120

감각장애를 동반한 당뇨병 환자에게 실시하는 작업으로 부적절한 것은?

1) 회화
2) 조각공예
3) 매듭장식
4) 가죽공예
5) 피나타만들기

문제해설

117 조각난 헝겊을 도안으로 보고 구성할 수 있는 것은 공간지각능력이다.

답 1)

118 수예공작은 전정감각을 입력하기는 어렵다.

답 4)

119
- 목적으로서의 작업 : 활동, 과제, 생활역할에 참가하는 것에 동기를 부여한다.
- 수단으로서의 작업 : 운동, 인지, 지각 등의 능력과 수용력을 조직화한다.

답 4)

120 조각공예는 조각도를 사용하므로, 손가락에 감각장애나 순환장애가 있는 경우 위험하다.

답 2)

121

50대의 기분장애를 가지고 있는 여성이 우울증을 보이고 있다. 다음 중 이 여성에게 적합하지 않는 수공예 활동은?

1) 활동적인 탁구를 실시한다
2) 즐거움을 줄 수 있는 공놀이를 실시한다
3) 나무조각과 같은 창의성 있는 활동을 적용한다
4) 의미 있는 일기장을 만드는 종이공예를 실시한다
5) 가능한 쉽게 성취할 수 있는 요리활동을 실시한다

문제해설

121 나무조각에 사용되는 날카로운 도구는 우울증을 겪고 있는 환자에게 자살의 도구가 될 수 있기 때문에 금기 활동이다.

답 3)

122

수많은 신체증상을 호소하는 신체화장애 환자에게 적용할 수 있는 적절한 수공예작업은?

1) 성취하기 쉬운 비즈공예를 제공한다
2) 복잡한 패턴을 지닌 모자이크를 실시한다
3) 인내력이 필요로 하는 테디베어를 실시한다
4) 화려하고 난이도 있는 유리공예를 실시한다
5) 큰 근육의 사용이 많은 금속공예를 제공한다

122 신체진찰이나 검사로 적절히 설명되지 않은 수많은 신체증상을 가진 신체화 장애일 경우 치료는 한 치료사가 책임지고 정기적으로 일관성이 있게 치료하는 것이 좋다. 치료는 공감적이고 지지적인 요소가 많이 제공되는 작업을 제공하는 것이 좋다. 특히 신체증상이 심인성이라는 사실을 환자에게 인식시키는 것이 좋다. 어렵고 인내력이 필요한 작업보다는 성취하기 쉬운 작업을 통해 환자에게 안정감을 제공하는 것이 좋다.

답 1)

123

색종이를 이용해 동물 모양 만들기를 하고자 한다. 대상 환자로 부적절한 경우는?

1) SCI C_8 환자
2) 만성기 RA 환자
3) 소아병동의 뇌종양 환자
4) 우울증이 있는 편마비 환자
5) 화상으로 손에 구축이 발생한 환자

123 양 손을 사용해야 하는 활동이므로 편마비 환자에게는 어려운 활동이다. 수행의 실패는 우울증에 도움이 못된다.

답 4)

124

15세 외상성뇌손상(TBI) 청소년에게 모자이크 접시 만들기를 적용하고자 한다. 공간관계(spatial relation) 능력이 떨어지는 경우 보상적 접근방법으로 타당한 것은?

1) 한 손으로 수행한다
2) 완성품 샘플을 제공한다
3) 타일의 색깔 수를 줄인다
4) 타일의 크기를 증가시킨다
5) 타일의 무게를 증가시킨다

125

치료적인 요리의 적용대상으로 적절한 것은?

1) 거식증
2) 시각장애
3) 촉각장애
4) 정신분열병(조현병)
5) 균형능력장애

126

인지 장애가 있는 노인을 위한 보상방법으로 타당한 것은?

1) 타이머를 사용한다
2) 보청기를 사용한다
3) 의자의 높이를 조절한다
4) 높은 명도의 색깔을 사용한다
5) 미끄럼 방지 매트를 사용한다

127

정상발달을 보이는 만 9세 아동은 양초공예 시 뜨거운 파라핀이 손에 닿자 손을 떼는 반응을 보였다. 무엇인가?

1) D_1 flexion
2) D_2 flexion
3) 연축(spasm)
4) 척수반사
5) 힘줄반사

문제해설

124 완성품 샘플을 제공하거나, 만들어진 도면 위에 붙이는 모자이크는 시지각장애나 인지장애 환자의 보상방법이 될 수 있다.

답 2)

125 거식증이나 폭식증, 혹은 비만과 같은 식이장애가 있는 환자에게 있어 요리는 영양소에 관해 배울 수 있는 좋은 기회가 된다.

답 1)

126 2) 청각장애
3) 신경근육계장애
4) 시각장애
5) 신경근육계장애

답 1)

127 척수반사는 체내, 체외에 생기는 환경변화의 감각정보를 대뇌피질을 경유하지 않고 불수의, 무의식적으로 척수의 운동세포에 전해 감각정보의 처리를 말한다. 척수반사는 신장반사와 굴곡반사가 있다. 굴곡반사는 사지의 피부가 통증을 느끼는 자극을 받았을 때 자극을 받은 부위의 굴근이 수축할 뿐만 아니라 사지 전체의 굴근군이 수축해서 자극을 피하기 위해 사지가 구부러지는 반사이다.

답 4)

128

털실공예를 통해 성취감을 얻고자 한다. 올바른 적용이 아닌 것은?

1) 정신분열증 환자에게 뜨개질은 바람직하지 않다
2) 상지 LOM 환자의 ROM 증진에 추천되는 활동이다
3) COPD 환자의 지구력 및 협응력 향상에 좋은 활동이 된다
4) 경미한 인지장애가 있는 환자의 인지훈련에 좋은 활동이 된다
5) 상지의 협응력 장애가 있는 경우 팔에 무게(weight)를 달아주면 도움이 된다

129

조각난 헝겊을 이용해 평면 디자인을 완성했다면 어떤 능력이 가장 필요한가?

1) 공간지각
2) 입체지각
3) 감각통합
4) 고유수용성감각
5) 대운동협응

130

다음 보기의 중재들이 지니는 공통적인 목표는?

- 자주 사용하는 물건은 접근이 쉬운 곳에 배치한다
- 빛의 강도와 양을 증가시킨다
- 배경 무늬를 감소시킨다

1) 요통 예방
2) 각성 촉진
3) 시각 손상 보상
4) 기억력 손상 보상
5) 집중력 손상 보상

문제해설

128
- 정신분열증 환자에게 뜨개질바늘은 자살 및 공격의 도구가 될 수 있다. 상지 LOM 환자의 ROM 증진을 돕는다. COPD 환자는 털실의 먼지로 인해 추천하기 어려운 활동이 된다.
- 기억력, 문제해결능력, 순서, 집중력 등의 인지훈련이 가능하다. 상지의 협응력 장애가 있는 경우 팔에 무게(weight)를 달아주면 떨림이 감소된다.

답 3)

129 조각난 헝겊을 도안으로 보고 구성할 수 있는 것은 공간지각능력이다.

답 1)

130 시각 손상 중재 사례
- 배경의 대조를 증가시키기
  - 물체와 배경색의 대조는 환자가 물체를 좀 더 명확히 볼 수 있게 함(예, 검정 컵에 우유 담기. 흰 잔에 커피 담기)
- 조명의 강도 증가시키기
  - 빛의 강도와 양을 증가시키면 물체와 환경을 더 잘 볼 수 있음(예, 밝은 조명아래에서 사람의 얼굴을 더욱 쉽게 확인할 수 있음)
- 배경무늬 감소시키기
  - 무늬가 있는 배경은 물체 인식을 어렵게 함
- 물체의 특징 확대하기
  - 물체를 확대하면 더 잘 보임
- 조직화
  - 자주 사용하는 물건은 접근이 쉬운 곳에 배치함
  - 자주 사용하지 않는 물건들은 낮고 접근성이 떨어지는 곳에 배치함
- 지역사회 서비스 이용하기 접근
  - 많은 지역사회 서비스가 시각 장애인들에게 제공되고 있음

답 3)

131

치료사는 상지 손상 환자의 재활 과정에서 톱질을 통해 특정 치료 효과를 얻고자 한다. 같은 종류의 톱을 사용하지만 나무의 직경을 점차 증가시켰다면 얻을 수 있는 가장 큰 효과는 무엇인가?

1) 근력 증진
2) ROM 증진
3) 협응력 증진
4) 지구력 증진
5) 집중력 증진

132

초기 재활기의 C_6 척수손상 환자의 종이공예 적용의 사례로 타당한 것은?

1) 종이학 접기
2) 종이 모자이크 만들기
3) 종이비행기를 만들어 날리기
4) 종이로 만든 공을 입으로 불기
5) 종이로 만든 인형을 이용해 역할놀이 하기

문제해설

131 작업시간이 길어지므로 지구력 증진을 목적으로 한다.

답 4)

132 해설내용 참조

답 4)

사지마비 환자의 감소된 폐활량(Vital capacity)

Explanation

1. 원인 및 증상

1) 경추 및 흉추(상위 레벨) 손상 환자에게 주로 나타남
2) 증상은 호흡 근육의 약화로 인해 발생됨
   (1) 가슴 팽창의 제한, 기침 능력의 감소, 가래 뱉기의 어려움 등이 나타남
   (2) 호흡기관의 감염이 초래될 수도 있음
3) 활동 시 지구력에 영향을 미침

2. 예방 및 치료

1) SCM과 횡격막 근력을 강화시킴
2) 보조자와 함께하는 기침 훈련(manually assisted cough)을 실시함
   (1) 깊은 호흡(deep breathing) 운동을 실시함
   (2) 일반적으로 경수 4번 환자는 호흡기(ventilatory support)를 필요

133

미술수업 중인 9세 남아는 휠체어에서 바르지 못한 자세로 인해 갑작스런 변화가 나타났다. 머리는 왼쪽을 향하고 있고, 오른쪽 팔과에 굽힘이 나타나고 있다. 이 아동에게 가장 필요한 중재방법은?

1) 어깨를 돌출시킨다
2) 휠체어를 뒤로 기울인다
3) 머리를 폄자세로 만든다
4) 골반을 후방으로 기울인다
5) 머리를 정중선으로 가져온다

134

만 10세의 아동에게 찰흙 놀이를 통해 창작물을 만들게 하였다. 기대되는 효과로 거리가 먼 것은?

1) 창의성 개발
2) 성취감 향상
3) 탈감각 효과
4) 근긴장 상승
5) 긍정적인 심리 효과

135

스펀지를 이용해 티셔츠 중앙에 무늬를 찍는 작업을 하려고 한다. 가장 필요한 능력은?

1) 형태항상성
2) 신체도식
3) 깊이지각
4) 공간관계
5) 공간 내 위치

136

모자이크 활동 시 한 작품에서 두 작품으로 작업량을 늘렸을 때 향상되는 것은?

1) 근력 증진
2) ROM 증진
3) 쥐기 향상
4) 균형 향상
5) 지구력 증진

문제해설

133 ATNR 양성반응
- 얼굴 쪽(머리를 돌린 쪽)의 팔과 다리 폄 또는 폄근의 긴장 증가
- 머리뒤쪽(반대쪽)의 팔과 다리 굽힘 또는 굽힘근의 긴장 증가

답 5)

134 감각자극을 통한 근긴장의 상승은 Rood 접근법의 icing, fast brush 등이다.

답 4)

135 공간 내 위치란 넓은 공간에서 특정 위치를 찾는 능력을 말한다.

답 5)

136 시간이 늘어나는 활동이므로 지구력의 향상을 기대할 수 있다.

답 5)

137

정신분열증 환자가 활동 참여를 증진시키기 위해 치료사가 가장 먼저 해야 하는 업무는?

1) 잘못된 것 지적하기
2) 작업을 최대로 단순화시키기
3) 작업의 과정을 자세히 설명하기
4) 가장 난이도가 높은 과제를 먼저 제공하기
5) 실패할 수 있는 과제를 제공해 자신감 키워주기

138

초기 다발성 경화증(MS) 환자에게 브라우니 만들기를 실시하고자 한다. 작업 적응(adaptation)으로 적절한 것은?

1) 손잡이를 굵은 것을 바꾼다
2) 단색의 테이블보를 사용한다
3) 테이블의 경사각에 변화를 준다
4) 모든 재료를 한 테이블에 배치한다
5) 음식재료를 건너편 부엌 조리대에 둔다

139

촉각 손상 환자에게 종이공예를 실시하고자 한다. 작업 변형으로 적절한 것은?

1) 리처를 사용한다
2) 테이블에 카펫을 깐다
3) 테이블 높이를 높인다
4) 두꺼운 종이를 사용한다
5) 물건을 몸에 가까이 하고 물건을 나른다

문제해설

137 정신분열증 환자는 빠른 성취를 위해 작업의 단순화가 필수적이다.

답 2)

138 작업을 하기 위해 모든 물건을 함께 놓으면 일 하는 데 필요한 에너지를 감소시키고, 피로를 덜 유발하게 된다.

답 4)

139 작업대 위에 카펫을 깔거나 손잡이에 직물재료를 덧댐으로써 감각자극을 증가시킬 수 있다.

답 2)

140

작업치료사가 치매노인에게 원예활동을 제공하였다면 치료적 목적으로 타당한 것은?

1) 근력 증진
2) 기억력 증진
3) 사회성 증진
4) 소운동 증진
5) 지구력 증진

141

다음 보기의 운동 신호(Motor Signs)의 문제를 지닌 경우는?

> 깨어있는 동안 연쇄적으로 협응된 자동적 움직임과 발성이 나타남

1) 사경
2) 무도증
3) 틱 장애
4) 근육간대경련
5) 무정위 운동성

142

다음 중 난이도가 높아지는 경우는?

1) 무게를 줄인다
2) 색상 수를 줄인다
3) 손잡이 크기를 줄인다
4) 단계를 보다 단순화한다
5) 쉬는 시간을 조금씩 늘려나간다

143

다음 중 직접적으로 통증을 조절하는 중재법은?

1) 압박
2) 진동
3) 타진
4) 경피적 전기신경자극(TENS)
5) 능동적 움직임

문제해설

140 기억력 손상이 특징인 치매 환자들에게 원예활동은 재료 준비, 스케줄 관리, 식재 등 기억력을 요구하게 된다.

답 2)

141 틱 장애의 손상 부위는 다양하며 의학적 특징으로는 깨어있는 동안 연쇄적으로 협응된 자동적 움직임 또는 발성이 나타나는 것이다. 중재로는 약물, 행동적 관리, 이완기술 등이 있다.

답 3)

142 난이도가 높아진 작업의 조건

- 무게의 증가
- 색상 수 및 패턴의 증가
- 손잡이 굵기의 감소
- 단계의 증가
- 수행시간의 증가 및 쉬는 시간의 감소 등

답 3)

143 압박, 문지름, 진동, 타진, 능동적 움직임 등은 통증을 둔감화시키는 방법이다.

답 4)

144

그룹치료의 내용으로 핑거페인트(finger painting)를 하고자 한다. 한 아동이 물감을 이유 없이 회피한다면 그 원인으로 추정되는 것은?

1) 실행증
2) 실어증
3) 실인증
4) 과감각
5) 중력불안감

145

이 공예는 시각장애인에게 적용할 수 있으며, 실인증 환자의 촉각을 증진시킬 수 있다. 하지만 개방성 상처가 있는 환자에게는 적용하기 어렵다. 무엇인가?

1) 페인팅
2) 바늘공예
3) 타일공예
4) 찰흙공예
5) 데칼코마니

146

노신경(radial nerve)에 손상이 있는 환자에게 적절한 치료활동은?

1) 먹물갈기
2) 콜라주 만들기
3) 야구공 던지기
4) 한 손으로 찰흙 뜯기
5) 벽에 손바닥 도장 찍기

147

TBI 환자인 여성에게 비즈공예를 제공하였다. 내용은 귀걸이 만들기였다. 먼저 한 개를 완성한 후 반대쪽 귀걸이는 동일한 비즈를 골라 만들게 하였다. 이 때 가장 필요한 능력은?

1) 전경배경
2) 입체지각
3) 형태항상성
4) 좌우구별능력
5) 공간 내 위치

문제해설

144 과감각으로 인한 촉각방어일 경우 나타나는 현상은 일반인에게 문제가 되지 않은 감각에 민감하고 불편한 반응을 보인다. 예로 특정 질감의 옷, 잔디나 모래가 맨살에 닿을 때, 음식의 특정 질감들이다.

답 4)

145 페인팅, 바늘공예 등은 시각장애인에게 적용하기 어려우며, 찰흙공예는 개방성 상처가 있는 환자에게 적용하기 어렵다.

답 4)

146 벽에 손도장 찍기 활동은 손목의 처짐이 특징인 노신경 손상 환자들에게 적합한 활동이 된다.

답 5)

147 전경배경은 배경이 되는 것에서 찾으려는 물체를 찾아낼 수 있는 능력이다. 따라서 이 환자는 여러 모양의 비즈에서 같은 모양의 비즈를 골라내는 능력이 필요하다.

답 1)

148

Tilt table에 환자를 세우는 목적으로 옳은 것은?

1) 고혈압을 방지한다
2) 요로 결석을 촉진한다
3) 구축이나 기형을 방지한다
4) 자율신경반사부전을 방지한다
5) 하지보다는 상지의 혈액순환을 돕는다

149

티셔츠에 모양이 있는 스펀지로 티셔츠 중앙에 무늬를 찍을 때 가장 중요한 능력은?

1) 시각완성(visual closure)
2) 형태재인(pattern recognition)
3) 장기기억(long term memory)
4) 공간내 위치(position in space)
5) 단기기억(short term memory)

150

레이싱을 노인에게 적용하려고 한다. 옳은 적용은?

1) 도구에 의한 상처에 주의해야 한다
2) 작업이 위험하므로 격리시켜 작업한다
3) 근력증진을 위해 휴식 시간을 주지 않는다
4) 관절염 예방을 위해 다양한 손잡이의 사용을 권한다
5) 빠른 시간 내에 결과물을 만들어 자신감을 향상시켜 준다

문제해설

148
- 기립성저혈압을 방지한다.
- 요로 결석을 예방한다.
- 골다공증을 예방한다.
- 하지의 혈액순환을 돕는다.

답 3)

149 공간내 위치

형태와 물체의 공간관계, 또는 다른 형태나 물체사이의 공간관계를 결정하는 것

답 4)

150 레이싱의 노인 적용
- 연장 등에 의한 상처에 주의해야 함
- 도구의 잡기
  - 관절염을 악화시킬 수 있음

답 1)

151

근력을 증진시킬 목적으로 나무의자 만들기를 하고 있는 40대 남성은 책과 같이 두꺼운 송판 집기를 하고 있다. 이 남성의 손동작은?

1) disk grasp
2) hook grasp
3) power grasp
4) ulnar palma grasp
5) intrinsic plus grasp

문제해설

151 책을 집는 동작의 쥐기는 intrinsic plus grasp이다.

답 5)

OCCUPATIONAL THERAPY

10

C·H·A·P·T·E·R

기 타

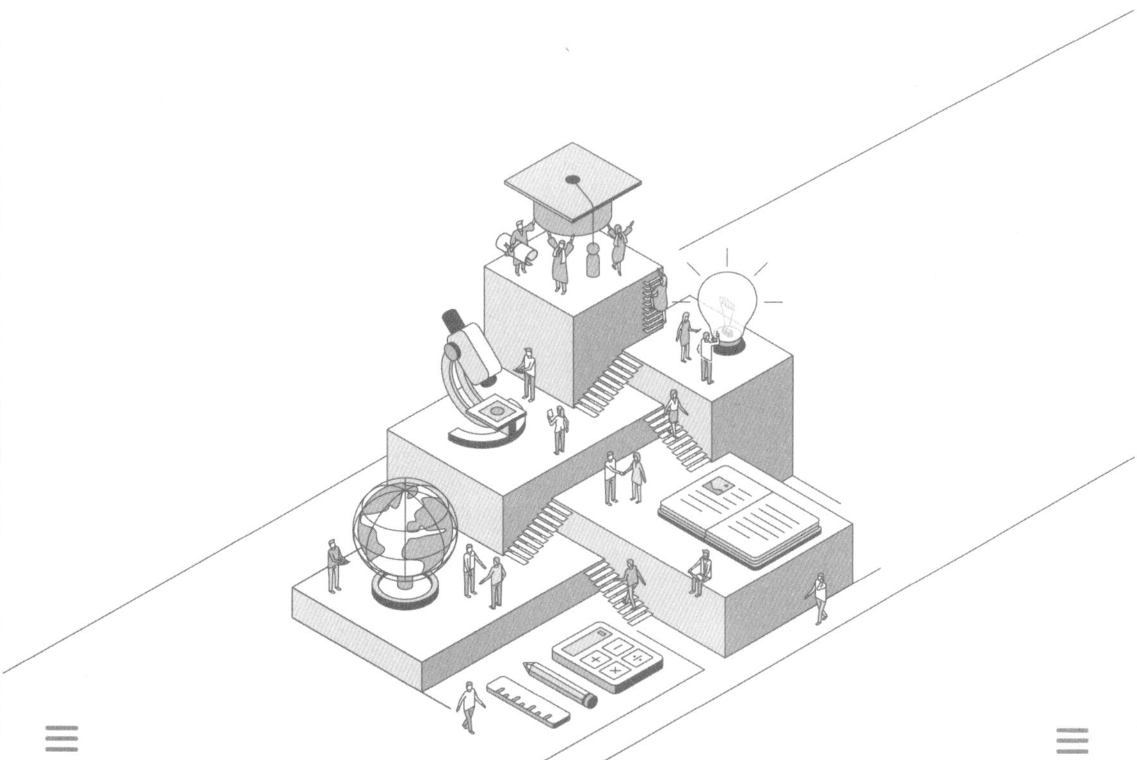

예·상·문·제·풀·이

01

다음 설명은 직업평가의 내용 중 무엇을 설명하는 것인가?

> 경쟁고용에서 성공적으로 수행할 수 있는 개인의 능력을 평가하기 위해 실제적인 다양한 직업현장의 일 중 하나나 그 이상을 평가하는 것이다. 이것은 회사의 직업현장, 훈련프로그램에서 시도적인 훈련평가, 시설안의 유사한 작업 상황에서 실시한다. 평가대상자는 산업 현장이나 훈련현장, 시설내의 생산 작업장과 같은 실제 작업 상황에 참여하여 평가를 받는 것이다. 어떤 평가보다 평가대상인의 직업능력과 행동을 가장 정확하게 평가할 수 있고 작업현장을 직접 경험하는 장점이 있으나 많은 시간이 소요되고 현장의 협조가 용이하지 않다는 단점이 있다

1) 상황평가
2) 현장평가
3) 관찰평가
4) 작업표본평가
5) 모의직무평가

02

다음 사례의 치료사가 사용하는 접근법은?

> • 치료사는 근긴장도를 억제시켜주거나 촉진시켜줌으로써 치료를 시작함
> • 움직임을 촉진시키기 위하여 핸들링 기술을 사용함
> • 신체 정렬, 움직임, 체중지지, 자세조절 등이 중요한 요소가 됨

1) 반사통합치료
2) 감각통합치료
3) 과제중심훈련
4) 신경발달적치료
5) 활동중심운동치료

문제해설

01 직업평가는 Botterbush에 따르면 심리검사, 표본작업평가, 상황평가, 현장평가 4가지로 구분할 수 있다. 다음은 현장평가에 대한 설명이다.

답 2)

02 위 설명은 NDT 신경발달적 치료에 대한 중재 방법으로 전형적인 움직임 패턴이 있으며 움직임을 방해하는 비정상적인 근긴장도를 핸들링 기술을 통해 해결하는 치료접근이다.

답 4)

03

다음에서 설명하는 이론에 해당하는 것은?

> • 노인이 스스로의 만족과 생활 만족도를 높이기 위해 한 사회에 통합되어 사회적 활동을 지속해야 한다는 주장
> • 활동이 친밀하고 빈번할수록 역할 지지가 확실해지며, 이러한 역할지지를 통해 긍정적 자아상을 유지해야 한다는 이론

1) 활동이론
2) 지속성 이론
3) 사회교환이론
4) 사회유리이론
5) 성장발달이론

04

현저한 변형이나 손실에 의한 신체구조의 문제는 ICF 구성요소 중 어디에 해당하는가?

1) 손상
2) 환경 요인
3) 참여 제약
4) 활동 제한
5) 신체 구조

05

지역사회의 기능 중 사회통제 기능을 일차적으로 담당하는 기관은?

1) 가정
2) 학교
3) 경찰서
4) 종교 모임
5) 동아리 그룹

문제해설

03
• 지속성이론
 – 노년기의 성격은 젊을 때의 성격성향을 지속하는 것이지 바뀌지 않는 것이라는 견해로 남녀 모두 정상노화과정에서 성격은 일관성 있게 유지되며 기존의 역할과 비슷한 역할이나 활동을 유지하려는 경향이 강하며 성격이 역할 활동과 관계없이 생의 만족도에 영향을 미친다는 주장
• 사회교환이론
 – 노인이 되면서 건강, 대인관계, 수입 등의 권력원척이 줄어들면서 사회와 노인간의 불균형 교환이 일어나게 된다는 것을 주장하는 이론
• 성장발달이론
 – 노년기에 이르기 전 단계에서의 과업을 얼마나 잘 완수 했는지가 노화과정을 예측할 수 있는 인자가 되기 때문에 각 생의 단계에서 발달과업을 성공적으로 완수한 사람은 노년기에도 성공적으로 대처할 수 있다는 견해의 이론
• 사회유리이론
 – 사회유리이론은 노인이 사회에 유익하지 않기 때문에 사회는 노인을 사회로부터 분리시키고 개입을 허용하지 않으며, 노인은 나이가 들면서 스스로 사회에서 떨어져 가기를 원하기 때문에 노인의 사회유리는 사회와 노인 모두에게 이롭다는 이론

답 1)

04 ICF 구성요소의 정의
• 신체 기능 : 신체 계통의 생리적 기능(심리적 기능 포함)
• 신체 구조 : 기관, 팔다리 및 그 구성요소들과 같은 신체의 해부학적 부위
• 손상 : 현저한 변형이나 손실에 의한 신체 기능 또는 구조에서의 문제
• 활동 : 개인이 과제나 행위를 실행하는 것
• 참여 : 생활의 상황에 관여하는 것
• 활동 제한 : 개인이 활동을 실행하는 동안 겪을 수 있는 어려움
• 환경요인 : 사람들이 생활하고 삶을 수행하는 데 있어 물리적, 사회적 및 태도적 환경을 구성하는 것

답 1)

05 사회통제의 기능
사회는 그 구성원들이 지켜야 할 법, 도덕, 규칙 등의 규범을 갖게 되는데, 이런 규범을 준수하도록 하는 사회통제를 담당하는 일차적인 기관은 정부(경찰서)이다.

답 3)

06

공잡기 형태의 잡기(grasp)는 무엇인가?

1) hook grasp
2) lateral grasp
3) spherical grasp
4) three jaw chuck
5) cylinderical grasp

07

갈퀴 쥐기(hook grasp)에 해당하는 사례는?

1) 컵 잡기
2) 망치 잡기
3) 워커 잡기
4) 클러치 잡기
5) 쇼핑백 잡기

문제해설

06 Spherical grasp
- 손목의 폄(wrist extension)
- 손가락의 벌림(finger abduction)
- MCP 및 IP 관절의 약간의 굽힘(some degree of flexion)
- longitudinal arch의 안정성(stability)이 필요함

답 3)

07 해설내용 참조

답 5)

잡기(Grasp)의 사례

Explanation

1. 쇼핑백 잡기

1) hook grasp
2) transverse metacarpal arch는 편평함(flat)
3) 손가락
   - 모음+IP 관절의 굽힘(flexion at the IP joint)
4) MCP 관절
   - 굽힘 또는 폄(flexion or extension)

2. cylindrical grasp

1) 원통형 잡기
2) transverse arch가 펴짐(flattened)
3) IP와 MCP 관절은 사물의 크기에 따라 굽힘됨

08

다음 내용은 호흡재활의 특정 기법에 대한 설명이다. 무엇인가?

- 날숨 시 저항을 통해 기도가 좁아지는 것을 방지함
- 목과 어깨 근육을 이완시키고 코를 통해 천천히 숨을 들이마시기
- 촛불을 끄듯이 천천히 날숨을 내쉼

1) 이완 기법
2) 가로막호흡
3) 하임리히 테크닉
4) 호흡곤란 조절자세
5) 입술모으고 숨 내쉬기

09

욕실 및 화장실 개조의 유효공간에 대한 설명으로 옳은 것은?

1) 욕조는 필수로 설치한다
2) 세면대 하부에 여유 공간을 확보한다
3) 욕실 문의 통과 유효 폭은 60cm 이상 되어야 한다
4) 욕실문은 비상시를 대비하기 위해 안쪽으로 열리도록 한다
5) 안전손잡이가 부착된 벽으로부터 양변기 중심까지 30cm의 유효공간을 확보한다

10

환자에게 의미 있는 작업에 참여하게 하므로 수행역량을 유지시키고, 작업 의지를 북돋으며, 습관과 역할을 유지하도록 하는 이론은?

1) 인간작업 모델
2) 작업적응 모델
3) 인간중심 모델
4) 재활이론의 틀
5) 감각운동 접근법

문제해설

08 보기 설명은 PLB 입술모으고 숨 내쉬기에 대한 설명으로 휘파람을 불듯이 입을 오므리고 숨을 내쉬며 코로 숨을 들이쉬는데 이때 날숨을 들숨의 2배 정도로 길게 내쉬면 된다.

답 5)

09 안전손잡이가 부착된 벽으로부터 양변기 중심까지 45cm의 유효공간 확보, 활동공간의 확보가 어려운 경우 욕조를 없애고 샤워실로 변경한다, 욕실 문의 통과 유효폭은 75cm 이상, 욕실문은 바깥으로 열리게 한다.

답 2)

10 인간작업모델을 이끄는 하위 항목으로는
- 의지 : 개인인과, 가치, 흥미
- 패턴화 : 습관, 역할
- 개인적 수행역량 : 객관적 수행력, 주간적 경험이 있다.

답 1)

11

다음 내용 중 ( ) 안에 들어갈 말이 순서대로 나열된 것은?

단순 작업치료 (simple) MM111
• 1인의 작업치료사가 ( ) 이상의 환자를 상대로 동시에 ( )분 이상의 훈련을 실시하는 경우에 산정한다

1) 1인, 10분
2) 1인, 20분
3) 2인, 10분
4) 2인, 20분
5) 3인, 20분

문제해설

11 해설내용 참조

답 3)

작업치료 보험 수가

Explanation

작업치료 사-123	단순 작업치료 (simple) MM111	1인의 작업치료사가 2인 이상의 환자를 상태로 동시에 10분 이상의 훈련을 실시하는 경우에 산정한다.
	복합 작업치료 (comples) MM112	1인의 작업치료사가 1인의 환자를 1대 1로 중점적으로 10분 이상~30분 정도 실시한 경우에 산정한다.
	특수 작업치료 (special) MM113	1인이 작업치료사가 1인의 환자를 1대 1로 중점적으로 30분 이상 다양한 치료를 실시한 경우에 산정한다.
일상생활동작훈련 치료 사-124 / MM114		1인의 작업치료사가 1인의 환자를 1대 1로 중점적으로 식사, 옷입고 벗기, 배변 및 위생훈련 등 일상생활동작 적응 훈련을 최소 20분 이상 실시한 경우에 산정한다.
연하장애 재활치료 사-141 / MX141		1. 중추신경계질환, 식도 또는 기관의 질환 등으로 인한 연하장애 환자에게 1인의 작업치료사가 1:1로 30분 이상 훈련을 실시한 경우에 산정한다. 2. 1일 2회 이상 실시한 경우에도 외래는 1일 1회, 입원은 1일 2회만 산정한다.
연하재활 기능적 전기자극치료 사-131 / MZ008		1. 중추신경계질환 등으로 인한 연하장애환자에게 30분 이상 훈련을 실시한 경우 산정한다. 2. 1일 2회 이상 실시한 경우에도 외래는 1일 1회, 입원은 1일 2회만 산정한다.
평가		해당 전문의의 order에 의해 평가 후 반드시 평가결과지에 counter sign(처방의사 sign / 작업치료사 sign)이 들어가야 한다. 급여평가는 월 1회 이상 실시하더라도 1회만 산정된다.

12

다음 설명하는 이론을 주장한 학자는?

> 어려서부터 적절한 부모와 사회적 영향, 모방 등을 경험하면 건강한 적응능력인 자기효능감이 발달한다. 그렇지 못하면 인격장애가 나타난다

1) Freud
2) Erikson
3) Jean Piaget
4) John Dollard
5) Albert Bandura

13

다음 사례의 환자에게 청구할 수 있는 보험수가는?

> 50세 뇌졸중 환자인 홍씨는 오전 9시부터 9시 25분까지 치료사 1인과 옷입기 훈련을 실시하였으며, 오후 4시부터 4시 20분까지 치료사 1인과 Vital stim을 실시하였다

1) 연하재활치료
2) 일상생활동작훈련
3) 일상생활동작훈련과 단순작업치료
4) 일상생활동작훈련과 연하재활치료
5) 일상생활동작훈련과 연하재활 기능적 전기자극치료

문제해설

12 위 설명은 Albert bandura의 인지이론이며 이는 행동이란 인지적 및 환경적 요인들의 상호작용에 의해 잘 이해된다고 정의했다.

답 5)

13 오전에 실시한 20분간 일상생활동작 적응 훈련을 한 경우이므로 일상생활동작 훈련 치료 수가가 적용될 수 있지만, vital stim을 실시한 환자는 30분을 채우지 못하였으므로 산정할 수 없다. 따라서 일상생활동작훈련 수가만을 청구할 수 있다.

일상생활동작 훈련 치료 사-124 / MM114	1인의 작업치료사가 1인의 환자를 1대 1로 중점적으로 식사, 옷입고 벗기, 배변 및 위생훈련 등 일상생활동작 적응 훈련을 최소 20분 이상 실시한 경우에 산정한다.
연하장애 재활치료 사-141 / MX141	① 중추신경계질환, 식도 또는 기관의 질환 등으로 인한 연하장애 환자에게 1인의 작업치료사가 1:1로 30분 이상 훈련을 실시한 경우에 산정한다. ② 1일 2회 이상 실시한 경우에도 외래는 1일 1회, 입원은 1일 2회만 산정한다.
연하재활 기능적 전기자극치료 사-131 / MZ008	① 중추신경계질환 등으로 인한 연하장애환자에게 30분 이상 훈련을 실시한 경우 산정한다. ② 1일 2회 이상 실시한 경우에도 외래는 1일 1회, 입원은 1일 2회만 산정한다.

답 2)

14

작업치료사의 평가에 대한 급여 산정 기준으로 옳은 것은?

1) 평가는 월 2회 이상 실시하여야 모두 산정된다
2) 평가는 주 1회 이상 실시하여야 모두 산정된다
3) 작업치료사의 판단에 의해 평가가 진행될 수 있다
4) 평가결과지에는 치료사의 나이(age)가 반드시 들어가야 한다
5) 평가결과지에는 처방의사의 서명(sign)이 반드시 들어가야 한다

문제해설

14 해설내용 참조

답 5)

작업치료 보험 수가

Explanation

작업치료 사-123	단순 작업치료(simple) MM111	1인의 작업치료사가 2인 이상의 환자를 상태로 동시에 10분 이상의 훈련을 실시하는 경우에 산정한다.
	복합 작업치료(comples) MM112	1인의 작업치료사가 1인의 환자를 1대 1로 중점적으로 10분 이상~30분 정도 실시한 경우에 산정한다.
	특수 작업치료(special) MM113	1인이 작업치료사가 1인의 환자를 1대 1로 중점적으로 30분 이상 다양한 치료를 실시한 경우에 산정한다.
일상생활동작훈련치료 사-124 / MM114		1인의 작업치료사가 1인의 환자를 1대 1로 중점적으로 식사, 옷입고 벗기, 배변 및 위생훈련 등 일상생활동작 적응 훈련을 최소 20분 이상 실시한 경우에 산정한다.
연하장애 재활치료 사-141 / MX141		1. 중추신경계질환, 식도 또는 기관의 질환 등으로 인한 연하장애 환자에게 1인의 작업치료사가 1:1로 30분 이상 훈련을 실시한 경우에 산정한다. 2. 1일 2회 이상 실시한 경우에도 외래는 1일 1회, 입원은 1일 2회만 산정한다.
연하재활 기능적 전기자극치료 사-131 / MZ008		1. 중추신경계질환 등으로 인한 연하장애환자에게 30분 이상 훈련을 실시한 경우 산정한다. 2. 1일 2회 이상 실시한 경우에도 외래는 1일 1회, 입원은 1일 2회만 산정한다.
평가		해당 전문의의 order에 의해 평가 후 반드시 평가결과지에 counter sign(처방의사 sign / 작업치료사 sign)이 들어가야 한다. 급여평가는 월 1회 이상 실시하더라도 1회만 산정된다.

15

다음 설명의 이론에 대한 내용으로 옳은 것은?

> 특정 상황 속에서 반복적인 경험을 통해 행동이 영구적 또는 반영구적으로 변화한다는 이론

1) 대상관계이론이다
2) 대표적 학자는 Skinner이다
3) 결과의 변화를 모델링이라 부른다
4) 자극과 반응사이에 어떠한 연관성이 없어야 한다
5) 인지, 환경, 행동이 상호작용하여 학습의 변화가 나타난다

16

다음 설명에 해당하는 중재는?

> • 호기 시에 저항을 가하여 기도가 좁아지는 것을 방지하는 방법으로 가로막의 사용을 증가시키고 부호흡근의 사용을 줄일 수 있다
> • 휘파람을 불듯이 입을 오므리고 숨 내쉬기를 하며, 코로 깊게 들이쉰 후 날숨은 들숨의 2배 이상 길게 한다

1) 이완
2) 가로막 호흡
3) 가슴확장운동
4) 호흡곤란 조절자세
5) 입 오므리고 호흡하기

17

장난감 조립 훈련을 하는 환자에게 각 단계의 사진을 보여주고 순서대로 수행하게 하는 것은 어떤 능력을 보상하기 위한 것인가?

1) 집중력
2) 분류화
3) 운동계획
4) 개념형성
5) 수행능력

문제해설

15 보기의 내용은 모두 학습이론으로 자극－반응 모델이다. 이를 위해서는 자극과 반응사이에 어떠한 연관이 있어야 한다. 인지, 환경, 행동이 상호작용하여 학습에도 변화가 나타난다. 대표적인 학자는 Pavlov와 skinner가 있다.

답 2)

16 입 오므리고 호흡하기 기법은 호기시에 저항을 가하여 기도가 좁아지는 것을 방지하는 방법이다.
휘파람을 불듯이 입을 오므린다. → 오므린 입으로 숨을 내쉰다. → 코로 깊게 숨을 들이쉰다. → 날숨은 들숨보다 2배 이상 길어야 한다.

답 5)

17 작업 단계를 찍은 사진 단서는 스스로 계획에 따라 다음단계로 넘어가는 운동계획능력에 대한 보상적인 적용 방법이다.

답 3)

18

다음 사례의 인간공학적 위험요소의 대처방법으로 옳은 것은?

> 건설 근로자인 50대 김○○씨는 겨울철 차가운 금속 손잡이가 달린 연장을 밖에서 사용하는 경우가 많다

1) 5분마다 난로를 쬔다
2) 손잡이를 적절한 재질로 감싼다
3) 5분마다 따듯한 물로 손을 씻는다
4) 실내에서 할 수 있는 일을 찾아서 한다
5) 한 손으로 손잡이를 잡고 다른 한손으로 손목을 감싼다

19

SOAP 형식으로 의무기록을 할 때 'P' 부분에 들어갈 내용으로 옳은 것은?

1) 치료사가 검사한 MMSE 점수
2) 환자의 취미, 직업에 대한 정보
3) 목표달성을 위한 구체적 치료 정보
4) 손가락이 뻣뻣하다고 하는 환자의 호소
5) 보호자를 통한 환자의 손상 전 기능의 수준

20

작업치료사 선서의 내용으로 옳은 것은?

1) 건강과 삶의 질을 증진시키는 전문 의료인이다
2) 신체적 측면보다는 인지적, 사회적 측면에 더 관심을 가진다
3) 작업치료사는 개인의 의미있는 기능을 향상시키는 전문가이다
4) 치료사는 대상자의 자기결정권보다는 치료사의 판단을 우선한다
5) 가정, 학교, 직장, 지역사회에서 주어진 역할에 참여하는 것이 저하된 개인이 대상이다

문제해설

18 추위에 노출을 감소시키는 게 목적이므로 손잡이를 적절한 재질로 감싸거나 장갑을 착용하는 것이 좋다.

답 2)

19
- S : 클라이언트를 통해 얻은 주관적 정보
- O : 치료사에 의해 객관적 관찰 또는 평가를 통해 얻은 정보
- A : S, O를 통해 얻은 결과에 대한 분석과 해석, 장기목표와 단기목표 수립
- P : 목표달성을 위한 구체적 치료 정보와 클라이언트에 대한 교육 내용

답 3)

20 **작업치료사 선서(대한작업치료사협회)**

작업치료사는 각 개인에게 의미있는 작업(Occupation)의 향상을 통하여 건강과 삶의 질을 증진시키는 보건의료 전문가이다. 작업치료사는 가정, 학교, 직장, 지역사회에서 주어진 역할과 환경에의 참여가 저하된 개인이나 집단을 대상으로 작업치료를 시행한다. 작업치료사는 대상자의 자기결정권을 존중하며, 신체적, 인지적, 정서적, 사회적 측면 등을 포함한 종합적인 수행능력 향상에 초점을 맞춘다. 이에 대한작업치료사협회는 작업치료를 시행함에 있어 인간의 존엄과 가치를 존중하고 사회적 책무를 다하기 위하여, 작업치료사의 행위와 활동을 판단하는 윤리기준을 다음과 같이 선언하고 이를 준수할 것을 다짐한다.

답 5)

21

다음 설명은 세계보건기구(WHO)에서 정의한 국제장애분류(ICIDH) 용어 중 무엇인가?

> 손상이나 장애로 인하여 개개인의 나이, 성, 사회적, 문화적 배경에 따른 역할을 수행하는 것에 제한이 있는 경우, 이러한 장해나 장애로 인한 불이익을 의미한다

1) 질병(disease)
2) 장애(disability)
3) 핸디캡(handicap)
4) 손상(impairment)
5) 참여제약(participation restriction)

22

1인의 작업치료사가 환자를 1대1로 중점적으로 30분 이상 다양한 치료를 실시한 경우에 해당하는 보험수가는?

1) 단순 작업치료
2) 복합 작업치료
3) 특수 작업치료
4) 연하장애 재활치료
5) 일상생활동장훈련 치료

문제해설

21 WHO의 정의－장애 분류
- 제1차 장애는 impairment로 신체의 생리학적 결손 내지 손상
- 제2차 장애는 disability로 제1차 장애(impairment)가 직접, 간접적인 원인이 되어 심리적 문제가 직접 간접적 발생할 경우의 인간적 능력이 약화 또는 손실된 상태
- 제3차 장애는 handicap으로 제1차 장애와 제2차 장애가 통합된 형태에 다시 사회 환경적 장애(물리적 장애, 문화적 장애, 사회 심리적 장애)가 통합된 형태로 사회적 불이익

답 3)

22 해설내용 참조

답 3)

작업치료 보험 수가

Explanation

작업치료 사－123	단순 작업치료 (simple) MM111	1인의 작업치료사가 2인 이상의 환자를 상태로 동시에 10분 이상의 훈련을 실시하는 경우에 산정한다.
	복합 작업치료 (comples) MM112	1인의 작업치료사가 1인의 환자를 1대 1로 중점적으로 10분 이상～30분 정도 실시한 경우에 산정한다.
	특수 작업치료 (special) MM113	1인이 작업치료사가 1인의 환자를 1대 1로 중점적으로 30분 이상 다양한 치료를 실시한 경우에 산정한다.
일상생활동작훈련 치료 사－124 / MM114		1인의 작업치료사가 1인의 환자를 1대 1로 중점적으로 식사, 옷입고 벗기, 배변 및 위생훈련 등 일상생활동작 적응 훈련을 최소 20분 이상 실시한 경우에 산정한다.
연하장애 재활치료 사－141 / MX141		1. 중추신경계질환, 식도 또는 기관의 질환 등으로 인한 연하장애 환자에게 1인의 작업치료사가 1:1로 30분 이상 훈련을 실시한 경우에 산정한다. 2. 1일 2회 이상 실시한 경우에도 외래는 1일 1회, 입원은 1일 2회만 산정한다.

23

다음 사례가 관절염 환자를 위한 중재라면 어떤 이론을 기반으로 하는가?

- 숟가락 손잡이를 두껍게 해줌
- 서랍 고리에 끈을 매달아 팔을 당겨 열 수 있도록 함

1) 재활 이론
2) 인간작업모델
3) 감각운동접근
4) 생체역학적 이론
5) 사람-환경-작업 이론

24

다음에서 설명하는 작업치료 이론의 틀(FOR)은?

- 기본 가정
  - 사람은 의식과 무의식을 가진 존재임
- 기능장애 발생
  - 이드(id)와 초자아(superego)의 갈등을 자아가 적절히 균형 맞추지 못할 경우
  - 대상관계(object-relationship)의 미성숙 시 기능장애가 발생됨
- 치료
  - 좌절된 욕구를 만족시키는 방법을 찾도록 도움
  - 정상적인 정신사회 및 정신성적 발달이 일어나도록 도움

1) MOHO FOR
2) 인간발달 FOR
3) 정신역동 FOR
4) 인지발달동 FOR
5) 도덕윤리발달 FOR

문제해설

23 재활 이론은 보상적 방법의 교육을 상조하며 기능을 정하는 환경의 사회적 물리적 특성을 변경시키는 방법이다. 보조도구를 사용하거나 환경을 개조하여 환자에게 적용하는 방법을 말한다.

답 1)

24 정신역동 FOR

- 인간에 대한 기본 가정(basic assumption about people)
  - freudian theory
    - 사람은 의식과 무의식 모두를 가진 존재
    - 무의식에 의해 행동이 많은 영향을 받음
- 기초 지식(knowledge base)
  - psychiatry
  - psychoanalytic theory
  - psychopathology
  - group dynamics
  - symbolic potential of activity
  - object relationship theory
- function and dysfunction
  - 기능장애 발생 분별
    - 이드(id)와 초자아(superego)의 갈등을 자아가 적절히 균형 맞추어 조절하는지
    - 자아방어기제가 효과적으로 작동하는지
    - 무의식적 개념이 기능을 방해하는지
  - 'object relationship theory'
    - 정신병리 또는 퇴행으로 인한 대상개념(object-concept)의 문제. 대상관계(object-relationship)의 미성숙 시 dysfunction으로 봄
- 목표(goal)
  - 좌절된 욕구를 만족시키는 방법을 찾도록 도움
  - 정신병리를 교정함
  - 정상적인 정신사회 및 정신성적 발달이 일어나도록 도움
  - 자신에 대한 현실적인 이해를 촉진시킴
  - 건강하고 통합된 자아가 될 수 있도록 도움

답 3)

25

작업치료사 윤리강령 1조의 내용은?

1) 서비스 대상자의 알 권리 및 자기결정권을 존중한다
2) 전문가로서의 품위와 자질을 유지하고, 자신이 맡고 있는 업무에 대해 책임을 진다
3) 성실하고 공정한 방법으로 업무를 수행하며, 어떠한 부당한 압력에도 타협하지 않는다
4) 개인의 인권을 존중하고, 사상·종교·사회적 지위 등을 이유로 서비스 대상자를 차별하지 않는다
5) 연구 및 교육을 통하여 검증된 치료서비스를 제공하며, 관련 분야의 지식과 기술에서 최고 수준을 유지한다

26

다음 내용의 (　　)에 들어갈 말은?

> 윤리강령
>
> (중략)
>
> 제7조 작업치료사는 존중과 신뢰를 기반으로 동료를 대하며, 상호권익을 증진시키기 위해 함께 협력한다.
>
> 제8조 작업치료사는 (　　) 양성과 (　　)의 고양에 힘쓰며, 공익 보장을 위한 전문가로서의 사회적 책임을 갖는다.

1) 후배, 교육수준　　2) 선배, 교육수준
3) 후학, 기초체력　　4) 후학, 기초전공
5) 선후배, 교육 및 기초전공

문제해설

25 **작업치료사 윤리강령 1~5조**

- 제1조 작업치료사는 개인의 인권을 존중하고, 사상·종교·사회적 지위 등을 이유로 서비스 대상자를 차별하지 않는다.
- 제2조 작업치료사는 서비스 대상자의 알 권리 및 자기결정권을 존중한다.
- 제3조 작업치료사는 전문가로서의 품위와 자질을 유지하고, 자신이 맡고 있는 업무에 대해 책임을 진다.
- 제4조 작업치료사는 연구 및 교육을 통하여 검증된 치료서비스를 제공하며, 관련 분야의 지식과 기술에서 최고 수준을 유지한다.
- 제5조 작업치료사는 성실하고 공정한 방법으로 업무를 수행하며, 어떠한 부당한 압력에도 타협하지 않는다.

답 4)

26 제8조 작업치료사는 후배 양성과 교육수준의 고양에 힘쓰며, 공익 보장을 위한 전문가로서의 사회적 책임을 갖는다.

답 1)

27

ICF 구성요소에 대한 정의가 옳은 것은?

1) 활동은 생활의 상황에 관여하는 것이다
2) 신체 구조는 신체 계통의 생리적 기능이다
3) 참여는 개인이 과제나 행위를 실행하는 것이다
4) 참여 제약은 개인이 생활의 상황에 관여하는 동안 경험할 수 있는 문제이다
5) 신체 기능은 기관, 팔다리 및 그 구성 요소들과 같은 신체의 해부학적 부위이다

28

다음 설명에 부합하는 작업치료 이론의 틀은?

- 과제와 환경 간의 상호작용을 통해 목표 지향적인 기능적 행동을 찾는데 초점을 둠
- 과제를 강조함
- 의지, 피드백, 연습이 중요함

1) 습득 이론의 틀
2) 인지적 이론의 틀
3) 운동학습 이론의 틀
4) 신경발달치료 이론의 틀
5) MOSEY의 심리사회적 모델

29

인지기반작업수행모델의 4단계로 옳은 것은?

1) 목표－계획－실행－점검
2) 계획－실행－점검－목표
3) 계획－점검－목표－실행
4) 실행－점검－계획－목표
5) 목표－실행－점검－계획

문제해설

27 ICF 구성요소에 대한 정의

- 신체 기능은 신체 계통의 생리적 기능이다(심리적 기능 포함).
- 신체 구조는 기관, 팔다리 및 그 구성요소들과 같은 신체의 해부학적 부위이다.
- 손상은 현저한 변형이나 손실에 의한 신체 기능 또는 구조에서의 문제이다.
- 활동은 개인이 과제나 행위를 실행하는 것이다.
- 참여는 생활의 상황에 관여하는 것이다.
- 활동 제한은 개인이 활동을 실행하는 동안 겪을 수 있는 어려움이다.
- 참여 제약은 개인이 생활의 상황에 관여하는 동안 경험할 수 있는 문제이다.
- 환경요인은 사람들이 생활하고 삶을 수행하는 데 있어 물리적, 사회적 및 태도적 환경을 구성하는 것이다.

답 4)

28 위 설명은 운동학습 이론의 틀이며 운동학습 이론의 틀은 과제의 특성을 분석하며 기능적 과제를 이용한 운동 수행을 강조하는 이론이다.

답 3)

29 인지기반작업수행모델은 스스로 선택한 과제의 인지전략과 구체적 과제훈련을 통해 특정 과제를 학습하고 문제해결의 틀을 사용하여 해결하는 과정을 습득하는 것이다.
Goal－Plan－Do－Check

답 1)

30

다음 사례의 내용들을 고려하는 임상적 추론은?

- 중재 환경과 장애 복지정책
- 치료사의 지식과 능력
- 클라이언트의 자원

1) 서술적 추론
2) 과학적 추론
3) 실용적 추론
4) 상황적 추론
5) 윤리적 추론

31

다음 사례에 해당하는 직업 프로그램은?

> 50대 박○○씨는 공장에서 일하는 중 기계 오작동으로 손의 힘줄과 신경이 손상되는 사고를 당해 내원하게 되었다. 직무복귀를 위해 필요한 신체 능력 증진에 초점을 두고 근력, 유연성, 협응, 지구력을 위한 운동처방과 프로그램을 진행하고 있다

1) 직업요구프로그램(job demand program)
2) 직업전프로그램(pre-vocational program)
3) 직업강화프로그램(work hardening program)
4) 직업조정프로그램(work conditioning program)
5) 직업능력증진프로그램(work skill promote program)

32

작업치료 수가 산정을 위한 최소 시간이 바르게 연결된 것은?

1) 단순작업치료 – 5분
2) 복합작업치료 – 30분
3) 특수작업치료 – 20분
4) 연하장애 재활치료 – 20분
5) 일상생활동작훈련치료 – 20분

문제해설

30 실용적 추론은 작업치료 서비스에 영향을 주는 현실적 문제에 대해 고려하는 것으로 정보를 수집하며 재원에 관한 고려를 하고 제한되는 사항들에 고려하는 추론이다.

답 3)

31 **직업조정프로그램**

직무복귀를 위해 필요한 신체적 능력 증진에 초점을 둔다.

답 4)

32 1) 단순작업치료 : 2인 이상 10분
2) 복합작업치료 : 1대1 중점적으로 10분 이상 30분 미만
3) 특수작업치료 : 1대1 중점적으로 30분 이상
4) 연하장애 재활치료 : 1대1로 30분 이상
5) 일상생활동작훈련치료 : 1대1로 20분 이상

답 5)

33

작업치료 보험수가 산정 기준 중 연하장애 재활치료의 내용으로 옳은 것은?

1) 말초신경질환자가 및 정신과 환자에게 실시한다
2) 외래 및 입원 모두 1일 1회 이상은 산정할 수 없다
3) 작업치료사는 동시에 2명의 환자를 훈련시킬 수 있다
4) 1일 2회 이상 실시한 경우에도 외래는 1일 1회만 산정한다
5) 입원 환자의 경우 1일 2회 이상 실시할 경우 최대 3회까지만 산정한다

34

다음에서 사용된 작업치료 이론의 틀(FOR)은?

> 상지 골절로 인해 LOM과 근력의 약화가 발생한 홍○○ 씨에게 치료사는 점진적 ROM 운동과 등장성 운동을 제공하였다

1) 재활 FOR
2) 발달 FOR
3) MOHO FOR
4) 생역학 FOR
5) 감각운동 FOR

문제해설

33 작업치료 보험수가

일상생활동작 훈련 치료 사-124 / MM114	1인의 작업치료사가 1인의 환자를 1대 1로 중점적으로 식사, 옷 입고 벗기, 배변 및 위생훈련 등 일상생활동작 적응 훈련을 최소 20분 이상 실시한 경우에 산정한다.
연하장애 재활치료 사-141 / MX141	① 중추신경계질환, 식도 또는 기관의 질환 등으로 인한 연하장애 환자에게 1인의 작업치료사가 1:1로 30분 이상 훈련을 실시한 경우에 산정한다. ② 1일 2회 이상 실시한 경우에도 외래는 1일 1회, 입원은 1일 2회만 산정한다.
연하재활 기능적 전기자극치료 사-131 / MZ008	① 중추신경계질환 등으로 인한 연하장애환자에게 30분 이상 훈련을 실시한 경우 산정한다. ② 1일 2회 이상 실시한 경우에도 외래는 1일 1회, 입원은 1일 2회만 산정한다.

답 4)

34 Biomechanical FOR

- 신체적 문제를 치료하기 위해 사용됨
- 관절 측정, 근력 측정, 운동치료, 보조기 등
- 목적
  - 특정 신체장애를 평가(ROM, 근력, 지구력 등)
  - ROM, 근력, 지구력 등을 회복시키기 위해
  - 변형을 감소시키고 예방하기 위해
- 대상
  - 운동 단위나 정형외과적 문제를 가진 환자에게 적용(CNS는 정상)
    예) rheumatoid arthritis, osteoarthritis, fractures, amputations 등
- 평가와 치료
  - Sensorimotor 요소들을 평가·치료
    예) 여러 adjunctive method, enabling 테크닉, modality 등

답 4)

35

인간작업모델(MOHO)을 바탕으로 한 치료 구성 시 환자의 의지를 끌어내기 위한 핵심 주제는?

1) 역할, 흥미
2) 역할, 가치, 습관
3) 가치, 흥미, 개인인과
4) 가치, 습관, 주관적 경험
5) 개인적 수행역량, 역할, 습관

36

다음 내용에 해당하는 의료보험 수가는?

> 1인의 작업치료사가 1인의 환자를 1대 1로 중점적으로 10분 이상~30분 정도 실시한 경우에 산정한다

1) 단순작업치료
2) 복잡작업치료
3) 특수작업치료
4) 연하장애재활치료
5) 일상생활동작 훈련치료

문제해설

35 작업수행 하위체계

- 의지 : 가치, 흥미, 개인인과
- 패턴화 : 역할, 습관
- 개인수행역량 : 객관적 수행력, 주관적 경험

답 3)

36 해설내용 참조

답 2)

작업치료 보험 수가

Explanation

작업치료 사-123	단순 작업치료(simple) MM111	1인의 작업치료사가 2인 이상의 환자를 상태로 동시에 10분 이상의 훈련을 실시하는 경우에 산정한다.
	복합 작업치료(comples) MM112	1인의 작업치료사가 1인의 환자를 1대 1로 중점적으로 10분 이상~30분 정도 실시한 경우에 산정한다.
	특수 작업치료(special) MM113	1인이 작업치료사가 1인의 환자를 1대 1로 중점적으로 30분 이상 다양한 치료를 실시한 경우에 산정한다.
일상생활동작훈련치료 사-124 / MM114		1인의 작업치료사가 1인의 환자를 1대 1로 중점적으로 식사, 옷입고 벗기, 배변 및 위생훈련 등 일상생활동작 적응 훈련을 최소 20분 이상 실시한 경우에 산정한다.
연하장애 재활치료 사-141 / MX141		1. 중추신경계질환, 식도 또는 기관의 질환 등으로 인한 연하장애 환자에게 1인의 작업치료사가 1:1로 30분 이상 훈련을 실시한 경우에 산정한다. 2. 1일 2회 이상 실시한 경우에도 외래는 1일 1회, 입원은 1일 2회만 산정한다.
연하재활 기능적 전기자극치료 사-131 / MZ008		1. 중추신경계질환 등으로 인한 연하장애환자에게 30분 이상 훈련을 실시한 경우 산정한다. 2. 1일 2회 이상 실시한 경우에도 외래는 1일 1회, 입원은 1일 2회만 산정한다.

37

다음 내용 중 (　　) 안에 들어갈 말은?

인간작업모델(MOHO)은 의지(Volition), (　　　　　　), 개인적 수행역량(Personal capacity)을 고려해야 한다

1) 흥미(interest)
2) 습관(Habituation)
3) 뇌의 가소성(Plasticity)
4) 인지수준(Cognitive level)
5) 생물학적 요인(Biological factor)

38

다음에 해당하는 임상적 추론은?

치료의 위험성과 유익을 동시에 고려해야 하며, 경제적 문제를 고려하여 중재의 우선순위를 정할 때 사용한다

1) 화술적 추론
2) 과학적 추론
3) 상황적 추론
4) 윤리적 추론
5) 실용적 추론

39

다음과 같은 내용을 포함하는 측정 및 평가는?

- 환자의 하루일과를 파악한다
- 일과를 조정하는 자료에 사용한다
- 환자가 중요하게 생각하는 활동과 선호하는 활동을 파악한다

1) 가옥평가
2) 작업질문지
3) 흥미체크리스트
4) 역할체크리스트
5) 직업선호도조사

문제해설

37 인간작업모델(MOHO)의 작업체계는 의지, 습관화, 개인적 수행역량으로 이루어져 있다.

답 2)

38 윤리적 추론은 클라이언트에게 적용하는 중재 방법의 위험성과 윤리적 측면을 고려함으로써 재원이 제한적일 때 치료에 우선순위를 결정하고, 치료의 이점과 위험성을 동시에 고려하며, 부당한 치료 상황에 대한 치료사의 대처가 필요로 한다.

답 4)

39 작업질문지란 하루일과를 시간단위로 평가하는 도구로서 활동영역과 의지요인을 확인할 수 있다. 환자의 일과 내에서 일어나는 주요활동과 활동 간의 균형, 활동에 대한 가치와 흥미 정도, 역량정도를 평가할 수 있는 도구이다.

답 2)

40

작업치료사 윤리강령의 내용으로 옳은 것은?

1) 비밀보장의 원칙을 준수한다
2) 존중과 신뢰를 기반으로 보호자를 대한다
3) 상호권익을 증진보다는 후학양성에 힘쓴다
4) 서비스 대상자를 경제적 불편으로부터 보호한다
5) 사익 보장을 위한 전문가로서의 사회적 책임을 갖는다

41

다음 사례에 사용된 이론의 틀은?

- 작업치료사는 치료적 장치, 도구, 활동을 사용하여 감각 탐색의 기회를 제공하였다
- 아동이 최적의 각성, 명료, 그리고 적절한 정서를 가질 수 있는 활동을 제공하였다
- 최적의 참여를 보장하기 위해 과제의 복잡성을 적절히 증가시킨다는 원리를 적용하였다

1) 발달이론
2) 학습이론
3) 감각통합이론
4) 동적체계이론
5) 신경발달이론

42

작업치료의 이론적 틀 중 보상적 방법, 보조도구, 환경적 적응을 이용해 기능을 향상시키는 것은?

1) rehabilitation FOR
2) biomechanical FOR
3) developmental FOR
4) neurophysiologic FOR
5) cognitive disability FOR

문제해설

40
- 제6조 작업치료사는 비밀보장의 원칙을 준수하고 서비스 대상자를 신체적·정신적 불편이나 위험요소로부터 보호한다.
- 제7조 작업치료사는 존중과 신뢰를 기반으로 동료를 대하며, 상호권익을 증진시키기 위해 함께 협력한다.
- 제8조 작업치료사는 후배 양성과 교육수준의 고양에 힘쓰며, 공익 보장을 위한 전문가로서의 사회적 책임을 갖는다.
- 제9조 작업치료사는 전문 분야의 정확하고 객관적인 용어를 사용하며, 치료 사항에 관한 보고와 기록의 의무를 지킨다.
- 제10조 작업치료사는 작업치료의 제반 지침과 정부 법률 및 협회 정책을 준수한다.

답 1)

41 감각통합이론
- 신체적 안전을 보장한다.
- 감각기회를 제공한다.
- 조절된 상태를 성취하고 유지하기 위해 감각조절을 지원한다.
- 자세, 시각, 양측성 운동조절에 도전한다.
- 행동의 실행과 조직화에 도전한다.
- 활동선택에 협력한다.
- 최적의 도전이 나타나도록 활동을 적절하게 조절한다.
- 활동이 성공하도록 보장한다.
- 놀이에 대한 아동의 내재된 동기를 지원한다.
- 아동과 치료적인 협력관계를 성립한다.

답 3)

42 재활적 FOR

보상적 방법 및 적응적 방법이 모두 포함된다.

답 1)

43

다음은 어떤 문제가 있는 환자에 대한 설명인가?

- 각 신체 부분을 인지하지 못한다
- 환자는 신체의 반대측 사용하는 것을 어려워하며, 혼란스러워한다. 검사자와 환자의 신체를 구별하지 못한다
- 균형이나 평형감각 잡기를 어려워한다

1) 질병 불인증(anosognosia)
2) 안면 실인증(prosopagnosia)
3) 자기 신체 실인증(somatognosia)
4) 손가락인식 실인증(finger agnosia)
5) 자기 신체부위 실인증(autopagnosia)

44

인지 보상 전략 중 환자가 간단한 이야기를 만들어 정보를 기억에 결합시키는 방법은?

1) 리허설
2) 의미 되고
3) PQRST 연습
4) 시각적 상상
5) 첫 단어 기억소

45

다음 사례에 해당하는 작업치료 중재는?

계단을 대신하는 경사로를 설치하도록 권장하였다

1) 작업
2) 교육
3) 훈련
4) 환경수정
5) 자기옹호

문제해설

43 다음 설명은 자기신체 실인증(somatognosia)으로 이 질환은 신체의 부분과 공간에서의 관계를 인지하지 못하며, 균형과 평형감각 잡기를 어려워한다. 고유수용성 감각이 정상이더라도 움직임이 부정확하다.

- 질병 불인증(anosognosia)은 자신의 질병을 인식하지 못하는 것을 말한다.
- 안면 실인증(prosopagnosia)은 친숙한 사람의 얼굴 및 자신의 얼굴을 알지 못한다.
- 손가락인식 실인증(fingeragnosia)은 손가락의 이름을 혼란스러워 하며, 손가락이 서툴다.
- 자기신체부위 실인증(autopagnosia)은 신체 부분에 대해 아는 것을 어려워 한다.
- 자기신체부위 실인증(autopagnosia)은 실어증와 관련되어 이름 말하는 것에 문제가 된다.

답 3)

44
- 연습(rehearsal) : 환자가 기억할 정보를 크게 반복함
- 시각적 상상 : 환자가 정보를 포함한 정신적 사진을 만드는 방법으로 정보를 기억에 결합시킴.
- 의미 되고 : 환자가 간단한 이야기를 만들어 정보를 기억에 결합시킴
- 첫 단어 기억소 : 이름을 기억하기 위한 방법
- PQRST 연습 : 미리보기(Previews), 질문하기(Questions), 읽기(Reads), 말하기(States), 평가하기(Tests)

답 2)

45 작업을 하고자 하는 대상자의 환경 변화를 권장하는 것은 보조공학 및 환경수정이다. 이 과정에는 평가, 선택, 제공 교육 및 훈련이 모두 포함된다.

답 4)

작업치료 기초 이론

46

다음과 가장 관계 깊은 이론의 틀(FOR)은?

- 기능과 장애
  - 이드(id)와 초자아(superego) 사이의 갈등을 자아가 적절히 균형 맞출 수 있는지에 따라 결정됨
  - 자아방어기제가 효과적으로 잘 작동하는지에 따라 결정됨
  - 무의식적 개념이 기능을 방해하는지에 따라 결정됨
- 이론 : 대상관계이론(object relationship theory)
  - 정신병리 또는 퇴행으로 인한 대상개념(object-concept)에 문제가 생긴다는 이론

1) MOHO FOR
2) 인간발달 FOR
3) 정신역동 FOR
4) 작업행동 FOR
5) 작업수행 FOR

문제해설

46 해설내용 참조

답 3)

정신역동 FOR

Explanation

인간에 대한 기본 가정 (basic assumption about people)	• 프로이디안의 이론(freudian theory) – 사람은 의식과 무의식 모두를 지닌 존재 – 무의식에 의해 행동이 영향을 받음
기초 지식 (knowledge base)	• psychiatry • psychoanalytic theory • psychopathology • group dynamics • symbolic potential of activity • object relationship theory
기능 및 장애 (function and dysfunction)	• 기능장애 발생 – 이드(id)와 초자아(superego) 사이의 갈등을 자아가 적절히 균형 맞출 수 있는지에 따라 – 자아방어기제가 효과적으로 잘 작동하는지에 따라 – 무의식적 개념이 기능을 방해하는지에 따라 • 대상관계이론(object relationship theory) – 정신병리 또는 퇴행으로 인한 대상개념(object-concept)에 문제가 생긴다는 이론 ◦ 대상관계(object-relationship) 미성숙 시 장애(dysfunction)로 봄

목표(goal)	• 좌절된 욕구를 만족시키는 방법을 찾도록 도움 • 정신병리를 교정함 • 정상적인 정신사회 및 정신성적 발달이 일어나도록 도움 • 자신에 대한 현실적인 이해를 촉진시킴 • 건강하고 통합된 자아를 가질 수 있도록

47

다음 사례에 적용된 이론의 틀은?

46세 남성은 왼쪽 팔꿈치 부분의 화상 흉터로 완전한 굽힘이 어렵다. 치료사는 화상 부위에 오일 마사지를 제공 후 매일 스트레칭을 실시하였다

1) 발달적 접근
2) 재활적 접근
3) 인간작업 접근
4) 감각운동적 접근
5) 생체 역학적 접근

48

다음 내용에 부합하는 직업 프로그램은?

- 근로자의 재활을 위해 현장 평가와 모의직무, 근력 및 심혈관 증진프로그램을 진행한다
- 직업복귀를 위한 신체기능, 작업태도, 심리사회적 기능을 증진시키는 프로그램이다

1) 직업준비 프로그램
2) 손상예방 프로그램
3) 직업강화 프로그램
4) 직업능력 프로그램
5) 직업 컨디셔닝 프로그램

문제해설

47 **생체역학적 접근(biomechanical approach)**

- 신체적 문제를 치료하기 위해 사용됨
- 대상
  - 운동 단위나 정형 외과적 문제를 가진 환자에게 적용(CNS는 정상)
    예) rheumatoid arthritis, fractures, osteoarthritis, hand trauma, amputations
  - Sensorimotor 요소들을 평가/치료

답 5)

48 직무복귀를 위한 근로자의 능력을 최대한 높이기 위해 고안된 전문분야의 복합프로그램으로 신체적 능력뿐만 아니라 인지, 정신사회적기능과 직업태도, 직무적응 등의 모든 면을 고려하는 프로그램이다. 직업복귀 직전에 실시한다.

답 3)

49

작업치료사는 전문 분야의 정확하고 객관적인 용어를 사용하며, 치료 사항에 관한 보고와 기록의 의무를 지켜야 한다. 어떤 것에 관한 내용인가?

1) 작업치료사 선서내용
2) 작업치료사 윤리강령
3) 작업치료사 근무수칙
4) 작업치료사 기본역량
5) 작업치료사 역할수행

50

다음 예시에서 설명하는 치료적 개념은?

> • 클라이언트 : 철수는 알았다고 하지만 절대로 말한 걸 지키진 않아요. 말해놓고 절대로 안해요. 그래서 제가 일하다 말고 전기세를 내러 와야 해요
> • 치 료 사 : 철수가 의지가 안되니까 당신이 시간을 뺏기게 되는군요

1) 판단보류
2) 폐쇄형 질문
3) 감정의 반영
4) 바꿔 설명하기
5) 최소한의 반응

문제해설

49 작업치료사 윤리강령(대한작업치료사 협회)

- 제1조 작업치료사는 개인의 인권을 존중하고, 사상·종교·사회적 지위 등을 이유로 서비스 대상자를 차별하지 않는다.
- 제2조 작업치료사는 서비스 대상자의 알 권리 및 자기결정권을 존중한다.
- 제3조 작업치료사는 전문가로서의 품위와 자질을 유지하고, 자신이 맡고 있는 업무에 대해 책임을 진다.
- 제4조 작업치료사는 연구 및 교육을 통하여 검증된 치료서비스를 제공하며, 관련 분야의 지식과 기술에서 최고 수준을 유지한다.
- 제5조 작업치료사는 성실하고 공정한 방법으로 업무를 수행하며, 어떠한 부당한 압력에도 타협하지 않는다.
- 제6조 작업치료사는 비밀보장의 원칙을 준수하고 서비스 대상자를 신체적·정신적 불편이나 위험요소로부터 보호한다.
- 제7조 작업치료사는 존중과 신뢰를 기반으로 동료를 대하며, 상호권익을 증진시키기 위해 함께 협력한다.
- 제8조 작업치료사는 후배 양성과 교육수준의 고양에 힘쓰며, 공익 보장을 위한 전문가로서의 사회적 책임을 갖는다.
- 제9조 작업치료사는 전문 분야의 정확하고 객관적인 용어를 사용하며, 치료 사항에 관한 보고와 기록의 의무를 지킨다.
- 제10조 작업치료사는 작업치료의 제반 지침과 정부 법률 및 협회 정책을 준수한다.

답 2)

50

- 치료사의 최소한의 반응 : 감정적 만족감 경험
- 감정의 반영 : 클라이언트의 감정을 말로 옮겨 줌
- 바꿔 설명하기 : 서술한 내용이나 이야기에 초점을 맞춤
- 판단보류 : 클라이언트 본인 스스로 평가하도록 함

답 4)

51

생체역학적 이론의 틀에 대한 설명으로 옳지 않은 것은?

1) 대표적인 이론가는 Pedretti, Trombly이다
2) 대상자는 정형외과적 장애를 가진 환자이다
3) 해부학, 생리학, 운동학, 인체 역학에 기초를 둔다
4) 기능장애는 근력, 지구력, 관절가동범위의 문제이다
5) 치료는 환경변화, 보상방법, 보조도구 등을 이용한다

52

반복 불능증(Adiadochokinesis)을 평가하는 사례는?

1) 선을 따라가며 걷기
2) 목표 지점의 물건 잡기
3) 장애물을 피하며 걸어가기
4) 두 점 사이를 빠르게 이동하기
5) 엎침과 뒤침을 특정 시간 안에 수행하기

53

규칙적인 문법의 사용이 있고, 발음도 명확하지만 의미가 통하지 않는 말을 하는 증상은?

1) 보속증
2) 실인증
3) Anomic aphasia
4) Broca's aphasia
5) Wernike's aphasia

문제해설

51 5)는 재활이론의 틀에 대한 설명이다.

답 5)

52 반복 불능증(Adiadochokinesis)

- 정의
  - 엎침과 뒤침 또는 팔꿈치 굽힘과 폄 같은 빠른 동작을 수행할 수 없는 것을 의미함
- 평가
  - 틀 안에서 10초 동안 얼마나 많은 원을 만들 수 있는지를 평가함
  - 원은 뒤침과 엎침의 최대 반복으로 만들어짐
  - 손상되지 않은(또는 덜 손상된) 쪽을 먼저 시행하는 것이 바람직함

답 5)

53 브로카 실어증(Broca's aphasia)

- 운동성 실어증, 표현성 실어증
- 말이 유창하지 못하고 전보식 문장을 사용
- 따라 말하기가 어렵지만, 노래하기는 가능함
- 문법에 맞지 않는 문장을 사용하나 청각적 이해 능력은 좋은 편임
- 쓰기 능력이 손상되는 경우가 많음
- 우세반구(주로 좌반구)의 전두엽 아래쪽 뒷부분(브로카 영역)의 손상

베르니케 실어증(Wernike's aphasia)

- '지각성 실어증', '수용성 실어증'이라고도 함
- 발음과 억양이 좋음(조음 장애는 거의 없음)
- 문법도 규칙에 맞게 사용하지만 의미가 통하지 않음
- 청각적인 말(말소리)을 이해하지 못함
- 우세반구 측두엽의 위쪽 뒷부분(베르니케 영역)이 손상

답 5)

54

장애인 편의시설 기준에 대한 설명이다. 적절하지 않은 것은?

1) 지팡이나 클러치를 이용하는 보행 장애인의 손이 닿는 상하 도달 범위는 위로 160cm 이하에서 아래로 60cm 이상이다
2) 휠체어를 사용하는 사람의 정지 상태 소요공간은 70cm×120cm 공간을 필요로 한다
3) 휠체어 90° 회전에 필요 소요공간은 140cm×140cm이 최소공간이다
4) 휠체어 좌석 높이는 45~55cm이며, 보조자의 손잡이는 80~90cm이다
5) 180° 회전의 경우 한 바퀴 회전축으로 자유로운 회전을 위해 140cm 폭에 140cm의 깊이가 필요하다

55

주차대수 1대에 대한 장애인전용주차구역 기준으로 옳은 것은?

1) 폭은 3.5미터 이상이어야 한다
2) 길이는 6미터 이상이어야 한다
3) 평행주차형식인 경우에는 폭이 4미터 이상이어야 한다
4) 평행주차형식인 경우에는 길이가 7미터 이상이어야 한다
5) 바닥표면은 미끄러지지 않는 재질로 평탄하게 마감해야 한다

56

다음과 같은 난이도 조절 방법의 목적은?

큰 동작에서 시작해서, 작은 동작으로 단계화한다

1) 근력 증진
2) 협응 증진
3) 감각인식 증진
4) 심폐지구력 증진
5) 관절가동범위 증진

문제해설

54 휠체어의 180° 회전

- 한 바퀴 축으로 자유로운 회전을 위해서는 최소 140cm 폭에 170cm 깊이가 필요하다.
- 두 바퀴 회전은 140cm×140cm의 소요공간으로 충분하다.

답 5)

55 장애인전용주차구역

- 장애인전용주차구역의 크기는 주차대수 1대에 대하여 폭 3.3미터 이상, 길이 5미터 이상으로 하여야 한다. 다만, 평행주차형식인 경우에는 주차대수 1대에 대하여 폭 2미터 이상, 길이 6미터 이상으로 하여야 한다.
- 주차공간의 바닥면은 장애인 등의 승하차에 지장을 주는 높이차이가 없어야 하며, 기울기는 1/50 이하로 할 수 있다.
- 주차공간의 바닥표면은 미끄러지지 아니하는 재질로 평탄하게 마감하여야 한다.

답 5)

56

- 근력 증진 : 느린 동작에서 큰 동작으로 단계화
- 심폐지구력 증진 : 시간, 빈도, 강도 증가
- 관절가동범위 증진 : 작은 동작에서 큰 동작으로 단계화

답 2)

57

다음 상황에 적합한 Taylor의 작업치료 모드는?

> 클라이언트가 과제를 수행하는 방법을 모르는 경우, 교육, 정보, 설명 및 전문적 조언이 필요한 경우

1) 지시
2) 격려
3) 옹호
4) 공감
5) 협력

58

1인의 작업치료사가 2인 이상의 환자를 동시에 15분 치료하였다면 해당하는 의료수가 항목은?

1) 단순작업치료
2) 복합작업치료
3) 특수작업치료
4) 전기자극치료
5) 연하장애재활치료

59

다음 보기의 내용에 해당하는 의료보험수가 항목은?

> 1인의 작업치료사가 2인 이상의 환자를 상대로 동시에 10분 이상의 훈련을 실시하는 경우에 산정한다

1) 단순작업치료
2) 복잡작업치료
3) 특수작업치료
4) 연하장애재활치료
5) 일상생활동작 훈련치료

문제해설

57 Taylor의 여섯가지 작업치료 모드 : 옹호, 협력, 공감, 격려, 지시, 문제해결

답 1)

58
- 단순작업치료(simple) : 1인의 작업치료사가 2인 이상의 환자를 상대로 동시에 10분 이상 치료
- 특수작업치료(special) : 1인의 작업치료사가 1인의 환자를 1 : 1 중점적으로 30분 이상 치료
- 복합작업치료(complex) : 1인의 작업치료사가 1인의 환자를 1 : 1 중심적으로 10~30분 치료

답 1)

59
- 단순작업치료
  1인의 작업치료사가 2인 이상의 환자를 상대로 동시에 10분 이상의 훈련을 실시하는 경우에 산정한다.
- 복잡작업치료
  1인의 작업치료사가 1인의 환자를 1 대 1로 중심적으로 10분 이상~30분 정도 실시하는 경우에 산정한다.
- 일상생활동작 훈련치료
  1인의 작업치료사가 1인의 환자를 1 대 1로 중점적으로 식사, 옷입고 벗기, 배변 및 위생훈련 등 일상생활동작 적응 훈련을 최소 20분 이상 실시한 경우에 산정한다.
- 연하장애재활치료
  - 중추신경계질환, 식도 또는 기관의 질환 등으로 인한 연하 장애환자에게 1인의 작업치료사가 1 : 1로 30분 이상 훈련을 실시한 경우에 산정한다.
  - 1일 2회 이상 실시한 경우에도 외래는 1일 1회, 입원은1일 2회만 산정한다.

답 1)

60

이 중재의 목표는 다양한 환경에서 기능을 수행하며, 인지 전략을 지도할 수 있다. Toglia가 '다중상황(multicontext) 접근법'이라고 말한 이 중재법은?

1) 학습 전이
2) 과제 분석
3) 일반화 증가
4) 과제 등급화
5) 초인지 훈련

61

다음에 제시된 작업치료의 목표는?

> 역동적인 공예활동, 운동, 게임을 통하여 불안 수준 낮추기

1) 자신의 사고 능력
2) 다른 사람들과 교제하기
3) 자신 스스로에 대하여 느낌
4) 스트레스를 스스로 조절하기
5) 여가활동시간과 가능한 대응능력의 사용

62

다음 사례는 어떤 인간공학적 요소를 중재한 것인가?

> 치료사는 환자의 올바른 작업을 위해 낮은 위치의 모니터를 높게 올리고 손목에는 패드를 적용하여 타이핑을 하도록 하였다.

1) 자세 변형 및 상해 예방
2) 상해 예방 및 떨림의 감소
3) 자세 교정 및 적절한 근력의 사용
4) 통증 예방 및 시각 피드백의 극대화
5) 부적절한 자세 교정 및 접촉 스트레스 예방

문제해설

60 일반화 증가

- 클라이언트가 정보를 성공적으로 처리할 수 있게 함
- 다양한 환경에서 기능을 수행하며 인지 전략을 가르침
- 다양한 환경에서 정보를 처리할 수 있도록 연습함
- Toglia가 '다중상황(multicontext) 접근법'이라고 함

답 3)

61 스트레스를 스스로 조절하기

역동적인 공예활동, 운동, 게임을 통하여 불안 수준 낮추기, 요가를 통해 스트레스 증상을 줄이고, 스트레스 조절하는 방법을 배우기, 이완요법, 이완할 수 있는 취미

답 4)

62 거북목 변형 예방을 위해 모니터의 높이를 증가시켰으며 손목의 축적성 상해를 예방하기 위해 손목 패드를 적용한 사례이다.

답 1)

63

다음 설명에 해당하는 이론의 틀은?

> 자신의 연령에 지체되는 발달을 보이는 것은 정상적인 성장과정에서 신체적, 정신적 질환 등의 방해로 인해 정상적인 발달 주기에서 차이가 나기 때문이다

1) 그룹 웍 이론의 틀
2) 감각운동 이론의 틀
3) 운동학습 이론의 틀
4) 인지장애 이론의 틀
5) 시공간 적응 이론의 틀

64

작업치료 보험수가에서 상대점수가 가장 높은 것은?

1) 특수작업치료
2) 사회성숙도검사
3) 작업 및 오락요법
4) 간이정신진단검사
5) 일상생활동작훈련치료

65

다음 설명은 기억의 입력단계를 강화하는 기억법 중 어떤 종류인가?

> • 단순하게 음식의 이름을 외우기보다는 그 음식과 인체의 관계를 기억하면 더 오래 기억할 수 있다
> • 사람의 이름을 기억할 때 그 사람의 직업, 취미, 만난 장소 등과 함께 기억하여 기억력을 증진시킨다

1) 심상법
2) 연상법
3) 능동적 참여
4) 이해와 집중
5) 중심단어 외우기

문제해설

63 시공간 적응 이론의 틀

아동이 성장하고 성숙해감에 따라 그들의 행동이 예측가능한 일련의 단계를 통해 발달을 체계화한다.

답 5)

64
- 특수작업치료 : 150.11
- 사회성숙도 검사 : 220.89
- 작업 및 오락요법 : 54.15
- 간이정신진단검사 : 155.13
- 일상생활동작훈련치료 : 131.55

답 2)

65
- 심상법은 머릿속에 떠오르는 이미지나 감정을 기억강화 방법으로 사용하는 것이다.
- 연상법은 기억대상을 익숙하고 의미있는 것으로 연결하는 방법이다. 이미 알고 있는 사람과 연결하여 기억하는 방법이다.
- 능동적 참여는 스스로 능동적인 참여를 하는 방법이다. 소리내어 읽어보기, 쓰기 등이 포함된다.
- 중심단어 외우기는 앞글자만 따서 외우기 또는 중요한 글자만 따서 외우기 등을 말한다.

답 4)

66

다음 중 하위상달식 접근법(Bottom-up Approach)에 해당하는 것은?

1) 흥미검사(interest checklist)
2) 활동배열(activities configuration) 평가
3) 의사소통기술(communication skill) 평가
4) 작업역할력(occupational role history) 평가
5) 주간 스케줄 기록(charting of a weekly schedule)

67

다음 설명에 해당하는 용어는?

> 수행에 중요한 기능을 담당하는 기억기능으로, 정보를 유지하고 생각을 스케치북같이 이미지화한다

1) 순간회상
2) 지연회상
3) 단기기억
4) 장기기억
5) 작업기억

68

다음 설명에 해당하는 이론의 틀은?

> 환자를 평가하고 치료적으로 개입할 때, 환자가 가지고 있는 결함보다는 개인의 수행역할들이 균형을 이루도록 하고, 그와 더불어 작업 기능을 최대화하는 것에 초점을 맞춘다

1) 인간작업 이론의 틀
2) 감각운동 이론의 틀
3) 행동주의 이론의 틀
4) 인지지각 이론의 틀
5) 생체역학 이론의 틀

문제해설

66 Bottom-up Approach

특정한 수행 구성요소에서 문제를 찾아냄(운동, 인지, 지각, 의사소통 기술, 상호작용 기술 등)

답 3)

67 작업기억

작업 수행에 중요한 기능을 담당하는 기억기능으로, 정보를 유지하고 생각을 스케치북같이 이미지화한다. 암산과 같은 계산기능이 가능하도록 집중력을 유지하고, 이미 알고 있는 내용과 등도 있는 내용을 비교할 수 있는 생각의 공간도 만들어 준다.

답 5)

68 인간작업 이론의 틀

작업선택과 작업행동에 영향을 주는 요소로 개인의 성향뿐 아니라 환경도 중요하도 생각하며, 자기관리, 일, 놀이의 균형을 중시하는 모델이다.

답 1)

69

다음 설명에 해당하는 이론의 틀은?

> 시력이 손상된 경우 점자를 통해 읽는 법을 훈련시키는 방법

1) 생체역학 이론의 틀
2) 운동조절 이론의 틀
3) 감각통합 이론의 틀
4) 인지지각 이론의 틀
5) 인간작업 이론의 틀

70

다음에 해당하는 중재 접근법은?

> 뇌손상으로 인해 수동휠체어 사용이 불편한 클라이언트에게 전동 휠체어 사용방법을 훈련한다

1) 장애예방
2) 건강증진
3) 기술 회복
4) 적응과 보상
5) 현재의 기능상태 유지

71

장애에 대한 4단계 적응과정이 바르게 나열된 것은?

1) 붕괴(Distruption) – 인내하기(Enduring) – 혼란(Vigilance) – 회복하기(Striving)
2) 붕괴(Distruption) – 혼란(Vigilance) – 인내하기(Enduring) – 회복하기(Striving)
3) 인내하기(Enduring) – 붕괴(Distruption) – 혼란(Vigilance) – 회복하기(Striving)
4) 혼란(Vigilance) – 붕괴(Distruption) – 인내하기(Enduring) – 회복하기(Striving)
5) 혼란(Vigilance) – 인내하기(Enduring) – 붕괴(Distruption) – 회복하기(Striving)

문제해설

69 인지지각 이론의 틀

뇌 손상이 정보처리기술에 어떤 영향을 미치는지 관심을 가짐. 중추신경계 손상 시 감각 정보 처리과정과 조직화에 문제 → 지각과 인지가 손상 받음

답 4)

70 적응과 보상

자발적 참여를 촉진하기 위해 환경, 활동요건, 클라이언트의 수행형태 변형에 초점을 둔다.

답 4)

71 경계(Vigilance) – 혼란(Distruption) – 인내하기(Enduring) – 회복하기(Striving)

답 4)

72

다음 행위에 해당하는 보험수가 분류는?

> 1인의 작업치료사가 1인의 환자를 대상으로 15분간 미세 동작훈련을 실시하였다

1) 단순작업치료
2) 복합작업치료
3) 특수작업치료
4) 수지기능검사
5) 일상생활동작훈련치료

73

인간작업모델에 따른 활동분석에서 의지(volition)에 해당하는 것은?

1) 활동시 필요한 에너지 수준은?
2) 어떤 감각기술과 지각기술이 필요한가?
3) 활동이 삶의 역할과 어떤 관련성이 있는가?
4) 활동의 사회적 및 문화적 의미는 무엇인가?
5) 활동이 개인의 흥미를 반영하거나 확장하는 방법은 무엇인가?

74

다음 내용이 설명하는 중재의 유형은?

> 즐거운 장면이나 소중한 목표에 대해 앉거나 누워서 눈을 감고 시각화한다

1) 운동관리
2) 재정관리
3) 대처기술 훈련
4) 영양 및 체중 조절
5) 약물관리와 건강 유지

문제해설

72 **복합작업치료**
1인의 작업치료사가 1인의 환자를 대상으로 10~30분간 실시
답 2)

73 1) 정신－뇌－신체 수행 하위 시스템
2) 정신－뇌－신체 수행 하위 시스템
3) 습관화 하위 시스템
4) 환경
5) 의지 하위 시스템
답 5)

74 시각화는 스트레스 관리 기법의 하나로, 대처기술에 해당한다.
답 3)

75

다음은 어떤 이론에 대한 설명인가?

- 인간 존재는 개방된 시스템이다. 인간 존재는 환경과 상호작용하고 환경에 영향을 미치며 환경에 영향을 받는다
- 인간은 자신을 탐색하고 지배하려는 타고난 동기를 가지고 있으며, 행하고 탐색하고 행동을 취하는 것은 우리가 환경을 조직화하고 유지하는데 도움이 된다는 것이다
- 작업에 참여하는 것은 사람의 신체적 정신적 구조를 바꾼다

1) 심리교육 2) 발달단계
3) 감각통합 4) 인지장애
5) 인간작업모델

76

다음 증상을 가진 환자에 대한 작업치료 중재 방안으로 적절하지 못한 것은?

- 본래의 사건 때 느꼈던 불안감과 불쾌한 기억, 꿈, 잔상으로 재경험하게 된다
- 무기력감, 고독감, 정신적 마비, 감정표현의 축소와 함께 이전에 즐겨하던 활동에 흥미를 잃게 된다
- 항상 긴장하고 있으며, 잠을 설치고 집중력이 저하되며 죄책감을 갖는다

1) 편하게 이완하는 법을 교육함
2) 외상 후 장기간 치료를 시행함
3) 행동치료 및 인지치료를 사용함
4) 집단 치료 및 가족치료를 시행함
5) 자신의 경험과 사실을 그룹에서 공유함

문제해설

75 인간 작업 모델은 Gray Kielhofner와 그의 동료들에 의해서 개발되어 1976년에 시작되었고, 건강과 관련된 인간 작업의 넓은 시야를 제공한다. 이 모델은 작업을 형성할 때 문화와 환경이 역할을 고려하였고, 특히 활동에서 건강 유지와 건강회복의 측면을 언급하고 있다. 이 모델은 인간의 활동에서 선택, 흥미, 동기 습관의 효과를 강조한다. 특히 이 모델의 유용성은 그것이 작업치료 임상의 모든 영역에 적용될 수 있고 다른 모델들과 접목할 수 있다는 데 있다.

답 5)

76 외상후 스트레스 장애에 대한 내용이다.
- 치료 방법
  - 외상 후 단기간 시행(위기개입 기법이 사용됨)
  - 교육, 대응전략의 발전, 사건을 받아들이기, 안도를 제공함
  - 집단치료, 가족치료도 도움이 됨
  - 행동치료, 인지치료, 최면술 등도 사용함

불안장애를 위한 작업치료는 편안하게 이완하는 활동을 알고 사용하는 법을 학습하는 것이다. 편안한 반응을 보일 수 있도록 하고 방법을 교육한다.
자신의 경험과 같은 사실을 그룹 내에서 공유하는 것이 치료적으로 도움이 될 수 있고 남을 위해 도움을 주는 활동을 하는 것도 효과가 있다.

답 2)

77

다음은 전산화 인지재활 프로그램을 설명한 것이다. 어떤 인지재활프로그램인가?

- 독일 HAZOMED에서 만든 인지재활프로그램으로 인지기능 장애의 효과적인 치료를 위해 20여 개의 훈련 프로그램으로 구성되어 있다
- 기본적인 인지능력을 훈련하는 프로그램 뿐 아니라 특수한 영역을 통합적으로 사용할 수 있도록 다양하고 실제 생활에 가까운 프로그램들로 구성되어 있어 다양한 수준의 환자들에게 적용하기 유용하다

1) CNT
2) SCNT
3) Com-cog
4) Reha-com
5) Pss-cogrehab

문제해설

77 해설내용 참조

답 4)

인지재활 프로그램

Explanation

1. CNT(Computerized NeuroCognitive Function Test)

컴퓨터를 이용해 검사자의 훈련정도나 검사환경의 통제여부와 관계없이 정확한 채점과 기록이 가능하고 검사가 끝나면 바로 결과가 처리되므로 진단이나 해석시간을 줄여주고 검사 즉시 치료방향을 설립할 수 있다.

2. SCNT(Seoul Computerized NeuroCognitive Function Test)

뇌기능 장애 검사에 있어서 가장 정확하고 국소적 진단 능력이 뛰어난 17개의 신경인지기능검사를 전산화 하였다. 특히 한국인을 대상으로 개발된 검사이므로 한국인의 인지기능을 측정하는데 유용하며, 검사 진행 방법을 화면상으로 볼 수 있기 때문에 다른 진행 매뉴얼 없이도 감사가 가능하다는 장점이 있다.

3. Com-Cog(Computer aided Cognitive Rehabilitation Training System)

최근 인지재활 분야에서 컴퓨터 테크놀로지를 이용한 다양한 인지재활 프로그램이 개발되어 미국, 캐나다, 영국, 오스트리아 등 여러 나라에서 활발하게 사용되고 있다. 이러한 프로그램은 시각적 반응, 시각적 탐색, 주의집중력, 기억력, 문제해결능력 등의 영역으로 구성되어 있으며, 환자의 수행도에 대한 즉각적인 피드백을 제공할 수 있다.

4. PSS-cogrehab

Bracy(1995)가 개발한 PSS CogReHab을 국내 상황에 맞게 수정하여 개발한 인지 재활 프로그램을 사용하였다. 시각추적(Visual Tracking), 중다자극에 대한. 시각 반응(Visual Reaction with Multiple Stimuli), 중다복합 주의력(Simutaneous Multiple Attention), 시각기억, 공간기억, 연합재인회상 등 각각의 독립된 프로그램을 포함하고 있다.

78

다음은 기억력 훈련 중 입력단계를 강화하기 위한 기억법들이다. 각 기억법들의 설명과 이름이 잘 연결된 것은?

A – 기억 대상을 익숙하고 의미 있는 것으로 연결하는 것이다
B – 기억할 단어의 앞 글자나 중요 글자만 따라서 기억하는 것이다
C – 머릿속에 떠오르는 이미지나 감정을 기억 강화의 방법으로 사용하는 것이다

1) A – 연상법, B – 심상법, C – 중심단어만 외우기
2) A – 심상법, B – 중심단어만 외우기, C – 연상법
3) A – 연상법, B – 중심단어만 외우기, C – 심상법
4) A – 심상법, B – 연상법, C – 중심단어만 외우기
5) A – 중심단어만 외우기, B – 심상법, C – 연상법

79

다음 중 기준참조(criterion-referenced)검사에 대한 설명으로 적절한 것은?

1) 수행을 표준 샘플과 비교
2) 통계적 수행에 의한 항목 선택
3) 표준화 점수 사용
4) 정수의 정규 분포 사용
5) 기술 목록의 통과와 실패로 나타냄

문제해설

78
- 연상법(Association) : 기억대상을 익숙하고 의미 있는 것으로 연결하는 것이다. 사람의 이름을 기억하고자 할 때, 그 사람과 특징과 이름을 연결하거나 이미 알고 있는 비슷한 이름의 사람과 연결하여 기억하는 등의 방법이라 할 수 있다.
- 중심단어만 외우기(Pegging) : 실제로 우리가 많이 사용하는 방법으로 기억할 단어의 앞 글자나 중요글자만 따서 기억하는 것이다. 앞 글자를 따서 외울 때도 그냥 외우기보다는 비슷한 음이나 의미 있는 단어로 재조합 할 수 있다면 더 효과적일 수 있다.
- 심상법 : 머릿속에 떠오르는 이미지나 감정을 기억강화의 방법으로 사용하는 것으로 기억대상이나 상황을 이미지화하여 기억하는 것이다. 이러한 이미지를 좀 더 간화하기 위하여는 과장된 표현을 하거나 고도의 감정을 유발할 수 있도록 형상화 하여 사용하기도 한다.

답 3)

79 1)~4) 표준 참조검사에 대한 설명
5) 기준 참조검사에 대한 설명; 표준화 점수가 아닌 평가에서 제시한 기술과 수행을 비교

답 5)

80

54세 남자로 2차원 3차원 그림 그리기 및 블록 쌓기를 어려워한다. 이 환자의 증상에 대한 설명으로 적절하지 않은 것은?

1) 학습의 전이를 위해 훈련은 다양한 환경에서 수행한다
2) 구성 실행증은 식사준비와 옷 입기 같은 활동들과 연관되지 않는다
3) 구성 실행증은 전통적으로 교정치료(remedial treatment)를 주로 한다
4) 특정 활동에선 적응적 기능치료(adaptive functional approach)가 환자에게 더 영향을 준다
5) 우측대뇌반구 손상 환자에서 실행증이 있는 환자는 일상생활에서의 독립성이 저하되어 있다

81

다음 설명의 훈련 방법은 무엇인가?

- 과제를 반복적으로 수행하고 훈련하는 것이다
- 설정된 훈련 프로그램을 수행할 수 있을 때까지 충분히 반복하도록 한다
- 이러한 프로그램에는 훈련 용지를 이용하는 방법과 전산화된 인지프로그램 등이 있다

1) APT
2) Pacing
3) PQRST
4) Chunking
5) Orienting procedure

문제해설

80
- 기능적으로 구성 실행증은 신체도식 장애, 옷입기 실행증, 식사준비와 관련되어 있다.
- 전통적으로 작업치료사들은 구성 실행증은 치료에 교정치료(remedial treatment)를 주로 사용해 왔다. 중요한 것은 훈련은 반드시 다양한 환경에서 수행해야 하며, 두 번째로 특정 활동 수행에서 적응적 기능 치료(adaptive functional approach)와 더 많은 영향을 준다.

reference : Vision, Perception, and Cognition : A Manual for the Evaluation and Treatment of the Adult with Acquired Brain; 저자 Zoltan, Barbara|Slack Inc 2007.07.16; pp.60~61

답 2)

81 다음은 집중력 향상 훈련 방법인 APT(attention process training)방법이다.
- Pacing 과제를 수행하는 동안 쉽게 피로하고 장기간 동안 집중하지 못하고 산만해지는 환자에게 적용한다. Pacing을 통해서 환자 스스로 자신의 능력에 맞는 현실성 있는 기대치를 조정하고 장시간 동안 활동을 유지할 수 있도록 자신의 페이스를 변경하거나 조절하도록 하는 방법이다.
- Orienting procedure은 과제에 필요한 절차를 의식적으로 모니터링 함으로서 문제가 발생되는 것을 최소화 하는 방법이다.
- PQRST는 기억력 훈련방법이다
  - Previw – 전체 내용 훑어보기
  - Qusetion – 중요 내용 질문 만들기
  - Read – 정독
  - State – 읽은 내용 반복해서 설명하기
  - Test – 질문에 답하기
- Chunking은 덩어리화는 기억력 훈련 방법이다. 기억의 입력 단계에서 저장용량에는 한계가 있기 때문에 기억 대상을 큰 덩어리로 나누어 기억한다면 많이 기억할 수 있다. 따라서 덩어리화는 이러한 기억의 특성을 이해하고 사용하는 방법이라고 할 수 있다.

답 1)

82

치료사는 아동의 손 떨림을 줄이기 위해 일상생활에 무게가 있는 도구들을 사용하였다. 치료사가 사용한 추론은?

1) 윤리적 추론(ethical reasoning)
2) 서술적 추론(narrative reasoning)
3) 상황적 추론(pragmatic reasoning)
4) 과학적 추론(Scientific Reasoning)
5) 상호작용적 추론(interactive reasoning)

83

아동을 평가 할 때 다음과 같은 평가를 한다면 어떠한 이론의 틀을 기본으로 하는가?

- 신체가 중력을 이기고 움직일 수 있는가?
- 머리를 똑바로 유지하고 모든 방향으로 움직일 수 있는가?
- 몸통을 똑바로 할 수 있고 안정성을 유지 할 수 있는가?
- 아이가 손을 옮기고 유지하고 조절할 수 있는가?

1) 시지각 이론의 틀
2) 정신사회 이론의 틀
3) 감각통합 이론의 틀
4) 생체역학적 이론의 틀
5) 신경발달치료 이론의 틀

84

다음과 같은 보상원리의 적용대상은?

일상적인 과제수행 시 자주 피부 상태를 시각적으로 관찰한다

1) 비만
2) 백내장
3) 근력약화
4) 촉각손상
5) 협응장애

문제해설

82 과학적(scientific) 추론은 장애가 수행에 어떤 영향을 미치는지, 기능향상을 위해 어떤 모델(practice model)을 사용할지, 어떤 중재전략을 수행할지 등에 관한 추론이다.

답 4)

83 생체역학적 이론의 틀은 신경근육기능장애, 근골격계기능장애로 인해 적절하고 자동적인 근육활동을 통한 자세를 유지할 수 없을 때 적용한다.
자세 조절을 보완하고 기능적인 활동을 위한 신체의 가장 효과적인 자세를 조절한다.

답 4)

84 **촉각 손상시 보상원리**

팔다리, 움직임 혹은 촉감에 대한 낮은 인식을 대신하여 시각을 이용한다. 손상 측에 주의력을 직접적으로 보이는 습관을 만든다. 일상적인 과제수행 시 피부를 시각적으로 관찰한다.

답 4)

85

다음 중 작업치료사가 청구할 수 있는 치료 항목은?

1) 사회사업상담
2) 호흡재활치료
3) 정신의학적재활요법
4) 중추신경계발달재활치료
5) 신경인성 방광훈련 치료

86

박○○ 환자는 3시 30분부터 4시 10분까지 작업치료사와 치료실에서 1대 1로 인지치료, 감각자극활동, 상지 움직임 촉진을 위한 다양한 작업 활동을 하였다. 이 환자에게 실시한 치료 항목은?

1) 단순작업치료
2) 복합작업치료
3) 특수작업치료
4) 연하장애재활치료
5) 일상생활동작 훈련치료

87

G. Stanley Hall의 발달심리 이론으로 옳은 것은?

1) 생물학적 요인을 강조하였고 질풍노도의 시기를 명명하였음
2) 출생에서 죽음에 이르기까지 전 생애에 걸친 발달과정을 이론적으로 체계화하였음
3) 신체발달의 기본방향을 '머리쪽에서부터 아래로', '몸의 중심부에서 말초부로' 이론을 주장하였음
4) 인간은 주어진 환경 내의 사태를 이해하고 이에 적절히 적응하기 위해 자신의 내재적인 정신구조를 바꾸어 간다고 주장하였음
5) 인간은 태어날 때 어떠한 특성도 소유하지 않고 속한 환경 내에서의 경험의 내용에 따라 성장해가게 된다는 환경결정론적 발달관을 제시하였음

문제해설

85 정신의학적재활요법

정신의학적재활요법은 작업치료사가 실시 가능하다.

답 3)

86 특수작업치료

청구 항목 MM113, 특수작업치료항목 : 1인의 작업치료사가 1인의 환자를 1대 1로 중점적으로 30분 이상 다양한 치료를 실시한 경우에 산정한다.

답 3)

87 G. Stanley Hall

- 생물학적 요인을 강조한 이론가
- 철학적이고 관념적인 청년연구에 경험적이고 과학적 방법을 적용
- 성호르몬의 분비와 같은 생물학적인 성숙적 요인들이 청년발달의 방향을 결정
- 발달심리학의 청년기 관점에 지대한 영향을 끼침 – 프로이드, 에릭슨에게 계승

답 1)

88

치료사 K씨는 뇌성마비 아동인 철수에게 아버지와 낚시 놀이를 통해 대근육 운동 기능을 향상시키고자 한다. 그 이유는 철수가 아버지와 주말에 배를 타고 낚시하는 것을 가장 좋아하기 때문이다. 치료사가 사용한 추론의 종류는?

1) 윤리적 추론
2) 서술적 추론
3) 과학적 추론
4) 상황적 추론
5) 상호작용적 추론

문제해설

88 해설내용 참조

답 5)

임상적 추론의 종류(type of clinical reasoning)

Explanation

과학적(scientific)	• 장애가 수행에 어떤 영향을 미치는지? • 주어진 상황에 어떤 평가도구가 사용되어야 하는지? • 치료 향상을 위해 어떤 작업모델(practice model)이 사용되는지? • 어떤 중재전략이 수행을 향상시킬 것인지? • 더 높은 단계의 기능을 촉진하기 위해 어떤 활동을 수행할 것인지? • 무엇이 발달적으로 적절한지, 그리고 무엇이 환자들에게 기능적인지?
서술적(narrative)	• 환자에게 무슨 사연이 있는지? • 가족의 우선순위는 무엇인지? • 어떤 가족 구성원(자원)을 활용할 수 있는지? • 가족의 관심은 무엇인지? • 문화적 고려사항은 무엇인지? • 일상과 환경에서 어떤 치료에 중심을 두어야하는지?
프라그마틱(pragmatic)	• 치료적 이슈가 작업치료에 어떤 영향을 주는지? • 자원의 활용이 가능한지? • 어디에서 작업치료에 관한 서비스를 받을 수 있는지와 같은 실제적 관심은 무엇인지? • 치료를 위한 시간 사용에 어떤 제한이 있는지? • 치료 서비스를 위한 공간은 이용 가능한지?
상호적(interactive)	• 아동과 가족이 어떻게 상호작용하는지? • 아동과 가족에게 무엇이 중요한지? • 아동이 무엇에 관심이 있으며 무엇에 즐거워하는지? • 아동이 좋아하는 활동은 무엇인지? • 어떤 감각 시스템이 상호작용에 주로 사용되어지는지? • 어떻게 하면 아동과 관계가 형성되는지?
윤리적(ethical)	• 흥미로운 경쟁을 제공하는 상황에서 무엇이 윤리적 행동인지? • 무엇이 아이에게 이익이 되며 해가 될 수 있는지? • 이익을 위해 위험을 감수할 수 있는지? • 자원이 제한될 때 어떻게 그 서비스를 해결할 수 있는지? • 불공정하고 바람직하지 못한 상황(situation)을 관찰하게 되었을 때 어떤 행동을 취할 것인지?

89

재활이론의 틀(Rehabilitation FOR)에 기반한 평가도구는?

1) DeGangi-Berk Test
2) Interest Check List
3) Kitchen Task Assessment
4) Sentence Completion Test
5) Occupational Performance History

90

작업치료사는 삼킴기능 향상을 목적으로 신경근 전기자극기를 목에 부착하고 30분 이상 중점적으로 중재를 적용하였다. 산정하기 가장 적절한 보험수가는?

1) 복합 작업치료
2) 특수 작업치료
3) 일상생활동작 훈련치료
4) 연하장애 재활치료
5) 연하재활 기능적 전기 자극치료

91

다음의 작업치료 보험수가 중 건강보험 행위비급여에 해당하는 것은?

1) 덴버발달검사(Denver Developmental Test)
2) 사회성숙도검사(Social Maturity Scale)
3) 간이정신진단검사(Mini Mental Status Examination)
4) 일상생활동작검사(Activity of Daily Living Test)
5) 수지기능검사(Hand Function Test)

문제해설

89
- 재활이론의 틀에서는 IADL, BADL, work, leisure를 평가한다.
- Kitchen Task Assessment는 IADL 평가도구이다.

답 3)

90
- 복합 작업치료 : 1인의 작업치료사가 1인의 환자를 1대1로 10~30분 복합적인 치료를 실시
- 특수 작업치료 : 1인의 작업치료하가 1인의 환자를 1대1로 30분 이상 다양한 치료를 실시
- 일상생활동작 훈련치료 : 1인의 작업치료사가 1인의 환자를 1대1로 중점적으로 일상생활동작 적응훈련을 최소 20분 이상 실시
- 연하장애 재활치료 : 중추신경계질환, 식도 또는 기관의 질환 등으로 인한 연하장애 환자에게 1인의 작업치료사가 1대1로 30분 이상 훈련을 실시
- 연하재활 기능적 전기 자극치료 : 중추신경계질환 등으로 인한 연하장애 환자에게 30분 이상 기능적 전기 자극치료를 실시

답 5)

91 **건강보험요양급여**

사회성숙도검사(Social Maturity Scale), 간이정신진단검사(Mini Mental Status Examination), 일상생활동작검사(Activity of Daily Living Test), 수지기능검사(Hand Function Test), 치매적도검사(Dementia Rating Scale), 도수근력검사(Manual Muscle Test), 관절가동범위검사(Range of Motion Test) 등이 포함된다.

건강보험 행위비급여

주의력검사, 영유아발달검사, 덴버발달검사(Denver Developmental Test), 베일리영아발달측정(Bayley Scale of Infant Development), 신경인지기능검사, 기억력검사, 지각 및 시공간능력검사, 페그보드검사(Pegboard Test), 손가락 두드리기검사(Finger Tapping Test) 등이 포함된다.

답 1)

92

제시된 설명에서 임상적 추론의 목적은?

> 환자의 작업 기능을 방해하는 다른 가능한 요인이 있는가?

1) 배경을 이해하기
2) 능력을 반영하기
3) 중재가설 세우기
4) 치료 시 내용, 빈도, 기간을 고려하기
5) 중재계획에 대한 환자의 동의를 확인하기

93

다음에서 설명된 중재 이론은?

> 고소공포증 환자를 치료하기 위하여, 2층에서 시작하여 어느 정도의 두려움이 해소되면 한 층씩 올라가도록 하는 방법을 시행하였다

1) 행동 이론
2) 발달 이론
3) 대상관계 이론
4) 인지행동 이론
5) 신경과학 이론

94

기억의 저장 과정은 집중(attention), 등록(encoding), 저장(storage), 재출력(retrieval)으로 나눌 수 있다. 저장과정에 동원되는 뇌 부위는?

1) 뇌줄기(barinstem)
2) 양측 안쪽 측두엽(bilateral medial temporal lobes)
3) 이마엽(frontal lobe)
4) 시상(thalamus)
5) 이마앞엽(prefrontal lobe)

문제해설

92 임상적 추론에서 "중재를 제공하고 과정을 추적 관찰하기"의 요소
- 환자의 이해 정도를 평가하기
- 환자가 하고 있는 것을 이해하기
- 실제수행과 기대치 수행을 비교하기
- 환자에 대해 알기
- 배경을 이해하기 : 환자의 작업 기능을 방해하는 다른 가능한 요인이 있는가?
- 현재 서비스에 대해 지속여부를 고려하기

답 1)

93 **행동 이론에서 Wolpe의 체계적 둔감화**
특정 자극과 그것이 유발하는 불안(또는 공포반응) 간의 연관성을 깨뜨려 나가는 기법

답 1)

94 기억의 저장(storage)과정에 동원되는 뇌부위는 해마(hippocampus), 양측 안쪽 측두엽(bilateral medial temporal lobes)이다.

답 2)

작업치료 기초 이론

95

"작업치료사는 환자의 관점으로 세상을 보려고 노력해야 하며, 환자의 세계를 전적으로 수용해야 한다." 이와 같은 치료자질로서 가장 적절한 것은?

1) 공감(empathy) 2) 온정(warmth)
3) 진실성(genuiness) 4) 민감성(sensitiviy)
5) 자기개방(self-disclosure)

96

작업치료사 K씨는 치료적 중재로 전기치료를 적용하고자 한다. 종류와 목적의 연결이 바르지 못한 것은?

1) 경피 신경 전기 자극(TENS) — 통증 조절
2) 기능적 전기 자극(FES) — 통증감소 및 부종관리
3) 신경 근 전기 자극(NMES) — 근력 강화 및 부종 감소
4) 이온도입법(iontophoresis) — 염증치료나 반흔형성 관리
5) 전기적 근육 자극(EMS) — 신경재생 촉진 및 근 위축 억제

문제해설

95 2) 온정 : 치료사가 보이는 우정, 관심, 열정
3) 진실성 : 자신을 개방하는 능력
4) 민감성 : 환자의 욕구에 대한 각성
5) 자기개방 : 자신의 모습을 공개하는 것

답 1)

96 해설내용 참조

답 2)

전기치료의 적용

Explanation

종류	내용
신경 근 전기 자극(NMES)	• 근 경련 감소, 근력 강화, 부종을 줄일 수 있는 근육 펌핑(muscle pumping)의 효과
기능적 전기 자극(FES)	• 특정 근육 군 활성화, 기능적 활동이나 움직임 촉진 • 어깨 부분탈구(subluxaion)나 뇌졸중 후 족하수(foot drop)가 있는 환자에게 종종 사용
경피 신경 전기 자극(TENS)	• 통증 조절
전기적 근육 자극(EMS)	• 생존력 촉진, 섬유의 위축, 퇴행, 섬유화(fivrosis)를 막기 위한 탈 신경 근육의 전기 자극임 • 신경재생, 근육의 재 신경지배 촉진, 근 위축 억제
이온도입법(iontophoresis)	• 염증치료나 반흔형성과 관리를 위해 주로 사용됨
조직 회복을 위한 전기 자극(ESTR)	• 박테리아 성장 억제, 국소 부위 혈관확장을 통한 산소 공급을 증가시킴으로써 치유를 촉진함

97

다음 설명하는 내용의 수면이상은 무엇인가?

- 낮에 지나치게 졸리는 증상이다
- 자기도 모르게 10~20분 동안 갑자기 나타나는 REM 수면이 주 증상이다

1) 기면증
2) 일차성 불면
3) 일차성 과다수면
4) 호흡관련 수면장애
5) 일주기 리듬 수면장애

문제해설

97 기면증

- 낮에 지나치게 졸리는 증상
- 자기도 모르게 10~20분 동안 갑자기 나타나는 REM 수면
- 수면 후 어느 정도 정신이 맑아지고 잠이 덜 오는 것을 느끼나 1~2시간이 지난 후에는 다시 졸리는 증상을 보임
- 대개 10대에 증상이 시작
- 사고의 위험성이 있어 주의가 필요

답 1)

수면이상(Domnia)

Explanation

1. 일차성 불면증(primary insomnia)

1) 뚜렷한 신체적·정신과적 원인 없이 잠을 자지 못하거나 잠을 유지하지 못하는 것
2) 원인이 뚜렷하지 않는 불면증

2. 일차성 과다수면(primary hypersomnia)

- 잠을 충분히 잤는데도 낮에 정신이 흐릿하고 졸린 경우

3. 기면증

1) 낮에 지나치게 졸리는 증상
2) 자기도 모르게 10~20분 동안 갑자기 나타나는 REM 수면
3) 수면 후 어느 정도 정신이 맑아지고 잠이 덜 오는 것을 느끼나 1~2시간이 지난 후에는 다시 졸리는 증상을 보임
4) 대개 10대에 증상이 시작
5) 사고의 위험성이 있어 주의가 필요

4. 호흡관련 수면장애

1) 수면무호흡증(sleep apnea)
2) 수면 중 호흡중단이 반복적으로 일어나는 경우
3) 수면다원검사상 하룻밤에 10초 이상 호흡이 멈추는 경우가 30회 이상 나타날 때

5. 일주기 리듬 수면장애

- 수면과 각성 일정이 바뀌어 일주기 리듬과 동조되지 못하는 경우

98

다음은 발달 그룹에 대한 설명이다. 치료사의 역할로 가장 적절한 것은?

> • 구성원들이 타인과 장기간의 과제를 하는 것에 어려움이 있다
> • 문제점에는 경정에 대한 걱정, 타인의 권리에 대한 무시, 허가받기 또는 요구에 대한 무능함 등이 포함된다

1) 그룹에 참가하거나 옆에서 조언을 한다
2) 다양한 방식을 실험해 보도록 장려해준다
3) 응집력을 도모하기 위해 개입하도록 한다
4) 짧은 시간동안의 단순한 활동을 고를 수 있게 한다
5) 그룹이 독립적 기능을 갖도록 하고 진행되지 않을 때 개입한다

99

다음은 어떠한 질병을 치료함에 있어 고려해야하는 윤리적 사항이다. 이러한 고려사항이 필요한 질병은 무엇인가?

> <윤리적 고려사항>
> • 보호자에 대한 지지 필요
> • 보호자와의 협력은 클라이언트 치료에 중요
> • 가족들은 안전과 의존 성향에 대하여 문제점을 의논할 수 있는 환경을 조성해야함
> • 법적, 재정적, 건강문제와 활동 제한(예, 자가운전, 재정문제와 의학적 처치), 우발적으로 일어날 수 있는 사건, 어디에서 간호를 받을 것인지에 대한 계획(예, 주간간호, 시설간호, 그리고 장기간호)등은 질병의 진행 과정에 따라서 준비해야 하므로 중요

1) 알츠하이머
2) 헌팅톤병
3) 범불안장애
4) 소아마비
5) 근위축성가측경화증

문제해설

98 이 그룹은 자기중심적인 협조 그룹이다.
• 치료사의 역할
- 그룹의 필요성에 따른 구성원들의 역할을 준다.
- 그룹이 가능한 한 독립적인 기능을 갖도록 장려하고 도움 없이는 그룹이 진행되지 않을 대에만 개입한다.
- 욕구를 적절히 표현하는 모델을 보여준다.
- 규준에 의해 토의하고 계발하도록 돕는다.
- 구성원들이 잘 받아들이고 안전하고 가치 있게 느끼도록 도와준다.

답 5)

99 내용은 알츠하이머 치매 환자를 위한 윤리적 고려사항들이다.

답 1)

100

듀센형 근이영양증으로 인해 심하게 낮은 근긴장도를 보이는 아동이 앉은 자세에서도 체간이 무너지는 양상을 보인다면 치료계획 시 가장 고려되어야 하는 중재이론은?

1) SI 접근법
2) NDT 접근법
3) Rood 접근법
4) Biomechanical 접근법
5) Behavioral analysis 접근법

문제해설

100 아동의 경우 자세 조절의 어려움으로 인한 신체적 정렬의 부조화를 보상하기 위하여 신체를 지지할 부가적 지지물이 필요하다. Biomechanical은 신경학적, 근골격학적 장애로 인하여 적절하고 자발적인 근 활동이 어려워 자세를 유지할 수 없는 사람들에게 적용된다, Behaviral analysis 역시 자세유지에 활용될 수 있으나 중추신경계손상자의 중재에 초점이 맞춰진다.

답 4)

101

연하장애 재활치료 보험수가의 산정기준에 해당하는 것은?

1) 연하장애 환자에게 1인의 작업치료사가 1 : 1로 30분 이상 훈련시킨 경우
2) 연하장애 환자에게 1인의 작업치료사가 1 : 1로 40분 이상 훈련시킨 경우
3) 중추신경계질환 등으로 인한 연하장애환자에게 30분 이상 훈련을 실시한 경우
4) 중추신경계질환 등으로 인한 연하장애환자에게 40분 이상 훈련을 실시한 경우
5) 1인의 작업치료사가 1인의 환자를 1 : 1로 중점적으로 식사 훈련을 최소 20분 이상 실시한 경우

101 보험수가

일상생활 동작 훈련 치료	• 1인의 작업치료사가 1인의 환자를 1대 1로 중점적으로 식사, 옷입고 벗기, 배변 및 위생 훈련 등 일상생활동작 적응 훈련을 최소 20분 이상 실시한 경우에 산정한다.
연하장애 재활치료	• 중추신경계질환, 식도 또는 기관의 질환 등으로 인한 연하장애 환자에게 1인의 작업치료사가 1:1로 30분 이상 훈련을 실시한 경우에 산정한다. • 1일 2회 이상 실시한 경우에도 외래는 1일 1회, 입원은 1일 2회만 산정한다.
연하재활 기능적 전기자극 치료	• 중추신경계질환 등으로 인한 연하장애환자에게 30분 이상 훈련을 실시한 경우 산정한다. • 1일 2회 이상 실시한 경우에도 외래는 1일 1회, 입원은 1일 2회만 산정한다.

답 1)

102

기억 인출 과정 중 제시된 단서 중에서 선택하여 기억인출 기능을 평가하는 검사는?

1) 퇴원 후 계획에 대한 질문에 답하기
2) 네모와 세모에 반응하며 따라 그리기
3) 다른 과제 수행을 통한 방해자극 후 기억나는 단어 말하기
4) 새로운 10개의 단어를 섞고 조금 전 불러주었던 단어 찾기
5) 2초 간격으로 10개의 단어를 불러주고 기억나는 것 바로 말하기

102 재인이란 제시된 단서 중에서 선택하여 기억을 인출하는 것으로 이에 대한 평가를 선택하는 것임
1) 문제해결능력을 평가함
2) 집행기능 중 운동조절력을 평가함
3) 지연회상을 평가함
5) 즉시회상을 평가함

답 4)

103

1인의 작업치료사가 1인의 환자를 1대 1로 중점적으로 10분 이상~30분 정도 실시한 경우에 산정하는 작업치료 보험 수가는?

1) 단순작업치료
2) 복합작업치료
3) 특수작업치료
4) 연하장애재활치료
5) 일상생활동작 훈련치료

문제해설

103 해설내용 참조

답 2)

작업치료 보험 수가

Explanation

작업치료 사-123	단순 작업치료(simple) MM111	1인의 작업치료사가 2인 이상의 환자를 상태로 동시에 10분 이상의 훈련을 실시하는 경우에 산정한다.
	복합 작업치료(comples) MM112	1인의 작업치료사가 1인의 환자를 1대 1로 중점적으로 10분 이상~30분 정도 실시한 경우에 산정한다.
	특수 작업치료(special) MM113	1인이 작업치료사가 1인의 환자를 1대 1로 중점적으로 30분 이상 다양한 치료를 실시한 경우에 산정한다.
일상생활동작훈련치료 사-124 / MM114		1인의 작업치료사가 1인의 환자를 1대 1로 중점적으로 식사, 옷입고 벗기, 배변 및 위생훈련 등 일상생활동작 적응 훈련을 최소 20분 이상 실시한 경우에 산정한다.
연하장애 재활치료 사-141 / MX141		1. 중추신경계질환, 식도 또는 기관의 질환 등으로 인한 연하장애 환자에게 1인의 작업치료사가 1:1로 30분 이상 훈련을 실시한 경우에 산정한다. 2. 1일 2회 이상 실시한 경우에도 외래는 1일 1회, 입원은 1일 2회만 산정한다.
연하재활 기능적 전기자극치료 사-131 / MZ008		1. 중추신경계질환 등으로 인한 연하장애환자에게 30분 이상 훈련을 실시한 경우 산정한다. 2. 1일 2회 이상 실시한 경우에도 외래는 1일 1회, 입원은 1일 2회만 산정한다.
평가		해당 전문의의 order에 의해 평가 후 반드시 평가결과지에 counter sign(처방의사 sign / 작업치료사 sign)이 들어가야 한다. 급여평가는 월 1회 이상 실시하더라도 1회만 산정된다.

104

수면에 대한 설명으로 바르지 못한 것은?

1) REM 수면은 성장이 활발한 신생아에서 더욱 많다
2) NREM 수면은 낮 동안 학습된 정보를 재정리 한다
3) 불쾌하고 불안한 감정들이 꿈과 정보처리를 통해 정화된다
4) 낮 동안의 생존기능을 잘 할 수 있도록 준비하는 기능이 있다
5) REM 수면은 단백질 합성을 증가시켜 뇌의 소모된 기능을 회복시킨다

문제해설

104 수면의 인지적(cognitive)기능
- REM수면은 낮 동안 학습된 정보를 재정리
  - 재학습 및 기억시키는 기능을 함

답 2)

수면의 기능

Explanation

1. 낮 동안 소모되고 손상된 부분을 회복시켜 주는 기능(homeostatic restoration)

1) NREM 수면은 주로 신체 및 근육의 기능을 회복
2) REM 수면은 단백질 합성을 증가시켜 뇌의 소모된 기능을 회복
3) REM 수면 시는 체온조절기능이 상실되므로 생체에너지를 효율적으로 관리하고 저장

2. 발생학적(ontogenetic) 기능

- REM 수면은 성장이 활발한 신생아에서 더욱 많음

3. 인성학적(ethologic) 기능

- 수면은 낮 동안의 생존기능과 본능기능을 잘할 수 있도록 준비하고 조절하는 것을 연습하도록 함

4. 인지적(cognitive) 기능

1) REM 수면은 낮 동안 학습된 정보를 재정리함
   - 재학습 및 기억시키는 기능을 함

5. 감정조절기능

- 불쾌하고 불안한 감정들이 꿈을 통해 정화되어 아침에는 상쾌한 기분을 갖도록 함

105

소뇌에 병변이 있는 환자의 정적 평형자세를 검사하고자 한다. 적절한 검사는?

1) STNR
2) ATNR
3) 롬버그 검사
4) Stick Test
5) Tinel Test

문제해설

105 소뇌에 병변이 있는 환자의 검사방법

답 4)

소뇌에 병변이 있는 환자의 검사방법

Explanation

1. 평형성

1) 신체를 일정한 자세로 유지할 수 있는 능력을 말함
2) 정적 평형은 크지 않고 운동 조절을 말함
   예) 제자리 동작, 평균대 위의 균형
3) 동적 평형은 조절 능력이 크며 끊임없이 평형을 유지해야하는 움직임의 조절 능력임

2. 롬버그 검사

1) 환자에게 눈을 뜬 채로 양발과 팔을 몸에 밀착시키고 평형을 관찰 후 눈을 감게 하고 같은 방법으로 서 있게 하는 검사 방법
2) 소뇌 손상의 경우 시각 차단의 유무와 관계없이 평형 유지의 어려움이 나타남

3. 평형 측정법

1) **정적 평형**
   • 한발로 서기, 황새서기, 막대서기(stick test : crosswise, lengthwise) 등
2) **동적 평형**
   • 평균대 걷기, 눈감고 제자리 걷기, 직선 보행 검사, 판위에서 균형 잡기, 볼 균형 잡기 등

4. 'stick test'

1) 1939년에 Bass에 의하여 고안됨
2) 30cm × 2.5cm × 2.5cm 크기의 스틱 위에 외발로 서 있는 시간을 측정함
   • 6회 실시 후 시간을 합산하여 기록함
3) 두 가지 측정 방법
   (1) 스틱을 가로로 놓고 발가락만으로 서기
   (2) 스틱을 세로로 놓고 발바닥으로 서기

106

작업치료 관련 보험수가 중 '특수작업치료(special OT)'에 해당하는 내용은?

1) 1인의 환자를 1 : 1로 10분 이상 치료한다
2) 1인의 환자를 1 : 1로 20분 이상 치료한다
3) 1인의 환자를 1 : 1로 30분 이상 치료한다
4) 1인 이상의 환자를 1 : 1로 20분 이상 치료한다
5) 1인 이상의 환자를 1 : 1로 30분 이상 치료한다

107

행동수정 기법 중 화폐를 이용해 일상생활을 체계적으로 교육하는 기법은?

1) 자기관찰
2) 자기억제
3) 자기계약
4) 주장 훈련
5) 토큰 경제

108

다음과 같은 의료행위에 해당하는 보험수가의 최대 산정 횟수는?

- A씨 : 입원 상태에서 평가를 일주일에 한 번씩 30일 동안 4회 받았다
- B씨 : 입원 상태에서 오전과 오후 30분씩 1:1로 치료를 받았다

1) A : 월 1회, B : 일 1회
2) A : 월 1회, B : 일 2회
3) A : 월 2회, B : 일 1회
4) A : 월 2회, B : 일 2회
5) A : 월 4회, B : 일 1회

문제해설

106 요양급여 제 7장 특수작업치료(special OT)

1인의 작업치료사가 1인의 환자를 1 : 1로 중점적으로 30분 이상 다양한 치료를 실시할 경우에 산정한다.

답 3)

107 행동수정기법의 토큰 경제

- 정신질환자에게 처음 사용함
- 바람직한 행동에 대해 상으로 토큰을 줌(포커칩 같은 것)
- 바람직하지 않은 행동을 하면 토큰을 회수함
- 일정량의 토큰이 모이면 더 큰상을 주어 바람직한 행동을 강화함
  예) 입원실에서 음식, TV시청, 주말외출 등

답 5)

108
- 평가는 월 1회 이상 실시하더라도 1회만 산정
- 1일 2회 이상 실시한 경우에도 외래환자는 1일 1회, 입원환자는 1일 2회로 산정
- A씨 1+1, B씨 2+1

답 2)

작업치료 기초 이론

109

작업치료사 윤리강령의 내용으로 바르지 못한 것은?

1) 어떠한 부당한 압력에도 타협하지 않는다
2) 관련 분야의 지식과 기술을 적정 수준으로 유지한다
3) 연구 및 교육을 통하여 검증된 치료서비스를 제공한다
4) 사회적 지위 등의 이유로 서비스 대상자를 차별하지 않는다
5) 존중과 신뢰를 기반으로 동료를 대하며, 상호권익을 증진시키기 위해 함께 협력한다

문제해설

109 윤리강령 제4조

작업치료사는 연구 및 교육을 통하여 검증된 치료서비스를 제공하며, 관련 분야의 지식과 기술에서 최고 수준을 유지한다.

답 2)

110

전자수첩을 이용해 시장보기를 할 때 얻을 수 있는 효과로 가장 타당한 것은?

1) 에너지 보존
2) 기억력 보상
3) 협응능력 보상
4) 하지 감각 보상
5) 지리적 지남력 보상

110 기억력의 보상방법

- 내적 보상법
  - 일상적 일 및 순서의 틀을 만들고 연습함
    - 암기, 암송 등
  - 언어적 큐의 사용
    - 운율, 리듬, 노래 등의 사용
- 외적 보상법
  - 보조공학으로 대체
    - 시계나 타이머의 알람을 이용, 컴퓨터, 수첩 등을 이용

답 2)

111

의료부험수가 중 특수작업치료(special OT)의 정의로 옳은 것은?

1) 1인의 작업치료사가 2인의 환자를 1 : 1 중심적으로 10~30분 치료한다
2) 2인의 작업치료사가 1인의 환자를 1 : 1 중심적으로 10~30분 치료한다
3) 1인의 작업치료사가 1인의 환자를 1 : 1 중점적으로 30분 이상 치료한다
4) 2인의 작업치료사가 1인의 환자를 1 : 1 중점적으로 30분 이상 치료한다
5) 1인의 작업치료사가 2인 이상의 환자를 상대로 동시에 30분 이상 치료한다

111

- 단순작업치료(simple) : 1인의 작업치료사가 2인 이상의 환자를 상대로 동시에 10분 이상 치료
- 특수작업치료(special) : 1인의 작업치료사가 1인의 환자를 1:1 중점적으로 30분 이상 치료
- 복합작업치료(complex) : 1인의 작업치료사가 1인의 환자를 1:1 중심적으로 10~30분 치료

답 3)

112

대한작업치료사협회의 윤리강령 제정의 배경 및 내용으로 옳은 것은?

1) 작업치료사는 서비스를 받는 사람에게 치료를 거부할 권리가 있다
2) 작업치료사는 대한민국 국민에게만 서비스를 제공해야 하는 의무를 갖는다
3) 작업치료사는 서비스를 받는 사람에게 잠재적인 위험을 알려줄 의무가 없다
4) 작업치료사는 건강한 상태에 있는 사람들에게도 양질의 서비스를 제공해야 한다
5) 작업치료사는 각자가 속한 환경에서 경제적으로 최상의 기능을 유지하도록 도와야 한다

113

치료사는 뇌졸중 회복 후 공장으로 복귀하고자 하는 남성이 그 업무에 적절한지를 알아보기 위해 해당 공장을 방문하였다면 해당하는 직업 프로그램은?

1) 직무강화(work hardening)
2) 직무평가(work evaluation)
3) 직무조건화(work conditioning)
4) 작업장평가(worksite evaluation)
5) 직업요구분석(job demends analysis)

문제해설

112 대한작업치료사협회와 그 구성원들은 국민 각자가 속한 환경에서 신체적으로, 정신적으로, 사회적으로 최상의 기능을 유지할 수 있도록 도와야 하는 책임이 있다. 이러한 책임을 완수하기 위해서 작업치료사는 건강한 상태에 있거나 장애를 갖고 있는 모든 사람들에게, 혹은 의료기관의 전문인력들에게 양질의 서비스를 제공해야 한다. 대한작업치료사협회에서는 작업치료사가 서비스를 제공할 때, 윤리행위에 있어서 최상의 규범으로 받아들여져야 하는 윤리강령을 제정하였고, 그 내용은 다음과 같다.

1. 작업치료사는 인종, 국적, 성, 연령, 장애, 사회적 지위, 빈부 그리고 특정 종교에 관계없이 서비스를 제공해야 하는 의무를 갖는다.
2. 작업치료사는 서비스를 받는 사람에게 자신이 행하는 치료의 특성과 잠재적인 위험에 대하여 알려주어야 하며, 서비스를 받는 사람이 치료를 거부할 권리가 있음을 알려주어야 한다.
3. 작업치료사는 치료과정에서 알게 된 서비스를 받는 사람의 개인적인 비밀을 지켜야 한다.
4. 작업치료사는 최상의 전문적인 능력을 유지하기 위하여, 계속 교육에 참여해야 하며, 항상 최선을 다하여 치료하여야 한다.
5. 작업치료사는 작업치료와 관련된 의료법구와 협회의 정책을 잘 알고 있어야 하며, 그에 따라서 행동해야 한다.

답 4)

113
- 직무강화(work hardening)는 사고 이후 시행되는 공식적인 다양한 재활 프로그램을 의미한다. 작업치료사, 물리치료사, 심리학자, 직업평가사, 직업상담가 등 전문 직종의 전문가들이 참여한다. 보통 4~8주 정도 진행된다.
- 직무평가(work evaluation)sms 실제 평가와 모의평가 모두를 포함한다. CARF, Valpar work sample, Tower, BTE, TAP, MVE 등이 사례가 된다.
- 직무조건화(work conditioning)는 보통 신체적 기능으로 정의된다. 근력, 유산소적성, 유연성, 협응력, 지구력 등을 내포한다.
- 직업요구분석(job demends analysis)은 실제 직업에 필요한 요구들을 정의하는 것이다. 질문지, 인터뷰, 기타 객관적 평가들이 포함된다. 서술하는 내용과 같은 주관적 내용들이 포함된다.

답 4)

작업치료 기초 이론

114

척수손상 환자인 남성은 하반신 마비로 인해 평소 즐기던 레저 활동을 할 수가 없게 되었다. 국제기능장애건강분류(ICF)의 구성 요소 중 해당하는 것은?

1) 질병(disease)
2) 장애(disorder)
3) 손상(impairment)
4) 활동제한(activity limitation)
5) 참여제약(participation restriction)

115

치료사는 산재 후 공장으로 복귀하고자 하는 남성이 그 업무에 적절한지를 알아보기 위해 해당 공장을 방문하였다면 직업 프로그램은?

1) 직무강화(work hardening)
2) 직무평가(work evaluation)
3) 직무조건화(work conditioning)
4) 작업장평가(worksite evaluation)
5) 직업요구분석(job demends analysis)

116

주위집중 결함으로 과제를 지속적으로 수행하기 어려운 환자에게 보상적 접근법으로 적절하지 않은 것은?

1) 창문을 닫는다
2) 병실활동 시 텔레비전을 끈다
3) 병실 내부 색상을 단순화한다
4) 거울을 보면서 과제를 수행한다
5) 주위 사람을 2명 이하로 제한한다

문제해설

114
- 건강상태 사례 : '아킬레스 힘줄의 완전파열'은 의학적 진단, '교통사고에 의한 C8 척수손상'은 의학적 진단
- 손상 사례 : '협응능력이 저하'는 신체계통의 기능, '비정상적인 보행이나 균형능력'은 신체계통의 기능
- 활동제한 사례 : '단거리를 스스로 걷지 못하는 것'은 수행력, '장애물을 건너지 못하는 것'은 수행력
- 참여제약 사례 : '가족 구성원으로써의 역할을 하지 못하는 것'은 참여정도와 삶의 질에 대한 것, '스포츠, 여가활동에 참여하지 못하는 것'은 참여정도와 삶의 질에 대한 것

답 5)

115
- 직무강화(work hardening)는 사고 이후 시행되는 공식적인 다양한 재활 프로그램을 의미한다. 작업치료사, 물리치료사, 심리학자, 직업평가사, 직업상담가 등 전문 직종의 전문가들이 참여한다. 보통 4~8주 정도 진행된다.
- 직무평가(work evaluation)는 실제 평가와 모의평가 모두를 포함한다. CARF, Valpar work sample, Tower, BTE, TAP, MVE 등이 사례가 된다.
- 직무조건화(work conditioning)는 보통 신체적 기능으로 정의된다. 근력, 유산소적성, 유연성, 협응력, 지구력 등을 내포한다.
- 직업요구분석(job demends analysis)은 실제 직업에 필요한 요구들을 정의하는 것이다. 질문지, 인터뷰, 기타 객관적 평가들이 포함된다. 서술하는 내용과 같은 주관적 내용들이 포함된다.

답 4)

116 주의집중의 결함이 있는 환자의 환경적 변화
- 소음이 많은 곳보다 조용한 곳
- 넓은 공간보다는 좁은 공간
- 사람이 많은 것보다는 적은 환경
- 시각적 자극이 적은 환경
- 많은 설명보다는 단순 지시
- 다양한 색 보다는 단순한 색
- 다양한 자극 보다는 단순한 자극
- 여러 단계의 수행보다는 적은 단계의 수행

답 4)

117

다음 사례는 어떤 인간공학적 요소를 중재한 것인가?

> 치료사는 환자의 올바른 작업을 위해 낮은 위치의 모니터를 높게 올리고 손목에는 패드를 적용하여 타이핑을 하도록 조치하였다.

1) 자세 변형 및 상해 예방
2) 상해 예방 및 떨림의 감소
3) 자세 교정 및 적절한 근력의 사용
4) 통증 예방 및 시각 피드백 극대화
5) 부적절한 자세 교정 및 접촉 스트레스 예방

118

대한작업치료사협회의 윤리강령이다. (　　)안에 들어갈 말은?

> 작업치료사는 서비스를 받는 사람에게 자신이 행하는 치료의 특성과 (　가　)에 대하여 알려주어야 하며, 서비스를 받는 사람이 치료를 (　나　)가 있음을 알려주어야 한다.

1) 가 : 잠재적 위험, 나 : 받을 권리
2) 가 : 치료적 효과, 나 : 거부할 권리
3) 가 : 치료의 효과, 나 : 거부할 권리
4) 가 : 치명적 위험, 나 : 선택할 권리
5) 가 : 잠재적인 위험, 나 : 거부할 권리

문제해설

117 거북목 변형 예방을 위해 모니터의 높이를 증가시켰으며 손목의 축적성 상해를 예방하기 위해 손목 패드를 적용한 사례이다.

답 1)

118 대한작업치료사협회와 그 구성원들은 국민 각자가 속한 환경에서 신체적으로, 정신적으로, 사회적으로 최상의 기능을 유지할 수 있도록 도와야 하는 책임이 있다. 이러한 책임을 완수하기 위해서 작업치료사는 건강한 상태에 있거나 장애를 갖고 있는 모든 사람들에게, 혹은 의료기관의 전문인력들에게 양질의 서비스를 제공해야 한다. 대한작업치료사협회에서는 작업치료사가 서비스를 제공할 때, 윤리행위에 있어서 최상의 규범으로 받아들여져야 하는 윤리강령을 제정하였고, 그 내용은 다음과 같다.

1. 작업치료사는 인종, 국적, 성, 연령, 장애, 사회적 지위, 빈부 그리고 특정 종교에 관계없이 서비스를 제공해야 하는 의무를 갖는다.
2. 작업치료사는 서비스를 받는 사람에게 자신이 행하는 치료의 특성과 잠재적인 위험에 대하여 알려주어야 하며, 서비스를 받는 사람이 치료를 거부할 권리가 있음을 알려주어야 한다.
3. 작업치료사는 치료과정에서 알게 된 서비스를 받는 사람의 개인적인 비밀을 지켜야 한다.
4. 작업치료사는 최상의 전문적인 능력을 유지하기 위하여, 계속 교육에 참여해야 하며, 항상 최선을 다하여 치료하여야 한다.
5. 작업치료사는 작업치료와 관련된 의료법구와 협회의 정책을 잘 알고 있어야 하며, 그에 따라서 행동해야 한다.

답 5)

119

다음 사례에 적용된 이론의 틀은?

- 대상 : SCI C6 환자(남, 60세)
- 중재
  - 잔존기능에 중점을 두고 'universal cuff'를 사용하여 식사 훈련을 실시
  - 휠체어를 위해 문 방지 턱을 없애는 환경개조 실시

1) 재활이론의 틀
2) 인간 작업 모델
3) 인지－지각 이론의 틀
4) 클라이언트 중심 모델
5) 생체 역학적 이론의 틀

120

낙상 발생의 위험성이 있는 편마비 환자의 가옥 변경에 대한 내용으로 옳은 것은?

1) 의자의 팔걸이를 제거한다
2) 목욕탕에 샤워벤치를 추천한다
3) 바닥이 좁은 지팡이를 추천한다
4) 침대대신 온돌 바닥에서의 생활을 추천한다
5) 낙상 사고에 대비해 거실에 푹신한 매트를 설치한다

121

다음 사례에 적용된 이론의 틀은?

- 대상 : 35세 급성기 RA 환자(여)
- 중재내용
  - 손목의 염증을 예방하기 위해 휴식을 제공함
  - 근지구력 유지를 위해 등척성 운동을 제공함

1) 재활이론의 틀
2) 인간 작업 모델
3) 인지－지각 이론의 틀
4) 클라이언트 중심 모델
5) 생체 역학적 이론의 틀

문제해설

119 재활이론의 틀은 보조도구를 사용하거나 환경개조를 통한 이론의 접근법이다.

답 1)

120
- 팔걸이가 있는 의자를 추천한다. 바닥이 넓은 지팡이가 더 유리하다. 침대가 온돌보다 더 유리하다.
- 낙상 사고 예방을 위해 거실에 매트나 러그 등을 제거한다.

답 2)

121 **생체 역학적(biomechanical) 접근법의 사용 목적**
- 특정 신체장애를 평가(ROM, 근력, 지구력 등)
- ROM, 근력, 지구력 등을 회복시키기 위해
- 변형을 감소시키고 예방하기 위해

답 5)

122

ICF 구성요소에 대한 정의 중 개인이 활동을 실행하는 동안 겪을 수 있는 어려움을 정의하는 용어는?

1) 손상
2) 활동 제한
3) 참여 제약
4) 신체 기능
5) 환경 요인

123

척수손상 환자를 위한 침실개조 내용으로 옳은 것은?

1) 회전공간은 130 × 130cm으로 한다
2) 문 손잡이는 둥근 손잡이로 교체한다
3) 수납공간은 깊이 60～120cm 사이로 한다
4) 침대높이는 바닥에서 60cm 높이에 설치한다
5) 유효 폭 확보를 위해 여닫이문은 60도 이상 열려야 한다

124

작업치료 의료보험수가 산정지침의 내용으로 옳은 것은?

1) 복합작업치료는 정신과 전문의가 상근할 경우 산정할 수 있다
2) 특수작업치료는 정형외과 전문의가 상근할 경우 산정할 수 있다
3) 작업치료는 1일 2회 이상 실시한 경우 외래는 1일 2회까지 산정한다
4) 작업치료는 1일 2회 이상 실시한 경우 입원은 1일 3회까지 산정한다
5) 전공의의 처방에 따라 작업치료가 실시되고 그 결과를 기록할 한 경우 산정할 수 있다

문제해설

122 ICF 구성요소의 정의

- 신체 기능 : 신체 계통의 생리적 기능(심리적 기능 포함)
- 신체 구조 : 기관, 팔다리 및 그 구성요소들과 같은 신체의 해부학적 부위
- 손상 : 현저한 변형이나 손실에 의한 신체 기능 또는 구조에서의 문제
- 활동 : 개인이 과제나 행위를 실행하는 것
- 참여 : 생활의 상황에 관여하는 것
- 활동 제한 : 개인이 활동을 실행하는 동안 겪을 수 있는 어려움
- 환경요인 : 사람들이 생활하고 삶을 수행하는 데 있어 물리적, 사회적 및 태도적 환경을 구성하는 것

답 2)

123 회전공간은 150 × 150cm, 유효폭 확보를 위해 90도 이상 열려야 하며, 침대높이는 45cm 높이에 설치하고 문 손잡이는 레버형 손잡이를 사용한다.

답 3)

124 산정 지침

주 1. 해당항목의 치료를 실시할 수 있는 일정한 면적의 해당 치료실고 실제 사용할 수 있는 장비를 보유하고 있는 요양기관에서 재활의학과 전문의가 상근하고, 해당 전문의 또는 전공의의 처방에 따라 상근하는 물리치료사 또는 해당분야 전문치료사(작업치료사는 작업치료, 일상생활동작 훈련치료, 연하장애재활치료, 연하재활기능적전기자극치료에 한하고, 사회복지사는 재활사회사업에 한함)가 실시하고 그 결과를 진료기록부에 기록한 경우에 산정한다.

주 2. 작업치료는 1일 2회 이상 실시한 경우에도 외래는 1일 1회, 입원은 1일 2회만 산정한다.

주 3. 단순작업치료와 복합작업치료는 정형외과 또는 신경외과 전문의가 상근하고, 해당 전문의 또는 전공의의 처방에 따라 작업치료가 실시되고 그 결과를 진료기록부에 기록한 경우에도 산정할 수 있다.

답 5)

125

노인 환자에게 한지공예를 그룹으로 적용시켰다. 한 사람이 종이를 자르고, 다른 한 사람이 풀을 칠하고, 또 한 사람은 적절한 위치에 붙이는 방법으로 작업을 완성하였다. 이 활동에서 얻을 수 있는 효과로 가장 거리가 먼 것은?

1) 협동력 향상
2) 창조성 향상
3) 계획성 향상
4) 대인관계 향상
3) 문제해결 능력 향상

문제해설

125 분업화된 활동의 특징

- 창조성이 적음
- 협동적임
- 대인관계의 향상을 촉진함
- 낮은 인지 능력으로도 수행 가능함
  - 문제해결이 쉬움

답 2)

126

에너지 보존방법과 관절보호 방법을 적용해야 하는 대상자로 가장 거리가 먼 것은?

1) RA를 지닌 20대 여성
2) COPD가 있는 50대 남성
3) 심장질환이 있는 40대 남성
4) 편측무시가 있는 50대 남성
5) 퇴행성 관절염을 가진 60대 여성

126 무시 증후군(neglect syndrome)의 치료적용

- 신체 구조 인식의 장애
- 재활(rehabilitation)
  - 모든 ADL에서 무시되는 사지의 사용을 촉진시킴
  - 방의 재배치를 통해 무시되는 부위를 자극
    예) TV를 손상된 쪽으로 놓음

답 4)

무시 증후군(Neglect syndrome)의 치료적용

Explanation

1. 신체 구조 인식의 장애

2. 재활(rehabilitation)

1) 모든 ADL에서 무시되는 사지의 사용을 촉진시킴
2) 방의 재배치를 통해 무시되는 부위를 자극함
   예) TV를 손상된 쪽으로 놓음

3. 보상(compensatory)

1) 무시되는 쪽에 색(color)을 제공함
   예) 식판의 한 쪽에 색 테이프를 부쳐주므로 손상된 쪽을 인식시킴
   책의 왼쪽에 색 테두리(border)를 제공하므로 책읽기를 촉진함
2) 안전을 보상하기 위해 가구를 재배치함
   - 부딪칠 수 있는 사물들을 정상 쪽(non neglect side)으로 배치함

7

V·O·L·U·M·E

2024

합격 선배들의 맥 one pick!

퍼시픽 작업치료사 국시대비 문제집

OCCUPATIONAL THERAPY

작업치료 기초 이론

발 행 2024년 4월 30일

편저자 작업치료 국시연구회
발행인 이 웅 현
발행처 **퍼시픽북스**
서울시 중구 충무로 29 아시아미디어타워 501호
TEL. 02-2272-7766(代) / FAX. 02-2272-7166
E-mail : papu77@daum.net

ISBN 979-11-6375-463-3

정가 Volume 7 **21,000원**

2024 OCCUPATIONAL THERAPY